A. Brock, A. Kany, E. Knipfer (Hrsg.)
Handbuch Intensivpflege

Andrea Brock, Anke Kany, Eva Knipfer
(Hrsg.)

Handbuch Intensivpflege

Medizinische und pflegerische Grundlagen

Mit Beiträgen von: Isabel Bathe, München; Christina Bauer, Landau; Mortiz Bausch, Mannheim; Tobias Becker, Murnau; Andrea Brock, Schweich; Anja Dunkel, München; Michael Eulenberg, Murnau; Anne Carolin Geisler, Hamburg; Christian Gernoth, Kassel; Anke Kany, Mannheim; Maximilian Kemper, München; Eva Knipfer, München; Tobias Knoche, Hamburg; Ruth Köhler, Murnau; Jörg Krebs, Neustadt, Lutz Krüger, Rosenheim; Kristin Löhnert, Rottenbuch; Jérôme Manville, Schweinfurt; Daniela Meschzan, München; Julia Pongratz, München; Ricarda Scheiner, Ismaning; Gabriele Schmidl, München; Manuela Schönherr, München; Björn Schuster, Trier; Dietmar Stolecki, Dortmund; Eva Völkl, Mannheim; Uwe Wagner, Aschaffenburg; Nikolaus Wirtz, Trier

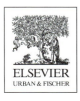

ELSEVIER
URBAN & FISCHER

URBAN & FISCHER München

Zuschriften an:
Elsevier GmbH, Urban & Fischer Verlag, Hackerbrücke 6, 80335 München
E-Mail: pflege@elsevier.de

Wichtiger Hinweis für den Benutzer
Die Erkenntnisse in der Pflege und Medizin unterliegen laufendem Wandel durch Forschung und klinische Erfahrungen. Herausgeber und Autoren dieses Werkes haben große Sorgfalt darauf verwendet, dass die in diesem Werk gemachten therapeutischen Angaben (insbesondere hinsichtlich Indikation, Dosierung und unerwünschter Wirkungen) dem derzeitigen Wissensstand entsprechen. Das entbindet den Nutzer dieses Werkes aber nicht von der Verpflichtung, anhand weiterer schriftlicher Informationsquellen zu überprüfen, ob die dort gemachten Angaben von denen in diesem Werk abweichen und seine Verordnung in eigener Verantwortung zu treffen.
Für die Vollständigkeit und Auswahl der aufgeführten Medikamente übernimmt der Verlag keine Gewähr.
Geschützte Warennamen (Warenzeichen) werden in der Regel besonders kenntlich gemacht (®). Aus dem Fehlen eines solchen Hinweises kann jedoch nicht automatisch geschlossen werden, dass es sich um einen freien Warennamen handelt.

Bibliografische Information der Deutschen Nationalbibliothek
Die Deutsche Nationalbibliothek verzeichnet diese Publikation in der Deutschen Nationalbibliografie; detaillierte bibliografische Daten sind im Internet über http://www.d-nb.de/ abrufbar.

Um den Textfluss nicht zu stören, wurde bei Patienten und Berufsbezeichnungen die grammatikalisch maskuline Form gewählt. Selbstverständlich sind in diesen Fällen immer Frauen und Männer gemeint.

Planung, Lektorat und Redaktion: Andrea Kurz, Weilheim
Lektorat und Projektmanagement: Karin Kühnel, München
Herstellung: Christine Kosel, München; Johannes Kressirer, München
Satz: abavo GmbH, Buchloe/Deutschland; TnQ, Chennai/Indien
Druck und Bindung: Dimograf, Bielsko-Biała, Polen
Umschlaggestaltung: SpieszDesign, Neu-Ulm
Titelfotografie: colourbox.com

ISBN Print   978-3-437-25212-9
ISBN e-Book   978-3-437-29790-8

Aktuelle Informationen finden Sie im Internet unter **www.elsevier.de** und **www.elsevier.com**.

Vorwort

Als Pflegende von kritisch kranken Patienten sind wir jeden Tag gefordert, unser theoretisch erworbenes Wissen aktuell zu halten, mit praktischen Fähigkeiten zu kombinieren, um in Pflegesituationen individuell entscheiden und somit den uns anvertrauten Menschen die bestmöglichste Pflege anbieten zu können. Die Einsatzmöglichkeiten für professionelle Pflegekräfte haben sich gewandelt. Sie betreuen kritisch kranke Menschen heute nicht mehr ausschließlich auf Intensivstationen. Im Verlauf der letzten Jahre haben Intermediate Care-Stationen und die ambulante Intensivpflege an Bedeutung gewonnen. Diese Bereiche erfordern ebenso wie die Arbeit auf einer Intensivstation ein fundiertes intensivpflegerisches Fachwissen und Entscheidungskompetenz in einem verantwortungsvollen Tätigkeitsfeld.

Mit diesem Handbuch wollen wir neuen Mitarbeitern, (Wieder-)Einsteigern und neu examinierten Pflegekräfte eine Orientierungshilfe geben, um den Berufsalltag in der Intensivpflege zu meistern. Die versierten Autoren geben ihnen intensivpflegerisches und medizinisches Basis- und Erweiterungswissen an die Hand. Dabei war uns die Fokussierung auf die wichtigsten Aspekte der Intensiv- und der Anästhesiepflege bei der Erarbeitung der einzelnen Themenkomplexe besonders wichtig: Anatomische Grundlagen und medizinische „Highlights" wie Beatmung, Neurochirurgie, Herz- und Nierenerkrankungen mit Nierenersatzverfahren, ARDS, Sepsis und Schwerpunkte der Anästhesie, werden ebenso dargestellt, wie grundpflegerische Aspekte, Prophylaxen und Monitoring.

Ein besonderes Augenmerk aller Autoren lag auf der Verknüpfung von Theorie und Praxis. In diesem Handbuch werden daher die Zusammenhänge zwischen theoretischem Wissen und klinischer Bedeutung ausführlich und nachvollziehbar dargestellt.

Wir danken unseren Kolleginnen und Kollegen, die uns als Autoren tatkräftig und mit vollem Einsatz unterstützt haben.

Allen unseren Lesern wünschen wir viel Freude und viele neue Erkenntnisse beim Lesen und Erarbeiten unseres Handbuchs.

Im Januar 2014
Die Herausgeber

Abkürzungen

↑	Erhöht, gesteigert
↓	Vermindert, gesenkt
→	Dies bewirkt, dadurch entsteht, daraus folgt
ACS	Akutes Koronarsyndrom
AF	Atemfrequenz
ALS	Advanced Life Support
AMV	Atemminutenvolumen
ARDS	Adult Respiratory Distress Syndrom (Atemnotsyndrom des Erwachsenen)
ASA	American Society of Anesthesiologists (amerikanische Gesellschaft der Anästhesisten)
ASE	Atemstimulierende Einreibung
AZV	Atemzugvolumen
BDK	Blasendauerkatheter
BGA	Blutgasanalyse
BIPAP	Biphasic Positive Airway Pressure
BIS	Bispektraler Index
BLS	Basic Life Support
BMI	Body Mass Index
BURP	Backwards Upwards Rightwards Pressure (Manöver, bei dem der Schildknorpel nach hinten oben rechts gedrückt wird)
BZ	Blutzucker
bzw.	beziehungsweise
COPD	Chronic Obstructive Pulmonary Disease (chronisch obstruktive Lungenerkrankung)
CPAP	Continuous Positive Airway Pressure
CRP	Kardiopulmonale Reanimation
CPP	Cerebral Perfusion Pressure (zerebraler Perfusionsdruck)
CT	Computertomografie
CVVH	Kontinuierliche veno-venöse Hämofiltration
DGE	Deutsche Gesellschaft für Ernährung
DGEM	Deutsche Gesellschaft für Ernährungsmedizin
DU	Druckunterstützung
ECMO	Extracorporeal Membrane Oxygenation (extrakorporale Membranoxygenierung)
EEG	Elektroenzephalogramm
EKG	Elektrokardiogramm
EVD	Externe Ventrikeldrainage
FiO2	Fraction inspiratory O_2 (Sauerstoffanteil der Einatemluft)
FRC	Functional Residual Capacity
GCS	Glasgow Coma Scale
GFR	Glomeruläre Filtrationsrate
ggf.	gegebenenfalls
Hb	Hämoglobin
HF	Herzfrequenz
HIT	Heparininduzierte Thrombozytopenie
HME	Heat and Moisture Exchange („künstliche Nase")
HRST	Herzrhythmusstörung
HWS	Halswirbelsäule
HZV	Herzminutenvolumen
IABP	Intraaortale Ballongegenpulsation
ICU	Intensiv Care Unit
i. d. R.	in der Regel
i. v.	intravenös
ICP	Intracraniell Pressure (Hirndruck)
ICR	Intercostalraum (Zwischenrippenraum)
IPPB	Intermittent Positive Pressure Breathing
IRV	Inverse Ration Ventilation (umgekehrtes Atemzeitverhältnis)
ISB	Interskalenäre Plexusblockade
KG	Körpergewicht
KHK	Koronare Herzkrankheit
KLRT	Kontinuierliche laterale Rotationstherapie
LA	Lokalanästhesie
MAC	Minimum Alveolar Concentration (minimale alveoläre Konzentration)
MAD	Mittlerer arterieller (Blut)druck
MAP	Mean Arterial Pressure (mittlerer arterieller Blutdruck)
MCT	Mittelkettige Triglyzeride
MDRD	Modifikation to Diet in Renal Disease
Min.	Minute
ml	Milliliter
mmHg	Millimeter Quecksilbersäule
mosmol	Milliosmol
MRSA	Methicillin-resistente Staphylococcus aureus, auch multiresistente Staphylococcus aureus
MRT	Magnetresonanztomografie (Kernspintomografie)
NIV	Nicht-invasive Beatmung
NIPD	Non-invasive Blood Pressure
NSAR	Nicht-steroidale Antirheumatika
OP	Operation
PaO$_2$	Sauerstoffpartialdruck
PCA	Patient Controlled Analgesia (Patientengesteuerte Schmerztherapie)
PCI	Perkutane Koronarintervention
PDA	Periduralanästhesie
PEA	Pulslose elektrische Aktivität
PEEP	Positive Endexpiratory Pressure (positiver Druck nach der Ausatmung)
PiCCO	Pulse Contour Cardiac Output
PSV	Pressure Support Ventilation
PTCA	Perkutane Transluminale Coronare Angioplasie

PTT	Partial Thromboplastin Time (partielle Thromboplastinzeit)	**SpO$_2$**	Sauerstoffsättigung
RKI	Robert Koch-Institut	**TEE**	Transösophagialer Echokardiografie
ROSC	Return of Spontaneous Circulation (Wiedererlangen des Spontankreislaufs)	**VPR**	Vario-Resistance-Pressure = Flutter (apparative Atemhilfe)
RSBI	Rapid Shallow Breathing Index	**WHO**	Word Health Organization (Weltgesundheitsorganisation)
RSI	Rapid Sequence Induction		
s	Sekunde	**VALI**	Ventilator Associated Lung Injury
SAB	Subarachnoidalblutung	**VAP**	Ventilator Assoziierte Pneumonie
SBHH	Säure-Basen-Haushalt	**VILI**	Ventilator Induced Lung Injury
SHT	Schädel-Hirn-Trauma	**VRP**	Vario Resistance Pressure-Gerät (apparative Atemhilfe)
SIMV	Synchronized Intermittent Mandatory Ventilation	**VTE**	Venöse Thromboembolie
		z. B.	zum Beispiel
SIRS	Systemic Inflammatory Response Syndrome	**ZNS**	Zentrales Nervensystem
		ZVD	Zentraler Venendruck
SLEDD	Sustained Low Efficient Daily Dialysis	**ZVK**	Zentraler Venenkatheter

Abbildungsnachweis

Der Verweis auf die jeweilige Abbildungsquelle befindet sich bei allen Abbildungen im Werk am Ende des Legendentextes in eckigen Klammern. Alle nicht besonders gekennzeichneten Grafiken und Abbildungen © Elsevier GmbH, München.

A300	Reihe Praxis- und Klinikleitfaden, Elsevier GmbH, Urban & Fischer Verlag, München
A400	Reihe Pflege konkret, Elsevier, Urban & Fischer Verlag, München
B110	Lieb, K. (Hrsg.): Fünferband Konservative Fächer, 1. Aufl., Jungjohann Verlag Ulm und Lübeck, 1995
B152	H.-M. Hackenberg, EKG-Übungsbuch, Jungjohann Verlag
G 031	Georg Thieme Verlag KG, Stuttgart, Pogatzki-Zahn, E. et al., 1. Auflage 2008: Postoperative Schmerztherapie, S. 216 Abb. 12.3; ISBN 978-3-131-435613
G064	Weir, Abrahams, Spratt, Salkowski: Imaging Atlas of Human Anatomy, 4th ed. Mosby 2010
G065	Mueller, Silvia: High-Yield Imaging Chest. Saunders 2010
K115	A. Walle, Hamburg
L106	H. Rintelen, Velbert

L115	R. Dunkel, Berlin
L126	K. Dalkowski, Buckenhof
L141	S. Elsberger, Planegg
L143	H. Hübner, Berlin
L157	S. Adler, Lübeck
L190	G. Raichle, Ulm
L217	E. Schenk-Panic, München
M658	U. Wagner, Aschaffenburg
M659	T. Knoche, Hamburg
M660	D. Stolecki, Dortmund
M661	M. Bausch, Mannheim
M663	Jérôme Manville, Schweinfurt
O555	K. Löhnert, Rottenbuch
R 226	Berning: Prophylaxen in der Pflegepraxis, 1. Aufl., Elsevier GmbH, Urban & Fischer Verlag, München 2006
S007-3-23	Sobotta – Atlas der Anatomie des Menschen: Kopf, Hals und Neuroanatomie, Paulsen, F., Waschke, J., 23. Auflage Band 3 (2010)
U244	Covidien Deutschland GmbH, Neustadt an der Donau
V081	Resmed Deutschland GmbH & Co KG

Inhaltsverzeichnis

KAPITEL

1

Isabel Bathe, Anja Dunkel, Lutz Krüger, Kristin Loehnert, Ricarda Scheiner, Manuela Schönherr, Gabriele Schmidl und Uwe Wagner

Intensivpflege

1.1 Aufnahme, Übergabe, Zimmercheck, Transport
Manuela Schönherr

1.1.1 Aufnahme auf die Intensivstation

Die Aufnahme eines Patienten auf die Intensivstation bedeutet für alle Beteiligten eine erhebliche Stresssituation und eine große psychische Belastung. Bei einem lebensbedrohlichen Notfall erfolgt die direkte Aufnahme aus der Notaufnahme oder von der Allgemeinstation. Auch nach größeren Operationen kann eine Aufnahme auf die Intensivstation stattfinden.

Der Patient muss sich in eine für ihn unsichere und unübersichtliche Lage begeben. Die Umgebung ist unbekannt, der Patient ist von vielen Menschen umgeben und die Abläufe sind für ihn unverständlich. Von großer Wichtigkeit ist deshalb, die Aufnahme gut zu planen und vorzubereiten, um dem Patienten (und seinen Angehörigen) ein Gefühl von Sicherheit zu vermitteln.

Zur Vorbereitung der Pflegenden gehören:
- Absprachen über geplante Zu- und Abverlegungen bei Schichtbeginn
- Einplanung personeller Ressourcen für eventuelle Notaufnahmen.

Bei der Ankündigung eines Patienten durch die Rettungsleitstelle oder einer notfallmäßigen Verlegung innerhalb der Klinik werden umgehend wichtige Informationen eingeholt:
- Diagnosen und klinischer Zustand des Patienten (inkl. Beatmungssituation)
- Voraussichtliche Ankunftszeit
- Geplante Diagnostik und Therapie, die sofortige Vorbereitung erfordert.

Die erhobenen Daten ermöglichen es, den Bettplatz gezielt vorzubereiten, spezielle Medikamente zu richten (z. B. Katecholaminspritzenpumpe) und den Respirator einzustellen. Je mehr Informationen schon vor der Aufnahme vorhanden sind, desto gezielter kann die Vorbereitung erfolgen.

Eine Checkliste (➤ Tab. 1.1) erleichtert die systematische Vorbereitung der Patientenaufnahme:

Die Aufnahme des Patienten wird möglichst von zwei Pflegekräften und einem Arzt durchgeführt

Tab. 1.1 Checkliste: Aufnahmevorbereitung

Vorbereitung der Patientenaufnahme
☐ Intensivbett, ggf. nach hausinternen Standards
☐ Monitor in Stand-by-Betrieb mit Ableitungsmöglichkeiten für EKG, Pulsoxymetrie, RR NIBP/invasive Messung (Alarmgrenzen und Messintervalle für NIPB eingeben)
☐ Handbeatmungssystem und Beatmungsbeutel mit O_2-Schlauch, Reservoir, Maske
☐ Respirator in Stand-by-Betrieb (Beatmungsmodus und O_2-Konzentration nach ärztlicher Anordnung oder hausinternem Standard einstellen und überprüfen)
☐ Absaugvorrichtung und verschiedene Absaugkatheter
☐ Infusionslösung mit System
☐ Notfallmedikamente
☐ Reanimationswagen mit Intubationszubehör (in Reichweite)
☐ Defibrillator bereitstellen (Funktionskontrolle)
☐ Ärztliche und pflegerische Dokumentationsbögen
☐ Blutröhrchen, Anforderungsschein
☐ Behälter zum Entleeren von Urinableitungssystem

(➤ Tab. 1.2). Nachdem die ggf. nötigen Umlagerungsmaßnahmen abgeschlossen sind, erfolgt die weitere Therapie und Diagnostik (nach dem jeweilgen Krankheitsbild und ggf. vorhandenen hausinternen Standards). Der Grad der vitalen Bedrohung bestimmt dabei die weitere Reihenfolge des Ablaufs.

Zuerst nimmt die Pflegende Kontakt zum Patienten auf und stellt sich namentlich vor. Um dem Patienten das Gefühl der Sicherheit zu geben, werden ihm Informationen über die Situation, den Ort und die weiteren Maßnahmen mitgeteilt.

MERKE
Es ist wichtig den Patienten über jede Tätigkeit, die durchgeführt wird, zu informieren.

- Während der **Kontaktaufnahme** beurteilen die Pflegekräfte und der Arzt den Patienten bereits klinisch und erhalten ein Bild über dessen körperlichen Zustand (z. B. Grad der Bewusstlosigkeit)
- Der Patient wird soweit wie nötig und möglich entkleidet und an den **Monitor** angeschlossen (periphere Sauerstoffsättigung, EKG, RR – NIBP

1

oder invasive Messung). Die Alarmgrenzen werden nach der ersten Messung angepasst

- Ist der aufgenommene Patient beatmungspflichtig, wird er an den **Respirator** angeschlossen. Der Arzt gibt die Beatmungsparameter in den Respirator ein (oder die Pflegekraft stellt diese nach ärztlicher Anordnung ein) und die Alarmgrenzen werden nach den ersten ermittelten Vitalparametern den ärztlich angeordneten Grenzwerten angepasst
- Hat der Patient bereits **venöse Zugänge,** können Infusionen und Spritzenpumpen angeschlossen werden. Ist dies nicht der Fall, werden möglichst rasch venöse Zugänge (PVK, ZVK) und ein **arterieller Zugang** durch den Arzt (Assistenz durch die Pflegekraft) gelegt
- Mitgebrachte **Infusionen, Medikamente** und laufende **Spritzenpumpen** werden auf Fördermenge und Konzentration überprüft. Es ist empfehlenswert, die Medikamente in den Spritzenpumpen durch Medikamente nach stationsinternen Standard zu ersetzen, um einerseits Fehlerquellen zu minimieren (Verabreichung unterschiedlicher Konzentrationen). Andererseits spielen hier auch hygienische Gründe eine Rolle, da die Pflegende der Intensivstation nicht weiß, unter welchen Bedingungen die Infusion vorbereitet wurde und wie lange diese schon verabreicht wird
- Alle Ableitungen werden angeschlossen, die Inhalte von **Sonden** und **Drainagen** werden überprüft und die Menge und Beschaffenheit dokumentiert, ggf. werden die Ablaufsysteme entleert
- Lässt der vitale Zustand des Patienten eine Lagerung/Positionierung zu, kann zur Vervollständigung der Aufnahme nun die Erhebung des Pflegebedarfs, z. B. Hautstatus, notwendige Pflegeutensilien, Planung von Lagerungsmaßnahmen, erfolgen. Die Pflegenden dokumentieren ihre Beobachtungen möglichst zeitnah.

Tab. 1.2 Checkliste: Vorgehen bei Patientenaufnahme

Patientenaufnahme	
☐	Kontakt zum Patienten aufnehmen, sich namentlich vorstellen
☐	Patienten beruhigen, Sicherheit vermitteln, über alle Tätigkeiten informieren
☐	Klinische Beurteilung des Krankheitszustands und des körperlichen Befindens (z. B. Bewusstlosigkeit, Dyspnoe)
☐	Patientenkleidung soweit wie nötig entfernen
☐	Monitor anschließen (EKG, RR, O_2-Sättigung), Alarmgrenzen einstellen
☐	Beatmungspflichtige Patienten an den Respirator anschließen, Parameter nach ärztlicher Anordnung, Alarmgrenzen einstellen
☐	Vorbereitung/Assistenz zur Anlage von venösen und/oder arteriellen Zugängen
☐	Liegende Venenzugänge versorgen
☐	Mitgebrachte Infusion, Medikament und laufende Spritzenpumpen verwerfen und neue Infusionen usw. vorbereiten und anhängen
☐	Alle Zu- und Ableitungen anschließen
☐	Evtl. Saugpumpen (z. B. Thoraxdrainage) anschließen, vorherige Funktionsprüfung
☐	Inhalt von Sonden- und Drainagenablaufbeutel prüfen, Menge und Aussehen dokumentieren
☐	Hautstatus erfassen, Positionierung des Patienten
☐	Dokumentation: Vitalwerte, EKG-Rhythmus, Temperatur, Ausscheidungen, Medikamente, Vigilanz, Respiratoreinstellung oder O_2-Gabe
Weiteres Vorgehen	
☐	Ggf. Legen eines Blasendauerkatheters
☐	Ggf. Legen einer Magensonde
☐	Blutentnahme
☐	Für weitere Untersuchungen vorbereiten (CT, Röntgen, OP)
☐	Erstellen der Pflegeanamnese
☐	Erstellen der Pflegeplanung

1.1.2 Übergabe

Die Übergabe dient dazu, die geplante Betreuung des Patienten möglichst nahtlos über alle Schichten hinweg fortsetzen zu können. Sie soll den Informationsfluss aller am Pflegeprozess beteiligten Personen gewährleisten und dient der Sicherheit des Patien-

ten. Pflegerelevante Informationen, wie Ereignisse im Krankheitsverlauf und im Pflegeverlauf werden konkret benannt und weitergegeben. Sind im weiteren Verlauf noch Beeinträchtigungen zu erwarten, müssen diese explizit erwähnt werden (z. B. „Verband kann noch von Sekret durchnässt werden, da die Drainage erst vor kurzen entfernt wurde").

Bei der Übergabe ist eine klare Ordnung und Strukturierung der Informationen wichtig.

Die Übergabe kann mündlich, schriftlich, im Stationszimmer oder vor Ort beim Patienten erfolgen.

Innerhalb des Pflegeteams, erfolgt die pflegerische Übergabe des Patienten beim Schichtwechsel in direkter Kommunikation am Patientenbett. Eine ärztliche Übergabe zur Diagnose und aktuellem Krankheitszustand der Patienten erfolgt separat zwischen Arzt und Pflegeteam.

Oft gibt es Störungen während der Übergabe, die zu einem Informationsverlust führen. Eine Übergabe findet bei laufendem Betrieb statt, dadurch kann es immer wieder zu Unterbrechungen kommen (Telefonläuten, Monitoralarme, Zugänge aus dem OP, hinzukommende Ärzte). Die Folge sind Konzentrationsstörung und ein möglicher Informationsverlust. Das Ziel ist es, durch klare Absprachen zur Organisation der Übergabe, die Störfaktoren zu minimieren, damit es für das Pflegeteam möglichst wenig Unterbrechung gibt.

Pflegende können die Selbstständigkeit des Patienten fördern und ihn in die Übergabe mit einbeziehen. Der Patient kann selber berichten, ob er Schmerzen hat, ihm warm oder kalt ist oder für ihn andere wichtige Dinge ansprechen.

Mit der Übergabe besteht die Möglichkeit für die Pflegenden, Pflegeprobleme zu besprechen, sich gegenseitig zu beraten und eine Behandlungsstrategie zu entwickeln (z. B. Dekubitusbehandlung).

1.1.3 Zimmercheck

Der Zimmercheck dient der Sicherheit des Patienten, der rechtlichen Absicherung der Pflegekraft und der Überprüfung des Arbeitsplatzes auf Vollständigkeit.

Tab. 1.3 Übergabe- und Zimmercheckliste

Übergabecheck
Allgemeine Patientenkontrolle
☐ (Vor-)Erkrankungen
☐ Operationen
☐ Allgemeinzustand, inklusive Bewusstseinslage
☐ Kreislaufsituation
☐ Zugänge, Sonden und Drainagen

Tab. 1.3 Übergabe- und Zimmercheckliste *(Forts.)*

Übergabecheck
Allgemeine Patientenkontrolle
☐ Wunden und Verbände
☐ Ausscheidungen
☐ Aktuelle Laborwerte
Medikamente und Infusionen
☐ Bestückung, Konzentration und Laufgeschwindigkeit
Monitorüberwachung
☐ Alarmgrenzen (HF, RR, SpO_2, AF, Temp.)
☐ Lagekontrolle und Nullabgleich der invasiven Blutdruckmessung
☐ Kontrolle des erweiterten und speziellen Monitorings, z. B. bei Plumonalarterienkatheter, PiCCO, CVVH
Atmung/Beatmung
☐ Lagekontrolle Tubus bzw. Trachealkanüle (mit Auskultation), Cuffkontrolle
☐ Respiratoreinstellungen (inkl. Alarmgrenzen), Atemgasklimatisierung
Respirator in Stand-by, Beatmungsmodus und O_2-Konzentration nach ärztlicher Anordnung oder hausinternen Standard einstellen und überprüfen
☐ Beatmungsbeutel und -maske, Sauerstoffanschluss
☐ Absaugeinheit auf Funktiontüchtigkeit prüfen
Material und Equipment
☐ Notfallausstattung (im Patientenzimmer oder zentral gelagert), z. B. Laryngoskop, Ersatztuben/-Trachealkanülen, Führungsstab, Stethoskop, Blockerspritze, Gesichtsmasken
☐ Notfallmedikamente
☐ Zubehör zur Blutentnahme, Anforderungschein, (ggf. Patientenetiketten)
☐ Behälter zum Entleeren von Urinableitungssystem und Drainagen
Patientenzimmer
☐ Intensivbett, ggf. mit Spezialmatratze, ggf. nach hausinternen Standard, geerdet, an Strom angeschlossen
☐ Monitor in Stand-by mit Ableitungsmöglichkeiten für EKG, Pulsoxymetrie, NIBP/invasive RR-Messung, Temperaturmessung
☐ Monitor geerdet und an Notstromsteckdose
☐ Ärztliche und pflegerische Dokumentationsbögen

Ein Zimmercheck wird immer vor Aufnahme eines Patienten, bei Übergabe eines Patienten, nach Transport eines Patienten oder bei gravierender Veränderung der Ist-Situation sowie bei jedem Schichtbeginn durchgeführt. Die Vorbereitung des Bettplatzes ist von größter Wichtigkeit, da es sehr oft wenig bis keine Vorlaufzeit für eine spezielle Vorbereitung des Bettplatzes bei einer Patientenaufnahme auf die Intensivstation gibt.

Ein gut vorbereiteter Bettplatz dient einer möglichst reibungslosen Aufnahme (➤ Tab. 1.3).

1.1.4 Transport

Der Transport eines Intensivpatienten birgt ein hohes Komplikationsrisiko, auch wenn er mittlerweile zur täglichen Routine gehört.

Ein Transport wird nötig bei
- Maßnahmen der Diagnostik und Therapie
- Operativen Eingriffen
- Verlegung.

Beim Patienten steht bei einem bevorstehenden Transport oft Angst und Unsicherheit im Vordergrund. Für die Pflegekräfte bedeutet dies wiederum, dass sie gefordert sind, durch professionelles und überlegtes Handeln, dem Patienten Ruhe und Sicherheit zu vermitteln (➤ Tab. 1.4).

An erster Stelle bei der Vorbereitung eines Transports steht immer die umfassende Aufklärung des Patienten. Für das Personal besteht ein großer organisatorischer, logistischer und administrativer Aufwand. Um einen reibungslosen und komplikationsarmen Ablauf zu gewährleisten, benötigen Pflegende einen ausreichenden zeitlichen Vorlauf für die Transportvorbereitung. Man unterscheidet zwei verschiedene Transportarten:
- Innerklinisch
- Interhospital.

Für den innerklinischen Transport sind das Pflegeteam und der zuständige Arzt verantwortlich. Bei einer Verlegung in eine andere Klinik übernimmt i. d. R. der Rettungsdienst mit Notarzt die Verantwortung. In beiden Fällen steht eine gut strukturierte Organisation und sorgfältige Durchführung im Vordergrund. Dies trägt zum Erfolg des Transports und zur Verhinderung eines Transporttraumas bei.

Tab. 1.4 Checkliste: Transport eines Patienten

Transportvorbereitung
Vorgespräch
☐ Wohin und warum wird transportiert?
☐ Wann wird transportiert?
☐ Welcher Arzt begleitet den Transport?
☐ Wie lange dauert der Transport voraussichtlich?
Was wird benötigt
Monitoring
☐ Transportmonitor
☐ EKG mit Rhythmusüberwachung
☐ RR-Messung invasiv/nichtinvasiv
☐ Pulsoxymetrie
Atmung
Spontanatmung:
☐ O_2-Flasche, O_2-Maske, O_2-Sonde, O_2-Brille
☐ Handbeatmungssystem mit Maske
Beatmeter Patient:
☐ Transportrespirator-Funktionskontrolle
☐ Aktuelles Beatmungsmuster und O_2 Konzentration einstellen
☐ Tubus/Trachealkanüle inkl. Beatmungssystem sicher fixieren
☐ Transportable Absaugeinheit, verschiedene Absaugkatheter
☐ Handbeatmungssystem mit Maske
☐ Ist ausreichend Sauerstoff in der Flasche?
Medikamente
☐ Spritzenpumpen (ausreichende Menge?)
☐ Notfallmedikamente (Stationsinterner Standard)
☐ Infusionen nach Stationsstandard
Ordnung
☐ Zuleitungen ggf. verlängern, sortieren
☐ Ableitungen (z. B. Drainagen, BDK, Magensonden) sichern und sortieren
☐ Lagerungsmaterialien entfernen
☐ Notfalltasche (Inhalt nach Hausstandard)
☐ Ggf. Defibrillator
☐ Akkus bei allen Geräten voll aufgeladen?
☐ Ausreichend O_2 in der Flasche (Flaschenvolumen in l mal Anzeigendruck auf Manometer in mbar = Vorrat in Litern)
Dokumentation
☐ Krankenakte, Verlaufskurve, Röntgenbilder etc.

Innerklinischer Transport von Intensivpatienten

Bei der Durchführung eines innerklinischen Transports ist die kontinuierliche Überwachung des Patienten auf dem Transportweg erforderlich.

Zunächst verschafft sich die zuständige Pflegende einen Überblick über die Situation des Patienten. Des Weiteren klärt sie ab, welche Therapiemaßnahmen ggf. unterbrochen werden können und welche zwingend weitergeführt werden müssen. Um nichts zu vergessen und zu übersehen, wird ein strukturiertes Schema (➤ Tab. 1.4) angewandt.

Mit dem Arzt wird abgeklärt, auf welche Medikamente, die über Spritzenpumpen laufen, verzichtet werden kann und welche Medikamente ggf. zusätzlich benötigt werden.

Das gesamte Equipment wird einzeln oder als System in „modularer Bauweise" am/im Bett angebracht (es gibt verschiedene Ausführungen von Transporteinheiten).

Der Transport beginnt erst, wenn
- Alle Vorbereitungen getroffen sind
- Der Patient informiert ist
- Der Patient hämodynamisch so stabil wie möglich ist
- Alle notwendigen Unterlagen komplett sind.

Sicherheit wird dem Patienten in der Transportphase vermittelt, indem er nicht alleine gelassen und möglichst Sichtkontakt gehalten wird. Die Transportdauer wird so kurz wie möglich gehalten.

Sind Komplikationen während des Transportes zu erwarten, ist im Vorfeld bereits Vorsorge zu treffen (z. B. vorbereitetes Medikament, Sedierung vor Transport → Arztentscheidung). Die Dokumentation erfolgt nach dem Transport.

> **MERKE**
> Für den innerklinischen Transport hat die Deutsche Interdisziplinäre Vereinigung für Intensiv- und Notfallmedizin (DIVI) eine Empfehlung herausgegeben, die unter www.divi.de abgerufen werden kann.

Interhospitaler Transport

Der interhospitale Transport eines Intensivpatienten wird vom Rettungsdienst durchgeführt. Der behandelnde Arzt ordnet die Verlegung an, die Organisation des Transports übernimmt der Arzt oder das Pflegepersonal. Über die Art des Transportmittels (z. B. Intensivtransportwagen, Rettungshubschrauber) entscheidet der behandelnde Arzt. Auch bei einem interhospitalen Transport hat die Vorbereitung einen hohen Stellenwert: Der Patient und dessen Angehörige werden über die Verlegung informiert und aufgeklärt. Arzt und Pflegende bereiten die Patientenunterlagen (inkl. Verlegungsbrief und pflegerischem Verlegungsbericht) vor, um eine reibungslose, kontinuierliche Versorgung nach der Verlegung zu gewährleisten.

Der Patient nimmt sein persönliches Eigentum mit und die Mitgabe wird per Unterschrift durch den Übernehmenden des Eigentums dokumentiert (Wertsachenprotokoll).

Vor dem Transport werden die Drainagen und der Blasendauerkatheter geleert bzw. gewechselt. Die Ankunft des Transportmittels wird in der Regel vorher angekündigt, sodass eine gewisse Vorlaufzeit besteht. Die benötigten Geräte bringt der Rettungsdienst mit. Welches Equipment benötigt wird, muss bei Anmeldung des Intensivtransports mit der Leitstelle besprochen werden. Anhand der ärztlichen und pflegerischen Dokumentation erfolgt die Übergabe des Patienten an den transportführenden Arzt.
Literatur siehe Anhang

1.2 Kommunikation
Gabriele Schmidl

Für den Menschen als soziales Wesen ist **Kommunikation** ein wesentliches Merkmal. Im intensivpflegerischen Kontext ist Kommunikation für alle wichtig, denn sie bestimmt das Handeln aller Beteiligten. Die pflegerische und medizinische Versorgung von Schwerstkranken, in lebensbedrohlichen Grenzsituationen ist immer eine Herausforderung. Für die Pflegenden bedeutet es, mit den Patienten in Situationen zu kommunizieren, die großes Einfühlungsvermögen erfordern. Pflegekräfte bewegen sich ständig in der Intimzone der Patienten und müssen diese zwangsläufig immer wieder verletzen, z. B. bei der Durchführung der Körperpflege. Patienten ist es aufgrund von Sedierung oder veränderter **Wahrneh-**

mung oft nicht möglich, sich selbst zu schützen. Es ergibt sich ein erhöhter Kommunikationsbedarf, Patienten müssen angeleitet, beraten, emotional gestützt, motiviert oder auch aufgeheitert werden. Das Gleiche gilt für die Angehörigen der Patienten. Angehörige befinden sich in der Regel in einer psychischen Ausnahmesituation, denn sie haben Angst, um ihr schwer erkranktes Familienmitglied. Kommunikation ist somit ein entscheidender Bestandteil pflegerischer Arbeit. Und letztlich gilt dies auch für alle Mitglieder innerhalb des interprofessionellen Teams. Gelingt die Kommunikation im Team können Missverständnisse von vornherein minimiert werden, die Versorgung und Betreuung werden optimiert.

1.2.1 Kommunikation im interprofessionellen Team

Das interprofessionelle Team einer Intensivstation ist groß, es herrscht Heterogenität zwischen den Berufsgruppen (Pflegekräfte, Mediziner, Physiotherapeuten, Logopäden, Ergotherapeuten), zusätzlich bewegen sich alle Beteiligten in einem hochkomplexen Umfeld. Eine Asymmetrie des Wissens zwischen den Berufsgruppen schafft zusätzliche Verständigungsschwierigkeiten. Dadurch entstehen Schnittstellen in der Kommunikation, die vernetzt werden müssen (📖 [4]). Es kann hierbei zu Missverständnissen kommen, die schnellstmöglich aufgelöst werden müssen, um Pflege und Therapie der Patienten nicht zu gefährden. Schwierigkeiten in der Kommunikation zwischen Pflegepersonal und Medizinern bereiten immer noch die hierarchischen Strukturen zwischen beiden Professionen, Pflegende fühlen sich abhängig und leiden teilweise an mangelndem Selbstbewusstsein. Wirken alle Professionen an einem Ausbau der **Kommunikationsstrukturen** mit, so kommt es langfristig zu einer besseren Akzeptanz und Achtung untereinander (📖 [5]). Für die Praxis bedeutet dies, gemeinsame Team- und Gesprächsregeln festzulegen und interprofessionelle Besprechungen abzuhalten.

Kommunikation in Notfallsituationen

Gerade in Notfallsituationen ist Kommunikation lebenswichtig für den Patienten, Anweisungen müssen in Sekundenschnelle richtig ausgeführt werden. Bewährt hat sich hier eine redundante Kommunikation, die Anordnung wird klar und deutlich wiederholt, denn Fehler basieren meist auf menschlichem Versagen (📖 [4]).

In einer Notfallsituation ist sofort zu klären, wer das Sagen hat, in der Regel sind es der erfahrenste Arzt und Pflegekraft die zur Stelle sind. Diese beiden koordinieren die Arbeit um den Patienten, die Kommunikation läuft dabei:

- Sachlich
- Fachlich
- Klar und deutlich
- direkte Ansprache
- Ohne Interpretationsmöglichkeit.

MERKE
Ausführende Person wiederholt Anordnung/Dosierung laut und deutlich.
Nachfrage bei Unklarheiten!

Eine Evaluation im Anschluss an Notfallsituationen hilft, Zusammenhänge herzustellen und somit aus Fehlern oder beinahe Fehlern zu lernen. Vor allem neue Mitarbeiter erhalten so die Möglichkeit zeitnah zu reflektieren und damit zu lernen. Dies macht aus einer Intensivstation eine lernende Organisation, und es kann sich daraus ein echtes Fehlermanagement etablieren. Die Evaluation wird zeitnah durch den Reanimationsleiter mit den Beteiligten durchgeführt. Dazu sind die allgemeinen Feedbackregeln hilfreich. Dabei wird das Zeitmanagement, die Abfolge der Handlungen und das Outcome des Patienten betrachtet (📖 [10]).

1.2.2 Kommunikation mit sedierten und beatmeten Patienten

Der Mensch ist ein soziales Wesen. Auch im sedierten oder/und beatmeten Zustand ist es für ihn essenziell, sich mitzuteilen und vom Gegenüber etwas zu erfahren. Die **Wahrnehmung** der Patienten ist selten mit der Wahrnehmung der Pflegenden gleichzusetzen. Sedierung, Krankheitsgeschehen und Schmerzen verändern die Wahrnehmung, deshalb ist es wichtig mithilfe von Schmerz-, Sedierungs- und Delir-Scores zu erkennen, inwieweit der Patient fähig ist komplexere Sachverhalte zu verstehen. An den Pflegenden liegt es, die Kommunikation so zu führen, dass der Patient einfachen Anforderungen nachkommen kann (🕮 [7]).

Scores

- Sedierung
  - Richmond Agitation Sedation Scale: RASS
  - Ramsey Sedation Score: RSS
- Schmerz
  - Visuelle Analogskala: VAS
  - Behavioural Pain Scale: BPS
- Delir
  - Confusion Assessment Methode for the Intensiv Care Unit: CAM-ICU.

Durch die Beatmung wird der Patient meist vorübergehend seiner Stimme beraubt, oft geschieht dies durch einen Notfall und der Patient konnte sich nicht darauf einstellen. Das wiederum fordert von Pflegekräften ein hohes Maß an Kommunikationsfähigkeit, dem Patienten mit Einfühlungsvermögen die Stimme zu geben, die er momentan nicht hat. Der Verlust der Stimme wird als extrem belastend empfunden und kann kaum kompensiert werden (🕮 [7]).

Tipp

- Einfache Sätze formulieren
- Keine Entweder-Oder-Fragen stellen
- Sichtkontakt halten
- Nonverbale Kommunikation beachten
- Kommunikationshilfen einsetzen.

Patienten sind selten tief sediert, da von medizinischer Seite ein wacher ansprechbarer Patient gewünscht ist, der aktiv an seiner Genesung mitarbeiten kann. Durch leichte Sedierung leiden die Patienten unter einem Verlust des Zeit-, Raumgefühls und sind gleichzeitig mit Geräuschen konfrontiert, die sie nicht zu- bzw. einordnen können. Die Pflegenden begeben sich in den Rhythmus des Patienten, um ihm die Chance zu geben sich zu äußern, sei es mit **Kommunikationshilfen** oder Mimik. Oft reicht dem Patienten schon der Wille der Pflegenden, ihm zuzuhören und zu beachten, auch wenn sein geäußerter Wunsch nicht befriedigt werden kann. In diesem Punkt ist der Beziehungsaspekt zum Patienten besonders wichtig (🕮 [7]).

Kommunikationshilfen

- Kommunikationstafeln Buchstaben/Piktogramme
- Schreibtafeln analog/digital
- Sprachcomputer
- Elektronische Sprechhilfen
- Sprechkanülen und Phonationsaufsätze.

Es ist wichtig, die Kommunikation nicht nur auf rein pflegerische Tätigkeiten und Informationen zu beschränken, sondern dem Patienten ein Raum-, Zeitgefühl zu geben und ihn mit Informationen seiner Familie zu versorgen. Da beim Intensivpatienten die **Wahrnehmung** durch Medikamente gestört sein kann, müssen manche Gesprächsinhalte und Informationen immer wieder geduldig wiederholt werden. Dazu ist es nötig den Patienten die Anwendung seiner persönlichen Hilfsmittel zu ermöglichen, z.B. Hörgeräte, Brillen, um ihm die Kommunikation und Wahrnehmung zu erleichtern. Die Wahl der Kommunikationshilfsmittel erweist sich in der Praxis immer als eine individuelle Lösung für den jeweiligen Patienten. Situationen, die den Menschen an sein persönliches Limit bringen, sind nicht förderlich, um zugleich neue Dinge, wie z.B. Sprachcomputer, auszuprobieren. Sie erfordern vom Patienten wie Pflegenden viel Geduld und auch ein gewisses Maß an Kreativität, etwas zu lassen oder doch weiter zu verfolgen (🕮 [3]).

1.2.3 Kommunikation mit Patienten im Delir

Laut der englischen NICE-Leitlinie haben ca. 36–71 % der Intensivpatienten ein Delir. Die Folgen davon sind erhöhte **Komplikationsraten,** die Entwicklung einer Demenz und eine erhöhte Sterblichkeit. Um ein Delir zu diagnostizieren, stehen verschiedene **Delir-Skalen** zur Verfügung, ist die Diagnose Delir gestellt, so hilft dem Patienten ein ganzes Therapiebündel, in dem auch Kommunikationsstrategien einen hohen Stellenwert einnehmen.

Delir-Skalen

In der Praxis haben sich die unten genannten Skalen für Intensivstationen bewährt. Bei Neueinführung einer Delir-Skala ist eine Schulung der Pflegenden zum Delir und der Skala sinnvoll.

1

- Confusion Assessment Method for the Intensiv Care Unit: CAM-ICU
- Intensiv Delirium Screening Checklist: ICDSC.

Von Vorteil ist eine eindeutige Bezugsperson für den Patienten. Die Pflegende versucht den Tag-Nacht-Rhyhthmus für den Patienten einzuhalten, eine strukturierte Pflege zu planen und durchzuführen. Laut einer Studie von Bart van Rompaey (📖 [12]) sind Gehörstöpsel präventiv gegen ein Delir einzusetzen. Störende Geräusche werden durch einfache Schaumstoff-Gehörstöpsel z. B. Bilsom 303® reduziert, diese sind laut Studie zu Beginn der Nacht einzusetzen. Dies gewährt eine bessere und erholsamere Nachtruhe. Der größte Effekt zeigt sich in den ersten 48 Stunden nach Aufnahme auf der Intensivstation.

Orientierungshilfen, wie Uhren und Kalender, Fotos von Angehörigen und ein strukturierter Tagesablauf helfen Patienten im Delir ins Leben zurückzufinden. Besonders gefordert werden hier die Angehörigen. Meist sind sie es, die den deliranten Patienten beruhigen und ihm Sicherheit durch Vertrautheit vermitteln können. Pflegende beziehen Angehörige von deliranten Patienten verstärkt in die Pflege ein. Durch die vermehrte Anwesenheit der Angehörigen ist es notwendig, diese ebenso zu betreuen und zu informieren wie die Patienten selbst. Der Patient wird immer wieder informiert und aufgeklärt, wo er sich befindet, warum er im Krankenhaus ist und dies in möglichst ruhigem und sachlichen Ton (📖 [8]).

Tipp

- Einfache, klare Sprache verwenden
- Sätze immer wieder wiederholen
- Ruhe bewahren!
- Sachlichen Ton anwenden
- So wenig Nebengeräusche wie möglich
- Tag-Nacht-Rhythmus einhalten.

Wie bei allen anderen Patienten gilt auch für Patienten im Delir, ihre eigenen Hilfsmittel einzusetzen, an Schmerzmedikation zu denken und so früh wie möglich mit der Mobilisation zu beginnen.

Der Verlauf des Delirs wird täglich überprüft, dokumentiert und in den Übergaben für das folgende Team transparent gemacht, dieses Verfahren hilft

den Patienten und dem Team besser damit umzugehen (📖 [8]).

1.2.4 Kommunikation mit dementen Patienten

Mit dementen Patienten zu kommunizieren ist für Pflegekräfte einer ICU meistens eine Herausforderung, denn das Stadium der Demenz, und auch die **Biografie** des Patienten sind oft nicht bekannt. Es ist also dringend erforderlich eine pflegerische Anamnese zu erheben. Grundsätzlich ist auf eine einfache klare Wortwahl Wert zu legen, und eine Ausdrucksweise in Metaphern zu vermeiden, denn diese können Informationen enthalten die Demenzkranke nicht entschlüsseln können. Dadurch wird Stress für sich und den Patienten reduziert, durch Sprechpausen und langsames sprechen wird Ruhe im Gespräch gefördert. Dies gibt den Pflegenden Zeit zum Nachdenken, ob der Demenzkranke die Information verstanden hat, und ggf. können Pflegekräfte die Sprache an das Verstehen anpassen (📖 [9]).

Tipp

- Biografie des Patienten erheben
- Angehörige einbeziehen
- Klare, einfache und deutliche Ausdrucksweise.

Ebenfalls spielt Empathie für Demenzkranke eine wichtige Rolle, sie sind sehr sensibel gegenüber Emotionen. Feste Bezugspersonen vermitteln eher ein Gefühl des Wiedererkennens und können eventuelle Ängste abfangen. In fortgeschritteneren Demenzstadien wird die nonverbale Kommunikation zunehmend wichtiger. Bei zunehmender Demenz ist allerdings das Sehfeld eingeschränkt, deshalb ist es wichtig sich beim Sprechen direkt dem Patienten zu zuzuwenden, langsam auf ihn zu zugehen, und sich nicht ruckartig und schnell in seinem Blickfeld zu bewegen. Dinge, die seitlich auf den Patienten zukommen, können Patienten als bedrohlich empfinden, sie erschrecken wenn ihnen z. B. jemand ins Gesicht fasst und sie waschen möchte. Hilfreich ist es, die Situation erst vorzumachen oder auf Bilder zurückzugreifen. Um Demenzkranke zu mobilisieren wird der Patient erst langsam am Ellenbogen geführt, damit er ein Gespür dafür bekommt, was die Pflegende von ihm möchte.

Aufgrund des Alters ist fast immer mit einer Hörbeeinträchtigung zu rechen, deshalb gilt auch bei diesen Patienten die persönlichen Hilfsmittel einzusetzen. Ebenso schwierig ist es Schmerzen zu beurteilen, Skalen führen zu einer ersten Einschätzung. Schmerzen werden zügig behandelt, um die Kommunikation nicht zusätzlich zu erschweren.

Je nach Demenzstadium ist es nötig, Gesprächsanteile vom Patienten zu übernehmen, um ein annähernd normales Gespräch aufrecht zu erhalten. Wird das Gespräch von der Pflegenden geführt, achtet sie genau auf Mimik und nonverbale Gesprächsanteile des Demenzkranken und kann sie so dem Patienten zurückspiegeln. Der Patient bekommt ein Gefühl des Verstanden-Werdens und des Angenommen-Seins (🕮 [1]).

> **Tipp**
>
> - Empathie, keine Verniedlichung
> - Schmerzmittelgabe
> - Nonverbale Anteile der Kommunikation beachten
> - Patienten bestätigen
> - Kurze, klare Fragestellung

1.2.5 Kommunikation mit Angehörigen

Bei der Aufnahme auf die Intensivstation sind in der Regel die Angehörigen des Patienten anwesend. Sie wollen oft schon Informationen vom Personal der Station, obwohl der Patient selbst gerade erst versorgt wird und im Moment keine Zeit für längere Gespräche ist. Trotzdem ist gerade der Erstkontakt für das weitere Verhältnis zwischen dem Team der Intensivstation und den Angehörigen entscheidend. Für den Patienten ist der Kontakt zu seinen nächsten Angehörigen extrem wichtig, er fühlt sich durch ihre Anwesenheit sicherer (🕮 [6]). Mit diesem Verständnis über die Wichtigkeit der Angehörigen, ist der Kommunikationsbedarf mit den Angehörigen umso verständlicher. Laut einer Wiener Studie – Bedürfnisse und Bedürfniserfüllung von Angehörigen auf der Intensivstation (🕮 [6]) – zählen Empathie, Kommunikation und Wissen mit zu den höchsten

Bedürfnissen von Angehörigen. Empathisch auf die Angehörigen zu zugehen bedeutet für diese, angenommen und wichtig zu sein, es zeigt die Wertschätzung, dass jeder seinen Beitrag zur Gesundung des Patienten im Rahmen seiner Möglichkeiten leistet.

> **Tipp**
>
> In der Kommunikation mit Angehörigen wird berücksichtigt:
> - Immer mit Funktion und Namen vorstellen
> - Fragen möglichst sofort beantworten bzw. signalisieren, dass sich um eine Beantwortung bemüht wird
> - Keine Erstaufklärung!
> - Empathie, aber professionelle Nähe und Distanz wahren
> - Neuigkeiten des Tages/Woche berichten
> - Führen eines Tagebuchs, mit kurzen Texten und Bildern, durch das Pflegepersonal. Zur späteren Erinnerungsarbeit für die Patienten gedacht.

Durch Kommunikation wird eine Vertrauensbasis hergestellt, die für Patient, Angehörige und Team zur Erfüllung von Bedürfnissen und Wünschen nötig ist. Sie gibt im Verlauf eines Aufenthalts auf der Intensivstation das Gefühl „gut aufgehoben" zu sein (🕮 [6]).

Ein anderer wichtiger Indikator sich auf einer Intensivstation als Angehöriger gut aufgehoben zu fühlen ist, sich zu jeder Tages- und Nachtzeit über seinen Angehörigen informieren zu können und offene Besuchszeiten zu erleben. Zeigt das Team der Intensivstation, dass Angehörigenarbeit mit zum therapeutischen Konzept gehört, erleben Angehörige die Zeit, die sie auf der Intensivstation verbringen als wesentlich sinnvoller. Eine angehörigenfreundliche ICU ist also vom kompletten Team anzustreben und trotzdem muss auf wichtige Absprachen und Regeln nicht verzichtet werden (🕮 [2], [11]).

> **Tipp**
>
> - Feste Bezugsperson für Telefonate
> - Codewort für Angehörige, um Auskunft über den Patienten am Telefon zu bekommen
> - Feste Zeiten für Telefonate absprechen
> - Besuchstermine absprechen, um Wartezeiten zu minimieren
> - Angehörigenwünsche nicht zu Lasten des Patienten übergehen.

LITERATUR

1 Behrens, C. Kommunikation. In: Becker-Ebel, J. (Hrsg.). Palliative Care in Pflegeheimen. Hannover: Schlütersche Verlagsgesellschaft; 2011; S. 95–97.

2 Bless, A. Angehörigenbetreuung auf der Intensivstation – Entwicklung, Implementierung und Evaluation eines Betreuungskonzepts für Angehörige von Intensivpatienten der Erwachsenenintensivpflege. In: Reuschenbach, B.; Mahler, C.; Müller, E.; Berendonk, C.; Hoben, M. Brücken bauen. Stuttgart: Deutscher Berufsverband für Pflegeberufe DBfK Südwest e. V., 2009; 163–179.

3 Blüml, D. Komunikation mit wachen, beatmeten Patienten auf der Intensivstation. Pflegewissenschaft, 2012; 14 (10): 526–530.

4 Graf, J.; Rath, T.; Roeb, E. Kommunikation – ein Missverständnis?! Intensivmedizin und Notfallmedizin, Springer 2009; 46 (5): 313–317.

5 Friesacher, H. Pflegende und Ärzte auf der Intensivstation – eine schwierige und belastende Beziehung. Intensiv Fachzeitschrift für Intensivpflege und Anästhesie, Thieme 2011; 19 (3): 126–129.

6 Nagl-Cupal, M. Bedürfnisse und Bedürfniserfüllung von Angehörigen auf der Intensivstation, Eine Wiener Pilotstudie an mehreren Krankenhäusern. Pflegewissenschaft 2012; 14 (4): 313–317.

7 Nydahl, P.; Hermes, C.; Kaltwasser, A.; Müller, S.; Rothaug, O.; Dubb, R. Kommunikation mit leicht sedierten, beatmeten Patienten. Intensiv Fachzeitschrift für Intensivpflege und Anästhesie, Thieme 2012; 20 (1): 12–18.

8 Nydahl, P.; Papengut, F. Denke ans Delir! Intensiv Fachzeitschrift für Intensivpflege und Anästhesie, Thieme 2011;19 (5): 237–245.

9 Sachweh, S. Nutella oder Schokolade? Zur Kommunikation zwischen Pflegenden und Menschen mit Demenz. In: Abt-Zegelin A, Schnell M (Hrsg.). Sprache und Pflege. Bern: Huber Verlag; 2005:69–73.

10 St.Pierre, M.; Hofinger, G.; Buerschaper, C. Notfallmanagement. Berlin. Heidelberg: Springer Verlag; 2011:188–208.

11 Stiftung Pflege. Angehörige jederzeit willkommen – Erster Schritt zur angehörigenfreundlichen Intensivstation. www.stiftung-pflege.info/page1/page101/Files/Antrag%20Zertifikat%20aktuell.pdf [17.10.2013]

12 Van Rompaey, B.; Elseviers, M.; Van Drom, W. et al.: The effect of earplugs during the night on the onset of delirium and sleep perception: a randomized controlled trial in intensive care patients. Critical Care 4/2012; 16 (3). http://download.springer.com/static/pdf/166/art%253A10.1186%252Fcc11330.pdf?auth66=13821 65547_688b36984850245e26cd1e269391e43b&ext=.pdf [17.10.2013]

1.3 Grundlagen der Schmerztherapie

Isabel Bathe

DEFINITION

„Schmerz ist ein unangenehmes Sinnes- und Gefühlserlebnis, das mit aktueller oder potenzieller *(möglicher)* Gewebeschädigung verknüpft ist oder mit Begriffen einer solchen Schädigung beschrieben wird." (Definition der *Internationalen Gesellschaft zum Studium des Schmerzes*, [1])
„Schmerz ist das, was der Betroffene über die Schmerzen mitteilt, er ist vorhanden, wenn der Betroffene sagt, dass er Schmerzen hat." ([2])

Schmerzen können sowohl chronisch vorhanden sein aber auch akut auf drohende Komplikationen hinweisen und den Genesungsverlauf verzögern. Jeder Mensch empfindet Schmerzen sowie deren Therapieerfolge individuell verschieden und Jeder hat ein Recht auf Schmerzfreiheit. Gefordert wird hierfür eine klar strukturierte, dokumentierte und im ganzen Behandlungsteam systematisch und gemeinsam umgesetzte Schmerzbeobachtung, -erfassung und -therapie. Dieses Vorgehen bildet die Grundlage des sogenannten Schmerzmanagements ([4]).

Schmerzmanagement ist ein Konzept der Schmerzbehandlung, in dem sich die Ressourcen des Betroffenen, des behandelnden Arztes, der Pflegenden sowie aller anderen beteiligten Berufsgruppen bündeln. Das gemeinsame Ziel ist es, sämtliche Strategien zu nutzen, die zu einer Linderung des individuellen Leidens und zur Reduktion von Stressreaktionen des Patienten beitragen.

1.3.1 Schmerzdifferenzierung

Akute Schmerzen

Akute Schmerzen entstehen durch die Stimulation von Schmerzrezeptoren. Es folgt eine Aktivierung des Sympathikus. Bei den Patienten zeigen sich Symptome wie Tachykardie, Hypertension, Schwitzen, Pupillenerweiterung und Hautblässe. Die Therapie besteht in der Gabe von Analgetika bzw. in der kausalen Therapie ([3]).

Neben den genannten Symptomen nennt der *Expertenstandard Schmerzmanagement in der Pflege bei akuten Schmerzen* (📖 [4]) weitere Kriterien für akute Schmerzen:

- Plötzliches Auftreten
- Kurze Dauer
- Meist körperliche Ursache (Gewebe- oder Organschädigung).

Chronische Schmerzen

Bei chronischen Schmerzen muss keine schmerzauslösende Ursache, wie eine Gewebeschädigung, vorliegen. Sie führen häufig zu Veränderungen der Persönlichkeit, Lebensgewohnheiten und körperlichen Fähigkeiten. Betroffene Personen können Zeichen einer Depression wie Hoffnungslosigkeit, Hilflosigkeit, Libido- und Gewichtsverlust sowie Schlafstörungen zeigen (📖 [3]).

Zur zeitlichen Dimension, ab wann von chronischem Schmerz gesprochen werden kann, gibt es in der Literatur unterschiedliche Aussagen. Die Angaben variieren von drei bis sechs Monaten. (📖 [4])

MERKE

Das pflegerische Schmerzmanagement unterscheidet sich, je nachdem, ob akute oder chronische Schmerzen vorliegen. Deshalb wurden zwei Expertenstandards erarbeitet, die diesem Umstand Rechnung tragen.

Postoperative Schmerzen

Postoperative Schmerzen entstehen durch intraoperative Schädigungen von Schmerzrezeptoren oder peripheren Nerven. Dies geschieht durch Manipulationen im OP-Gebiet wie Schneiden, Ziehen, Komprimieren und Elektrokoagulation mit nachfolgender Ischämie des Gewebes. Weitere Ursachen sind die Freisetzung körpereigener Substanzen wie Prostaglandine, Bradykinin und Serotonin sowie eine Ischämie des Wundgebiets und Hämatombildung mit Druck, Spannung und Dehnung des Gewebes (📖 [3]).

Einflussfaktoren auf Schmerzen

- Art, Dauer und Ausmaß der Operation
- Narkoseverfahren (Inhalationsanästhesie/TIVA)
- Präoperative Aufklärung des Patienten

- Geschlecht und Alter des Patienten
- Persönlichkeitsfaktoren des Patienten wie z. B. Angst
- Soziokulturelle und ethnische Faktoren des Patienten wie Religion und fremde Kulturen
- Haltung des Behandlungsteams (📖 [6]).

Mögliche Folgen einer inadäquaten postoperativen Schmerzausschaltung

Eine inadäquate postoperative Schmerztherapie kann Auswirkungen auf Organe und deren Funktion haben.

- Lungenfunktion
  - Schonatmung, Atemzugvolumen ↓
  - Funktionelle Residualkapazität (FRC) ↓
  - Vitalkapazität ↓
  - Atelektasen ↑
  - Pulmonale Komplikationen (z. B. Pneumonie, Hypoxie) ↑
- Hämodynamik
  - Sympathoadrenerge Stimulation (Tachykardie, Hypertension, periphere Vasokonstriktion, Zunahme der Herzarbeit)
- Gastrointestinaltrakt
  - Übelkeit und Erbrechen
  - Ileusgefahr ↑
- Stoffwechsel
  - Postaggressionsstoffwechsel
  - Schwächung des Immunsystems
  - Katabolie
  - Wundheilungsstörungen
- Immobilität
  - Venöse Stase
  - Tiefe Venenthrombosen, Lungenembolie
  - Kontrakturgefahr
  - Dekubitusgefahr
- Psychische Komplikationen
  - Angst, Depression
  - Unruhe, Verwirrtheit
  - Schlafstörungen

modifiziert nach Motsch (📖 [3]).

1.3.2 Scoringinstrumente

Scoringinstrumente dienen dazu, Schmerzen der Patienten systematisch zu erfassen, im Verlauf zu beobachten und Rückschlüsse auf die Wirksamkeit der individuellen Schmerztherapie ziehen zu können.

Voraussetzungen für eine sinnvolle Anwendung von Scoringinstrumenten
- Wissen des gesamten Behandlungsteams um das Vorhandensein gültiger Skalen
- Die Verwendung der für den jeweiligen Patienten geeigneten Skala
- Verständnis der Skalen von Patient und Behandlungsteam
- Konsequente Durchführung der Erfassung und Dokumentation
- Eindeutiges, verbindliches Therapieschema.

Die Verwendung von Scoringinstrumenten erleichtert die Dokumentation und Beobachtung von Therapie und deren Erfolg. Wichtige Kriterien sind der zeitliche Verlauf, die Differenzierung von Ruhe- und Belastungsschmerz und die Vermeidung von Schmerzspitzen. Die Erfassung erfolgt mindestens alle acht Stunden und wird an einem definierten Ort in der Patientendokumentation fixiert. Die Festlegung des Analgesiekonzepts, der Interventionsgrenzen und die Schmerztherapie ab einem Ruhewert > 3 und einem Belastungswert > 5 auf der numerischen Ratingskala wird empfohlen (🕮 [7]). Generelle Standards bei der individuellen Schmerzeinschätzung des wachen Patienten sind die verbale Ratingskala, die numerische Ratingskala und die visuelle Analogskala (🕮 [5]).

Visuelle Analogskalen (VAS)

Die Schmerzintensität des wachen Patienten kann z. B. anhand eines Schmerzlineals (➤ Abb. 1.1) oder einer Smiley-Analog-Skala (➤ Abb. 1.2) eingeschätzt werden.

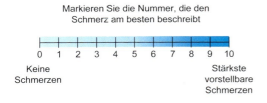

Markieren Sie die Nummer, die den Schmerz am besten beschreibt

0 1 2 3 4 5 6 7 8 9 10

Keine Schmerzen — Stärkste vorstellbare Schmerzen

Abb. 1.1 Schmerzlineal. [L143]

Tab. 1.5 Verbale Ratingskala (VRS) (🕮 [10])

Beschreibung	Dokumentation entsprechend NRS
Unerträglicher Schmerz	5
Starker Schmerz	4
Mittelstarker Schmerz	3
Mäßiger Schmerz	2
Geringer Schmerz	1
Kein Schmerz	0

Numerische Ratingskala (NRS)

Der wache Patient gibt seine Schmerzintensität z. B. verbal durch Zahlen von 0 bis 10 oder 0 bis 100 an. 0 bedeutet kein Schmerz. 10 bzw. 100 gibt den stärksten Schmerz an.

Verbale Ratingskala (VRS)

Für ältere Patienten ist die Schmerzeinschätzung anhand der NRS oder VAS häufig erschwert. Schmerzen können auch in Worten beschrieben und entsprechen der numerischen Zuordnung (➤ Tab. 1.5 🕮 [10]).

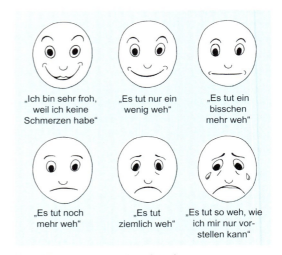

„Ich bin sehr froh, weil ich keine Schmerzen habe"

„Es tut nur ein wenig weh"

„Es tut ein bisschen mehr weh"

„Es tut noch mehr weh"

„Es tut ziemlich weh"

„Es tut so weh, wie ich mir nur vorstellen kann"

Abb. 1.2 Smiley-Analog-Skala. [L190]

Behavioral Pain Scale (BPS)

Zur Schmerzbeurteilung von beatmeten oder desorientierten Patienten (beispielsweise beim Durchgangssyndrom) kann die Behavioral Pain Scale (➤ Tab. 1.6) verwendet werden. Subjektive Faktoren wie Mimik und Bewegung sowie Parameter wie Herzfrequenz, Blutdruck, Atemfrequenz, Tränenfluss und Schwitzen werden bei der Beobach-

Tab. 1.6 Behavioral Pain Scale (BPS)

Item	Beschreibung	Punkte
Gesichtsausdruck	Entspannt	1
	Teilweise entspannt	2
	Stark angespannt	3
	Grimassieren	4
Obere Extremitäten	Keine Bewegung	1
	Teilweise Bewegung	2
	Anziehen mit Bewegung der Finger	3
	Ständiges Anziehen	4
Adaptation an das Beatmungsgerät	Wird toleriert	1
	Seltenes Husten	2
	Kämpfen mit dem Ventilator	3
	Kontrollierte Beatmung nicht möglich	4

(Behavioral Pain Scale modifiziert nach Payen et al. 2001 (📖 [7]).

tung herangezogen. Bei der dargestellten deutschsprachigen Tabelle sowie in der englischen Originalfassung sind bisher keine empfohlenen Interventionsgrenzen vorhanden (📖 [7]).

Scoringsystem bei Demenz (PAINAD)

Die deutsche S3-Leitlinie für „Akute perioperative und posttraumatische Schmerztherapie" empfiehlt für Patienten mit Demenz die Verwendung des Pain Assessment In Advanced Dementia (PAINAD), welches im Folgenden in der deutschen Übersetzung dargestellt wird (➤ Tab. 1.7).

1.3.3 Nichtmedikamentöse Schmerztherapie

Im Hinblick auf die hohe Anzahl chronischer Schmerzpatienten sowie den zunehmenden Verbrauch von Schmerzmitteln und daraus resultierenden Nebenwirkungen, steigt die Bedeutung der nichtmedikamentösen Schmerztherapie. Trotz geringer wissenschaftlicher Evidenz sind nichtmedikamentöse Maßnahmen eine wertvolle Ressource und werden zur Ergänzung der medikamentösen Schmerztherapie angeboten (📖 [4]).

Tab. 1.7 Scoringsytem bei Demenz (PAINAD)

Kriterium	0	1	2
Gesichtsausdruck	lächelnd nichtssagend	traurig ängstlich sorgenvoller Blick	grimassieren
Körpersprache	entspannt	angespannt nervös hin- und hergehen nesteln	starr geballte Fäuste angezogene Knie sich entziehen oder wegstoßen schlagen
Trost	trösten nicht notwendig	ablenken oder beruhigen durch Stimme oder Berührung möglich	trösten, ablenken oder beruhigen nicht möglich
Atmung (unabhängig von Lautäußerung)	normal	gelegentlich angestrengt atmen kurze Phasen von Hyperventilation	lautstark angestrengt atmen lange Phasen von Hyperventilation Cheyne-Stoke-Atmung
Negative Lautäußerung	keine	gelegentlich stöhnen oder ächzen sich leise negativ oder missbilligend äußern	wiederholt beunruhigt rufen laut stöhnen oder ächzen weinen

(Beurteilung von Schmerzen bei Demenz (BESD): dt. Fassung der Painaid Scale nach Warden et al. (📖 [5]).

Patientenberatung

Die Patientenberatung erfolgt additiv zu ärztlichen Aufklärungsgesprächen für invasive Eingriffe oder Narkoseverfahren. Inhalt der Gespräche mit den Patienten oder deren Angehörigen sind Schmerzursachen, therapeutische Möglichkeiten, die Verwendung von Scoringinstrumenten zur Schmerzeinschätzung und Anwendung von Techniken wie Autogenes Training oder Ablenkungstechniken. Die Informationen und Empfehlungen durch Pflegende und Ärzte hinsichtlich medikamentöser und nichtmedikamentöser Schmerztherapie vermitteln dem Patienten und den Angehörigen Wissen und Sicherheit und nehmen ihnen Ängste. Schmerzspitzen werden vermieden und pflegerische Maßnahmen, wie Lagerungstechniken oder Pneumonieprophylaxe, für Patienten und Angehörige transparent und nachvollziehbar gemacht (📖 [8]).

Lagerungen/Positionierung

Besonders Patienten auf der Intensivstation entwickeln durch ihre Immobilität zusätzliche Schmerzen oder eine Verstärkung bereits vorhandener Schmerzen. Bei der Positionierung (> 1.5) werden folgende Punkte berücksichtigt:
- Unnötige Positionswechsel vermeiden (z. B. Nachtruhe gewähren)
- Eine Position ohne Schmerzen für den Patienten vorziehen
- Physiotherapie hinzuziehen
- Die Lagerung dem Krankheitsbild anpassen (z. B. bauchdeckenentspannte Lagerung nach abdominalen Eingriffen)
- Geschwollene oder schmerzende Extremitäten hochlagern
- Druck auf Extremitäten durch zu schwere Bettdecken vermeiden (Kontrakturenprophylaxe)
- Frühzeitige Mobilisation, um Muskeldystrophie und Kontrakturen entgegen zu wirken
- Patienten und Angehörige über Sinn von Lagerungsmaßnahmen informieren
- Vor Durchführung von Positionswechseln bzw. Mobilisation bei Bedarf Analgetikagabe nach Arztanordnung.

Verbandswechsel

Verbände werden individuell so gewählt, dass
- Lange Intervalle zwischen den Verbandswechseln liegen
- Stark haftende Verbände und die Bildung von Spannungsblasen vermieden werden
- Schmerzhafte Verbandswechsel erst nach einer entsprechenden Analgesierung durchgeführt werden (📖 [5]).

Psychologische Verfahren

Die Wirksamkeit psychologischer Verfahren ist in der akuten und chronischen Schmerztherapie nachgewiesen. Dazu gehören kognitiv-verhaltenstherapeutische Verfahren, Imagination, Hypnose und Relaxationsübungen (📖 [5]).

Physiotherapeutische Maßnahmen

Physiotherapeutische Maßnahmen wie Mobilisation, passive und aktive Bewegungstechniken, Entspannungsübungen, Husten- und Atemübungen, manuelle Therapien und Massagen können Schmerzen lindern. Wichtig ist die Kommunikation im gesamten behandelnden Team, um einer Verstärkung von Schmerzen durch unpassende Maßnahmen vorzubeugen. Physikalische Kältetherapie, Akupunktur oder transkutane elektrische Nervenstimulation (TENS) können je nach Eingriffsart Erleichterung bringen und den Analgetikaverbrauch reduzieren (📖 [5]).

Aspekte und Maßnahmen zur Reduzierung von Stress und zur Steigerung des Wohlbefindens

Im Hinblick auf das Schmerzmanagement werden neben den genannten Maßnahmen beachtet bzw. geprüft:
- Management von Sekreten und Ausscheidungen
- Notwendigkeit von Fixierung
- Reduktion von Stress durch einen geregelten Tag-/ Nachtrhythmus
- Einfluss von Licht und Lärm.

Alle pflegerischen Maßnahmen werden daran ausgerichtet, die Belastungen für den Patienten so gering als möglich zu halten und sein Wohlbefinden zu steigern. (📖 [4])

1.3.4 Medikamentöse Schmerztherapie

WHO-Stufenschema

Eine Schmerztherapie ist individuell nach dem Schmerzausmaß des jeweiligen Patienten durchzuführen. Sie besteht aus einer Basis- und einer Bedarfsmedikation (➤ Abb. 1.3, ➤ Abb. 1.4). Die Basismedikation bei leichten Schmerzen entspricht der Stufe I des WHO-Stufenschemas und besteht aus der Verwendung von Nichtopioidanalgetika wie Paracetamol oder Metamizol in regelmäßigen Abständen. Nichtopioide werden zur Reduzierung von Opioidgaben immer als Basismedikation gegeben. Mittelstarken Schmerzen wird die Stufe II des WHO-Stufenschemas zugeordnet, die zusätzlich eine Verwendung mittelstarker Opioide wie Tramadolor als Bedarfsmedikation empfiehlt. Mittelstarke Opioide unterliegen nicht der Betäubungsmittelverschreibungsverordnung (BtMVV). Bei stärksten Schmerzen werden starke Opioide wie Morphin oder Piritramid entsprechend der Stufe III des WHO-Stufenschemas empfohlen. Diese unterliegen dem BtMVV. Zusätzlich können unterstützend Co-Analgetika gegeben werden ([8]). Grundsätzlich wird bei der Schmerztherapie versucht, so schnell wie möglich auf nichtinvasive Techniken umzustellen ([5]).

Nichtopioidanalgetika

Wirkung

Die meisten Nichtopioidanalgetika hemmen die Prostaglandinsynthese im geschädigten Gewebe. Dadurch wird die Schmerzempfindung gehemmt, da Prostaglandine die Empfindlichkeit der Nozizeptoren gegenüber analgetischen Substanzen steigern. Die analgetische Wirkung von Nichtopioiden ist relativ schwach. Somit sind diese Medikamente in der frühen postoperativen Phase zur Behandlung starker und sehr starker Schmerzen weniger geeignet. Durch Kombination mit Opioiden steigt jedoch deren analgetische Wirkung und die Opioiddosis kann reduziert werden ([6]).

Häufigste Nebenwirkungen

Die meisten Nebenwirkungen resultieren aus den enthaltenen Karbonsäuren ([6]).

Gehirn	• Kopfschmerzen • Schwindel • Seh- und Hörstörungen
Lunge	• Bronchokonstriktion • Asthmaanfälle

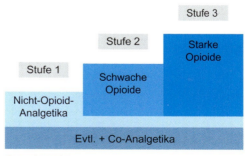

Grundregeln
- Orale Applikation bevorzugen
- Regelmäßige Analgetika-Gabe nach 24-Stunden-Zeitschema; analgetische Zusatzmedikation beim Auftreten von Schmerzspitzen
- Lang wirkende Präparate bevorzugen
- Individuelle Dosierung (keine Angst vor hohen Dosen)
- Bei besonderen Schmerztypen modifizierte Schmerztherapie

Abb. 1.3 WHO-Stufenschema. [A300; B110]

Niere	• Nierendurchblutung nimmt ab durch Hemmung der Prostaglandinsynthese • Natrium- und Wasserretention
Magen-Darm-Trakt	• Magenschmerzen • Übelkeit • Diarrhö oder Obstipation • Gastrointestinale Blutungen
Blutgerinnung	• Thrombozytenaggregationshemmung

Bekannteste Substanzen und deren Besonderheiten

Acetylsalicylsäure (ASS®)
• Stark analgetisch
• Antiinflammatorisch
• Antipyretisch
• Applikation per os oder i. v. (Lysinacetylsalicylsäure, Aspisol®)
• Optimale analgetische Dosis: 0,6 g
• Kontraindiziert bei postoperativer Blutungsneigung (📖 [5], [6]).

Diclofenac
• Stark analgetisch
• Antiinflammatorisch, antipyretisch
• Applikation per os oder rektal
• Wirkdauer ca. 6 Stunden
• Bei Nierenfunktionsstörungen: Laborkontrolle der Nierenwerte und größere Interventionsintervalle
• Gefahr: peptische Ulcera (📖 [5], [6]).

Paracetamol
• Analgetisch effektiv bei Dosis von 1 g alle vier Stunden
• Gering antiinflammatorisch, antipyretisch
• Keine Beeinflussung der Blutungszeit
• Selten: gastrointestinale Nebenwirkungen
• Applikation per os, rektal oder i. v. (Perfalgan®)
• Gefahr der Leberzellnekrose → Enzymkontrolle (📖 [5], [6]).

Metamizol
• Stark analgetisch
• Stark antiinflammatorisch, antipyretisch

• Keine Beeinflussung der Blutgerinnung
• Applikation per os, rektal oder i. v.
• I. v.-Gabe über 15–30 Min. um ausgeprägte Hypotonie oder anaphylaktoide Reaktion zu vermeiden
• Selten: Gefahr einer Agranulozytose
• Kontraindikationen: Leukopenie, Störungen der hämatopoetischen Knochenmarksfunktion (📖 [5], [6]).

Ibuprofen
• Stark analgetisch
• Stark antiinflammatorisch
• Antipyretisch
• Applikation per os
• Wirksamkeit, Wirkungseintritt und Wirkdauer entsprechen der Acetylsalicylsäure
• Nicht empfohlen bei gastrointestinalen Ulzera und Blutgerinnungsstörungen (📖 [5], [6]).

> **MERKE**
> Pflegende erkennen durch die Beobachtung der Patienten deren Schmerzmittelbedarf und verabreichen in Rücksprache mit dem Arzt das entsprechende Medikament. Der Erfolg der Therapie und mögliche Nebenwirkungen werden stets beobachtet und dokumentiert.

Opioide

Allgemeine Hinweise zur Verwendung von Opioiden (➤ Kap. 3)

Pharmakologische Wirkungen von Opioiden

• Atemdepression
• Übelkeit und Erbrechen
• Verlangsamung der gastrointestinalen Funktion und Miktionsstörungen
• Sedierung und Euphorie
• Pruritus
• Miosis (📖 [5]).

Einflüsse auf Opioidgaben

• Alter des Patienten
• Vorbestehende Nieren- und Lebererkrankungen

- Hypothyreose
- Alkohol- und Medikamentenabhängigkeit
  (📖 [6]).

Häufig gebräuchliche Opioide in der Intensivbehandlung

Morphin, Piritramid (Dipidolor®), Pethidin (Dolantin®), Fentanyl, Sufentanil, Remifentanil

Art der Verabreichung

- Intravenöse Injektion
- Orale, sublinguale und rektale Zufuhr (z. B. Tramal®)
- Transdermale Anwendung (z. B. Durogesic®)
- Invasive Verfahren (z. B. Periduralkatheter oder Plexusanästhesie)
- Intramuskuläre Injektion (aktuell nicht mehr empfohlen, da zusätzlicher Schmerzreiz und risikobehaftet).

MERKE

Die Applikation von Opioiden wird entsprechend dem Betäubungsmittelgesetz dokumentiert. Die Patienten werden nach der Gabe besonders hinsichtlich der möglichen Atemdepression und der verlangsamten gastrointestinalen Funktion beobachtet.

Adjuvante Substanzen

Adjuvante Substanzen werden wie in ➤ Abb. 1.3 ersichtlich in Kombination mit anderen Analgetika gegeben und sind bei Langzeitanalgesie empfohlen. Durch ihre Applikation kann der Verbrauch von Opioiden gesenkt und Nebenwirkungen wie Übelkeit und Erbrechen, Pruritus, Ileusgefahr und Atemdepression reduziert werden (📖 [5]). Häufig gebräuchliche Adjuvanzien in der Intensivmedizin sind Clonidin und Ketamin.

Clonidin

- Applikation: i. v. oder oral
- Analgetische und hämodynamische Wirkung
- Reduziert Opioidverbrauch
- Empfohlen im Weaningprozess (📖 [5], [7]).

Ketamin

- Applikation: peridural oder i. v. in subanästhetischer Dosis
- Umstritten: Senkung des Opioidverbrauchs
- Keine Reduktion der opioidinduzierten Nebenwirkungen (📖 [5], [7]).

Peridurale Analgesie

Die peridurale oder epidurale Analgesie kann als einmalige Injektion ("single shot"), als intermittierende Bolusgabe oder als kontinuierlicher Periduralkatheter (PDK) und Infusionspumpe (auch als patientenkontrollierte Analgesie) erfolgen. Je nach Punktionsort und Dosierung des Lokalanästhetikums werden definierte Schmerzareale blockiert. Der PDK wird bevorzugt zur posttraumatischen und chronischen Analgesie und zur Therapie bei gastrointestinaler Paralyse angewandt.

Die Überwachung ist unter anderem die Aufgabe des Schmerzdienstes (📖 [9]). Gebräuchliche Medikamente sind Ropivacain, Morphin oder Sufenta epidural. Eventuell erfolgt zusätzlich eine systemische Opioid-/Nichtopioidgabe (sog. Kombinationstherapie).

Vorteile

- Patientenzufriedenheit ↑
- 30-Tages-Mortalität ↓
- Behandlungszeit auf der Intensivstation und Krankenhausverweildauer ↓
- Systemischer Analgetika und Sedierungsbedarf ↓
- Frühere Lagerung und Mobilisation möglich
- Renale, kardiale, gastrointestinale und pulmonale Komplikationen ↓ (📖 [9]).

Pflegerische Aspekte beim liegenden Periduralkatheter (PDK)

- Kennzeichnung (z. B. farblich) der PDK-Leitung, um Verwechslungen mit der Infusionsleitung zu vermeiden
- Vor Anschluss an die Infusionspumpe oder Bolusgabe: Aspirationskontrolle auf Liquor oder Blut

Tab. 1.8 Zusammenfassung wichtiger Komplikationen, deren Ursache und Therapie bei liegendem PDK (🕮 [9])

Komplikation	Ursache	Therapie
Hypotonie	Sympathikusblockade (führt zu arterieller und venöser Vasodilatation)	• Hämodynamisches Monitoring • Aktivieren der Muskelpumpe und des venösen Rückflusses durch Bewegungsübungen • Bei akutem Kreislaufkollaps: Trendelenburglagerung • Stufenweise Mobilisation • Volumengabe • Vasopressoren
Kopfschmerzen (Postpunktionskopfschmerzen)	Liquorverlustsyndrom: geht mit Schwindel, Übelkeit, Erbrechen, Nackensteife, Hörstörungen, Sehstörungen, Photophobie einher (durch unbeabsichtigte primäre oder (seltener) sekundäre Duraperforation)	• Keine generelle Flachlagerung • Mobilisation nach Schmerzintensität • Volumengabe • Antiemetika • Analgetika • Vasokonstringierende Theophyllin- oder Koffeingaben • Akupunktur • Bei persistierenden Kopfschmerzen: epiduraler Blutpatch
Übelkeit, Erbrechen	Vagusreiz und Bronchokonstriktion bei PDK in Th1–6	• Oberkörperhochlage • Antiemetika
Bradykardie, verringerte kardiale Auswurfleistung	Ausgeprägte Vasodilatation führt zu reflektorischer Bradykardie (Bezold-Jansch-Reflex oder Blockade sympathischer Herznerven bei Analgesie über T4)	• Atropin® • Adrenalin®
Parästhesien, Lähmungen	Überdosierung des Lokalanästhetikums	• Patienten beruhigen und über Reversibilität informieren • Keine Mobilisierung • Reduktion der Therapie
Harnverhalt, Miktionsstörungen	Cauda-equina Syndrom (motorische und sensible Blockade von Extremitäten und Gesäß verbunden mit Stuhlinkontinenz und Miktionsstörungen)	• Reduktion oder Pausierung der Lokalanästhetika • Physikalische Stimulation bei Harnverhalt
Allergische Reaktionen, angioneurotisches Ödem	Unverträglichkeiten	• Sofortiger Abbruch der Schmerztherapie • Antihistaminika • Kortikoide • Spasmolytika • Adrenalin®
Entzündungen	Meist sekundäre bakterielle Besiedelung	• Kontrolle der sensorischen und motorischen Defizite, Einstichstelle, Entzündungsparameter, Meningitissymptome • Verbandswechsel • Katheter entfernen • Evtl. CT/MRT • Kontrolllaminektomie bei spinaler Kompression • Lumbalpunktion • Blutkulturen • Antibiotikagabe

Tab. 1.8 Zusammenfassung wichtiger Komplikationen, deren Ursache und Therapie bei liegendem PDK (Forts.)

Komplikation	Ursache	Therapie
Sekundäre Duraperforation mit totaler Spinalanästhesie (Symptome: Hypotonie, Bradykardie bis Asystolie, Atemlähmung, weite lichtstarre Pupillen)	Unbemerkte Punktion des Spinalraums mit Injektion zu großer Mengen des Lokalanästhetikums	• Sofortiger Abbruch der Lokalanästhetikagabe • Parasympatholytika • Vasopressoren • Volumen • Hochdosierte und rasche Gabe einer Lipidemulsion • Beatmung • Prolongierte Reanimation

• Streng aseptische Vorgehensweise bei Benutzung des PDKs: Mund-/Nasenschutz anlegen, Desinfektion des Katheters bzw. Bakterienfilters
• Nach Aspiration anspülen mit NaCl 0,9 %. Auf Spritzenlumen achten: je kleiner die Spritze, umso größer der Druck: Gefahr der Katheterruptur
• Laufrate, Bolusrate und Sperrzeit der PCA-Pumpe nach Arztanordnung einstellen und dokumentieren
• Mind. 3-mal täglich: Überprüfen der Sensorik, Beinmotorik und des Kälteempfindens sowie Dokumentation

• Kontrolle des Schmerzempfindens und Dosisanpassung
• Regelmäßige Vigilanzkontrolle
• Patient informieren, sich bei Komplikationen zu melden
• Bei sedierten Patienten: in den ersten 24 h nach PDK-Anlage alle 8 h Laufrate reduzieren bzw. stoppen, um neurologische Defizite zu erkennen. Später dient dazu ein tägliches Wachfenster (□ [9]).
• Komplikationen, deren Ursache und Therapie ➤ Tab. 1.8

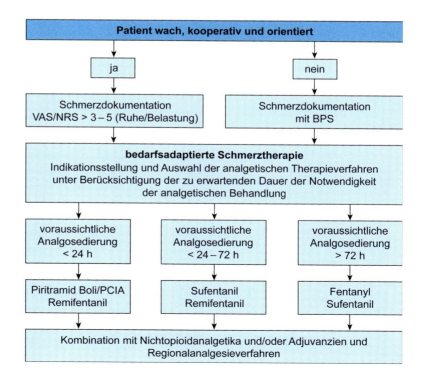

Abb. 1.4 Postoperative Schmerztherapie auf der Intensivstation (modifiziert nach Martin et al. 2005 □ [10]). [G031]

Intraspinale Injektion von Opioiden

Vorteil der intraspinalen Injektion sind erheblich geringere Opioiddosen, die einmalig injiziert oder über einen Katheter infundiert werden können. Nachteilig sind die höhere Gefahr einer Atemdepression oder postspinale Kopfschmerzen (📖 [6]).

Plexusanästhesie

Die peripheren Verfahren umfassen die Blockaden des Plexus brachialis, Einzelnervblockaden der oberen Extremität, der Femoralis- und Fascia iliaca-Block, der Psoaskompartmentblock sowie die Ischiadicusblockaden. Je nach Ort des Verfahrens herrschen die allgemeinen Risiken von Regionalverfahren und die Gefahr einer intraspinalen Katheterfehllage oder des Hornersyndroms bei der interscalenären Brachialisblockade. Absolute Kontraindikationen sind die Einwilligungsablehnung des Patienten, Infektionen im Bereich der Einstichstelle sowie manifeste Gerinnungsstörungen bei Blockaden im Kopf-, Hals- und Rumpfbereich (📖 [5]).

Interpleurale Anästhesie

Dieses Verfahren kann nach Eingriffen im Thorax oder Oberbauch angewendet werden. Über einen im Pleuraspalt liegenden Katheter wird ein langwirksames Lokalanästhetikum wie Bupivacain zugeführt. Es folgt die einseitige Analgesie ohne motorische Blockade (📖 [6]).

LITERATUR
1 IASP Task Force on Taxonomy. Merskey, H.; Bogdug, N. (Hrsg.). Classification of Chronic Pain. 2. Aufl, Seattle: IASP Press, 1994.
2 McCaffery, M.; Beebe, A.; Latham, J. Schmerz. Ein Handbuch für die Pflegepraxis. Wiesbaden: Ullstein Mosby, 1997.
3 Motsch, J. Grundlegende Aspekte des Schmerzes. In: Neander, K-D., Meyer, G.; Friesacher, H. (Hrsg.). Handbuch der Intensivpflege. Landsberg/Lech: ecomed; Grundwerk 1993. Kap. V1.1.: 1–12.
4 Deutsches Netzwerk für Qualitätsentwicklung in der Pflege (DNQP) Expertenstandard Schmerzmanagement in der Pflege bei akuten Schmerzen. Osnabrück: DNQP, 2011.
5 Deutsche Interdisziplinäre Vereinigung für Schmerztherapie (DIVS). S3-Leitlinie „Behandlung akuter perioperativer und posttraumatischer Schmerzen" (AWMF-Register Nr. 041/001), 2007. http://www.awmf.org/uploads/tx_szleitlinien/041-001_S3_Behandlung_akuter_perioperativer_und_posttraumatischer_Schmerzen_aktualisierte_Fassung_04-2009_05-2011.pdf [17.10.2013].
6 Larsen, R. Anästhesie und Intensivmedizin. 7. A. Heidelberg: Springer Medizin Verlag, 2007.
7 Zahn, P. K. Schmerztherapie auf der Intensivstation. In: Pogatzki-Zahn, E. M.; Van Aken, H. K.; Zahn, P. K. (Hrsg.). Postoperative Schmerztherapie. Stuttgart: Thieme Verlag, 2008: 207–218.
8 Wiederhold, D. Postoperative Schmerztherapie. In: Bolanz, H.; Oßwald, P.; Ritsert, H. (Hrsg.). Pflege in der Kardiologie/Kardiochirurgie. München: Elsevier, 2008: 86–90.
9 Gilles, I. Epidurale Analgesie-Überwachung und Pflege. Intensiv, 2012 20 (3): 154–159.
10 Starner, U.; Meißner, W. Schmerzmessung und Schmerzdokumentation. In: Pogatzki-Zahn, E. M.; Van Aken, H. K.; Zahn. P. K. (Hrsg.). Postoperative Schmerztherapie. Stuttgart: Thieme Verlag, 2008: 26–41.

1.4 Prophylaxen

Lutz Krüger

DEFINITION

Bei der Anwendung von Prophylaxen handelt es sich um präventive Maßnahmen zur Verhinderung von potenziellen Pflegeproblemen, die zu schwerwiegenden körperlichen Erkrankungen oder Einschränkungen beim Patienten führen können.

In der Taxonomie der NANDA-Pflegediagnosen spricht man von Risiko- bzw. Gefahren-Diagnosen, die potenzielle Pflegeprobleme darstellen. Dieses Kapitel berücksichtigt z. B. die folgenden NANDA-Pflegediagnosen:

- Obstipationsgefahr
- Aspirationsgefahr
- Unwirksame Atemwegsclearance
- Gefahr einer Hautschädigung
- Gefahr eines Immobilitätssyndroms
- Infektionsgefahr
- Selbstfürsorgedefizit
- Gefahr eines perioperativen Lagerungsschadens.

Edukation

Bei allen prophylaktischen Maßnahmen gilt:
- Aufklärung von Patienten und Angehörigen über die bestehende Gefährdung und die Notwendigkeit der prophylaktischen Maßnahmen
- Schulung und Anleitung, z. B. zur Hautbeobachtung und druckentlastenden und druckverteilenden Maßnahmen bei Dekubitusgefährdung oder zur Anwendung von apparativen Atemhilfsmitteln.

Tool" (www.puclas.ugent.be/puclas) gibt es ein eLearning-Modul. Sämtliche Dekubituskategorien werden hier in Wort und Bild sehr gut erklärt (auch in Deutsch).

Der nationale Expertenstandard „Dekubitusprophylaxe in der Pflege" wurde 2010 aktualisiert und im Februar 2011 offiziell vorgestellt. Das Deutsche Netzwerk für Qualitätsentwicklung in der Pflege (DNQP) hat neue wissenschaftliche Erkenntnisse, Studien und internationale Leitlinien der NPUAP und EPUAP in die Überarbeitung mit einfließen lassen. Die Inhalte des Standards gelten als Richtlinie der qualitativen Umsetzung pflegerischer Maßnahmen im Bereich der Dekubitusprophylaxe.

1.4.1 Dekubitusprophylaxe

D E F I N I T I O N

„Ein Dekubitus ist eine lokal begrenzte Schädigung der Haut und/oder des darunterliegenden Gewebes, in der Regel über knöchernen Vorsprüngen, infolge von Druck oder von Druck in Kombination mit Scherkräften. Es gibt eine Reihe von weiteren Faktoren, welche tatsächlich oder mutmaßlich mit Dekubitus assoziiert sind; deren Bedeutung ist aber noch zu klären" (📖 [1]) ➤ Tab. 1.9

Tipp

Auf der Internetseite der European Pressure Ulcer Adisory Panel (www.epuap.org) finden sich viele Informationen rund um das Thema Dekubitus. Unter dem Punkt „Puclas

Ziele

Die Maßnahmen der Dekubitusprophylaxe haben die Prävention von Dekubitalgeschwüren zum Ziel. Dies wird durch eine gleichmäßige Druckverteilung, Druckentlastung und Vermeidung von Scherkräften an den gefährdeten Körperregionen erreicht. Des Weiteren soll eine intakte, trockene Haut erhalten werden.

Sekundäres Ziel ist ebenso die Behandlung von bestehenden Dekubitalgeschwüren.

Tab. 1.9 Unterscheidung von Dekubitus, feuchtigkeitsbedingten Läsionen und verbandsbedingten Hautschädigungen (📖 [2])

Dekubitus	Feuchtigkeitsbedingte Läsion	Verbandsbedingte Hautschäden
• Druck und/oder Scherkräfte sind vorhanden • Lokalisiert über einem knöchernen Vorsprung oder in einem Bereich des Körpers, der Druck ausgesetzt ist • Meist regelmäßig geformte Wunde (Achtung: auch ein Dekubitus kann eine unregelmäßige Form haben) • Scharf begrenzte Ränder • Hauterythem lässt sich nicht wegdrücken	• Häufig intragluteal, kann über einem knöchernen Vorsprung auftreten • Druck und Scherkräfte sollten ausgeschlossen werden können • Feuchtigkeit ist vorhanden – z. B. glänzt die Haut feucht bedingt durch Harninkontinenz oder Durchfall • Kann eine diffuse Form haben • Können verschiedene eng beieinander liegende Bereiche beteiligt sein • Ränder sind häufig unscharf abgrenzbar oder unregelmäßig • Oberflächlich, wenn nicht infiziert • Keine Nekrose vorhanden • Rötung ist ungleichmäßiger verteilt • Es kann eine Mazeration der angrenzenden Haut vorliegen • Häufig symmetrisch (wie bei einem Abklatschbild)	• Treten auf, wo Verbände oder Pflaster verwendet wurden • Können als Hautverfärbung, Kontaktdermatitis oder in Form von verletzter oder abgezogener Haut in Erscheinung treten • Haben tendenziell die Form des Pflasters oder Verbandes

Ätiologie

Bei der **Dekubitusentstehung** spielen drei Faktoren eine entscheidende Rolle:
- **Druck:** Auflagedruck (Kraft pro Fläche) als komprimierende Kräfte oder Scherkräfte
- **Druckdauer** (Zeit) und **Druckstärke** (Intensität)
- **Gewebetoleranz für Druck und Sauerstoff** (Druckempfindlichkeit).

Erst wenn ein gewisser Druck über einen bestimmten Zeitraum bei einem dekubitusgefährdeten Patienten besteht, kommt es zu einer Schädigung der Haut.

Wie viel Druck ausreicht und wie stark die Haut geschädigt wird, hängt von der individuellen Gewebetoleranz für Druck und Sauerstoff ab.

Ursachen, die zur Entstehung eines Dekubitus führen, lassen sich in intrinsische sowie extrinsische Faktoren einteilen.

Intrinsische Faktoren:
- Hohes Alter
- Eingeschränkte Mobilität oder Immobilität, z. B. durch Sedierung, neurologische Beeinträchtigungen oder bedingt durch Therapien
- Sensorische Einschränkungen
- Eingeschränkte Bewusstseinslage
- Mangelernährung und Dehydratation
- Extreme Adipositas

- Stuhl- und Urininkontinenz
- Schwere und akute Erkrankung
- Zustand nach chirurgischen Eingriffen
- Früherer Dekubitus
- Gefäßerkrankungen.

Extrinsische Faktoren:
- Erhöhter Auflagedruck, dadurch
  - Kapillare Minderdurchblutung
  - Sauerstoffmangelversorgung des Gewebes
- Scherkräfte, dadurch Verschiebung der Gewebeschichten gegeneinander
- Reibung, dadurch Abschürfungen, oberflächliche Ulzerationen oder Blasenbildung
- Druck von außen, z. B. durch Katheter, Kabel, Verschlussstopfen, Drainagen.

Symptome

Bestimmendes Merkmal eines Dekubitus sind Hautveränderungen (➤ Tab. 1.10) an den gefährdeten Körperregionen bezogen auf die Art der Positionierung, z. B.:
- Rückenlage: Ellenbogen, Schulterblatt, Hinterkopf, Ohren, Sitzbeinhöcker, Fersen, Dornfortsätze, Steißbein
- Seitenlage: Ohren, Jochbeinknochen, seitliche Rippen, vorderer Beckenkamm, Kniegelenke in-

Tab. 1.10 Dekubitus: Einteilung (📖 [1])

Kategorie	Symptome
I	**Nicht wegdrückbare Rötung** • Noch intakte Haut hauptsächlich über Knochenvorsprüngen • Nicht wegdrückbare Rötung (Fingertest) ist möglicherweise bei dunklen Hauttypen nicht zu erkennen. Die Farbe weicht dann möglicherweise von der Umgebung ab
II	**Teilweiser Verlust der Haut** • Ein teilweiser Verlust der Haut ist eine oberflächliche, offene Wunde mit hellrotem Wundbett ohne Beläge • Es kann sich auch um eine geschlossene oder offene seröse Blase handeln • Nicht verwechseln mit z. B. verbandsbedingten Hautschäden, Mazerationen und Abschürfungen
III	**Hautverlust** • Subkutanes Fettgewebe ist möglicherweise sichtbar • Knochen, Sehnen oder Muskelgewebe sind nicht sichtbar • Die Wunde weist möglicherweise Beläge auf • Unterminierung und Untertunnelung sind möglich
IV	**Vollständiger Haut- und Gewebeverlust** • Alle Gewebeschichten mit freiliegendem Knochen, Sehnen oder Muskelgewebe sind betroffen • An manchen Stellen befinden sich Beläge oder Schorf • Unterminierung und Untertunnelung sind häufig

nen und außen, Wadenbein, Trochanter major, äußerer Fußknöchel

- Sitzen: Sitzbeinhöcker
- Bauchlage: Stirn- und Beckenknochen, Kniescheibe, Schienbein, Zehen, Rippenbögen, Schultergelenk.

Maßnahmen

Risikoeinschätzung

- Patientenscreening, Pflegeanamnese durchführen
- Aktivität und Mobilität des Patienten individuell einschätzen
- Haut bei jedem Lagewechsel und der Grundpflege strukturiert und vollständig inspizieren. Bei Risikopatienten (➤ oben) häufiger
- Subjektive Wahrnehmung des Patienten beachten (Patienten nach Schmerzen und Unbehagen fragen)
- Externe Faktoren (Drainagen, Sonden, Katheter, Tubus) berücksichtigen
- Skalen zur Risikoeinschätzung (wie z.B. Bradenskala) nur in Verbindung mit einer klinischen Einschätzung einsetzen.
  In aktuellen wissenschaftlichen Studien lassen sich keine Belege dafür finden, dass Dekubitusrisikoskalen klinisch nützliche diagnostische Ergebnisse zur Verfügung stellen. Deswegen werden die **Skalen allenfalls im Rahmen der klinischen Einschätzung zur Unterstützung der pflegerischen Beobachtung** genutzt und Pflegende verlassen sich nicht „blind" auf das Ergebnis einer Skala. Vor der Anwendung einer Skala müssen Pflegende ausreichend geschult sein.

Generelle Maßnahmen

- Gefährdete bzw. schon gerötete Körperstellen freilagern
- Beim Sitzen ist zu berücksichtigen, dass bei einer weniger steilen Sitzposition auch weniger Druck ausgeübt wird
- Bei trockener Haut jeden dritten Tag rückfettende Waschzusätze verwenden, z.B. Esemtan® Ölbad → keine Seife benutzen!
- Starke mechanische Reibung meiden, z.B. Abrubbeln nach dem Waschen, Massage von gefährdeten Hautregionen

- W/O-Emulsion verwenden, O/W-Emulsion entzieht der Haut mehr Wasser und trocknet aus; Cremes, Pasten und Öle können die Poren verstopfen
- In Hautregionen, die durch Feuchtigkeit gefährdet sind, Hautschutzprodukte verwenden, z.B. Cavilon® Creme oder Chiron® Creme
- Hyperämisierende Substanzen und Hautmassagen an gefährdeten Körperregionen schaden der Haut!
- Bei Gebrauch von Inkontinenzhosen oder Einlagen, diese häufig kontrollieren und bei Feuchtigkeit sofort wechseln. Ansonsten nur atmungsaktive Unterlagen (Safetex-Unterlage) verwenden
- Eiweiß- und vitaminreiche Ernährung sowie ausreichende Flüssigkeitszufuhr bewirken und fördern eine intakte Haut.

Bewegungsförderung und Positionierung (➤ 1.5)

- Aufklärung und Information des Patienten
- Motivation zur Eigenbewegung
- Eigenbewegung fördern und gewährleisten durch gezielten Einsatz von Lagerungsmitteln
- Individuellen Bewegungsplan erstellen (regelmäßige Bewegung, Positionswechsel)
- Sofortige Druckentlastung beim Auftreten von Hautrötungen
- Mikrolagerung
- Scherkräftearmer Transfer.

Der Einsatz von Hilfsmitteln

Druckverteilende Hilfsmittel:
- Polymere Schaumstoffe
- Viskoelastische Schaumstoffe
- Gelgefüllte Lagerungssysteme
- Wasserbettauflagen

Druckreduzierende Hilfsmittel
- Wechseldruckmatratzen
- Luftstrommatratzen
- Spezialbetten

Auswahlkriterien für die jeweiligen Hilfsmittel:
- Körpergewicht
- Gefährdete Körperstellen
- Risikoeinschätzung
- Pflege- und Therapieziele
- Mögliche Nebenwirkung
- Möglichkeit zur Eigenbewegung
- Kosten- und Nutzenanalyse.

Beispiele in ➤ Tab. 1.11

Tab. 1.11 Beispiele für druckverteilende und druckreduzierende Hilfsmittel

	Schaumstoffmatratzen	Wechseldruckmatratzen
Allgemein	Thermo contur® (Hill-Rom), TheraRest®VE, Classic (KCI) • Wird auf Standardmatratze aufgelegt • Anatomisch geformte Zonen zur besseren Gewichtsverteilung • Körperformen passen sich gut der Matratze an • Wasserdampfdurchlässiger Bezug zur besseren Körperklimatisierung • Bezug durch verschweißte Nähte dicht verschlossen, damit keine Flüssigkeiten ins Innere dringen kann • Für Patienten bis 160 kg KG (je nach Hersteller) AtmosAir® 4.000, 9.000 (KCI) • Wird auf Standardmatratze aufgelegt • Mit dynamischem Luftkammersystem, welches nicht-energetisch betrieben wird • Druckverteilung über Ventile in den Luftkammern • Verstärkter Matratzenrand zur stabilen Mobilisation Clinisert 2® (Hill-Rom) • Wird auf Standardmatratze aufgelegt • Matratzenkern mit hochelastischem Würfelkern • Bezugsmaterial aus scher- und reibungskräftereduzierendem Gewebe • Verstärkte Seitenränder zur besseren Mobilisation • Für Patienten bis 130 kg KG	Duo2®, Primo®, Alto® (Hill-Rom); TheraKai-®, TheraKair Vario®, First Step® (KCI) • Wird auf Standardmatratze aufgelegt • Mit separater kleiner Gebläse- und Steuereinheit, somit energetisch betrieben • Nicht nur zur Dekubitusprophylaxe, sondern auch zur Therapie vorhandener Druckgeschwüre • Gute hygienische Eigenschaften durch Portex-® bzw. Gore-Tex-® Bezüge • Für Patienten bis 140 kg KG (je nach Hersteller)
Vorteile	• Einfach zu benutzen • Preisgünstiger Beitrag zur Dekubitusprophylaxe auch bei Wirbelsäulenverletzungen durch breitflächige Druckverteilung auf dem Wabensystem • Alle Lagerungsarten bleiben erhalten • Bett bleibt fahrbereit	• Regelbare einzelbelüftete Seitenpolster für Kopf, Oberkörper und Beine • Zuschaltbare, regelbare Heizung • Maximaldruck der Luftkissen bei der Lagerung bzw. Mobilisation • Einfach zu installieren • Alle Lagerungsvarianten sind möglich • Notfallentlüftung für Reanimation • Bett bleibt fahrbar • Patient ist mit Zug am Laken im Bett gut zu positionieren • Reinigung des Bezuges durch Wischdesinfektion oder über die Firma • Durch kurzzeitiges Abstellen des Gebläses Maßnahmen zur Wahrnehmungsförderung möglich
Nachteile	• Durch Schutzbezug nur Wischdesinfektion möglich • Rein prophylaktische Maßnahme, Bewegungsplan entfällt in keinem Fall! • Mobilisation mit kleineren Patienten ist schwierig, da höhere Bettoberkante • Braucht zusätzlichen Lagerraum	• Gewichtsbeschränkung erfragen • Austrocknen der Haut und Wärmestau ist möglich • Ständige Geräuschkulisse • Akute Rutschgefahr beim Betten, Positionieren und Mobilisieren • Positionswechsel entfallen nicht!

Druckverteilende Hilfsmittel
• Kissen und Decken: gut zum Abstützen und Polstern geeignet. nehmen Schweiß gut auf und sind problemlos im Hygieneaufwand

• Polymere Schaumstoffe, z. B. Kaltschaummatratzen → lassen Eigenbewegung des Patienten zu
• Nacken- und Knierollen aus verschiedenen Schaumstoffen mit Kunststoffüberzug: kurzer

Einsatz, beispielsweise zum Abstützen eines Beines oder leichtes Anheben der Knie. Nur mit Bezug verwenden, Desinfektion meist unproblematisch

- Schaumstoffkeile mit Kunststoffüberzug: Einsatz je nach Größe und Winkel bei der Seitenlagerung, Beinhochlagerung, Oberkörperhochlagerung. Nur mit Bezug verwenden, Desinfektion unproblematisch.
- Spezielle Kopfhalteschalen aus perforiertem Schaumstoff: bei neurochirurgischen Patienten kann der Kopf in Mittelstellung gelagert werden
- Mit Wasser gefüllte Einmallatexhandschuhe: geeignet zur Druckentlastung für z. B. Ellenbogen und Ferse → immer auf Dichtigkeit prüfen und nur mit Schutzbezug zur Schweißaufnahme und im sichtbaren Bereich verwenden
- Gelkissen: gallertartiges Synthetikmaterial mit Kunststoffüberzug, Druckgeschwüren wird nur dann vorgebeugt, wenn der Patient auf dem Gelkissen Eigenbewegungen durchführen kann; nur mit Stoffbezug verwenden
- Darauf achten, dass Hohlräume und Schienenübergänge, z. B. unter dem Knie oder der Ferse, gut abgepolstert sind → Kontrolle auf Effektivität, Druckstellen
- Einsatz von speziellen Intensivbetten bzw. Weichlagerungssystemen.

1.4.2 Kontrakturen-, Spitzfuß- und Muskelatrophieprophylaxe

D E F I N I T I O N
Kontraktur (*lat.* contrahere = zusammenziehen): Veränderung, der an der Gelenkfunktion beteiligten Strukturen, die Funktions- und Bewegungseinschränkungen zur Folge haben, wodurch sich das Gelenk nicht mehr vollständig beugen, strecken, ab- oder adduzieren lässt. (📖 [3])

Ziele

- Beweglichkeit der Gelenke erhalten
- Möglichst physiologische Gelenkstellung im Ruhezustand
- Sehnen und Bänder bleiben elastisch
- Muskelkraft bleibt erhalten.

Ätiologie

Die Entstehung von Kontrakturen ist multifaktoriell:
- Eingeschränkte Mobilität oder Immobilität
- Neuromuskuläre Beeinträchtigung, bestehende Nervenlähmungen, Spastiken
- Wahrnehmungsstörungen
- Verordnete Bewegungseinschränkung, z. B. Gipsverbände, Fixateur externe
- Medikamentenwirkung, z. B. Neuroleptika, Muskelrelaxanzien, Sedativa
- Krankheitsbedingte Fehl- und Schonhaltung
- Pflege- und Behandlungsfehler
- Operative Eingriffe, Verletzungen oder Verbrennungen in Gelenknähe (Narbenzug)
- Entzündliche oder degenerative Gelenkerkrankungen.

Symptome

- Schmerzen bei Bewegungen
- Begrenzte Beweglichkeit in den Gelenken
- Unfähigkeit, sich zielgerecht zu bewegen.

Maßnahmen

Bei den Maßnahmen zur Kontrakturenprophylaxe werden mobilitätsfördernde von positionsunterstützenden Interventionen unterschieden. Sie können häufig in andere Pflegehandlungen integriert werden. Dazu gibt es zahlreiche Möglichkeiten, z. B. bei der Körperpflege sowie bei der Thrombose-, Pneumonie- und Atelektasenprophylaxe.

Anleitung

Die Anleitung des Patienten zu aktiven Bewegungsübungen (mehrmals täglich für ca. 10 Min.) gehört zu den mobilitätsfördernden Interventionen:
- Füße kreisen lassen
- Zehen einkrallen und wieder strecken
- Rad fahren
- Gesäß anheben lassen
- Arme abwinkeln lassen
- Ellenbogen und Beine beugen
- Isometrische Spannungsübungen (für wenige Sekunden einzelne Muskelgruppen anspannen lassen)

- Aktive Lageveränderungen durchführen: sitzen, stehen, gehen (➤ 1.5).

Aktives und passives Durchbewegen

Gelenke in allen Bewegungsachsen passiv bzw. assistiert durchbewegen, mindestens 2× tägl. für mindestens 2 Min. pro Gelenk. (➤ Abb. 1.5, ➤ Abb. 1.6, ➤ Abb. 1.7, ➤ Abb. 1.8, ➤ Abb. 1.9, ➤ Abb. 1.10, ➤ Abb. 1.11):
- Gelenkbereiche immer mit beiden Händen umgreifen und die Bewegungen gleichmäßig und langsam ausführen
- Bewegungen nur so weit ausführen wie möglich, Schmerzäußerung des Patienten ernst nehmen.

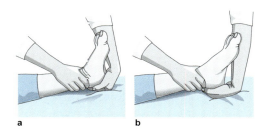

Abb. 1.5 Beugung und Streckung des Fußgelenks. [L157]

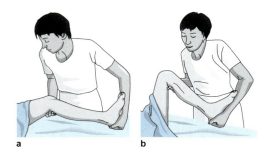

Abb. 1.6 Beugung und Streckung des Knies und Hüftgelenks. [L157]

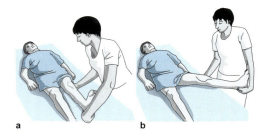

Abb. 1.7 Abduktion und Adduktion der Hüfte. [L157]

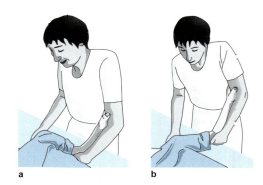

Abb. 1.8 Abduktion und Adduktion der Schulter. [L157]

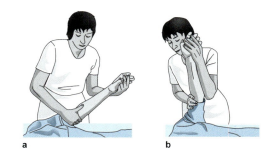

Abb. 1.9 Rotationsbewegung der Schulter. [L157]

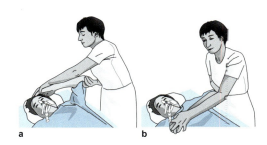

Abb. 1.10 Bewegungsübungen des Ellenbogens mit gleichzeitiger Wahrnehmungsförderung. [L157]

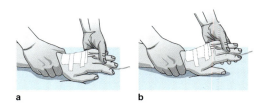

Abb. 1.11 Beugung und Streckung des Handgelenks. [L157]

Kontraindikationen für Bewegungsübungen und Positionswechsel

- Akute instabile Herz-Kreislauf-Erkrankungen
- Massives Hirnödem
- Instabile Frakturen
- Instabile Wirbelsäulenverletzungen
- Schmerzhafte und entzündliche Gelenkerkrankungen.

Grundsätzliches zum Bewegungsplan

Regelmäßige Positionsveränderungen des Patienten nach dessen individuellen Bedürfnissen (Pflegeanamnese) durchführen:

- Positionswechsel nach Abschätzung der Pathogenese und Belastbarkeit des Patienten
- Durchbewegen der Extremitäten des Patienten während des Positionswechsels bzw. der grundpflegerischen Tätigkeit (➤ Abb. 1.5 bis ➤ Abb. 1.11)
- Ggf. Analgetika und Sedativa rechtzeitig vor Positionswechsel verabreichen (Arztanordnung!)
- Vorher ggf. Nasenrachenraum oder endotracheal absaugen
- Aspirationsgefahr bei nicht intubierten komatösen Patienten
- Zu- und Ableitungen (z. B. Infusionen, Beatmungsschläuche, Hämofiltration) für den Positionswechsel sichern. Anschließend sämtliche Kabel, Schläuche und Drainagen „druckfrei verlegen"
- Vor dem Lagewechsel ggf. vorhandene Flüssigkeit aus den Beatmungsschläuchen bzw. Wasserfallen entfernen, sonst ist eine ungewollte Lavage möglich.

1.4.3 Thromboseprophylaxe

DEFINITION
Thrombose (griech. thrómbosis, eigentlich = das Gerinnen [machen], zu: thrómbos = Klumpen, Pfropf). Teilweiser oder völliger Verschluss eines Blutgefäßes.
VTE = Venöse Thromboembolie

Ziele

- Venösen Rückfluss fördern
- Thromboembolie vorbeugen.

Ätiologie

- Operative und nicht-operative Medizin (➤ Tab. 1.12)
- Frühere tiefe Venenthrombose/Lungenembolie
- Thrombophile Hämostasedefekte
- Maligne Erkrankung
- Venöse Thromboembolien bei Verwandten 1. Grades
- Chronische Herzinsuffizienz bzw. Zustand nach Herzinfarkt
- Höheres Alter (> 60 Jahre)
- Übergewichtige Patienten (BMI > 30)
- Bettlägerige, immobile Patienten
- Schwangere und Wöchnerinnen
- Personen mit schweren Infektionen, z. B. Sepsis, Pneumonie
- Stark ausgeprägte Varikosis (Krampfadern).

Symptome

- Schwere- und Spannungsgefühl im betroffenen Bein
- Schwellung und Überwärmung der Extremität
- Rötung der oberflächlichen Venen
- Wadenschmerzen bei dorsaler Flexion des Fußes, Wadenkneifschmerz, Wadenkompressionsschmerz
- Fußsohlendruckschmerz
- Zyanotische, glänzende Hautverfärbung der betroffenen Extremität
- Tachykardie.

MERKE
Nur bei 25 % der Patienten mit tiefer Venenthrombose treten klinische Zeichen auf!

Ursachen

Virchow Trias
- Veränderung der Blutzusammensetzung:
  - Viskosität nimmt durch Zunahme der Blutzellen ab, Flüssigkeitsmangel, z. B. durch Diuretika
  - Aktivierung der plasmatischen Gerinnung
  - Thrombozytose, Thrombopathien, Gerinnungsstörungen
  - Medikamente: Prothrombinkomplexderivate, Kortikoide, hormonale Kontrazeptiva
  - Fettreiche Ernährung

Tab. 1.12 Risikogruppen (📖 [4])

	Operative Medizin	Nicht-operative Medizin
Niedriges Risiko	• Kleinere operative Eingriffe • Verletzungen ohne oder mit geringem Weichteilschaden • Kein zusätzliches bzw. nur geringes dispositionelles Risiko, sonst Einstufung in höhere Risikokategorie	• Infektion oder akut-entzündliche Erkrankung ohne Bettlägerigkeit • Katheter/Portkatheter • Kein zusätzliches bzw. nur geringes dispositionel es Risiko, sonst Einstufung in höhere Risikokategorie
Mittleres Risiko	• Länger dauernde Operationen • Gelenkübergreifende Immobilisation der unteren Extremität im Hartverband • Arthroskopisch-assistierte Gelenkchirurgie an der unteren Extremität • Kein zusätzliches bzw. nur geringes dispositionelles Risiko, sonst Einstufung in höhere Risikokategorie	• Akute Herzinsuffizienz • Akut dekompensierte, schwere COPD ohne Beatmung • Infektion oder akut-entzündliche Erkrankung mit strikter Bettlägerigkeit • Stationär behandlungsbedürftige maligne Erkrankung • Kein zusätzliches bzw. nur geringes dispositione les Risiko, sonst Einstufung in höhere Risikokategor e
Hohes Risiko	• Größere Eingriffe in Bauch- und Beckenregion bei malignen Tumoren oder entzündlichen Erkrankungen • Polytrauma, schwere Verletzungen der Wirbelsäule, des Beckens und/oder der unteren Extremität • Größere Eingriffe an Wirbelsäule, Becken, Hüft- und Kniegelenk • Größere operative Eingriffe in Körperhöhlen der Brust-, Bauch- und/oder Beckenregion	• Schlaganfall mit Beinparese • Akut dekompensierte, schwere COPD mit Beatmung • Sepsis • Schwer erkrankte Patienten mit intensivmedizinischer Behandlung

• Veränderung der Gefäßwände:
  – Chronische Entzündungen, z. B. Phlebitis
  – Sklerotische Veränderung, z. B. durch Diabetes mellitus
  – Hypoxische Schäden: venöse Stauung, Kardial- und Pulmonalinsuffizienz, Stase
  – Traumata: Frakturen, OP, Venenkatheter und -kanülen, Gefäßimplantate

Tab. 1.13 Basismaßnahmen und deren Wirkung auf venöse Strömungsgeschwindigkeiten des Blutes in % im Vergleich zur Rückenlage (📖 [5]).

Basismaßnahme	Wirkung Bein in %	Wirkung Becken in %
Liegen	100	100
Zehengymnastik	160	150
Fußgymnastik	190	150
Gehen	120	113
Fußende 20° erhöht	250	180
Beine 90° erhöht	370	260
Atemübungen	130	115
Bettfahrrad	440	470
Medizin. Thromboseprophylaxestrümpfe (MTPS)	190	120

• Veränderung des Blutstroms:
  – Wirbelungen durch Aneurysmen, Herzklappenfehler, Varizen
  – Abflussbehinderungen: Tumoren, Narbenstränge, Hämatomkompression
  – Hämofiltration
  – Verlangsamung durch lange Bettruhe, RR-Senkung, Stauungsinsuffizienz, Lähmung, Relaxierung, Blutleere (z. B. bei OP).

Maßnahmen

Säulen der Thromboembolieprophylaxe

• Basismaßnahmen (Atemübungen, Anleitung zu Eigenübungen, Frühmobilisation, Bewegungsübungen ➤ Tab. 1.13)
• Physikalische Thromboembolieprophylaxe (MTPS, Kompressionsstrümpfe, IPK)
• Medikamentöse Thromboembolieprophylaxe
Übersicht der Maßnahmenstrategien bei individuellen Patientengruppen (➤ Tab. 1.14)

Tab. 1.14 Maßnahmenstrategien bei potenziell gefährdeten Patientengruppen

	Intensiv	Poly-trauma	OP Bauch-/Becken-bereich	Trauma Hüft-/Becken-bereich	Gynäkolo-gische OP	Neuro-chirurgie (ZNS)	Gefäßchi-rurgie Bauch-/Becken-bereich	Herz-/Thorax-chirurgie
Basismaßnah-men				↑↑	↑↑		↑	
Physikalische Therapie			↑↑ (MTPS)	↔ (MTPS)	↑↑	↑↑	↑	
Medikamentöse Therapie	↑↑	↑↑	↑↑	↑↑	↑↑	↔	↑↑	↑↑

vgl. van Hülst 2011 ([6])

Anleitung

Patienten zu Eigenübungen auffordern und anleiten z. B.:

- Der Patient krallt in bequemer Rückenlage die Zehen so ein, dass sie nach vorne/unten zeigen. Nach Lockerung der Zehen werden diese in Kopfrichtung des Patienten bewegt, ohne die Ausgangsposition der Füße zu verändern
- Übung im Sitzen auf dem Stuhl oder an der Bettkante. Die Zehen und die Fersen werden im Wechsel gegen den Boden gedrückt.

Frühmobilisation

- Erste Mobilisation nach Möglichkeit schon am OP-Tag
- Kritische Indikationsstellung immobilisierender Maßnahmen wie z. B. Fixierung
- Verkürzung des Immobilisationszeitraums (Bettruhe kritisch hinterfragen).

Atemübungen

- Tiefes Ein- und Ausatmen z. B. mithilfe eines SMI-Trainer®

Bewegungsübungen

- Bettfahrrad
- Krankengymnastik
- Passives Durchbewegen (➤ Abb. 1.5 bis ➤ Abb. 1.11).

Beinvenenkompression

Medizinische Thromboseprophylaxestrümpfe (MTPS)

Wirkung der Medizinischen Thromboseprophyla-xestrümpfe (MTPS)

Die aktuellen Diskussionen über die Wirksamkeit und den Einsatz von MTPS sind weiterhin ungebrochen. In den derzeit gültigen S3-Leitlinien heißt es zum Einsatz von MTPS:
- Bei Patienten mit niedrigem VTE-Risiko werden Basismaßnahmen regelmäßig angewendet. Diese können durch MTPS ergänzt werden
- Patienten mit mittlerem und hohem VTE-Risiko erhalten eine medikamentöse VTE-Prophylaxe. Diese können durch MTPS ergänzt werden.

Die Empfehlungen zum Einsatz von MTPS sind also insgesamt nicht ganz eindeutig. Die einzige gültige Aussage von den Experten der Leitlinienkommission zum dringenden Einsatz von MTPS gibt es, wenn bei Patienten mit mittlerem und hohem VTE-Risiko eine Kontraindikation für eine medikamentöse Thromboseprophylaxe vorliegt.

- Für MTPS bedarf es eine ärztliche Anordnung
- MTPS müssen sorgfältig angepasst werden → Maßband verwenden, alle zwei Tage neu messen
- MTPS immer im Liegen anziehen
- Solange der Patient immobil ist, müssen die Strümpfe durchgehend getragen werden (auch nachts). Erst bei ausreichender Mobilisation können sie weggelassen werden

- Bei trockener Haut Hautpflege durchführen
- Auf Druckstellen durch Falten der MTPS achten
- Zehen auf Durchblutungsstörungen beobachten
- MTPS sollten max. nur 10-mal gewaschen werden (Herstellerangaben beachten)
- MTPS sind aufgrund der gleichbleibenden Kompression dem Wickeln der Beine vorzuziehen.

Kontraindikationen für MTPS

- Periphere arterielle Durchblutungsstörung
- Schwere Neuropathie
- Ausgeprägte periphere Ödeme
- Lokale Infektionen, Nekrosen, Verletzungen.

Kompressionsstrümpfe
- Bringt der Patient meist schon von zu Hause mit in die Klinik
- Werden immer, auch wenn der Patient schon mobil ist, getragen.

Kompressionsverband
- Nur im Liegen bei entstauten Beinvenen anlegen
- Bindenarten und Bindenbreite berücksichtigen
- Alle 12 Stunden wechseln
- Vorsicht: Ungleichmäßiges Wickeln fördert Stauungen.

Intermittierende pneumatische Kompressionsverfahren (IPK)
- Anwendung, Druckintensität und -dauer bedürfen einer ärztlichen Anordnung
- Verfahren haben einen hohen Stellenwert, wenn medikamentöse Prophylaxe kontraindiziert ist
- Blutströmungsgeschwindigkeit lässt sich bis zu 240 % steigern

Kontraindikationen für IPK

- Dekompensierte Herzinsuffizienz
- Ausgedehnte Entzündungsreaktionen
- Traumen
- Neuropathien
- Schwer einstellbarer Hypertonus.

Beinhochlagerung

- Beine hochlagern (20–30°), dabei Abknickung der Gefäße in Kniekehle und Leiste vermeiden
- Wirksamkeit nicht bewiesen, dient jedoch ggf. der Steigerung des Wohlbefindens des Patienten ([7])
- Vorsicht bei peripherer arterieller Verschlusskrankheit und Herzinsuffizienz.

Medikamentöse Therapie

- Zur medikamentösen Prophylaxe einer venösen Thromboembolie (VTE-Prophylaxe) stehen Heparine, Fondaparinux und andere Antikoagulanzien zur Verfügung
- Unter Abwägung von Effektivität, Blutungs- und HIT-II-Risiko werden niedermolekulare Heparine (NMH) gegenüber dem unfraktionierten Heparin (UFH) bevorzugt eingesetzt
- Kontraindikationen und fachspezifische Besonderheiten werden berücksichtigt
- Die medikamentöse VTE-Prophylaxe wird zeitnah zur risikoverursachenden Situation begonnen
- Die Dauer der medikamentösen Thromboembolieprophylaxe orientiert sich am Fortbestehen relevanter Risikofaktoren für venöse Thromboembolien.

1.4.4 Pneumonie- und Atelektasenprophylaxe

DEFINITION
Pneumonia *(griech.)* = Lungenentzündung
Atelektase *(griech.)* = Luftverknappung

Ziele

- Freie Atemwege
- Seitengleiche Belüftung der Lungen
- Intakte Schleimhaut und guter Sekretabtransport
- Aspirationen vermeiden
- Infektionen vermeiden.

Ätiologie

- Eingeschränkte Mobilität oder Immobilität
- Oberflächliche Atmung aufgrund von Schmerzen oder reduziertem Allgemeinzustand
- Akute oder chronische Erkrankungen der Atemwege
- Künstliche Atemwege wie oraler/nasaler endotracheal Tubus, Trachealkanüle (➤ Kap. 4) → Ventilator assoziierte Pneumonie (VAP)
- Maschinelle Beatmung
- Beeinträchtige Bewusstseinslage
- Alter < 1 Jahr oder > 65 Jahre
- Mangelnde Belüftung der Lunge
- Austrocknung der Atemwege
- Verminderter Sekretabtransport
- Aspiration (➤ Kap. 1.4.6) z. B. durch Schluckstörungen.

Symptome

- Erschwerte Ein- bzw. Ausatmung verbunden mit Unruhe, Kurzatmigkeit, Kutscherhaltung
- Abnorme Atemgeräusche, z. B. Stridor, Rasseln, Giemen, Pfeifen
- Verminderter oder fehlender Hustenstoß
- Veränderung der Atmung:
  - Tachypnoe
  - Vermehrter Einsatz der Atemhilfsmuskulatur
  - Nasenflügelatmung
- Abnormale Atembewegungen
- Auffälliger Atemgeruch
- Vermehrtes und auffälliges Sputum (Konsistenz, Menge, Farbe und Geruch)
- Hautfarbe, z. B. Blässe, Zyanose.

Ventilator assoziierte Pneumonie (VAP)

Durch einen notwendigen künstlichen Atemweg steigt das Risiko an einer ventilatorassoziierten Pneumonie zu erkranken um das 6–21-Fache. Bei bis zu 50 % der beatmeten Patienten kommt es in der Zeit der künstlichen Beatmung zu einer VAP. Hauptursache ist die „stille" Aspiration von erregerhaltigem Material aus der Mundhöhle und Magen-Darm-Trakt.
Maßnahmen zur Prävention:
- Hygienische Händedesinfektion vor und nach jeder Manipulation am Tubus und Beatmungssystem
- 30–45° Oberkörperhochlagerung

- Cuff-Kontrolle (zu Schichtbeginn, bei hörbaren Leckagen und nach jeder Manipulation am endotrachealen Tubus)
- Tägliche Sedierungspause, Weaningbereitschaft, Extubation anstreben
- Regelmäßige strukturierte klinische Kontrolle der Mundhöhle, z. B. Oral-Assessment-Guide (➤ Kap. 1.4.5)
- Mindestens alle 12 Std. Zähneputzen zur Plaqueentfernung (wichtig: Zahnpasta benutzen!)
- Oropharyngeale Dekontamination (Chlorhexidin 0,2 %)
- Trachealtuben bzw. Trachealkanülen mit subglottischer Absaugung verwenden.

Maßnahmen

- Einschätzen des Pneumonierisikos → Atemskala nach Bienstein
- Maßnahmen erfolgen nach „LISA" (➤ Abb. 1.12).

Verbesserung der Lungenbelüftung

- Für Frischluftzufuhr sorgen
- Mobilisation → Aufsitzen im Bett, Sitzen auf der Bettkante, Stehen vor dem Bett
- Patienten zum Recken und Strecken anregen und zum tiefen Durchatmen anhalten
- Stimulierender Kältereiz am Rücken durch kalte bzw. kühlende Flüssigkeit → bei Verwendung von alkoholischen Flüssigkeiten (z. B. Franzbranntwein®) unbedingt die Haut nachfetten, sonst trocknet sie aus
- Lippenbremse, auf Konsonanten (K) ausatmen
- Kontaktatmung → Patient atmet an die Stellen, an denen er die ihm aufgelegten Hände (Brust, Bauch, Flanke) spürt, fördert die Wahrnehmung der tiefen Einatmung
- Hautreizgriffe (Packegriff) → Pflegekraft hält eine Hautfalte an der Flanke oder am Bauch. Patient muss nun durch tiefes Einatmen diese Hautfalte „wegatmen"
- Atmen gegen Widerstände → Luftballon aufblasen, Tuch wegpusten, mit Strohhalm Blasen im Wasserglas erzeugen. **Kontraindikation:** Lungenemphysem
- SMI-Trainer = Sustained Maximal Inspiration (anhaltende maximale Einatmung), z. B. Mediflow®, Triflow® → Bälle sollen nach der Inspiration so lange wie möglich in der Schwebe gehalten werden

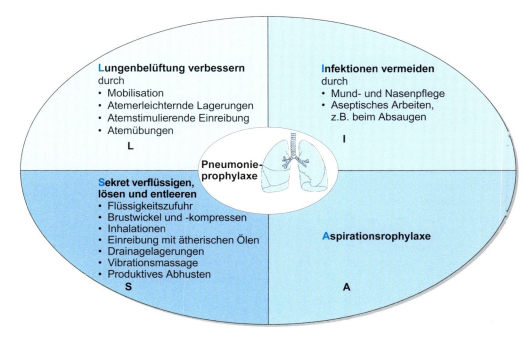

Abb. 1.12 „LISA" – Ziele und Maßnahmen zur Pneumonieprophylaxe im Überblick. [R226]

- Training mit SMI-Geräten kann der Atelektasenbildung vorbeugen. Eröffnung bestehender Atelektasen ist nicht möglich!
- Atemerleichternde Lagerungen (➤ Tab. 1.16) → besonders bei immobilen Patienten. Verschiedene Lungenbezirke werden durch die unterschiedliche Dehnung des Brustkorbs besser belüftet
- Atemstimulierende Einreibung → Methode aus der Basalen Stimulation®, dient eher der bewussten Atemwahrnehmung, kann den Patienten zu einer ruhigen und tiefen Atmung verhelfen (➤ Abb. 1.13)
- Gleichzeitige Anwendung von ätherischen Ölen, z. B. Eukalyptus, Thymian, Pfefferminze, kann die Wirkung der tiefen Einatmung unterstützen.

Vermeidung von Infektionen

- Präoperative Reduktion endogener Risiken, z. B. Einstellen des Rauchens, präoperatives Atemtraining
- Regelmäßige Mund- und Nasenpflege (➤ 1.6.4, ➤ 1.6.5)
- Cuffdruckkontrolle 1 × pro Schicht und nach Manipulation am Tubus

- Zum Absaugen sterilen Absaugkatheter verwenden, vor dem Absaugen nicht kontaminieren
- Beobachtung und Dokumentation des Trachealsekrets
- Händedesinfektion vor und nach jedem Kontakt mit: Tubus, Tracheostoma, Beatmungszubehör, Schleimhäuten, respiratorischem Sekret

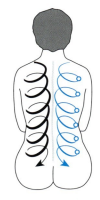

Ausatmung mit Druck
Einatmung ohne Druck

Abb. 1.13 Atemstimulierende, rhythmische Einreibung. [L143]

- Zusätzlich keimarme Handschuhe bei jedem Kontakt mit Schleimhäuten, respiratorischem Sekret oder Gegenständen, die mit respiratorischem Sekret kontaminiert sind
- Keine Antibiotikaprophylaxe zur Prävention postoperativer Pneumonie
- Eine Empfehlung für oder gegen die Verwendung von Beatmungsfiltern kann aufgrund der uneinheitlichen Studienlage nicht gegeben werden
- 30°–45° Oberkörperhochlagerung
- Wenn vertretbar sollte auf eine Stressulkusprophylaxe verzichtet werden, da ein niedriger gastraler pH-Wert einer Kolonisierung durch Bakterien vorbeugen kann. Dies muss jedoch gegen die Gefahr der Ulkusblutung bei niedrigem pH-Wert abgewogen werden (📖 [8]).

Sekret verflüssigen, lösen und entleeren

Allgemeine Maßnahmen
- Auf ausreichende Flüssigkeitszufuhr bzw. ausgeglichene Flüssigkeitsbilanz achten
- Patienten zum produktiven Husten anleiten, auf die Silbe „Huff" ausatmen lassen
- Individuelle Schmerztherapie bei Schonatmung
- Inhalation → Wirkungsweise ist abhängig von der Tröpfchengröße der Inhalate (➤ Tab. 1.15).

Abklopfen
Kontraindikationen: frischer Myokardinfarkt, Lungenembolie, Thrombose, Schädel-Hirn-Trauma, Thoraxtrauma, Frakturen oder Tumore der Wirbelsäule, erhöhte Blutungsneigung, erhöhter intrakranieller Druck.
- Betroffener Lungenflügel liegt in Seitenlage oben, damit das gelöste Sekret gut abfließen kann
- Am Ende der Inspiration und während der Exspiration bis zum Beginn der nächsten Inspiration mit hohler Hand abklopfen
- Nierengegend und Wirbelsäule nicht abklopfen
- Gegebenenfalls Schmerzmittelgabe vor der Behandlung.

Vibrationsmassage mit Vibrationsgerät
Das Vibrationsgerät (Vibrax®) besitzt nur eine Zulassung als Massagegerät!

Tab. 1.15 Verschiedene Inhalate und ihre Anwendung (📖 [9])

Inhalat	Tröpfchengröße	Wirkungsort	Anwendung
Dampf	$> 30\,\mu m$	Mund-Nasen-Rachenraum bis Kehlkopf	Infekte im Nasen-Rachen-Bereich
Aerosol	$10–30\,\mu m$	Trachea, Bronchien	Bronchitis, Asthma bronchiale
Nebel	$< 10\,\mu m$	Bis zu den Alveolen	Meist bei Patienten, die durch den offenen Mund atmen, zur Anfeuchtung der Atemluft

Kontraindikationen:
- Wie beim Abklopfen (siehe oben)
- Anwendung führt eher über die entstehende Muskelentspannung zur entspannteren Atmung
- Bei der Anwendung sollte der Patienten am besten sitzen. Möglich auch in Seitenlage
- Aus hygienischen Gründen Vibrax® mit Einmalschuh versehen
- Zur Massage Öl (z. B. Mandelöl) oder warme Lotion verwenden
- Massage von außen und allen Richtungen zum Lungenhilus ausführen
- Vibration in der Exspirationsphase unter leichtem Druck für mind. 20 Min. anwenden
- Wirbelsäule und Nierenlager aussparen.

Manuelle Vibrationsmassage
- Beide Hände flächig auf den Thorax legen
- (Be-)Atmungsrhythmus spüren
- Während der inspiratorischen Pause bzw. mit Beginn der Exspiration bis zum Beginn der nächsten Inspiration mit beiden Händen feine, schüttelnde Bewegungen durchführen, die den Brustkorb in Schwingungen versetzen
- Während der gesamten Dauer der Vibrationsmassage den Hautkontakt halten
- Manuelle Vibrationen auch mit Phonationsübungen kombinierbar → Patient auffordern auf die Vokale (a, e, i, o oder u) auszuatmen.

1

Lagerungsdrainagen

Kontraindikationen: Herzinsuffizienz, schwere Kreislaufstörungen, Lungenödem

- Bedarf einer ärztlichen Anordnung
- Bei Patienten mit geringen Sekretmengen (< 30 ml/d) gilt der Effekt der Lagerungsdrainage als fraglich!
- Lagerungsdrainagen (➤ Abb. 1.14) können durch Vibrationsmassagen oder Abklopfen unterstützt werden
- Patient zuvor inhalieren lassen.

Apparative Atemhilfen

VRP

VRP-Gerät (Vario-Resistance-Pressure) = Flutter®, GeloMuc®, Acapella® choice, RC-Cornet®

- Das VRP-Gerät funktioniert nach dem Prinzip der Ausatmung gegen einen vibrierenden Widerstandsdruck
- Die VRP-Geräte erzeugen so Schwingungen im Bronchialsystem und lockern dadurch Sekret in der Lunge

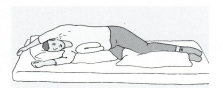

a Drainage des gesamten linken Lungenflügels

rechts   links

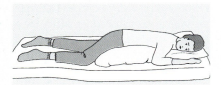

b Drainage des posterioren Oberlappensegments des rechten Lungenflügels

rechts   links

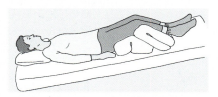

c Drainage der anterobasalen Unterlappensegmente beider Lungenflügel

rechts   links

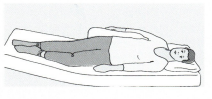

d Drainage des rechten Mittellappens

rechts   links

Abb. 1.14 Verschiedene Lagerungsdrainagen. [L190]

Tab. 1.16 Atemerleichternde Lagerungen zur besseren Belüftung verschiedener Lungenabschnitte (🕮 [9])

Lagerungstyp	Wirkung	Beschreibung
Oberkörperhochlage-rung (➤ 1.5)	Erleichtert die Atmung, kommt bei Dyspnoe zur Anwendung	• Oberkörper erhöht lagern • Zusätzlich die Arme abstützen zur Unterstützung der Atemhilfsmuskulatur; reduziert gleichzeitig den Druck auf die Sitzbeinhöcker • Einsatz einer Rolle unter den Oberschenkeln zur Entspannung der Bauchmuskulatur **Beachten:** • Dekubitusgefahr durch Scherkräfte, wenn Patient nach unten rutscht sowie im Steißbeinbereich • Rutschbremse und Druckreduktion an den Fersen beachten • Position regelmäßig wechseln, da sie eine verminderte Belüftung der unteren Lungenabschnitte forciert
Seitenlagerung (➤ 1.5)	• Verhindert Sekretansammlung • Gute Belüftung des oben liegenden Lungensegments • Erleichtert Abhusten von Sekret	• Bei 90°-Lagerung evtl. oben liegendes Bein anwinkeln lassen – oft genügt es, den Patienten in die 30°-Seitenlagerung zu bringen • Unten liegenden Arm ausstrecken • Evtl. Lagerungshilfsmittel verwenden • Seitenlagerung zweistündlich wechseln, damit alle Lungensegmente belüftet werden **Beachten:** • Hohe Druckbelastung in 90°-Lagerung, deshalb bei Dekubitusgefährdung nach 30 Min. Positionswechsel, ggf. Zeitintervalle individuell an Patientsituation anpassen • Die Effektivität lässt sich steigern, wenn der obere Arm ebenfalls nach vorne und oben gelagert wird, sodass der Brustkorb zusätzlich gedehnt wird
Halbmondlagerung in Rückenlage	Gute Belüftung der Lunge auf der gedehnten Seite durch Vergrößerung der Atemfläche	• Rückenlage: Eine Hand des Patienten unter den Kopf legen, die andere Hand und die gestreckten und geschlossenen Beine bewegen sich aufeinander zu • Lagerung so lange, wie es der Patient toleriert, etwa 5–10 Min.
Dreh-Dehnlage	• Erleichtert Atmung • Vergrößert Atemfläche	• Patienten in Seitenlage bringen • Oben liegenden Arm unter den Kopf legen • Oberkörper so weit wie möglich auf den Rücken drehen, Beine bleiben in Seitenlage **Beachten:** • Wird von alten Menschen häufig nicht gut toleriert, nur für 5–10 Min. anwenden • Nicht anwenden, wenn der Patient Schmerzen hat, z. B. bei Wirbelsäulenerkrankungen, Arthrose, Osteoporose
V-A-T-I-Lagerung		
A-Lagerung	• Belüftet obere Lungenabschnitte (Lungenspitzen) • Entlastet Steißbein	• Jeweils zwei leichte Kissen zu Schiffchen formen • Zeigen die Öffnungen der Schiffchen nach außen, sind Mikrobewegungen möglich • Schiffchen wie ein A unter den Rücken, sodass ihre Spitzen etwa in Höhe des Nackens enden • Wirbelsäule liegt frei, Arme auf zusätzlichen Kissen ablegen • Kann auch mit aufgerollter Decke oder „Schlange" durchgeführt werden • Zusätzliches Kissen unter den Kopf legen • Kissen unter Oberschenkel, Knie dadurch ca. 15°-Beugung • Zwei- bis dreimal täglich für ca. 30 Min.

1

Tab. 1.16 Atemerleichternde Lagerungen zur besseren Belüftung verschiedener Lungenabschnitte (📖 [9]) (Forts.)

Lagerungstyp	Wirkung	Beschreibung
V-A-T-I-Lagerung		
V-Lagerung	Belüftet die Flanken	• Jeweils zwei leichte Kissen zu Schiffchen formen • Schiffchen wie ein V unter den Rücken, sodass ihre Spitzen etwa in Höhe des Steißbeines enden • Teile der Wirbelsäule und Schulterblätter liegen frei • Zusätzliches Kissen unter den Kopf legen • Kissen unter Oberschenkel, Knie dadurch ca. 15°-Beugung • Druckreduktion an den Fersen beachten • Zwei- bis dreimal täglich für ca. 30 Min. **Beachten:** Wegen hoher Druckbelastung im Steißbeinbereich nicht bei Dekubitusgefahr anwenden
T-Lagerung	• Dehnt Brustkorb und vergrößert Atemfläche • Stützt Wirbelsäule und Schultern	• Zwei leichte Kissen zu Schiffchen formen • Patienten in Rückenlage bringen • Schiffchen in T-Form unter den Rücken des Patienten legen, sodass die Wirbelsäule und die Schultern unterstützt sind. Die Rippen liegen frei zur besseren Belüftung der Lunge • Zusätzliches Kissen unter den Kopf legen • Kissen unter Oberschenkel, Knie dadurch ca. 15°-Beugung • Druckreduktion an den Fersen beachten
I-Lagerung	• Dehnt Brustkorb und vergrößert Atemfläche • Stützt Wirbelsäule	• Ein Kissen zum Schiffchen formen • Patient in Rückenlage bringen • Schiffchen so unter den Rücken legen, dass die Wirbelsäule unterstützt ist • Sonst wie oben • Eignet sich besonders für kleine, schmale Menschen

• Resonanz und Frequenz können durch Variieren des Ansatzwinkels im Mund individuell angepasst werden. Kippen nach unten senkt, Kippen nach oben erhöht die Frequenz der Vibration (Flutter®, GeloMuc®)
• Patient muss aufrecht sitzen und langsam atmen
• Acapella® choice und RC-Cornet®, funktionieren nach demselben Prinzip, sind aber unabhängig von der Lagerung des Patienten zu benutzen (somit auch in Seitenlage).

Clini-Jet® (Hochfrequenzluftinjektor)

Bei Spontanatmung werden über ein Mundstück (offenes System), bei Intubation über einen Adapterkonus (Rüsch T-Konnektor®, Winkelkonnektor®) mit einem regelbaren Druck von 0–5 bar zusätzlich hochfrequent 600 Gasstöße in der Minute insuffliert. Der Sauerstoffanteil ist regelbar.

Indikationen
• Aerosoltherapie zur Sekretolyse (➤ Tab. 1.17)
• Direkte Eröffnung von Mikroatelektasen

Tab. 1.17 Clini-Jet®-Therapie bei Spontanatmung und bei Intubation

Durchführung über Mundstück	Durchführung über Tubus
• 5 Min. in Abständen von 1–2 h • Befeuchterkammer (Querstromprinzip) füllen (z. B. mit NaCl 0,9 %), Vermeidung von Austrocknung im Mundbereich • Mundstück zwischen Lippen und Zähnen einführen • Patient beißt auf Zahn-/Kieferteil • Zum Gewöhnen in der Stellung „Tube" beginnen • Patient dazu anhalten, bei geschlossenem Mund normal zu atmen	• 5 Min. in Abständen von 1–2 h • Zur CO_2-Elimination im Weaning • Bei Ateminsuffizienz Rüsch T-Konnektor® verwenden, Winkeladapter bei kontrollierter Beatmung • Tubusanschluss-Schlauch bietet keine Befeuchtung → für Befeuchtung sorgen, sonst Sekreteintrocknung mit Verstopfungsgefahr

• Direkte Sekretlösung in den Atemwegen
• Erhöhen der Hustenbereitschaft/-effizienz

- Erhöhen eines geringen Atemminutenvolumen bei flacher Atmung
- CO_2-Elimination aus den Atemwegen im Weaning (➤ Kap. 4).

Kontraindikationen: Pneumothorax, Asthma bronchiale.

Das Gerät ist laut (Maschinengewehr), ein Schalldämpfer mit jedoch geringer Wirkung ist erhältlich.

Intermittent Positive Pressure Breathing (IPPB)

D E F I N I T I O N
IPPB = intermittierende Beatmungsinhalation, z.B. mit Inhalog® oder Therapiebird®

Indikationen/Ziel
- Erhöhung der Hustenbereitschaft/-effizienz
- Entfaltung von Mikroatelektasen und Verbesserung der alveolären Situation durch maschinell erhöhten Inspirationsdruck
- Sekretmobilisation durch Erweiterung der Atemwege
- Verbesserung der Spontanatmung durch größeres Luftangebot
- Aerosoltherapie zur Sekretolyse und Bronchodilatation.

Kontraindikationen
- Frühe postoperative Phase bei Ösophagus-, Magen- bzw. Lungenresektion
- Unkooperative und verwirrte Patienten
- Übelkeit, Erbrechen
- Pneumothorax
- Schwere Herzinsuffizienz, Lungenödem
- Haut-/Mediastinalemphysem.

Durchführung
- Geräte an Druckquelle (Druckluft und/oder Sauerstoff) und ggf. Strom anschließen
- Gerät nur nach MPG-Einweisung bedienen!
- Patient muss wach und orientiert sein
- Patient in eine aufrechte Position bringen
- Ärztlich angeordnete Medikamente in das Inhalationsgefäß füllen
- Inspirations- und Exspirationstrigger patientenindividuell anpassen
- Patienten zum ruhigen und gleichmäßigen Ein- und Ausatmen anhalten.

V O R S I C H T
- Flow:
  - Zu hoch → Gefahr von Turbulenzen
  - Zu niedrig → Inspirationsphase wird unangenehm lang
- Druckgrenze zu Anfang niedrig halten, um eine Überblähung zu vermeiden
- Triggerschwelle:
  - Zu niedrig → Gefahr der Hyperventilation
  - Zu hoch → Gefahr der Hypoventilation
- Mund muss um das Mundstück geschlossen sein, ggf. Zahnprothese überprüfen
- Keine „dicken Backen" und „Zungenbremse" (schneller Druckanstieg) tolerieren, es sind Zeichen für falsches Atemverhalten

1.4.5 Soor- und Parotitisprophylaxe

D E F I N I T I O N
Soor-Infektion = Eine (Pilz-)Infektion der Schleimhäute im Mund, oft auf der Zunge durch (meist) Candida albicans.
Parotitis = Entzündung der Speicheldrüsen.
Die Prophylaxen werden oft im Zusammenhang genannt, obwohl es zwei unterschiedliche Erkrankungen sind, die sich allerdings in diesem Fall auf die Mundhöhle beschränken.

Ziele

- Mundschleimhaut und Speicheldrüse sind intakt
- Ausreichender Speichelfluss
- Veränderungen der Mundschleimhaut werden gezielt behandelt
- Schmerzfreies Kauen.

Ätiologie

- Verminderte bzw. fehlende Kau- bzw. Schluckfunktion
- Unzureichende Mundhygiene
- Xerostomie (Mundtrockenheit) durch:
  - Mangelnde/fehlende Kau- und Schlucktätigkeit
  - Mangelnde/fehlende Speichelproduktion
  - Nahrungs- und Flüssigkeitskarenz
  - Dehydratation
  - Medikamente
  - Mundatmung

- Infektionen im Mund-Rachen-Bereich
- Eingeschränkte Bewusstseinslage bis zu komatösen Zuständen
- Maschinelle Beatmung
- Operationen im Bereich von Mund und Kiefer
- Schwere Allgemeinerkrankungen, reduzierte Abwehrlage
- Einnahme bestimmter Medikamente, z. B. Antibiotika, Immunsuppressiva, Zytostatika, Neuroleptika.

Symptome

- Mundtrockenheit
- Weißlich, grau belegte Zunge
- Schmerzen im Mund

- Sichtbare, schmerzhafte Schwellung der Ohrspeicheldrüse
- Rötung, Blutung, Bläschen, Belege an der Mundschleimhaut
- Mundgeruch
- Läsionen und Geschwüre im Mund und an den Lippen.

Maßnahmen

- Kontrolle der Mundschleimhaut mit Spatel und Taschenlampe
- Als Hilfestellung zur Beurteilung des Mund-Rachen-Raums steht z. B. der Oral Assessment Guide zur Verfügung (➤ Tab. 1.18).

Spezielle Mundpflege ➤ Kap. 1.6.5

Tab. 1.18 Oral-Assessment-Guide (📖 [9])

Kategorie	Instrumente zur Bewertung	Messmethoden	Numerische und beschreibende Klassen		
			1 Punkt	2 Punkte	3 Punkte
Stimme	Auditiv	Sprechen mit dem Patienten	Normal	Vertieft oder heiser/rau	Schwierigkeiten oder Schmerzen beim Sprechen
Schlucken	Inspektion	Den Patienten bitten, zu schlucken. Um den Würgereflex zu testen, vorsichtig einen Spatel hinten auf die Zunge legen und drücken	Normales Schlucken	Leichte Schmerzen beim Schlucken	Unfähigkeit zu schlucken
Lippen	Optisch/palpatorisch	Beobachten und Ertasten des Gewebes	Glatt, rosig und feucht	Trocken oder rissig	Geschwürig oder blutend
Zunge	Optisch/palpatorisch	Beobachten und Ertasten des Erscheinungsbildes des Gewebes	Rosig, feucht; Papillen vorhanden	Belegt oder Verlust der Papillen mit einem glänzenden Erscheinungsbild mit oder ohne Rötung	Blasen oder Rhagaden
Speichel	Zungenspatel und optisch	Spatel vorsichtig in den Mund einführen, unter Berührung der Mitte der Zunge und des Mundbodens	Wässrig	Dick oder zäh	Kein Speichel
Schleimhaut	Optisch	Beobachten des Erscheinungsbildes des Gewebes	Rosig und feucht	Gerötet oder belegt (verstärkte Weißfärbung), ohne Geschwüre	Geschwüre mit oder ohne Blutung
Zahnfleisch	Zungenspatel und optisch	Vorsichtig das Gewebe mit der Spatelspitze drücken	Rosig, gepunktet und fest	Ödematös mit oder ohne Rötung	Spontane Blutung oder Blutung bei Druck

Tab. 1.18 Oral-Assessment-Guide (📖 [9]) (Forts.)

Kategorie	Instrumente zur Bewertung	Messmethoden	Numerische und beschreibende Klassen		
			1 Punkt	2 Punkte	3 Punkte
Zähne oder gebisstragender Bereich	Optisch	Beobachten des Erscheinungsbildes der Zähne und des gebisstragenden Bereichs	Sauber, ohne Ablagerungen	Zahnbelag oder Speisereste in einzelnen Bereichen (zwischen den Zähnen, falls vorhanden)	Zahnbelag oder Speisereste entlang des ganzen Zahnfleischrandes oder im gebisstragenden Bereich

Der Oral-Assessment-Guide (OAG) wurde für onkologische Patienten entwickelt und dient der gezielten Beurteilung des Mundraums. Durch die festgelegten Beobachtungskriterien, für deren Ausprägungen Punkte vergeben werden, können Veränderungen des Mundraums festgestellt werden. Ab 8 Punkten sollte die Indikation zur speziellen Mundpflege geprüft werden.

1.4.6 Aspirationsprophylaxe

Ziele

- Freie Atemwege
- Eindringen von Fremdkörpern und Flüssigkeiten in den Respirationstrakt wird verhindert.

Ätiologie

- Eingeschränkte Bewusstseinslage bis zu komatösen Zuständen
- Maschinelle Beatmung/Langzeitbeatmung
- Neurologische Erkrankungen, z. B. Apoplex, hoher Querschnitt
- Stark adipöse Patienten
- Gestörter oder nicht vorhandener Schluckvorgang
- Primitiver bzw. fehlender Hustenreflex
- Liegende Magen- oder Ernährungssonde.

Symptome

Je nach Zustand des Patienten:
- Räuspern und Husten
- Pfeifendes Atemgeräusch bei der Inspiration
- Brodelnde, blubbernde Atemgeräusche bei beatmeten Patienten
- Atemnot/Zyanose
- Gurgelnde Stimme
- Gehäufte und immer wiederkehrende Pneumonien
- Symptomlose Aspiration bei ausgeschaltetem Hustenreflex, z. B. bei Bewusstseins- und/oder Sensibilitätsstörungen.

Maßnahmen

Bei beatmeten Patienten

- Cuffdruckkontrolle mind. alle 8 Stunden
- Cuff muss dicht sein (es darf kein „brodeln" zu hören sein)
- Oberkörperhochlagerung (insbesondere bei Sondenkostapplikation)
- Absaugen des subglottischen Raums (sogenannte „Jammerecke"). Idealerweise unter Verwendung von Endotrachealtuben bzw. Trachealkanülen mit subglottischer Absaugung
- Magensondenlage kontrollieren, sowie Refluxkontrolle
- Kontrolle der Schutzreflexe vor Extubation → Patienten zum Husten bzw. Schlucken auffordern.

Bei bewusstlosen/ bewusstseinseingetrübten Patienten

- Keine orale Flüssigkeits- und Nahrungsgabe bzw. erst nach Kau- und Schlucktraining durch Logopäden
- Gegebenenfalls keine gastrale Sondenkostgabe, Anlage einer Duodenalsonde oder PEJ (➤ 1.7.4).

Bei bewusstseinsklaren Patienten

- Oberkörper zum Essen hochlagern
- Zahnprothesensitz kontrollieren
- Tiefere Sitzposition der Pflegekraft bei der Essenseingabe

1

- Essen in kleinen Portionen anreichen
- Patienten Zeit zum Kauen und Schlucken geben
- Keine parallelen Pflegetätigkeiten durchführen, Patienten beobachten.

MERKE

Je flüssiger die Nahrung, desto leichter kann es zur Aspiration kommen!

1.4.7 Obstipationsprophylaxe

DEFINITION

Constipation *(engl.);* syn. Konstipation = Verstopfung, Stuhlverstopfung. Sammelbegriff für Störungen, die durch niedrige Stuhlfrequenz (< 3 pro Woche) und starkes Pressen bei der Defäkation gekennzeichnet sind.

Ziele

- Regelmäßige Defäkation (mind. 3× pro Woche)
- Schmerzfreie Darmentleerung.

Ätiologie

- Eingeschränkte Mobilität oder Immobilität
- Eingeschränkte Bewusstseinslage
- Mangelernährung und Dehydratation
- Bestimmte Medikamente, z. B. Antazida, Eisenpräparate, Laxanzienabusus, Antiparkinsonmittel, Opiate
- Schlechter Allgemeinzustand
- Bekannte Darmveränderungen, z. B. Divertikel, Tumor, Briden
- Unausgewogene Ernährung.

Symptome

- Defäkationshäufigkeit
- Stuhlbeschaffenheit: Farbe, Konsistenz (hart, dunkel, trocken)
- Darmgeräusche (nur spärlich oder gar nicht vorhanden?)
- Starkes Pressen beim Stuhlgang → Kotsteine
- Bauchschmerzen, Blähungen
- Übelkeit und Völlegefühl
- Kleine schmierige Stuhlmengen.

Ursachen

Akut

- Polypen/Stenosen
- Karzinom
- Postoperativ.

Chronisch

Von einer chronischen Obstipation wird bei einer Obstipation gesprochen, die länger als 3 Monate andauert. Ursachen:

- Organische oder funktionale Veränderungen, z. B. Querschnittslähmung
- Bewegungsmangel
- Medikamentennebenwirkungen
- Ballaststoffarme Ernährung
- Altersbedingte Veränderungen, z. B. verminderte Rektumsensibilität, Muskelschwäche.

Temporär

Temporäre Obstipation = vorübergehend und weniger als 3 Monate andauernt

- Begleiterscheinung vieler Erkrankungen, z. B. Hypothyreose, Leber- und Gallenerkrankungen
- Nach Intoxikationen
- Medikamentennebenwirkungen.

Maßnahmen

Ernährung

- Ausreichende Flüssigkeitszufuhr:
  - Mind. 2 l/d → Vorsicht bei Herz- und Niereninsuffizienz
  - Bilanzierung
  - Lauwarmes Wasser oder Sauerkrautsaft auf nüchternen Magen
  - Bei Tenesmen auch Fencheltee
- Ballaststoffreiche Ernährung:
  - Leinsamen, Weizenkleie, Müsli oder Dörrobst immer mit reichlich Flüssigkeit verabreichen
  - Ballaststoffreiche Sondenkost wählen
  - Regelmäßige Gabe probiotischer Lebensmittel (z. B. Actimel®) zur Unterstützung der Darmflora
- Frühzeitiger enteraler Kostaufbau, auch bei intubierten Patienten (über Magensonde).

Bewegung

- Frühmobilisation: Sitzen an der Bettkante, vor dem Bett stehen, über den Flur gehen
- Bettfahrrad, Krankengymnastik
- Passives Durchbewegen (➤ Abb. 1.5 bis ➤ Abb. 1.11).

Allgemeine und physikalische Maßnahmen

- Wenn möglich Faktoren (z. B. Stress), die zur Stuhlunterdrückung führen, ausschalten:
  - Ungestörte Stuhlausscheidung ermöglichen, im Patientenzimmer für Sichtschutz sorgen
  - Patienten ggf. Toilettenstuhl benutzen lassen → nur in Absprache mit Arzt
- Anale Stimulation speziell bei Stuhlverhalt von Patienten mit Reizarmut, z. B. Bettlägerige, Patienten mit Apoplex
- Feuchtwarme Bauchwickel
- Kolonmassage:
  - Anregung der Peristaltik
  - Durchführung frühestens 1 h nach der letzten Mahlzeit
  - Massagerichtung ist der natürliche Verlauf des Dickdarms, also beginnend im rechten Unterbauch, dann aufwärts bis zur Nabellinie, unterhalb des Bauchnabels zur linken Seite, endend im linken Unterbauch
  - Kreisende Bewegungen im Atemrhythmus, mit leichtem Druck bei der Ausatmung, ohne Druck bei der Einatmung
  - Dauer der Kolonmassage ca. 5–10 Min.

Anale Stimulation nach Neander

- Mit einem feuchten, handwarmen Handschuhwaschlappen kreisförmige Waschbewegungen im Bereich des Plexus sacralis (Steißbeinbereich) durchführen. Alle 10 Sek. für die Dauer von 1 Sek. leichten Druck auf den äußeren Schließmuskel in Richtung inneren Schließmuskel ausüben

---

- Bei 80 % anal stimulierter Patienten kommt es innerhalb von 5–20 Min. zur Defäkation.

Rektale Maßnahmen

Klistiere
Klysmen/Miniklistier zur Reinigung des Enddarms

Reinigungseinlauf/Schwenkeinlauf
Indikationen:
- Ausgeprägte Obstipation
- Darmreinigung bei Dünn- und Dickdarmuntersuchungen
- Kontrastmittelapplikation bei Röntgenuntersuchungen des Darms.

Kontraindikationen: mechanischer Ileus, instabiler Kreislauf, akute Peritonitis, Vaginal- und Rektumfistel, Frühschwangerschaft, bei drohender Fehlgeburt, ersten 4–6 Tage nach Darmoperationen.

Digitales Ausräumen
Indikationen: Obstipation durch verhärteten Stuhl oder Kotsteine.

Medikamentöse Obstipationsprophylaxe

➤ Tab. 1.19

Tipp

- Wie bei allen anderen Maßnahmen auch, muss vor der Medikamenteneinnahme ein Ileus ausgeschlossen sein!
- Zeit des Wirkungseintritts bei der Applikation bedenken
- Abführmittel können bei längerer Anwendung zur Gewöhnung führen.

1.4.8 Intertrigoprophylaxe

D E F I N I T I O N
Intertrigo *(lat.)* = Wundsein, Hautwolf.

Tab. 1.19 Medikamentöse Obstipationsprophylaxe

Gruppe/Präparat	Wirkmechanismus	Besonderheiten
Quellmittel, z. B. Leinsamen, Weizenkleie, Agiocur®, Mucofalk®	• Nicht resorbierbare Substanzen, die im Darm aufquellen • Dehnen die Darmwand reflektorisch • Anregung der Darmperistaltik	• Auf ausreichende Flüssigkeitszufuhr achten • Zur längerfristigen Anwendung • Langer Wirkungseintritt > 12 h

Tab. 1.19 Medikamentöse Obstipationsprophylaxe (Forts.)

Gruppe/Präparat	Wirkmechanismus	Besonderheiten
Osmotisch wirkende Substanzen, z. B. Bifiteral®, Movicol®, Laxofalk®	• Verflüssigen den Darminhalt durch Flüssigkeitsverschiebung aus dem Darm • Reflektorischer Reiz durch Quellwirkung	• Auf ausreichende Flüssigkeitszufuhr achten • Zur längerfristigen Anwendung • Unterschiedlichen Wirkungseintritt beachten
Gleitmittel: • Oral, z. B. Paraffinöl • Rektal, z. B. Agarol®	• Wirken durch ihren Schmiereffekt • Reizen die Rektumschleimhaut	• Zäpfchen wirken schnell (10–20 Min.) und erleichtern die Entleerung bei hartem Stuhl im Rektum • Längerer Wirkungseintritt (> 8 h) bei oraler Anwendung • Bei längerfristiger Anwendung Störung der Vitaminresorption
Darmreizende Präparate, z. B. Laxoberal®, Liquidepur®, Dulcolax®, Agiolax®	• Hemmen über eine Irritation der Darmschleimhaut die Resorption von Natrium und Flüssigkeit • Fördern gleichzeitig die Absonderung anderer Elektrolyte in den Darm, z. B. Kalium und Kalzium	• Nur für den kurzzeitigen Einsatz geeignet • Bei Dauereinnahme drohen schwerwiegende Nebenwirkungen, z. B. Hypokaliämie, Osteoporose durch Kalziummangel, Darmatrophie und Leberschäden

Ziele

Erhaltung intakter Haut in gefährdeten Arealen (siehe unten).

Ätiologie

• Extreme Adipositas
• Stuhl- und Urininkontinenz
• Reibung und Mazeration der Haut durch Feuchtigkeit
• Hyperhydrosis (starker Schweißbildung)
• Überlappende Hautfalten
• Reibung der Haut, z. B. durch enge Kleidung oder starkes Abtrocknen
• Falsche Hautpflege
• Feuchtigkeit zwischen den Fingern und Zehen.

Symptome

• Rote, juckende, schmerzende oder brennende Hautdefekte in Hautfalten, bei Pilzinfektionen oder Bakterien mit weißlichem oder nässendem Belag
• Gefährdete Körperareale sind alle Stellen, an denen Haut auf Haut liegt:
  – Im Halsbereich
  – In den Achselhöhlen
  – Unter den Brüsten
  – Bauchfalten
  – In der Leiste
  – Innenseite beider Oberschenkel
  – In der Analfalte
  – In der Dammregion.

Maßnahmen

• Gefährdete Patienten über die Gefahr „Wund zu werden" informieren und beraten
• Häufige Kontrolle gefährdeter Körperareale
• Gefährdete Hautareale häufiger waschen und gründlich trocken tupfen nicht stark reiben oder rubbeln
• Bei pflegerischen Maßnahmen im betroffenen Areal Händedesinfektion und Handschuhe anziehen
• Kleidung darf an gefährdeten Körperarealen nicht zu eng sein, sie sollte Feuchtigkeit aufnehmen und luftdurchlässig (Baumwolle) sein
• Mit Pflegemitteln sparsam umgehen, auf Allergieneigung achten
• Auf Puder verzichten → kann die Poren verschließen, verklumpen und lässt sich schlecht entfernen
• An besonders gefährdeten Körperstellen Mullkompressen einlegen und regelmäßig wechseln

- Gegebenenfalls gefährdete Hautstellen mit dünnen Hydrokolloidplatten versorgen
- Bei vorliegender Pilzinfektion (Abstrich!), z. B. Canesten® auftragen.

1.4.9 Zystitisprophylaxe

DEFINITION

Zystitis = Entzündung der Harnblase bzw. der Harnwege. Ca. 90 % der nosokomialen Harnwegsinfektionen sind nachweislich durch einen Harnblasenkatheter verursacht. Aus diesem Grund wird in diesem Abschnitt speziell nur die Prophylaxe katheterassoziierter Harnwegsinfektionen behandelt.

Ziele

- Intakte Blasenschleimhaut
- Entzündungen werden vermieden.

Ätiologie

- Mangelnde oder geschwächte Abwehrlage, z. B. alte oder immunsupprimierte Menschen
- Stuhl- und Urininkontinenz
- Transurethraler Blasendauerkatheter
- Einschieben von Mikroorganismen aus dem Bereich der Harnröhrenöffnung und Urethra
- Verunreinigung und mangelnde Hygiene im Intimbereich, dadurch aszendierende (aufsteigende) Harnwegsinfektion = extrakanalikulär
- Reflux von abgeleitetem stehenden Urin = intrakanalikulär
- Urothelirritation und Harnröhrenstrikturen
- Mangelnde Flüssigkeitszufuhr
- Ablagerungen am Kathetersystem
- Geöffnetes System, z. B. bei Diskonnektion von Ablaufbeutel oder Blasenspülung
- Zytostatikatherapie
- Material und Verweildauer eines Katheters
- Unsachgemäße Durchführung der Katheterisierung.

Symptome

- Fieber
- Bakteriennachweis im Urin (Urinstatus, Uricult)
- Farb- und Geruchsveränderung des Urins: übel riechend und trüb
- Krustenbildung an der Harnröhrenöffnung (Meatus urethrae)
- Schmerzhafter Harndrang
- Dysurie
- Schmerzhafte Krämpfe der Blasenmuskulatur.

Maßnahmen

MERKE

Der Einsatz eines Blasendauerkatheters (BDK) bedarf einer strengen täglichen Indikationsstellung.

Katheterauswahl

- Bei einer Verweildauer:
  - Von < 5 Tagen → Latexkatheter
  - Von > 5 Tagen → Vollsilikonkatheter
- Die Größe des Katheters richtet sich nach der Größe der Harnröhrenöffnung. In der Regel reicht ein Katheter Ch 12
- Bei absehbarer längerfristiger Katheterisierung ist der suprapubische Katheter vorzuziehen.

Die Vor- und Nachteile der beiden Möglichkeiten werden in ➤ Tab. 1.20 zusammengefasst.

Handlungsprinzipien im Umgang mit Blasendauerkathetern

Blasendauerkatheter so früh wie möglich entfernen!
- „Blasentraining" (intermittierendes Abklemmen) wird aufgrund initiierter Infektionskomplikation nicht mehr durchgeführt → Dauerkatheter entfernen und Patienten ggf. einmalkatheterisieren
- Streng aseptisches Vorgehen beim Legen eines Blasendauerkatheters
- Katheter mit sterilem Aqua dest. oder steriler 8–10-prozentiger Glyzerin-Wasserlösung (bei Silikonkatheter) blocken→ Überblockung unbedingt vermeiden
- Geschlossene Ableitungssysteme nicht trennen!
- Ist eine Diskonnektion unvermeidbar, Konnektionsstellen unter aseptischer Sprüh-Wischdesinfektion mit einem alkoholischen Präparat wieder konnektieren

Tab. 1.20 Vor- und Nachteile von verschiedenen Kathetern zur Harnableitung (📖 [10])

	Transurethaler Blasendauerkatheter	Suprapubischer Katheter
Vorteile	• Kaum Kontraindikationen • Von geübten Pflegenden durchführbar • Keine abdominales Verletzungsrisiko • Dauerspülbehandlung möglich	• Umgehung der Harnröhre • Selten postinstrumentelle Urethritis, Prostatitis, Epididymitis • Deutliche Reduktion nosokomialer Harnwegsinfektionen • Keine Schleimhautirritationen und Verletzungen der Harnröhre • Punktionskanal ist leichter keimarm zu halten • Spontanmiktion sowie Restharnbestimmung möglich • Geringerer Pflegeaufwand • Geringe subjektive Belastung des Patienten • Diagnostische Maßnahmen eher möglich
Nachteile	• Schwierige Positionierung bei Harnröhrenerkrankungen (Striktur, Prostataadenom) • Mucopurulente Schleimstraße (aufsteigende Infektion möglich) • Hohe Rate nosokomialer Harnwegsinfektionen • Miktionsversuch und Restharnprüfung nicht möglich • Häufig Spätfolgen (Harnröhrenstrikturen)	• Mehr Kontraindikationen: Blasentumor, großer Abdominaltumor, Marcumarisierung, Makrohämaturie, Hauterkrankungen im Punktionsbereich, Schwangerschaft, nicht gefüllte Blase • Intraperitoneale Verletzungsgefahr • Verstopfungsgefahr durch kleineres Lumen • Retrovesikale Gefäßverletzungen

- Keine Spülung zur Infektionsprophylaxe oder zum Entfernen von Inkrustationen → Katheterwechsel
- Auffangbeutel immer frei hängend ohne Bodenkontakt anbringen, Drainageschlauch so legen, dass er nicht abknicken kann
- Um das Zurücklaufen von Urin zu vermeiden, Auffangbeutel nicht über Blasenniveau anheben
- Beim Ausleeren des Auffangbeutels Einmalhandschuhe tragen, Nachtropfen am Auslassschlauch vermeiden
- Reinigung des Genitals mit Wasser und Seifenlotion ohne antiseptische Substanz, 2× tgl.
- Meatusnahe Verkrustungen schonend mit H_2O_2 oder Octenisept® getränkten Mullkompressen beseitigen
- Bei Kontamination des Katheters mit Stuhl, Ausfluss oder Blut Desinfektion mit sterilen Kompressen und einem Schleimhautdesinfektionsmittel (z. B. Octenisept®).
- Auf ausreichende Flüssigkeitszufuhr achten → mind. 2 l am Tag.

LITERATUR

1 Deutsches Netzwerk für Qualitätsentwicklung in der Pflege (DNQP). Expertenstandard Dekubitusprophylaxe in der Pflege. 1. Aktualisierung. Osnabrück: DNQP, 2010.

Deutsches Netzwerk für Qualitätsentwicklung in der Pflege (DNQP), unter www.dnqp.de
Internationale Übersicht Dekubitusprophylaxe. Druck, Scherkräfte, Reibung, Mikroklima im Kontext. Ein Konsensusdokument. London: Wounds International, 2010.

2 Internationale Leitlinien Dekubitusprophylaxe: Prävalenz und Inzidenz im Kontext. Ein Konsensusdokument. London: MEP Ltd, 2009. http://www.woundsinternational.com/pdf/content_9792.pdf [5.10.2013].

3 Wingenfeld, K.; Kleina, T.; Franz, S.; Engels, D.; Mehlan, S.; Engel, H. Entwicklung und Erprobung von Instrumenten zur Beurteilung der Ergebnisqualität in der stationären Altenhilfe. Im Auftrag des Bundesministeriums für Familie, Senioren, Frauen und Jugend. www.bmg.bund.de/fileadmin/dateien/Publikationen/Pflege/Berichte/Bericht_Entwicklung_und_Erprobung_von_Instrumenten_zur_Beurteilung_der_Ergebnisqualitaet_in_der_stationaeren_Altenhilfe.pdf [16.9.2013].

4 AWMF Leitlinien 003/001: S3-Leitlinien Prophylaxe der venösen Thromboembolie (VTE) (06/2010), unter: www.uni-duesseldorf.de/AWMF/ll/003–001.htm [10.4.2011].

5 Ewers, A. Thromboseprophylaxe. Risiko Thromboembolie. In: PflegeIntensiv, 01/2005; 14–16.

6 van Hülst, S.; Alban, S.; von Spiegel, T.; Schröder, S. Thromboseprophylaxe auf der chirurgischen Intensivstation. DIVI, Deutscher Ärzte-Verlag, 2011; 2 (1).

7 Bartoszek, G.; Nadolny, S. Thromboembolie: So können Sie vorbeugen! In: Die Schwester Der Pfleger, 4/2013:324–331.

8 Deja, M.; Trefzner, T.; Geffers, C. Prävention der ventilatorassoziierten Pneumonie. Was ist evidenzbasiert. In: Anästhesiologie, Intensivmedizin, Notfallmedizin, Schmerztherapie, 2011; 46: 560–567.

9 Berning, A. Prophylaxen in der Pflegepraxis, München: Elsevier/Urban & Fischer, 2006.
Bremer-Roth, F. et al: In guten Händen. Altenpflege Band 1. Berlin: Cornelsen 2005.
10 Sitzmann, F. Hygiene in der Intensivpflege. Sinnvolle und nicht sinnvolle Präventionsmaßnahmen katheterassoziierter Harnwegsinfektionen. www.klinik-hygiene.de [17.9.2012].
Weiterführende Literatur siehe Anhang

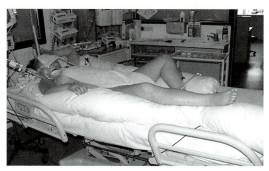

Abb. 1.15 Rückenlage mit aufgestelltem Bein. [M658]

1.5 Positionierung

Uwe Wagner

Grundsätzlich ist die Einnahme oder das Sich befinden in einer Position als Aktivität zu sehen: Je nach den Ressourcen ist ein Mensch damit beschäftigt, sich in einer Position ständig anzupassen. Dies geschieht durch kleine Bewegungen, die wir automatisch durchführen, ohne dies zu beabsichtigen. Je weniger Anpassung ein Mensch in einer Position selbst vornehmen kann, desto mehr muss die Unterstützung dieser Position von außen erfolgen. D. h. Pflegende haben die Aufgabe, Patienten in ihrer Position möglichst physiologisch zu unterstützen.

Hierbei geht es in erster Linie um folgende Kriterien:

- Mit welchen Körperteilen gibt der Patient weniger Gewicht ab und kann diese dadurch besser zur Bewegung nutzen? Die Bewegung findet durch die Muskulatur statt. Somit wird Anpassung reguliert
- Die Position muss zur Aktivität passen: Die Art der Positionierung hat Auswirkung auf menschliche Funktionen wie: Atmung, Ausscheidung, Verdauung etc.
- Ein Mensch kann nur durch Bewegung seine Position verändern, d. h. die Bewegung erfolgt *vor* der Einnahme einer Position. Alle Bewegungen im Bett werden im weiteren Sinne als Mobilisation bezeichnet. So kann ein Patient sich oft ausschließlich durch die Bewegungen erfahren, die er beim Positionswechsel spürt.

Ein Mensch kann sich in einer Position effektiv anpassen, wenn er sein Gewicht über Knochen abgeben kann, und dadurch seine Muskeln frei für die Bewegung hat.

Beispiel: Sitzen am Bettrand

Ein Patient sitzt am Bettrand, kommt aber nicht mit den Füßen auf den Boden. Die Füße können somit kein Gewicht übernehmen/abgeben und die Muskulatur der Beine muss nun eine Haltefunktion übernehmen. Dies geht mit einer erhöhten Muskelanspannung (Muskelkraft) einher. Je weniger Kraft nun ein Patient hat, umso schwerer wird er sich in dieser Position anpassen können. Die Atmung wird erschwert sein, ebenso Essen und Trinken (Schlucken).

Beispiel: Rückenlage

Der Patient befindet sich in Rückenlage (➤ Abb. 1.15), es liegt viel Gewicht auf dem Steiß. Durch Bewegung der Beine kann er das Becken teilweise entlasten. Die Beine müssen so positioniert werden, dass er seinen Möglichkeiten entsprechend, das Becken bewegen kann. Hierbei gibt es einen deutlichen Unterschied, ob die Beine ausgestreckt liegen oder ob z. B. ein Bein aufgestellt positioniert wird.

Die Forderung nach Bewegungsförderung innerhalb einer Position ergibt sich nicht zuletzt aus dem nationalen Expertenstandard Dekubitusprophylaxe in der Pflege:

„Die Pflegefachkraft beherrscht haut- und gewebeschonende Bewegungs-, Lagerungs- und Transfertechniken […] gewährleistet auf der Basis eines individuellen Bewegungsplanes sofortige Druckentlastung durch die regelmäßige Bewegung […], Mikrobewegung, scherkraftarmen Transfer und fördert soweit wie möglich die Eigenbewegung des Patienten/Bewohners. […] Die Pflegekraft wendet zusätzlich zu druckentlastenden Maßnahmen die geeigneten druckverteilenden Hilfsmittel an, wenn der Zustand des Patienten/Bewohners eine ausreichende Bewegungsförderung nicht zulässt." (Deutsches Netzwerk für Qualitätsentwicklung in der Pflege, 2010) (📖 [1])

Die Bezeichnung „Lagerung" wird dieser Aktivität nicht gerecht, da sie etwas Statisches beschreibt. Dies trifft aber für den Menschen nicht zu: Im Gegensatz zu einer Maschine erhält der Mensch seine Funktion durch den Gebrauch (seines Körpers). Für den menschlichen Körper gilt: Was auf Dauer nicht „gebraucht" wird, geht in seiner Funktion verloren. Die Folgen sind: Muskeldystrophie, (Muskelschwund), Gelenkversteifung (als Folge dauerhafter Muskel- und damit Sehnenverkürzung) und Knochenabbau (Osteoporose, im engeren Sinne hier: Immobilitätsosteoporose).

Der Begriff „Positionierung" beschreibt diese Aktivität wesentlich präziser: hier kommt die Dynamik zum Ausdruck, die das „bewegliche System Mensch" benötigt, um sich zu erhalten. Wir können uns nicht „nicht" bewegen. In jeder Position verändern wir die Lage unserer Körperteile immer wieder etwas, um uns anzupassen.

Wahrnehmungsübung

Sie sitzen auf einem Stuhl. Versuchen Sie einige Zeit sitzenzubleiben ohne sich zu bewegen! Nach kurzer Zeit wird es Ihnen sicherlich unangenehm, Ihre Muskelspannung steigt. Um diese nun wieder zu regulieren, müssen Sie nicht unbedingt aufstehen – Sie legen vielleicht ein Bein über das andere, drehen den Brustkorb etwas usw. Wenn Sie in der Lage sind, sich in einer Position zu bewegen, können Sie sich immer anpassen und die Position für einen längeren Zeitraum auch einnehmen.

1.5.1 Indikationen zur Positionsunterstützung

Allgemeine Indikationen

In allen Bereichen der Pflege werden positionsunterstützende Maßnahmen ergriffen:
- Positionierung als therapeutische Lagerung z. B. atmungsunterstützende Lagerung (z. B. VATI-Lagerung (➤ 1.4.4)), Lagerung nach Bobath Prophylaktische Positionsunterstützung: Positionierung als Vorbeugung z. B. Dekubitus-, Spitzfuß-Kontraktur oder Thromboseprophylaxe (➤ 1.4).
- Zur Förderung von Komfort und Wohlbefinden Grundsätzlich wird bei jeder Positionierung möglichst auf Wohlbefinden geachtet, unabhängig von einer anderen Indikation.

Spezielle Indikationen im Intensivbereich

- Pulmonal-therapeutisches Positionieren während und nach der Beatmung. Hier sind in Bezug auf den patientenspezifischen Lungenstatus besondere lagerungstherapeutische Maßnahmen nötig, die ggf. auch mit anderen Berufsgruppen abgesprochen werden können/sollten, z. B. Bauchlage
- Positionierung zur Reduzierung der ventilatorassoziierten Pneumonie (➤ 1.5.5)
- Kinetische Therapie, z. B. die Verwendung eines Rotationsbettes (➤ 1.5.5)
- Positionierung zu diagnostischen und therapeutischen Maßnahmen, z. B. Punktionen, Endoskopien, Intubation oder pflegerische Maßnahmen wie die Unterstützung der Ausscheidung, Atmung etc.
- Positionsunterstützung zur Mobilisation beatmeter Patienten.

1.5.2 Hilfsmittel zur Positionierung

Bei der Auswahl von Hilfsmitteln wird vorab deren Zielsetzung/Funktion überlegt. Man unterscheidet:
- Hilfsmittel, die unterstützen in einer Position zu bleiben, die die Position an sich unterstützen (Lagerungshilfsmittel)
- Hilfsmittel, welche es erleichtern, Patienten im Bett leichter zu bewegen. Hilfsmittel zur leichteren Bewegungsunterstützung.

Es sind unzählige Hilfsmittel zur Positionierung von verschiedensten Herstellern mit unterschiedlichen Philosophien erhältlich. Hier gilt: weniger ist mehr! Allerdings dürfen nach dem deutschen Medizinprodukterecht (Gesetz über Medizinprodukte, MPG) nur Hilfsmittel mit der europäischen Konfirmitätszulassung verwendet werden (CE-Zeichen). Bei der Zulassung von Hilfsmitteln muss der Hersteller u. a. Funktion und Indikation nachweisen (MPG § 4 Verbote zum Schutz von Patienten, Anwendern und Dritten).

Anforderungen an Hilfsmittel

Positionierungshilfsmittel für die Intensivpflege sind möglichst flexibel einsetzbar. Spezielle Hilfsmittel sind kaum nötig. Ausnahmen sind Lagerungshilfsmittel zum Einsatz für spezielle Indikationen, z.B. Schienen nach OP oder Kopflagerungsschalen für die Bauchlagerung.

Grundsätzlich sollten Lagerungshilfsmittel sowohl die Pflegenden als auch die Patienten unterstützen – also einfach und wirkungsvoll sein.

Es lassen sich verschiedene Arten von Lagerungshilfsmittel unterscheiden:
- Weiche Lagerungshilfsmittel
- Festere Lagerungshilfsmittel sind verformbar, passen sich dem Körper an und sind flexibel
- Feste Lagerungsmaterialien sind vorgeformt, nicht anpassungsfähig.

Konkrete Empfehlungen, z.B. im Expertenstandard Dekubitusprophylaxe, gibt es nicht. Als ungeeignet abzulehnen sind folgende Hilfsmittel:
- Alle Arten von Fellen
- Sitzringe oder andere ringförmige Teile
- Wassermatratzen
- Antidekubitus-Schutzunterlagen, z.B. saugende Schutzunterlagen
- Kleinzellige Wechseldrucksysteme
- Hydrokolloidalverbände.

Matratzen

In der Intensivpflege kommen unterschiedliche Antidekubitusmatratzen zum Einsatz:
- Systeme zur Dekubitusprophylaxe
- Systeme zur Dekubitustherapie.

Häufig sind die Matratzen zur Prophylaxe *und* Therapie zugelassen/geeignet.

Wechseldrucksysteme

Wechseldruckmatratzen bestehen im Grunde aus querlaufenden Einzelluftkissen, die aneinandergereiht eine Liegefläche ergeben. Sie sind energetisch d.h. ein Steuerungsmodul (mit Kompressor) wird angeschlossen, das die automatische wechselnde Befüllung der einzelnen Luftkissen steuert. Die Härte kann entweder manuell eingestellt werden

oder erfolgt gewichtsadaptiert durch elektronische Steuerung. Die Bewegungsunterstützung des Patienten ist auf diesen Systemen i.d.R. erschwert. Deutliche Erleichterung ist zu erreichen, wenn vorübergehend eine maximale Härte manuell einzustellen ist. Hier ist eine möglichst kurze Wartezeit anzustreben, um effizientes Arbeiten schnell zu ermöglichen. Mittlerweile gibt es auf dem Markt fast unzählige Hersteller mit unterschiedlichen Equipments. Folgende Kriterien werden bei der Auswahl beachtet:
- Der Expertenstandard sieht vor, dass die Systeme unverzüglich zur Verfügung stehen sollten: Die Hersteller bieten sog. „Standby-Systeme" an, d.h., ein oder mehrere Systeme werden auf Kosten des Herstellers in der Einrichtung vorrätig gehalten. Die Mietgebühr wird erst fällig, sobald das System zum Einsatz kommt. Der Kauf eines energetischen Wechseldrucksystems ist kaum sinnvoll, denn die hygienische Aufbereitung ist aufwendig. Außerdem werden die Systeme technisch ständig weiterentwickelt. Durch Anmietung kann immer auf neue Entwicklungen zugegriffen werden
- Die Systeme verfügen über die Einstellungsoption „schnelle maximale Druckerhöhung"
- Die Systeme passen zu den vorhandenen Intensivbetten.

Bei der Auswahl wird auch das Patientenmaximalgewicht beachtet. Ein standardisiertes (internes) Auswahlverfahren, das genaue Empfehlungen, Auswahlkriterien und Indikationen zum Einsatz der Systeme festlegt, hilft bei der Entscheidungsfindung.

Low Air-Loss-Systeme (Luftstrommatratzen)

Luftstromsysteme haben durchlässige Oberflächen und werden durch permanenten Luftstrom mittels Kompressor in der Steuereinheit „aufgeblasen". Dadurch erreichen sie niedrige Auflagedrücke. Durch den Luftstrom kann feuchten Verhältnissen (starkes Schwitzen, nässende Haut oder Wunden) entgegengewirkt werden. Die Bewegungsunterstützung gestaltet sich meist sehr schwierig. Erleichterung bieten solche Systeme, die kurzzeitig maximal hart gestellt werden können.

Schaumstoff-Weichlagerungsmatratzen

Auch hier ist der Markt sehr groß. Unterschieden werden Systeme mit „geschnittener" Schaumstoffauflage (früher: Würfelmatratzen). Heute sind die Systeme viel differenzierter gearbeitet, jedoch das Prinzip gleichgeblieben: der Patient sinkt insgesamt tiefer ein, dadurch wird die Liegeoberfläche vergrößert und der Auflagedruck sinkt. Dies wird erreicht durch:
- Den Einsatz von weicherem Schaumstoff (niedrige Stauchhärte), je niedriger die Stauchhärte, desto tiefer sinkt der Patient ein
- Mechanische Verarbeitung des Schaumstoffes, dadurch wird eine flexiblere Oberfläche für verschiedene Körperteile erreicht
- Den Einsatz von viskoelastischen Schaumstoffen, häufig kombiniert mit normalem Schaumstoff verschiedener Härtegrade.

Der Überzug sollte wasserdicht, möglichst atmungsaktiv und elastisch sein. Entgegen der vorherrschenden Meinung kann das Laken durchaus eingespannt werden. Bei einem fest eingespannten Laken erhöht sich der Auflagedruck zwar unmittelbar bei der Positionierung, dieser Effekt lässt aber sofort nach, wenn der Patient mit seinem Gewicht „in die Matratze sinkt". Ferner ist immer die Wirkung zu beobachten: wenn die Haut bei fest eingespanntem Laken nicht rot wird, reicht die Druckentlastung aus.

Außerdem weist das Laken, das nicht eingespannt ist, meist Falten auf. Hierdurch entsteht eine nicht unerhebliche Gefährdung der Haut. Zwischen Haut und Matratze sollte jedoch außer dem Laken möglichst wenig eingebracht werden, denn Gummimoltons, Durchzüge oder Inkontinenzunterlaken reduzieren die Wirkung der Matratze auf jeden Fall.

1.5.3 Bewegungsförderung

Weiche Umgebung erschwert Bewegung: Gehen auf Sand, im Wasser, Fortbewegung auf Superweichlagerungsmatratzen, Wechseldruckmatratzen etc. Positionierung auf normalen festen Matratzen benötigt dagegen deutlich weniger Anstrengung sowohl durch den Patienten selbst, als auch für Pflegende. Auf den Einsatz von Wechseldrucksystemen kann mittlerweile weitestgehend verzichtet werden. Die Industrie bietet mittlerweile nichtenergetische Systeme an, die im Wirkungsgrad genauso effektiv zur Dekubitusprophylaxe geeignet sind. Zur Therapie von bestehenden Dekubitalulzera sind meist energetische Systeme effektiver, wenn anderweitig z. B. durch regelmäßigen Positionswechsel keine Möglichkeiten bestehen.

Kriterien für Lagerungshilfsmittel

- Ein einzelnes oder wenige Hilfsmittel für verschiedene Positionen einsetzbar
- Modellierbarkeit und damit an den Körper anpassungsfähig
- Stabil nicht weich, um einen festen Haltungshintergrund zu gestalten
- Abwaschbar und desinfizierbar: bei Kontamination kann das Lagerungshilfsmittel schnell und einfach abgewischt oder desinfiziert werden, es kann beim Patienten oder auf Station bleiben → einfachere Logistik
- Ständige Verfügbarkeit von gleicher Qualität
- Das Personal ist in die Anwendung eingewiesen.

Gewöhnliche Kopfkissen sind zur stabilen Positionierung nicht geeignet. Sie können ergänzend – primär zur Positionierung des Kopfes mit angrenzenden Körperteilen wie z. B. Schulter oder Arme – eingesetzt werden.

1.5.4 Unterstützung verschiedener Positionen

Die Position Rückenlage

In der Rückenlage hat der Patient die größte Auflagefläche, er liegt auf allen Körperteilen: Kopf, Brustkorb, Becken, Arme und Beine. Allerdings ist das Gewicht überwiegend auf Kopf, Brustkorb und Becken (Steiß/Kreuzbein). Die Extremitäten sind relativ gut beweglich. Es ist die niedrigste und damit stabilste Position, die ein Mensch einnehmen kann.

MERKE

Nicht jeder Patient hat immer die Fähigkeit in der Rückenlage zu liegen. Ausschließliche Rückenlage fördert u. U. die Spitzfußentstehung und die Überstreckung des Kopfs, wenn nicht speziell gegengearbeitet wird.

Kriterien

Der Kopf liegt möglichst erhöht – eine Hyperextension wird vermieden, die Position hat einen visuellkommunikativen Aspekt. Hierfür reicht ein kleines Kissen meist nicht aus. Die Arme können seitlich am Brustkorb, evtl. in erhöhter Position, z. B. mit einem kleinen Kissen, oder auch in Extension kopfwärts positioniert werden. Die Beine liegen gerade oder sind aufgestellt, evtl. in Außenrotation. Das Aufstellen der Beine ist gleichzeitig Spitzfußprophylaxe; das Becken kann leichter bewegt werden, damit sinkt die Dekubitusgefahr. Der Zwischenraum „Hüfte" wird dadurch aktiviert.

Fersen müssen nicht grundsätzlich frei-hochgelagert werden. Hier reicht meist eine Druckentlastung z. B. Halbrolle nach Klein. Das erhöhte Positionieren beider Beine oder eines Beines mit einem weichen Kopfkissen führt zur Bewegungseinschränkung der Hüfte, sowie zur Druckerhöhung im Kreuz-Steißbeinbereich und sollte nicht ohne besonderen Grund durchgeführt werden.

Hier ist auf eine korrekte Hüftabknickung im Pflegebett zu achten: die Hüfte liegt dort, wo auch das Scharnier des Kopfteiles abknickt. Ansonsten sind die Scherkräfte erhöht. Aufgrund der hohen Auflagefläche fördert die Rückenlage das Schwitzen!

Patienten mit hemiplegischem Bein bedürfen besonderer Aufmerksamkeit: durch die Tonusminderung, insbesondere der Hüfte, ist einer übermäßigen Außenrotation vorzubeugen. Eine leichte Außenrotation ist in der Regel physiologisch – der Fuß sollte nicht in „Mittelstellung" positioniert werden.

MERKE

Für die Rückenlage von hemiplegischen Patienten gilt: der mehr betroffenen Seite Halt geben, der weniger betroffenen Bewegung ermöglichen.

Durch das Aufstellen des Fußes in der Rückenlage werden verschiedene Wirkungen erreicht:
- Die Aktivierung der Fußsohle ermöglicht eine leichtere Bewegung des Beckens (Förderung der Eigenbewegung)
- Der Zwischenraum „Hüfte" wird aktiviert und damit beweglich gehalten

- Der intertrigogefährdete Intimbereich wird „belüftet", bei Streckung der Schulter ebenso die Achselhöhle
- Der hintere Bereich der Ferse ist vollkommen druckentlastet. Damit der Fuß nicht wegrutscht bzw. damit die Betroffene das Bein nicht mit der Muskelkraft des Oberschenkels halten muss, kann die Verwendung eines Antirutschsockens oder einer Antirutschunterlage hilfreich sein.

Antirutschsocken schützen auch beim (evtl. unkontrollierten) Aufstehen vor dem Wegrutschen und bieten somit gleichzeitig Sturzprophylaxe.

VORSICHT

Das Überstrecken der Schulter erfolgt nicht bei Patienten mit Mindertonus.
Es besteht die Gefahr der Plexusschädigung in der Schulter oder deren Dislokation. Hier ist eine Abduktion über 90° zu vermeiden.

Insbesondere die Fersen sind in der Rückenlage dekubitusgefährdet und sollten druckentlastet werden. Meist reicht eine Druckentlastung, eine komplette Freilagerung ist oft nicht unbedingt nötig (➤ Abb. 1.16). Die Kniekehlen benötigen i. d. R. keine Unterstützung. Da sie weich und sensibel sind. Wenn sich Hohlräume durch z. B. Überstreckung oder vorhandenen Kontrakturen bilden, können diese aber entsprechend (eher geringfügig) unterstützt werden. Die Fußsohlen sollten nicht für längere Zeit in der „Luft hängen", sondern auch mit einem festen Material unterstützt werden (➤ Abb. 1.17). Bei Menschen, die zur Tonuserhöhung neigen, wird der Druck auf die Fußsohlen sehr sensibel eingestellt (➤ Abb. 1.18).

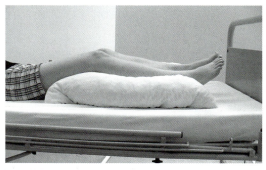

Abb. 1.16 So nicht! Hochlagerung der Beine mit einem Kopfkissen. [M658]

1

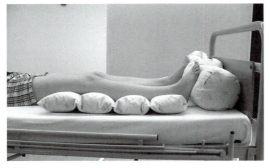

Abb. 1.17 Unterstützung der Beine, Fersenfreilagerung, Unterstützung der Fußsohlen. [M658]

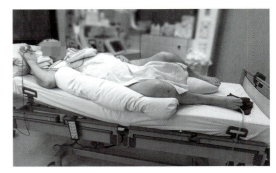

Abb. 1.19 Patient in 30°-Schräglage. [M658]

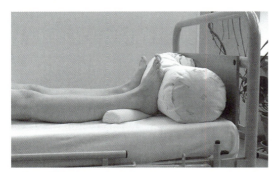

Abb. 1.18 Fersenfreilagerung mit kleinem Hilfsmittel und Unterstützung der Fußsohlen. [M658]

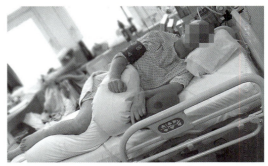

Abb. 1.20 Patient in 90°-Position. [M658]

Die Position Schräglage

Die Bezeichnung der 30°-Position als „Seitenlage" ist irreführend, da es sich lediglich um eine „angeschrägte" Modifizierung der Rückenlage handelt (➤ Abb. 1.19). Auch die exakte Winkelbezeichnung ist wenig sinnvoll, da es nicht darauf ankommt genau im 30°-Winkel zu liegen, sondern die Absicht ist, sowohl Kreuz-Steißbeinbereich als auch den Rollhügel der Hüfte druckzuentlasten. Diese Druckentlastung wird durch unterfassen mit der Hand auf jeden Fall kontrolliert, da die Auflageflächen nicht sichtbar sind!

Kriterien

In der Schräglage ist eine Oberkörperhochlagerung bis ca. 30° gut möglich und damit sogar Essen und Trinken möglich. Die Beine können gebeugt oder gestreckt positioniert werden. Der oben liegende

Fuß kann auch aufgestellt werden, was gleichzeitig eine Spitzfußprophylaxe bewirkt. Die Arme können variabel positioniert werden.

Die Position 90°-Seitenlage

Die 90°-Position kann eher als Seitenlage bezeichnet werden, da die Auflageflächen jetzt auf der Körperseite sind. Auch hier kommt es nicht darauf an, dass der Winkel exakt 90° beträgt (➤ Abb. 1.20).

Kriterien

In dieser Position ist viel Gewicht auf dem unten liegenden Oberarm und der Schulter, ebenso auf dem unten liegenden Oberschenkel und auf der Hüfte. Weniger Gewicht lastet auf Brustkorb und Becken, was eine gute Voraussetzung für eine gute Lungenbelüftung schafft, insbesondere des oben liegenden Lungenflügels. Steiß- und Kreuzbeinbereich Hinterkopf und Ferse sind entlastet.

VORSICHT
Ohrmuschel, Schulter und Trochanter liegen auf und sind somit dekubitusgefährdet.

Die intime Körpervorderseite ist in dieser Lage geschützt, die Aktivierung der Beugemuskulatur, damit positiver Einfluss auf den Muskeltonus (Spastik) möglich. Die Lage erinnert an geborgene Embryonalhaltung.

Besondere Aufmerksamkeit muss der aufliegenden Schulter gewidmet werden: Arm möglichst außenrotiert, nicht zu stark abduziert, Unterarm etwas erhöht. Bei intakter Schulter auch kopfwärts (Abduktion). Das Gewicht kommt auf dem hinteren M. deltoideus zu liegen, möglichst nicht auf der Schulterspitze. Um die Schulter zu entlasten, kann der Brustkorb z. B. mit einer Halbrolle nach Klein aus Schaumstoff unterlegt werden. Der Druck auf den Trochanter kann durch Positionierung etwas über 90° und/oder durch eine Unterstützung unter dem Becken reduziert werden. Gewicht des Trochanters und der Schulter überprüfen: mit der flachen Hand unterfassen und Auflagedruck kurz spüren.

Viele Menschen schlafen in dieser Position! Der Kopf ist meist leicht gebeugt. Pflegende achten bei dieser Positionierung auf den Schulterabstand rechts/links: In Neutralstellung liegt der Kopf in Bezug zu den Schultern mittig, somit ist der Abstand zur rechten und linken Schulter gleich. Wenn der Kopf nun etwas höher positioniert wird, liegt er in Richtung der oberen Schulter → der Auflagedruck der Schulter sinkt enorm. Deshalb wird unbedingt ein ausreichend großes Kissen verwendet.

Eine isolierte Erhöhung des Kopfteils ist nicht möglich: die Adduktionsstellung der Hüfte führt zu Tonuserhöhung, zu Schmerzen und zur Bewegungseinschränkung.

Zur Oberkörperhochlagerung muss eine Anti-Trendelenburg-Einstellung vorgenommen werden.

Dadurch dass Bauch und Rücken bei Bedarf komplett aufgedeckt werden können, kommt es zu weniger Hitzestau: Die 90°-Position ist somit zur Temperaturregulierung und Fiebersenkung gut geeignet.

Die Position Bauchlage

Die Beatmung in Bauchlage führt zu einer Wiedereröffnung vormals dorsal gelegener, atelektatischer Lungenabschnitte (Recruitment ➤ Kap. 4) und somit zu einer Homogenisierung des Ventilations-Perfusions-Verhältnisses.

Die Bauchlage ist jedoch immer potenziell komplikationsbelastet:
- Gefahr der Dislokation von Tubus, ZVK
- Lagerungsschäden der Haut
- Starke Ödembildung des Gesichts mit konsekutiver reversibler Entstellung
- Druck auf Gesicht und Abdomen.

Als Bauchlage wird sowohl die komplette Bauchlage (180°) als auch die inkomplette Bauchlage (135°) bezeichnet. Die Durchführung der Bauchlage wird im Allgemeinen als schwierige Positionierung angesehen, wobei sich die 180°-Position nochmals aufwendiger gestaltet als die 135°-Position, da hier Thorax, Kopf, Becken und Beine – also der komplette Körper erhöht unterstützt werden, damit das Abdomen für die Atmung frei bleibt. Bei stark adipösen Patienten ist dies nochmals deutlich erschwert. Insbesondere bei diesen Patienten ist die 135°-Bauchlage deutlich einfacher durchzuführen, da hier Becken und Brustkorb nicht komplett unterstützt werden müssen.

Die 135°-Bauchlage

Hier kommt das meiste Gewicht auf den unten liegenden Oberarm, der Schulter und auf den gestreckt liegenden unteren Oberschenkel. Brustkorb und Becken sind weitestgehend ohne Gewicht. Da Körperteile, die in einer Position wenig Gewicht abgeben leichter bewegt werden können, ist die 135° Bauchlage prädestiniert zur pulmonalen Therapie aber auch zur Prophylaxe von pulmonalen Komplikationen wie Atelektasen oder Sekretstau.

Hier gilt das Prinzip: „Good lung down". Der oben liegende Lungenflügel kann sehr gut an der Ventilation teilnehmen, da er weit aufgedehnt werden kann, und die Luft nach oben steigt. Flüssigkeit fällt der Schwerkraft entgegen und demnach nach unten: somit ist der unten liegende Lungenflügel besser perfundiert. Das Lungensekret aus dem oben liegenden Lungenflügel wird gut drainiert und kann meist tracheal abgesaugt werden. Durch

Abklopfen kann diese Wirkung noch verstärkt werden. Der große Vorteil der 135°-Bauchlage ist, dass bei guter Ventilation und guter Drainage des Lungensekretes die Seite zu jedem Zeitpunkt gewechselt werden kann. Oft liegen die Blutgaswerte der Entscheidung zu drehen zugrunde. Somit ist auch eine effektive Dekubitusprophylaxe möglich, da der Patient relativ gut auf die andere Seite bewegt werden kann. Die 135°-Bauchlage kann mit wenig Dekubitusgefahr eingehalten werden und ist eine bevorzugte Ruhe- und Schlafposition vieler Menschen.

Es ist besonders auf die Position des Kopfes zu achten: er liegt nicht überstreckt und benötigt je nach Körperkonstitution kaum Unterstützung. Hier kommen u. U. Gelringe oder weiche Schaumstoffringe zum Einsatz, da so das unten liegende Ohr druckentlastet werden kann. Das hohe Gewicht der unten liegenden Schulter kann mit einer Pectoralisstütze, z. B. einer kleinen Halbrolle, deutlich reduziert werden.

Der Brustkorb wird stabil abgestützt, um den Zugang zum Endotrachealtubus, Trachealkanüle oder ZVK jederzeit zu gewährleisten.

Beim Drehen eines beatmeten Patienten auf den Bauch sichert eine Person nur den Kopf und die sich dort befindlichen Zugänge.

Die Durchführung der 135°-Bauchlage

Um einen Patienten in die 135°-Bauchlage (➤ Abb. 1.21) zu positionieren, wird er zunächst möglichst weit an die Bettkante bewegt, damit zum Drehen ausreichend Platz ist. Ein guter Indikator ist: wenn der Arm über die Bettkante ragt (muss entsprechend stabilisiert werden).

Der Arm in der Bettmitte wird nun unbedingt in Außenrotation positioniert und die Hand unter die Gesäßhälfte gelegt. Jetzt kann der Patient über den Arm seitlich gedreht werden.

Anschließend wird der Arm vorsichtig Richtung Rücken herausgezogen. Jetzt kann das Becken und/oder der Brustkorb noch etwas seitlich gezogen werden. Die Unterstützung mit einer Gleitmatte reduziert die Anstrengung (insbesondere bei adipösen Patienten) erheblich. Scherkräfte werden dadurch vermieden (➤ Abb. 1.22). Je nach Konstitution wird das obere Bein unterstützt, ebenso der Brustkorb (➤ Abb. 1.23, ➤ Abb. 1.24). Für den Kopf gilt auch hier: möglichst nicht überstrecken. Es reicht ein kleines Kopfkissen oder ein Gelring zur Freilagerung des Ohres, das besonders dekubitusgefährdet ist (➤ Abb. 1.25). Auf der untenliegenden Schulter lastet i. d. R. viel Gewicht: hier kann eine Entlastung mit einer „Pectoralisstütze", z. B. mit der Halbrolle nach Klein, erfolgen (➤ Abb. 1.26).

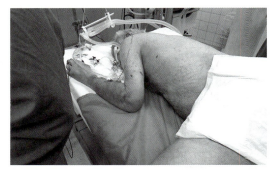

Abb. 1.22 Den Patienten im Bett möglichst nah an die Bettkante bringen, damit zum Drehen ausreichend Platz ist. Der Patient liegt mit dem Becken auf der Geleithilfe und kann nun mit wenig Anstrengung zurückgezogen werden. [M658]

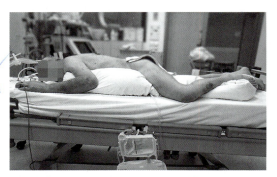

Abb. 1.21 Patient in 135°-Bauchlage. [M658]

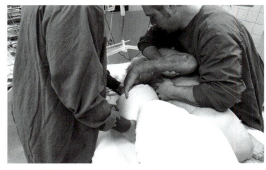

Abb. 1.23 Der Thorax wird unterstützt. [M658]

Die 180°-Bauchlage

Die 180°- oder auch 0°-Bauchlage (➤ Abb. 1.27) wird in der Regel ausschließlich bei schweren pulmonalen Krankheitsbildern eingesetzt, z. B. ALI, ARDS (➤ 9.1), bevor eine kinetische Therapie zum Einsatz kommt. Die Position ist eher unkomfortabel und wird meist nur mit tiefer Analgosedierung von den Patienten toleriert. Ziel ist es, die dorsalen Lun-

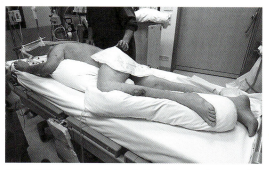

Abb. 1.24 Das obere Bein wird je nach Konstitution unterstützt. [M658]

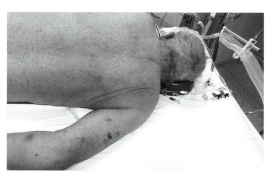

Abb. 1.25 Das Ohr ist druckentlastet. [M658]

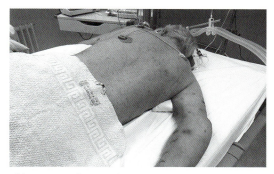

Abb. 1.26 Entlastung der Schulter durch Pectoralisstütze. [M658]

genareale gut zu belüften und das Trachealsekret der Schwerkraft folgend nach unten in die Trachea zu drainieren, um das Sekret anschließend endotracheal absaugen zu können. Eine Positionsänderung innerhalb der Position ist geringfügig möglich.

Die Durchführung der 180°-Bauchlage

Der Patient wird auf den Bauch gedreht. Brustkorb, Becken und Kopf werden unterlagert, damit der Bauch und damit das Zwerchfell nicht mechanisch komprimiert werden (➤ Abb. 1.28). Besondere Achtung ist dem Kopf zu schenken. Zur Positionierung des Kopfes können speziell dafür vorgefertigte Kopfschalen verwendet werden. Diese sind auch mit Aussparung für den Tubus erhältlich, der dann nach unten abgeleitet werden kann. Der Kopf liegt gerade und nicht verdreht. Das Hauptgewicht des Kopfs kommt auf der Stirn zu liegen, was eine erhebliche Druckbelastung nach sich zieht. Aufgrund des von Letalität bedrohten Krankheitsbilds wird dies jedoch bedingt in Kauf genommen. Die Augen werden vor Austrocknung und Schädigung geschützt. Dies kann

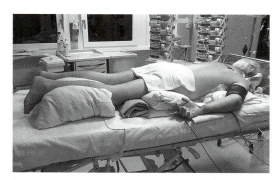

Abb. 1.27 Patient in 180°-Bauchlage. [M658]

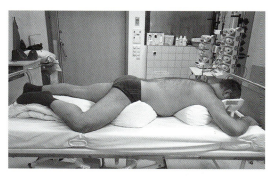

Abb. 1.28 180°-Bauchlage: freies Abdomen, Bein abgewinkelt. [M658]

durch einen Okklusionsverband geschehen. Ableitungen (Drainagen, Ernährungssonden etc.) müssen gepolstert oder druckfrei positioniert werden. Unter Brustkorb und Becken kann eine zusammengefaltete Decke/Rolle o. ä. gelegt werden. Kopfkissen sind hierfür je nach Körperkonstitution kaum geeignet, da diese zu stark nachgeben und die Lagerung des Beckens und des Brustkorbes nicht ausreichend hoch ist, um dem Bauch Bewegungsfreiheit für die Beatmung zu verschaffen. Sehr geeignet ist auch die Kinästhetik-Rolle nach Klein, die unter Brustkorb und Becken positioniert wird.

Die Durchführung der 180°-Bauchlage erfolgt ähnlich wie die 135°-Bauchlage. Da jedoch Thorax und Becken komplett unterstützt werden wird der Patient von der Seitenlage direkt auf die Lagerungs-

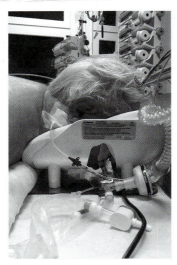

Abb. 1.29 Der Tubus ist druckfrei abgeleitet und einsehbar. [M658]

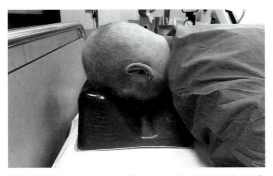

Abb. 1.30 Der Kopf liegt auf einer „Gelkopfschale". [M658]

materialien gerollt. Dies gestaltet sich etwas aufwendiger. Es sollte verstärkt darauf geachtet werden, dass die Unterstützungsfläche faltenfrei ist, da der Patient jetzt mit dem gesamten Gewicht auf Brustkorb und Becken liegt.

Dauer der Bauchlage

Eine grundsätzliche Festlegung über die Zeit, in der der Patient in Bauchlage verbleibt, kann nicht im Voraus bestimmt werden. Dies ist abhängig vom Verlauf und des Schweregrads der pulmonalen Störung.

MERKE

Bei akut bestehendem Lungenversagen mit Einschränkung des pulmonalen Gasaustausches (paO_2/FIO_2-Verhältnis < 200 mmHg) sowie der Hinweis auf beidseitige Infiltrate im Röntgen-Thorax-Bild erscheint eine 180°-Positionierung für die Dauer von mindestens 6 h angezeigt. Längere Dauer ist durchaus möglich (📖 [2]).

Die Verwendung von Anti-Dekubitus-Systemen ist hier sehr fraglich, da bei der 180°-Position die gewichtabgebenden Massen (Kopf, Thorax, Becken, Beine) überhaupt nicht auf der Matratze aufliegen. Die Entstehung eines Hautdefekts als Folgekomplikation kann leider oft nicht vermieden werden. Im Handel erhältlich sind Systeme zu druckreduzierender Unterstützung des Kopfes (➤ Abb. 1.29, ➤ Abb. 1.30). Druckreduzierende Hilfsmittel zur Unterstützung des Beckens und des Thorax speziell für die Bauchlage sind zurzeit noch nicht erhältlich. Die Hersteller bieten jedoch Wechseldrucksysteme an, bei denen die Luftfüllung variabel ist, und somit Bauch und Kopf tiefer positioniert werden können als Beine, Becken und Thorax. Denkbar wäre auch die Verwendung eines viskoelastischen Schaumstoffs oder Gelprodukte ähnlich wie sie bereits zur Lagerung im OP verwendet werden.

Die korrekte Hüftabknickung bei der Oberkörperhochlagerung

Liegt die Hüfte des Patienten unterhalb des Knickes des Bettoberteiles, kommt es beim Hochstellen des Kopfteils zum Herabrutschen. Dadurch entstehen Reibungs- und Scherkräfte und diese führen zu einem erhöhten Dekubitusrisiko. Bauch und Brustkorb werden eingeengt, dadurch wird die Atmung erschwert. Essen und Trinken wird beeinträchtigt. Der intrakranielle und intraabdominale Druck steigt an. Die meisten Pflegebetten sind gedrittelt, d. h. das Kopfteil knickt im ersten Drittel des Bettes ab (Länge des Kopfteiles ca. 70 cm). Der Mensch ist in seiner Anatomie aber halbiert: die funktionale Mitte ist in Höhe der Hüfte. Dort „knickt" ein Mensch. Um die menschliche Funktion zu unterstützen müsste somit die Abknickung des Kopfteiles fast mittig am Bett sein. Somit sind die meisten herkömmlichen Betten geeignet für Patienten bis 140 cm Körpergröße. Bei abnehmbarem Kopfteil kann das Kopfbrett unter die Matratze gesteckt werden und das Bett dadurch am Kopfteil verlängert werden. Bei hochgestelltem Kopfteil neigt der Körper dazu nach unten zu rutschen. Möglichkeiten dies zu vermeiden sind:

- Korrekte Hüftabknickung (➤ Abb. 1.31, ➤ Abb. 1.32)
- „Blockierung" im Bereich der Sitzbeinhöcker mithilfe von z. B. Keil nach Klein
- Abknicken des Fußteiles wenn am Bett möglich
- Stütze für die Füße am Fußteil.

Bettverlängerung fußwärts

Einige Betthersteller bauen an das Fußteil ihrer Betten eine ausziehbare Bettverlängerung. Die Intention ist, dass große Patienten und im Bett fußwärts rutschenden Patienten mehr Platz gewährt wird, indem das Fußteil nach unten ausgezogen wird. Die Bettlänge beträgt im Normmaß zwei Meter. Ein Patient müsste also über 2 Meter groß sein, um nicht mehr in die normale Bettlänge zu passen. Vielleicht hat der ein oder andere ein Engegefühl, weil er sich gerne strecken möchte. Hier mag eine Bettverlängerung nach unten angezeigt sein. Bei erhöhtem Kopfteil jedoch haben wir das Phänomen der unkorrekten Hüftabknickung wie oben beschrieben. Patienten mit einer guten Bewegungsfähigkeit haben damit wohl keine größeren Probleme. Da jedoch wie oben beschrieben die Hüfte auch am Ort des Knickes am Bett sein sollte, wäre es sinnvoller, wenn die Betten eine Verlängerung des Kopfteiles hätten. Neuere Betten haben bereits ein verlängertes Kopfteil von 90 cm. Die Hüfte kann somit bei Patienten bis

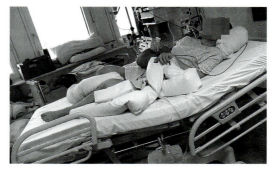

Abb. 1.31 Korrekte Hüftabknickung ermöglicht die Oberkörperhochlagerung. [M658]

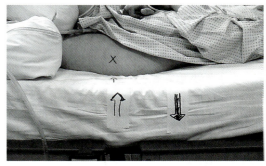

Abb. 1.32 Das eingezeichnete „Kreuz" markiert die Lage der Hüfte des Patienten. Linker Pfeil: Position der Hüfte im Bett, rechter Pfeil: Knick des Kopfteiles. [M658]

180 cm korrekt im Bereich des Knicks des Kopfteils liegen. Bei größeren Patienten kommt die Hüfte weiterhin unterhalb des Knickes des Kopfteiles zu liegen. Sie müssten ansonsten so weit nach oben rutschen, dass der Kopf über das obere Ende des Bettes/ der Matratze hinausgehen würde.

Die Positionierung des Kopfes

Die Positionierung des Kopfs hat in der Intensivpflege besondere Bedeutung:

- Am Kopf des Patienten liegen lebenswichtige Zugänge: Endotrachealtubus, ZVK, Hirndrucksonde. Eine Dislokation führt unweigerlich und unmittelbar zu lebensbedrohlichen Komplikationen. Diese gilt es sowohl beim Positionswechsel als auch in jeder Position zu sichern und zugänglich zu halten
- Viele Patienten, insbesondere analgosedierte Beatmete haben keine Kopfkontrolle, d. h. bei jeder

Positionsveränderung würde sich der Kopf unkontrolliert bewegen, was wiederum die Gefahr der Dislokation von Tubus, ZVK etc. und weiter eine Verletzungsgefahr im instabilen Hals-Nackenbereich zur Folge haben könnte

- Wahrnehmungsgeminderte Patienten können den Kopf meist nicht selbst ausrichten um zu kommunizieren: wenn der Kopf so positioniert ist, dass der Blick nur zu Decke und nicht in den Raum möglich ist, erschwert dies die Kommunikation.

In der Rückenlage fällt der Kopf bedingt durch die Schwerkraft am Körper orientiert nach hinten und am Raum orientiert nach unten. Hier besteht die Gefahr der Überstreckung (Hyperextension). Wird dies nicht rechtzeitig erkannt, kommt es zu einer Verspannung der Halsmuskulatur und ggf. zu einer Verkürzung der Nackenmuskulatur mit konsekutiver Bewegungseinschränkung nach vorne. Bleibt dieser Zustand erhalten ist der Patient von folgenden Einschränkungen bedroht:

- Im Sitzen kann er nur noch nach oben schauen
- Beim Aufstehen und Transfer sieht er nicht wohin er geht
- Das Essen und Trinken ist in Extension erschwert bis nicht mehr möglich.

Als Indikator für die Kontrolle der Kopfposition kann der Endotrachealtubus dienen (wenn nicht stark gekürzt): er zeigt in die Blickrichtung des Kopfes. Zeigt der Tubus in Richtung des Brustkorbes liegt der Kopf eher gebeugt. Zeigt der Tubus in Richtung Zimmerdecke liegt der Kopf meist gestreckt.

Sehr oft liegt die Ursache in einem zu kleinen Kopfkissen (➤ Abb. 1.33). Je nach Körperkonstitution benötigen Erwachsene ein großes Kissen. Ein kleines Kissen 40 × 40 reicht in der Regel nicht aus, um die Überstreckung des Kopfes zu vermeiden.

In der 90°-Seitenlage fällt der Kopf nicht nach hinten, sondern am Körper orientiert seitlich und am Raum orientiert nach unten. Durch ein ausreichend großes Kopfkissen liegt der Kopf gerade oder besser noch leicht erhöht. Einer Überstreckung wird hier vorgebeugt (➤ Abb. 1.34, ➤ Abb. 1.35).

Erfolgt ein Drehen des Körpers auf die Seite, liegt der Kopf des Patienten auf einem großen Kissen stabil, bleibt oben und rollt mit recht wenig Anstrengung auf die Seite. Ist das Kissen zu klein, kann der Kopf unkontrolliert herunterfallen (➤ Abb. 1.36).

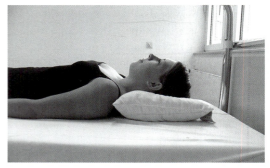

Abb. 1.33 Überstreckung des Kopfes durch zu kleines Kissen. [M658]

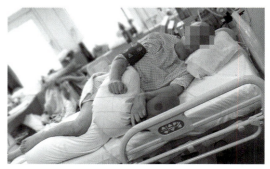

Abb. 1.34 Kopf in Seitenlage. [M658]

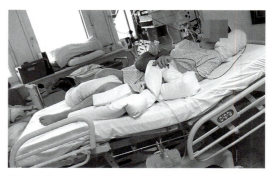

Abb. 1.35 Kopf in Schräglage. [M658]

Beispiel

Ein Lösungsansatz: „Napoleonkissen" oder „Dreieck" (➤ Abb. 1.37).
Aus einem 80 × 80 Kissen wird ein Dreieck geformt, indem eine Ecke nach innen geschlagen wird. Hierbei ist darauf zu achten, dass die Fülldicke des Kissens zum jeweiligen Patienten passt. Auf jeden Fall muss ausreichend Füllmaterial im Kissen sein, ansonsten kann die erforderliche Höhe in Seiten- bzw. Rückenlage evtl. nicht erreicht werden. Insbesondere ältere Kissen sind nicht mehr ausreichend gefüllt und meist nur noch bedingt geeignet.

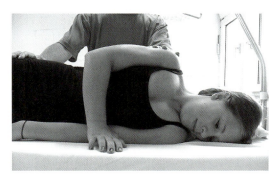

Abb. 1.36 Der Kopf fällt – wie hier zu sehen – vom zu kleinem Kissen. [M658]

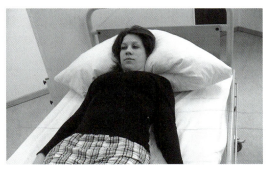

Abb. 1.37 Kissen als Dreieck. In der Seitenlage fällt jetzt der Kopf nicht mehr nach unten, bzw. die Patientin muss keine Muskelkraft aufwenden um den Kopf zu halten. Der Muskeltonus bleibt niedrig, da der Kopf sein Gewicht komplettabgeben kann. Das Kissen deckt in der Diagonalen die komplette Breite der Matratze ab. [M658]

Beim Drehen auf die Seite hat der Kopf ausreichend Unterstützungsfläche, der Patient kann entspannt liegen. Die Angst herauszufallen reduziert sich deutlich durch die gewonnene Stabilität. In der Rückenlage ist der Kopf ausreichend unterstützt. Die Schultern sind frei für Bewegung. Eine Überstreckung (Hyperextension mit konsekutiver Verkürzung der Nackenmuskulatur) kann verhindert werden. Der Patient kann jetzt in den Raum blicken und nicht nur an die Decke. Bei Tonusminderung des Schultergelenks, z. B. bei Hemiplegie, kann zusätzlich eine Ecke des Kissens zur Unterstützung der Schulter unter diese modelliert werden. Bei einem gut passenden und gut modellierbaren Kissen werden in der Regel keine speziellen Kopfschalen benötigt.

1.5.5 Lagerungstherapie zur Prophylaxe oder Therapie von pulmonalen Funktionsstörungen

Grundsätzlich werden intubierte Patienten zur Aspirations- und Pneumonieprophylaxe mit erhöhtem Oberkörper (45°) gelagert. Beim ARDS mit lebensbedrohlicher Hypoxämie ($PaO_2/FIO_2 < 100$) wird die Bauchlage (BL) zur Verbesserung des Gasaustauschs für mindestens 12 h empfohlen (EG A). Bei Kontraindikationen zur Bauchlage (akutes Schocksyndrom, Instabilität der Wirbelsäule, erhöhter intrakranieller Druck, bedrohliche Herzrhythmusstörungen, offenes Abdomen) kommt die kontinuierliche laterale Rotationstherapie (KLRT) zum Einsatz.

Bei nicht lebensbedrohlicher Hypoxämie können BL und KLRT zur Verbesserung des Gasaustauschs und zur Lungenprotektion eingesetzt werden. Bisher konnte jedoch noch kein Überlebensvorteil durch diese Lagerungsmaßnahmen gezeigt werden.

Zur Pneumonieprophylaxe eignen sich BL und KLRT. Bei unilateraler Lungenschädigung ist die Seitenlagerung („good lung down" ➤ 1.5.4) zur Verbesserung der Oxygenierung angezeigt. Grundsätzlich ist für alle Lagerungsmaßnahmen notwendig, dass das gesamte Team der an der Behandlung Beteiligten die Maßnahmen kennt und beherrscht. Der Einsatz verschiedener Formen der Lagerungstherapie zur Prophylaxe oder Behandlung von pulmonalen Funktionsstörungen ist in den letzten Jahrzehnten Gegenstand zahlreicher experimenteller und klinisch-wissenschaftlicher Studien gewesen. Folgende Lagerungsformen wurden untersucht: die Oberkörperhochlagerung, die Seitlagerung, die Bauchlagerung, die intermittierende oder die kontinuierliche laterale Rotation um die Längsachse des Patienten. ([3])

Bauchlage bei Patienten mit akuten pulmonalen Störungen

Die Ziele sind die Verbesserung des pulmonalen Gasaustausches, die Vermeidung/Minimieren von Lungenschäden und die Mobilisation des Lungensekrets. Auswirkung – physiologische Grundlagen:
- Veränderung der Atemmechanik
- Reduktion des Pleuradruck-Gradienten

- Homogenisierung der Atemgasverteilung
- Veränderung des Ventilations/Perfusionsverhaltens
- Drainage von broncho-alveolärem Sekret
- Vergrößerung der Gasaustauschfläche
- Steigerung der arteriellen Oxygenierung.

Kontraindikationen

Als Kontraindikationen können akute zerebrale Läsionen, abdominale Erkrankungen, Erkrankungen mit instabiler Wirbelsäule gelten. Kontraindikationen werden in Kauf genommen, da es sich bei einer akuten pulmonaler Störung um eine lebensbedrohliche Situation handelt, deren Nichtbehandlung unmittelbar zum Tod führen kann.

Formen der Bauchlage

Es wird zwischen der kompletten (180°) und der inkompletten Bauchlage (135°)unterschieden. Die „inkomplette" Bauchlagerung (135°) ist nebenwirkungsärmer für den Patienten und besser durchführbar für die Pflegenden. Bei korrekter Durchführung finden sich keine signifikanten Unterschiede zwischen beiden Lagerungsformen in der Inzidenz schwerer Komplikationen. Die inkomplette Bauchlagerung führt bei ARDS-Patienten zu einer signifikanten Verbesserung der Oxygenierung, dieser Effekt ist aber nicht so ausgeprägt wie bei der kompletten Bauchlagerung. Bei Patienten mit schwerem ARDS (Lung injury Score > 2,5) ist eine deutliche Steigerung der arteriellen Oxygenierung (definiert als eine Verbesserung um mehr als 20 %) während kompletter Bauchlage signifikant häufiger als während 135°-Bauchlage. Komplette und inkomplette Bauchlagerungs-Formen können – abhängig von der Erfahrung des Behandlungsteams – gleichberechtigt eingesetzt werden. Beim schweren ARDS hat die komplette Bauchlage einen stärkeren Effekt und wird primär oder – im Falle des Versagens einer inkompletten Bauchlage – als weitere Maßnahme durchgeführt. Eine Empfehlung für den Vorzug einer bestimmten Lagerungsform bei spezifischen Erkrankungsbildern (akute zerebrale Läsion, akutes Abdomen) kann wegen fehlender Daten nicht gegeben werden. (📖 [3])

Aus pflegerischer Sicht ist die inkomplette Bauchlage einfacher durchzuführen, da bei der kompletten

Bauchlage der Patient unter Brustkorb und Becken unterstützt werden muss, damit der Bauch und damit das Zwerchfell frei für die Atmung ist. Besonders bei adipösen Patienten ist das Handling der 180° Positionierung deutlich erschwert. Der positive pulmonale Effekt tritt bei der kompletten Bauchlage schneller ein – es gilt also: „je akuter desto 180°". Die langfristige Wirkung wird als ähnlich ausgeprägt bei beiden Varianten beschrieben, bzw. es wird kein signifikanter Unterschied für die Oxygenierung beschrieben. (📖 [3])

Seitenlagerung für Patienten mit pulmonaler Funktionsstörung

Bei der 90°-Seitenlagerung kommt eine Lungenhälfte unten und die andere oben zu liegen. Das Sekret kann jetzt aus der oben liegenden Seite in Richtung Hauptbronchus abfließen. Dieser Effekt kann u. U. durch Vibrationsmassagen verstärkt werden. Der Effekt tritt selten sofort auf, häufig ist aber eine Zunahme der Trachealsekretmenge nach 30–60 Minuten beim endotrachealen Absaugen zu erkennen. Die oben liegende Seite nimmt verstärkt an der Ventilation teil. Die unten Liegende verstärkt an der Perfusion (Ventilations-Perfusions-Verhältnis). Liegt nun die geschädigte Seite oben, kann sie besser ventiliert werden. Dies führt zur Verbesserung des Gasaustauschs. Im Akutfall, bei plötzlicher einseitiger Funktionsstörung, kann es jedoch auch sinnvoll sein, um den Gasaustausch überhaupt zu gewährleisten, die gesündere Seite nach oben zu positionieren, um weitere Maßnahmen einleiten zu können.

Bei der Beatmung von Patienten mit unilateraler Lungenschädigung ist eine Seitenlage von ca. 90° mit der gesunden Seite nach unten („good lung down") zur Verbesserung des Gasaustausches zu empfehlen. (📖 [3])

Die Oberkörperhochlagerung

Zur Vermeidung der Ventilator assoziierten Pneumonie (VAP) wird die kontinuierliche Oberkörperhochlagerung in 30–45° empfohlen. Die Oberkörperhochlagerung hat positive Auswirkungen auf den gastro-ösophagealen Reflux und die pulmonale Aspiration.

Die Aspiration von bakteriell kontaminierten Sekreten des oberen Magen-Darm-Trakts und des Pharynx wird allgemein als Risikofaktor und Auslöser für die Entwicklung einer nosokomialen und Ventilator-assoziierten Pneumonie (VAP) angesehen. Folgerichtig sollten Maßnahmen, die zu einer Abnahme des gastro-ösophagealen Refluxes und einer Reduktion der oro-pharyngealen Sekretmenge führen, mit einer geringeren Inzidenz nosokomialer Pneumonien und VAP einhergehen. Es liegen Untersuchungen an orotracheal intubierten Patienten ohne bekannte Risikofaktoren für einen gastro-ösophagealen Reflux vor (🕮 [5]). Alle Patienten waren mit einer nasogastralen Sonde versorgt, ein Teil wurde enteral ernährt. Es wurde eine Stressulkusprophylaxe durchgeführt und der endotracheale Cuffdruck kontrolliert (> 25 cmH$_2$O).

Bei diesen Patienten führte eine 45°-Oberkörperhochlagerung zu einer Verzögerung des gastro-ösophagealen Refluxes und zu einer Abnahme, aber nicht vollständigen Vermeidung der pulmonalen Aspiration pharyngealer Sekrete, verglichen mit einer flachen Rückenlagerung. Wird die 45°-Oberkörperhochlagerung als Teil eines multifaktoriellen Konzepts zur Vermeidung einer VAP eingesetzt, nimmt ihre Inzidenz gegenüber flacher Rückenlagerung signifikant ab. Vergleichbare Effekte sind bei einer geringeren Oberkörperhochlagerung von maximal 30° nicht nachweisbar.

Die grundsätzliche Lagerungsform für intubierte Patienten ist die Oberkörperhochlagerung von 45° als wichtiger Teil eines Gesamtkonzepts zur Prävention von Aspiration und Pneumonie. Diese Lagerung ist nur dann effektiv, wenn sie konsequent angewendet und allenfalls kurzfristig unterbrochen wird. Auch der Positionswechsel zur Dekubitusprophylaxe wird mit der 45°-Oberkörperhochlagerung kombiniert. Für Patienten mit erhöhtem Hirndruck werden spezifische Empfehlungen ausgesprochen (🕮 [3]). Die Effekte einer 45°-Oberkörperhochlagerung auf den pulmonalen Gasaustausch sind nicht ausreichend belegt. Dennoch erscheint die Oberkörperhochlagerung insbesondere bei hohem Risiko zur Atelektasenbildung, z.B. bei Adipositas, auch im

Sinne einer Verbesserung des Gasaustauschs empfehlenswert.

Die kontinuierliche Oberkörperhochlagerung erweist sich in der Praxis häufig als schwer durchführbar. Es müssen Nebeneffekte beachtet werden: Dekubitusgefahr, Gelenksteifheit, da nur wenige Gelenke an der täglichen Bewegung teilnehmen, Obstipationsgefahr, da kaum Bewegungen im Abdomen durchgeführt werden können, wie z.B. bei der Positonsveränderung von Rückenlage auf die Seitenlage. Die Effekte der Oberkörperhochlagerung (45°) wurden nur bei Patienten mit nasogastralen Sonden beschrieben, also eher in der Akutphase. Die Oberkörperhochlagerung sollte im Verlauf der Beatmung nicht als unabänderliches Dogma gesehen werden: sobald ein PEG gelegt ist, fehlt dem Mageninhalt die „Schienung" durch den Hiatus in den Oesophagus. Hier dürfte die Bedeutung der Oberkörperhochlagerung abnehmen. Ferner werden andere Faktoren berücksichtigt: wird der Patient enteral ernährt (die frühe enterale Ernährung führt wiederum zur Abnahme von pulmonalen Infektionen) unterscheidet sich die Phase des beginnenden Kostaufbaues. Hier wird mit niedriger Dosierung (30 ml/h) begonnen, der Reflux mittels einer doppelläufigen Sonde 4-stündlich kontrolliert bis zur Phase der adaptierten dauerhaften vollen enteralen Ernährung. Je niedriger der Reflux desto niedriger die Refluxgefahr in den Oesophagus.

Ein weiterer limitierender Faktor für die dauerhaft 45° Oberkörperhochlagerung sind Betten mit kurzen („normalen") Kopfteilen. Häufig sind Oberkörperhochlagerungen nur Hochlagerungen des Kopfes und des Brustkorbes, da das Kopfteil zu kurz ist und der Körper im Bereich des Abdomens oder des Beckens abknickt. So steigt z.B. der intrakranielle Druck, sobald das Kopfteil höher gestellt wird, wenn der Patient im Bereich des Abdomens abknickt. Nachmessungen haben ergeben, dass die geplante Oberkörperhochlagerung vom Winkel her deutlich unterschätzt wird: der überwiegende Anteil der beatmeten Intensivpatienten, bei denen angeblich eine Oberkörperhochlagerung durchgeführt wurde, lag zwischen 15° und 20°! Die Pflegekräfte empfanden bereits die Korrektur auf 30° als ungewöhnlich hoch und problematisch (🕮 [6]).

Die kontinuierliche laterale Rotationstherapie (KLRT)

Bei der kontinuierlichen lateralen Rotationstherapie (KLRT ➤ Abb. 1.38) wird der Patient mithilfe eines Spezialbetts kontinuierlich bis 62° seitlich rotiert. Beim Fixieren des Patienten ist darauf zu achten, dass die befestigenden Stützen für Kopf, Brustkorb, Becken und Beine korrekt eingebracht werden. Dies wird nur von erfahrenen Pflegekräften durchgeführt. Der Patient sollte bei der Rotation nicht verrutschen, aber auch nicht zu eng eingespannt sein. Besonderer Aufmerksamkeit bedarf die Positionierung des Kopfes; in seitlicher Rotation muss das Ohr frei, der Kopf jedoch sehr stabil positioniert sein. Die invasiven Druckmessungen müssen angepasst werden. Die Druckdome können am Kopfende des Bettes fixiert sein und befinden sich damit im Bezug zum Körper immer an der gleichen Stelle. Zu pflegerischen Maßnahmen wird die Rotation gestoppt. Die fixierenden „Kissen" müssen nicht unbedingt alle entfernt werden. Es besteht ein Zugang zum Rücken und Gesäß von unten. Dazu kann das Bett im 62° Winkel gestoppt werden. Die Klappen werden einzeln nacheinander geöffnet.

Muss der Patient auf dem gerade stehenden Bett gedreht werden, so werden zunächst alle fixierenden Teile entfernt und anschließend wieder neu angepasst. Aufgrund des automatischen Rotationswinkels ist hier der besonderen Fixierung der zuführenden Kabel und Schläuche zu achten. Nachdem der Rotationswinkel eigestellt ist, erfolgt die manuelle Drehung, um die ausreichende Länge und Fixierung der Leitungen zu kontrollieren. Häufig ist eine Verlängerung nötig.

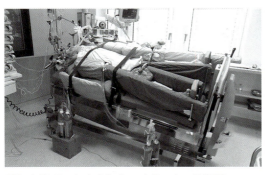

Abb. 1.38 Kontinuierliche laterale Rotation. [M658]

Die KLRT wird meistens dann durchgeführt, wenn Kontraindikationen für die Bauchlage vorliegen:
- Instabile Wirbelsäule, insbesondere HWS und BWS
- Instabiler Thorax
- Instabile Beckenfrakturen
- Erhöhter intrakranieller Druck.

Effekte der KLRT auf die pulmonale Funktion

Die KLRT verbessert den pulmonalen Gasaustausch bei Patienten mit akuter respiratorischer Insuffizienz. Folgende Effekte wurden ab einem Drehwinkel von > 40° zu jeder Seite bestätigt:
- Reduktion des extravaskulären Lungenwassers (EVLW) bei Patienten mit eingeschränkter Oxygenierung (ALI/ARDS). Der Mechanismus ist nicht endgültig geklärt, möglicherweise führt die kontinuierliche Bewegung und Veränderung der intrapulmonalen Druckverhältnisse zu einer vermehrten Drainage durch das lymphatische System der Lunge
- Die Reduktion der Ventilations-Perfusions-Missverhältnisse
- In einigen Studien waren bei frühzeitigem, d. h. präventivem Einsatz der KLRT ab Beatmungsbeginn die Inzidenz und das Ausmaß von Atelektasen vermindert. Es traten weniger Oxygenierungseinschränkungen auf. In anderen Untersuchungen zeigte sich jedoch kein signifikanter Effekt. Insbesondere bei Polytraumapatienten mit pulmonaler Beteiligung konnte die frühzeitige KLRT das Auftreten eines ARDS verhindern bzw. die Oxygenierung verbessern
- Die KLRT führt zur Auflösung von Atelektasen bei beatmeten Patienten
- Die Verbesserung der Oxygenierung durch KLRT bei Patienten mit Einschränkung der Lungenfunktion (ALI, ARDS) tritt langsamer ein als bei der Bauchlage
- Der Nachweis einer gesteigerten broncho-pulmonalen Sekretolyse durch KLRT wurde bisher nicht erbracht, bei der einzigen Untersuchung wurde allerdings ein Drehwinkel < 30° verwendet (📖 [3]).

Die KLRT kann bei Patienten mit ALI/ARDS und nicht lebensbedrohlicher Hypoxämie zur Verbesserung der Oxygenierung erwogen werden. Der Aussagewert der Oxygenierung als Surrogat-Parameter für das Outcome ist jedoch bei diesen Patienten nicht gesichert.

KLRT wird nicht empfohlen bei Patienten mit ARDS und lebensbedrohlicher Hypoxämie – es sei denn, es besteht eine Kontraindikation zur Bauchlage.

Die positiven Effekte auf die Oxygenierung und auf die Pneumonie-Inzidenz wurden mit einer Ausnahme während KLRT mit einem Drehwinkel > 40° beobachtet.

Wird die KLRT zur Therapie der Oxygenierungsstörung eingesetzt, so muss die Notwendigkeit täglich überprüft werden. Die KLRT wird beendet, wenn es zu einer Stabilisierung des Gasaustausches in Rückenlage kommt oder wenn eine kontinuierliche Anwendung über 72 Stunden erfolglos geblieben ist.

Zur Durchführung der KLRT bei Patienten mit akuten zerebralen Läsionen gelten die gleichen Kriterien wie bei der Bauchlage. Solche Patienten werden mittels einer kontinuierlichen Hirndruckmessung überwacht und in mäßiger Oberkörper-Hochlagerung (Schrägstellung des Bettsystems) positioniert. Schwere Verletzungen stellen keine Kontraindikation zur KLRT dar. Aus praktikablen Erwägungen kann der Einsatz der KLRT bei polytraumatisierten Patienten im Hinblick auf die Vermeidung von Lagerungsschäden im Vergleich zu anderen Lagerungsmaßnahmen vorteilhaft sein. Der Patient muss nicht mehr manuell durch Pflegekräfte positioniert werden, da durch das Drehen auch gleichzeitig eine Druckentlastung erfolgt. Es kann damit eine Arbeitserleichterung sein und z. B. instabile Frakturen schützen (📖 [3]).

1.5.6 Mobilisation beatmeter Patienten

Beatmete Patienten werden nicht ausschließlich in liegender Position unterstützt. Beobachtungen aus der Praxis zeigen, dass insbesondere langzeitbeatmete Menschen auf eine aufrechte Position (Sitzen im Bett oder am Bettrand) positiv reagieren. Sie neh-

men ihre Umwelt besser wahr, öffnen früher die Augen und lernen auch früher wieder eine Rumpfkontrolle bzw. Muskeltonus aufzubauen. Unbeweglichkeit führt recht schnell zu einer Muskelatrophie und damit zur allgemeinen Schwäche.

Bereits in der Frühphase der Beatmung bewegt die Pflegende zumindest passiv bei allen Aktivitäten (Positionierung, Positionswechsel, Körperpflege) möglichst viele Gelenke (komplementär: Physiotherapie). Die Füße möglichst oft aufstellen, z. B. beim Drehen auf die Seite. So bekommt der Beatmete sofort die Möglichkeit sich selbst besser zu spüren und er behält die Funktion z. B. seiner Füße in „Erinnerung" (sogenannte Habituationsprophylaxe). Mobilisation beginnt nicht erst mit dem Hinsetzen an den Bettrand oder aus dem Bett. Jede gezielte Bewegungsunterstützung im Bett kann helfen, Gelenke beweglich zu halten und Bewegungsabläufe zu „erfahren". Auf keinen Fall sollten Beatmete nur „irgendwie" bewegt werden: die Erfahrung „normaler", „physiologischer" Bewegungsmuster hilft dem Erkrankten sich frühzeitig wieder an seine eigene Bewegung „heranzutasten". So kann z. B. bei der Grundpflege eine frühzeitige Aktivierung und Wahrnehmungsförderung erfolgen.

Im Gegensatz zur früheren „Immobilisieren" beatmeter Patienten, erfolgt heute eine frühzeitige Bewegungsförderung durch rasche Mobilisation. Kontraindikationen gibt es kaum, hier müssen individuell Vor- und Nachteile gegeneinander abgewogen werden. Mögliche Kontraindikationen sind z. B. erhöhter ICB, instabile Frakturen. So konnte selbst bei kreislaufinstabilen, katecholaminpflichtigen kritisch kranken Patienten – selbst bei laufender kontinuierlich venovenöser Hämofiltration (CVVH) – eine rasche konsekutive respiratorische Besserung in stehender Position auf einer Stehhilfe nachgewiesen werden (📖 [4]).

Die sitzende Position im Bett

Den Patienten zum Sitzen im Bett zu bringen, bedeutet nicht einfach das Kopfteil hochzustellen. Sitzen bedeutet: der Kopf ist frei, der Brustkorb ist weitestgehend frei, das Gewicht ist auf dem Becken (Sitzbeinhöcker) und auf den Füßen. Die Oberschenkel kommen in eine waagerechte Position, damit das Becken nicht nach unten rutschen kann. Dies wird erreicht, wenn das Fußteil abgeknickt wird und eine Anti-Trendelenburg-Lage am Bett eingestellt wird. Die Füße sind tiefer positioniert und stehen stabil (hier braucht es eine stabile Unterstützungsfläche zwischen den Fußsohlen und dem Fußteil des Bettes). Seitliches Wegkippen des Oberkörpers muss vermieden werden. Der Kopf muss stabilisiert werden, die Arme an den Ellenbogen aufliegen. Der Patient wird dabei stets beobachtet. So könnte z. B. durch kräftiges Husten die Position plötzlich instabil werden.

MERKE

Beim Sitzen im Bett unbedingt auf die korrekte Hüftabknickung achten!

Sitzen am Bettrand

In dieser Position sitzt der Patient „tief" im Bett in Richtung Bettmitte, damit die Unterstützungsfläche möglichst groß ist (➤ Abb. 1.39). Die Füße müssen fest auf einer Unterstützungsfläche stehen. Die

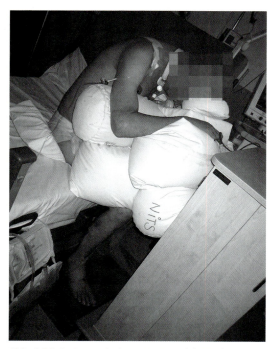

Abb. 1.39 Beatmeter Patient am Bettrand. [M658]

meisten Betten lassen sich nicht tief genug einstellen, dass der Fußboden als Unterstützungsfläche ausreichend wäre. Hier haben sich stabile Schaumstoffblöcke bewährt. Der Oberkörper muss nach allen Seiten stabilisiert werden; hierzu sind Kopfkissen zu instabil. Deshalb werden feste, stabile Lagerungsmaterialien eingesetzt:

- Modellierbare, feste Lagerungshilfsmittel körpernah, zusätzlich stabile Kisten, Kästen etc. Hier wird i. d. Regel. einiges an Hilfsmitteln benötigt
- Bei fehlender Kopfkontrolle können Kopf, Brustkorb und die Arme auch von vorne unterstützt werden (unterstützter Kutschersitz)
- Auf keinen Fall darf der Patient in dieser Position alleine gelassen werden.

Bewegungsunterstützung aus dem Bett heraus

Auch das Heraussetzen des beatmeten Patienten aus dem Bett in einen geeigneten Stuhl (Multifunktionsstuhl) ist grundsätzlich möglich. Das Sitzen im Stuhl unterscheidet sich jedoch nicht grundlegend vom Sitzen am Bettrand: es ist die gleiche Aktivität.

Aspekte beim Sitzen im Stuhl:

- Der Patient erfährt Aufstehen als natürlichen Bewegungsablauf. Dies findet jedoch nicht statt, wenn er mittels Rollbrett in waagerechter Position in den Stuhl gebracht wird, und der Stuhl dann erst in Sitzposition gebracht wird; ebenso nicht, wenn ein Lifter verwendet wird. Oft ist es nicht entscheidend, dass jemand aufsteht – sondern wie das Aufstehen in einem Lernprozess erfahren wird. Besser wäre hier die Verwendung eines Rutschbretts oder am einfachsten und physiologischsten der Schoßtransfer, der sowohl von einer als auch von zwei Pflegekräften schnell, sicher und einfach durchgeführt werden kann
- Wenn der Patient das Zimmer sowieso nicht verlassen kann, ist oft eine Positionierung am Bettrand zweckmäßiger: der Aufwand ist geringer und die Möglichkeit öfter am Tag an den Bettrand zu positionieren eher gegeben.

Allerdings darf die psychische Komponente nicht außer Acht gelassen werden: sowohl für den Patienten als auch für die Angehörigen bedeutet „Aufstehen" – im Sinn von „aus dem Bett heraus kommen" – ein positives Signal in Richtung Wiedergenesung. Dieser Aspekt ist nicht zu unterschätzen. Es ist ein enormer Schritt in Richtung „Normalität", selbst wenn der Patient einen passiven Transfer mit Hilfsmitteln erfährt. Letztendlich ist es die Frage nach der Absicht, die Pflegende mit einer Aktivität verbinden.

LITERATUR
1 Deutsches Netzwerk für Qualitätsentwicklung in der Pflege (DNQP). Expertenstandard Dekubitusprophylaxe in der Pflege. Osnabrück: DNQP, 2010.
2 Bein, T.; Sabel, K.; Scherer, A.; Papp-Jambor, C.; Hekler, M.; Dubb, R.; Schlitt, H. J.; Taeger, K. Vergleich von inkompletter (135°) und kompletter Bauchlage (180°) beim schweren akuten Lungenversagen. In: Anaesthesist, 2004 53: 1.054–1.060 DOI 10.1007/s00101-004-0754-5 Springer Medizin.
3 Bein, T. Lagerungstherapie zur Prophylaxe oder Therapie von pulmonalen Funktionsstörungen S2e-Leitlinie der Deutschen Gesellschaft für Anästhesiologie und Intensivmedizin (DGAI). In: Anästhesiologie und Intensivmedizin, 2008; 49 (2), S1-S24.
4 Dueck, M.; Wind, A.; Trieschmann, U.; Schink, U. Respiratory Effects and Safety of an Intermittent Standing Position During Mechanical Ventilation. In: Intensive Care Medicine, 9/2010, 36 (2) Suppl p. S357.
5 Robert Koch-Institut (RKI). Prävention der nosokomialen Pneumonie. Bundesgesundheitsbl – Gesundheitsforsch – Gesundheitsschutz 4/2000.
6 Deja, M.; Trefzer, T.; Geffers, C. Prävention der ventilatorassoziierten Pneumonie – Was ist evidenzbasiert? In: AINS, 2011; 46 (9): 560–567.

1.6 Körperpflege

Ricarda Scheiner

1.6.1 Körperpflege bei schwerkranken und bewusstseinseingeschränkten Menschen

Die Körperpflege nimmt einen besonderen Stellenwert in der Betreuung und Versorgung der uns anvertrauten Patienten ein. Sobald ein Mensch dieses Selbstfürsorgedefizit nicht mehr selbstständig ausgleichen kann, befindet er sich in einer mehr oder weniger stark ausgeprägten Abhängigkeitsbeziehung. Von der Grundannahme der Autonomiebestrebung des Individuums ausgehend, ist die Übernahme der Körperpflege jedes Mal ein Eingriff in die Intimsphäre und Selbstbestimmtheit des Betroffenen. Um mit größtmöglichem Respekt und erforderlicher Empathie an diese pflegerische Tätigkeit heranzugehen, benötigen Pflegende nicht nur die notwendige Fachkompetenz sondern ebenso viel soziale und persönliche Kompetenz.

Der Pflegealltag hat sich in den letzten Jahren sehr stark verändert. Die Umstrukturierung der Krankenhausfinanzierung führte zu einer deutlich kürzeren Liegedauer und höheren Fallzahlen. Die medizinische und pflegerische Versorgung ist viel komplexer und aufwendiger geworden. Ebenso hat sich der Dokumentationsaufwand um ein Vielfaches erhöht. Kostendruck und Einsparungsmaßnahmen betreffen alle Bereiche des Gesundheitssystems und spiegeln sich auch in der Personalstruktur wieder. All dies führt dazu, dass die verbleibende Zeit für die effektive Pflege eine unweigerliche Kürzung erfährt. Damit diese Tatsache keinen qualitativen Ergebnisverlust im pflegerischen Handeln bewirkt, muss der Pflegeprozess diesen Veränderungen Rechnung tragen und angepasst werden. Ein sinnvolles Assessment und die daraus gezielt abgeleiteten Pflegeinterventionen unterstützen dabei, den Ansprüchen an eine qualitativ hochwertige Pflege gerecht zu werden. Bei der Zielformulierung im Pflegeprozess finden diese Faktoren immer Berücksichtigung:

- Ressourcen des Patienten erkennen und fördern
- Selbstständigkeit des Patienten erhalten und aktivieren
- Wünsche und Bedürfnisse des Patienten respektieren
- Ethische Aspekte berücksichtigen
- Wirtschaftlichkeit und Umsetzbarkeit abwägen.

Vorbereitung

Für eine strukturierte Vorbereitung ist die vollständige Anamnese und eine daraus resultierende Pflegeplanung ein hilfreiches und notwendiges Instrument im Pflegeprozess. Im Gespräch mit dem Patienten, seinen Angehörigen und den Teamkollegen lässt sich eine ziel- und ressourcenorientierte Pflege zeitnah ableiten.

Um alle notwendigen Informationen umfassend und individuell abbilden zu können, empfiehlt es sich, mit Assessmentinstrumenten, z. B. Pflegeanamnese, Pflegeplanung, Bradenskala, Nortonskala, Barthelindex, etc. zu arbeiten. Mit einem gezielten Assessment lässt sich Pflegebedürftigkeit, Risikoabschätzung, pflegerische Diagnosenstellung und Pflegediagnostik kompetent und sicher abbilden. Assessment bedeutet Einschätzung, Beurteilung und Abwägung. Mit diesen Kriterien gelingt eine konsequente Informations- und Datensammlung, die zur folgerichtigen Interpretation, Planung und Evaluation führt.

Anamnese

Die **allgemeine Anamnese** dient der individuell geplanten Körperpflege. Folgende Parameter und Informationen werden erhoben bzw. dokumentiert:
- Alter
- Geschlecht
- Zustand vor dem Krankenhausaufenthalt (Selbstständigkeit, persönliches Umfeld, soziale Situation)
- Hauptdiagnose, Nebendiagnosen
- Krankheitsverlauf
- Aktuelle Krankheitssituation
- Ziel der Behandlung und Pflege in der momentanen Situation (kurativ, palliativ)
- Unterscheidung von Nah- und Fernzielen
- Prioritäten der Pflegehandlungen festlegen.

Es folgt eine **spezielle Anamnese** zur Feststellung der Pflegenotwendigkeit in Bezug auf die Körperpflege:
- Ist-Zustand erheben (Pflegebedürftigkeit, Wünsche des Patienten, Ressourcen des Patienten, Probleme mit der Körperpflege in Bezug auf die aktuelle Krankheitssituation)
- Inspektion und Dokumentation der zu pflegenden Areale: Haut, Augen, Ohren, Mund, Intim- und Analbereich, Füße, Wunden, etc.
- Feststellung der individuellen Planungsnotwendigkeit sinnvoller pflegerischer Interventionen
- Erfassung von Allergien, Hauterkrankungen, z. B. Neurodermitis, Psoriasis, Pilzbefall, Wunden, Dekubitalulzera
- Benennung der beeinflussenden Faktoren, z. B. Medikamente, Vorerkrankungen, Therapien
- Individuelle Gewohnheiten in Bezug auf die Körperpflege, z. B. persönliche Pflegemittel, Utensilien, Düfte.

Die Erhebung der Anamnese, Planung und Interventionen wird idealerweise durch die primäre Pflegekraft durchgeführt.

Pflegeplanung

Eine detailgenaue Anamnese ermöglicht eine individuelle und zielgerichtete Pflegeplanung, sie unterstützt folglich den Pflegeprozess im Sinne des Patienten. Das Waschen und Pflegen eines kranken Menschen kann und darf kein routinierter Standardablauf mit Abarbeiten einer Checkliste sein. Im Gegenteil, nach Erhebung der Anamnese sollte eine individuelle, ressourcenorientierte und unterstützende Planung von Maßnahmen die ideale Handlungsanweisung darstellen. Je nach Situation und Persönlichkeit des Patienten, umfasst die pflegerische Intervention eine Ganzkörperwäsche, eine Teilkörperwäsche oder auch nur die Unterstützung zur genannten Maßnahme: Bei dem einen Patienten steht die Wahrnehmungsförderung an erster Stelle, bei einem anderen sind es vielleicht eher die mobilisierenden Aspekte. Vielleicht profitiert der Eine in einer bestimmten Situation von unterschiedlichen Prophylaxen, während der Andere nur Minimal Handling toleriert. In manchen Fällen ist es angezeigt, die Angehörigen in die Pflege mit einzubeziehen, in anderen wiederum wäre diese Maßnahme völlig unprofessionell und kontraproduktiv.

Bei der Erstellung einer umfassenden und individuellen Pflegeplanung nimmt die Körperpflege einen großen Teil der täglichen Arbeit mit und an dem Patienten ein. Sowohl zeitlich als auch ressourcenbezogen stellt dieser Teil der Begegnung mit dem kranken Menschen im Pflegealltag einen der zentralen Aspekte dar.

Problemformulierung/Pflegediagnose:

Die Benennung des individuellen Problems eines Patienten beschreibt die Ätiologie, das daraus resultierende aktuelle Pflegeproblem und die bestehenden Ressourcen detailliert.

Zielformulierung:

Wir unterscheiden Nahziele und Fernziele. In der Intensivpflege ist es sinnvoller, mit Nahzielen zu arbeiten, da sich die Situation der kritisch Kranken nicht immer perspektivisch betrachten und beurteilen lässt. Das Ziel sollte messbar, überprüfbar und so genau wie möglich formuliert werden. Es umschreibt den positiven Soll-Zustand nach durchgeführter Intervention.

Intervention/Maßnahme:
Pflegerische Maßnahmen werden verbindlich mit folgenden Angaben geplant: wann, wie oft, womit, wie, wer. Missverständnisse sind vorprogrammiert, wenn mit Wörtern wie „regelmäßige" oder „mehrmals täglich" gearbeitet wird. Diese Angaben sind relativ und individuell frei interpretierbar, besser ist es, konkrete Zeiten bzw. Zeiträume zu nennen.

Evaluation:
Die Evaluation der durchgeführten Interventionen stellt den Erfolg der Maßnahmen und die Effizienz des erarbeiteten Pflegeplans sicher. Bei der Betreuung von Intensivpatienten empfiehlt es sich, bei der jeweiligen Übergabe an die nächste betreuende Schicht, die Pflegeergebnisse zu evaluieren und ggf. zu optimieren.

Raum und Umgebung für die Körperpflege

Auf der Intensivstation oder einer Überwachungseinheit liegen die Patienten selten in ruhigen und sichtgeschützten Räumen. Eine Pflegeperson hat in der Regel die Verantwortung für mehrere Patienten gleichzeitig und möchte diese auch gerne im Blick oder zumindest akustisch unter Beobachtung haben. Dies führt unweigerlich zu einer eingeschränkten Intimsphäre während der Körperpflege. Umso wichtiger ist es, sich vor Beginn der Pflegehandlung alle Materialien vorzubereiten und den Raum so zu gestalten, dass der Patient einen geschützten Rahmen erlebt. Sichtschutz, Türen anlehnen, Kollegen informieren, einzelne Körperpartien nur soweit aufdecken wie nötig, Angehörige in Pflegehandlungen integrieren sind nur einzelne Beispiele für patientenorientiertes Verhalten.

Die Fenster sind während der Körperpflege geschlossen und die Raumtemperatur ist an die Bedürfnisse des Kranken angepasst. Kälteempfinden triggert Stressreaktionen und wirkt sich negativ auf den Heilungsverlauf des Menschen aus.

Um alle positiven Effekte der Körperpflege auszuschöpfen, wird genügend Zeit und Ruhe für diese Aufgabe eingeplant. Gerade in der Qualität der Berührung übertragen wir sehr viel Emotion auf unser Gegenüber. So wie wir diesbezüglich fördern und unterstützen können, gelingt dies auch im negativen Sinn, z. B. bei der Übertragung von Stress und Hektik.

Besonderheiten bei der Durchführung der Ganzkörperwäsche

- **Begrüßung und Vorstellung auch beim wahrnehmungsbeeinträchtigten Patienten.** Die einheitliche Initialberührung hilft dem Patienten Angst und Unsicherheit abzubauen. Kontinuierliche Information und Erläuterung der Pflegehandlungen während der Körperpflege sollten eine Selbstverständlichkeit für jede Pflegende sein
- **Bewusste Entscheidung an welcher Stelle mit der Pflege begonnen wird.** Das Gesicht wird von den meisten Menschen als sehr intimer Bereich wahrgenommen, darum kann die erste Berührung an dieser Stelle als sehr übergriffig empfunden werden. Vor allem dann, wenn wir den Patienten noch nicht kennen, ist es hilfreich, an den Armen und Händen mit der Pflege zu beginnen
- **Berücksichtigung der aktuellen Situation des Patienten,** z. B. Intubation, Beatmungsschläuche, Drainagen, Katheter, Fixierungen, Zu- und Ableitungen
- **Beachtung der Kreislaufsituation,** z. B. Katecholamine, Kreislaufinstabilität bei Lageveränderung
- **Beachtung von Veränderungen der Vitalparameter,** z. B. Blutdruck, Puls, Atmung, Temperatur, Messwerte an der Beatmungsmaschine, während der Pflege
- **Beobachtung der Mimik, Gestik und lokalen Reaktionen,** z. B. Hautveränderungen
- **Prüfen von Vigilanz und Schmerzempfinden,** ggf. Analgosedierung oder Schmerztherapie anpassen, Anflutungszeit und Halbwertszeit der Medikamente berücksichtigen
- **Für Sicherheit sorgen,** z. B. Schutz gegen Herausfallen des Patienten, zweite Person zur Hilfestellung und/oder Seitenteil nach oben klappen
- **Hygienisch korrekte Arbeitsweise,** z. B. Tragen von Schutzkittel oder Plastikschürzen, 2-Schüssel-Methode einsetzen, konsequente Händedesinfektion und korrekter Wechsel von keimarmen

1

Handschuhen, Beachten der Waschreihenfolge von Körperpartien, Verwenden von Einmalwaschlappen im Intimbereich, Analbereich und an den Füßen; Bauchnabel evtl. mit Stieltupfern reinigen (Keimreservoir)

- **Intubierte und beatmete Patienten vor dem Flachlagern absaugen** (endotracheal, Hals-, Nasen-, Rachenraum), da die Gefahr der Mikroaspiration erhöht ist, Intervall der Flachlagerung so kurz wie möglich halten (Prävention der VAP)
- **Patienten mit Marcumar® oder Lysetherapie** trocken rasieren, ansonsten Nassrasur (Hygiene) bevorzugen
- **Beachtung persönlicher Arbeitserleichterung,** z. B. Bett auf Arbeitshöhe, Hilfsmittel bereitstellen und bei Bedarf Hilfe einfordern
- Entsorgung der Arbeitsmittel und Abschlussdesinfektion der Arbeitsfläche.

Dokumentation

Die Dokumentation der Körperpflege erfolgt zeitnah und umfasst das durchgeführte Assessment mit den daraus resultierenden Pflegeinterventionen, Hilfsmitteln und Zusätzen. Für eine erfolgreiche Evaluation im Pflegeprozess sind auch die Reaktionen des Patienten, wie Schmerz, Abwehr, Entspannung, Blutdruck- und Herzfrequenzveränderungen während der Pflegehandlung, auf die durchgeführten Maßnahmen wertvolle Indikatoren.

Wasserzusätze

Je nach Indikation können unterschiedliche Wasserzusätze – oder bei geringer Verschmutzung auch kein Zusatz – gewählt werden (➤ Tab. 1.21).

Tab. 1.21 Wasserzusätze bei der Ganzkörperwaschung

Indikationen	Substanz	Wirkungsmechanismus	Anwendung
Reinigung der Haut, bei geringer Verschmutzung und normaler Schweißbildung	Wasser	• Lösen von wasserlöslichem Schmutz	• Wassertemperatur nicht wärmer als Körpertemperatur des Patienten wählen, da sich die Poren öffnen und der natürliche Hydrolipidfilm der Haut beeinträchtigt wird
Reinigung der Haut, bei stärkerer Verschmutzung, starker Geruchsbildung	pH-neutrale Seifenzusätze	• Lösen von nicht wasserlöslichem Schmutz • Primär alkalisch (pH 8–11) • Lösbarkeit des Hydrolipidfilms • Austrocknen der Haut durch Verdunstung körpereigenen Wassers	• Gründliches Abspülen mit klarem Wasser erforderlich • Bei Bedarf Rückfettende Pflege mit W/O-Lotion
Reinigung der Haut, Patienten mit sehr trockener Haut	Ölige Waschzusätze	• Hohes Rückfettungspotenzial • Können die Hautporen verstopfen (nicht geeignet bei Fieber!)	• Haut nur trocken tupfen, damit der Ölfilm auf der Haut verbleibt • Anwendungshäufigkeit 2–3× pro Woche • Keine gleichzeitige Verwendung von Seifenzusätzen, Duftessenzen und Desinfektionsmitteln → evtl. Auslöser für Hautreizung bzw. Allergien
Reinigen der Haut ohne Wasser	Einmalwaschtücher mit pflegenden Substanzen (unterschiedliche synthetische Duft- und Pflegestoffe)	• Keine evidenzbasierten Daten über Wirkung und Effekt • Einsatz wird kontrovers diskutiert, da – Wasser als Element des Lebens als komplementäre Unterstützung nicht mehr genutzt wird – Die Materialbeschaffenheit kaum Möglichkeit zur Integration basal stimulierender Pflegehandlungen bietet	• Packung mit den Einmalwaschtüchern wird in der Mikrowelle kurz erhitzt • Kein Nachwaschen oder Cremen notwendig • Hygienische Arbeitsweise – da kein Wasser mit potenzieller Keimbesiedelung verwendet wird

Tab. 1.21 Wasserzusätze bei der Ganzkörperwaschung (Forts.)

Indikationen	Substanz	Wirkungsmechanismus	Anwendung
Desinfizierende Reinigung ohne Wasser bei Keimbesiedelung (MRSA, VRE)	Einmalwaschtücher mit desinfizierenden Inhaltsstoffen (Chlorhexidin, Polyhexanid)	• Studienergebnisse belegen eine Keimreduktion auf der Haut, jedoch keinen signifikanten Einfluss auf den weiteren Krankheitsverlauf • Physiologische Hautkeime werden früher reduziert als z. B. MRSA	• Anwendung wie oben • Resistenzentwicklung begünstigt • Normale Hautflora verliert ihre Funktion als Keimbarriere
Reinigung der Haut, Wohlbefinden fördern und Funktion des Hydrolipidfilm auf der Haut erhalten	Aromaöle (aus kontrollierter Herstellung) in Verbindung mit rückfettendem Emulgator	• Lösen von wasserlöslichem Schmutz • Unterstützung des sauren Hautmilieus • Olfaktorische Unterstützung der Körperwahrnehmung • Je nach Aromaöl, Beruhigung/Stimulation/Temperaturbeeinflussung • Antimikrobielle Eigenschaften bestätigt: Tee von Thymian, Salbei oder Rosmarin; Lavendelöl, Pfefferminzöl, Thymianöl	• Achtung, nur anwenden, wenn hausinterne Richtlinien dafür vorhanden sind • Verträglichkeit immer vor Anwendung testen, da Allergien und Hautreizungen möglich • Nach Möglichkeit Einverständnis des Patienten einholen

Prinzipien bei der Integration spezieller Pflegekonzepte

Individuelle Förderung und Unterstützung bei der Körperpflege durch Integration von speziellen Methoden und Konzepten:

• Basale Stimulation®
• Kinaesthetics®
• Bobath-Konzept
• Aromatherapie.

Über das Zusammenspiel von visuellen, akustischen, haptischen, olfaktorischen, gustatorischen und vestibulären Reizen und Empfindungen entstehen der Kontakt und die Beziehung. Ein angemessenes Verhältnis von Nähe und Distanz sorgen für den respektvollen und empathischen Umgang der Pflegenden mit den ihnen anvertrauten Patienten.

Ungeachtet dessen, ob wir bei der Körperpflege das Bobath-Konzept, die Basale Stimulation®, Kinaesthetics® oder Aromatherapie zur Unterstützung einsetzen möchten, gelten z. T. sehr ähnliche Grundsätze und Leitgedanken:

• Eine ruhige und stressfreie Umgebung stellt die notwendige Rahmenbedingung her
• Klare Kommunikation mit ruhiger und freundlicher Stimme fördert die Akzeptanz jeder Pflegemaßnahme
• Berührung mit der ganzen Handfläche und gleichmäßigem Druck unterstützt die Körperwahrnehmung und schafft Vertrauen

• Ruhige und gleichförmige Bewegung gibt Halt und fördert die Orientierung
• Idealerweise wird die Pflege von einer Person durchgeführt und Nebengespräche werden unterbunden.

Alle alternativen oder komplementären Pflegekonzepte haben ein gemeinsames Ziel: den Patienten in seiner Situation bestmöglich zu fördern, zu unterstützen, seine Ressourcen zu erhalten und Fähigkeiten wiederherzustellen.

Welche Pflegekonzepte nun im Einzelnen zum Einsatz kommen, oder ob es sich um ein breit gefächertes Repertoire aus verschiedenen Handlungsprinzipien handelt, der Patient sollte so viel wie möglich davon profitieren, aber auch nicht überfordert werden.

Basale Stimulation® ist ein Konzept zur Förderung von Menschen in krisenhaften Lebenssituationen, in denen ihre Austausch- und Regulationskompetenzen deutlich vermindert, eingeschränkt oder dauerhaft behindert sind. Dabei stehen die Fähigkeiten zur Wahrnehmung, Kommunikation sowie zur Bewegung im Zentrum des Konzepts. Durch einfache und grundlegende Austauschangebote und -hilfen werden Kompetenzen erhalten, gesichert und aufgebaut. www.basale-stimulation.de/konzept

Kinaesthetics® ist die Bezeichnung für die Erfahrungswissenschaft, die sich mit Bewegungskompetenz als einer der zentralen Grundlagen des menschlichen Lebens auseinandersetzt.

Der Begriff Kinaesthetics kann mit „Kunst/Wissenschaft der Bewegungswahrnehmung" übersetzt werden. Kinaesthetics basiert auf der Erfahrung und Wahrnehmung der eigenen Bewegung. Es führt zu einer erhöhten Achtsamkeit für die Qualitäten und Unterschiede der eigenen Bewegung in allen alltäglichen Aktivitäten. www.kinaesthetics.de

Das **Bobath-Konzept** macht Lernangebote, die dem Patienten nach einem individuellen pflegerischen Befund von Problemen, Ressourcen und Pflegezielen wiederholt und gezielt entgegengebracht werden. Lernangebote der Pflegetherapie sind insbesondere die Lagerung (Vermeidung bzw. Hemmung der Spastik), das Handling (Bewegungsanbahnung) und das Selbsthilfetraining (Anbahnung der Selbstpflegefähigkeit). Ein schematisiertes Arbeiten mit stets gleichförmigen „Übungen" ist nicht im Sinne des Bobath-Konzepts. Das Bobath-Konzept ist das weltweit in allen pflegerischen Bereichen erfolgreich angewandte Pflege- und Therapiekonzept zur Rehabilitation von Menschen mit Erkrankungen des ZNS, die mit Bewegungsstörungen, Lähmungserscheinungen und Spastik einhergehen (www.bobath-konzept-deutschland.de).

Aromaöle können zur Unterstützung im Heilungsprozess bei pflegerischen Handlungen eingesetzt werden. Die Duftstoffe regen die Emotionen und den Geruchssinn an und lösen über den hormonellen Weg physische Reaktionen aus. Die Verwendung von ätherischen Ölen darf nur in Absprache mit dem behandelnden Arzt erfolgen und sollte hausintern als Richtlinie zur Verfügung stehen. Eine effektive Aufnahme über die Haut kann nur geschehen, wenn dem Wasser ein Emulgator (Milch, Honig, etc.) beigefügt wird.

1.6.2 Hautpflege

Allgemeines

Die Haut ist nicht nur unser größtes Organ, sondern zugleich auch ein wichtiges Sinnesorgan mit vielfältigen Funktionen und Aufgaben. Sie ist Teil unseres Immunsystems, übernimmt Stoffwechselarbeit, ist an der Homöostase mitbeteiligt, begrenzt und beschützt unseren Körper nach innen und außen und unterstützt die Wärmeregulation des Organismus.

Im Laufe des Lebens verändert sich unsere Haut, sie verliert an Elastizität und Widerstandsfähigkeit. Sie wird dünner, trockener, regeneriert sich langsamer und wird somit anfälliger für Wunden, Krankheiten, Verletzungen und Infektionen. Auch krankheitsbedingte Situationen können zu einem veränderten Hautbild führen und das Risiko für Schäden maßgeblich erhöhen.

Der Hydrolipidfilm (Säureschutzmantel) der Haut hat bei einem pH-Wert zwischen 4,5 und 5,5 über die Regulation von Ausscheidung der Fettsäuren (Talgdrüsen) und Milchsäuren (Schweißdrüsen) eine stabile Barrierefunktion. Physikalische und chemische Reize, die auf unsere Haut einwirken, können deren Struktur beschädigen und sie nachhaltig beeinflussen. Wärme, Kälte, Druck, Reibung, Strahlung, Feuchtigkeit, Cremes, Lotionen, Öle, Seifen, Syndets, Tinkturen und vieles mehr sind Beispiele für einflussnehmende Faktoren und Substanzen.

In den letzten Jahren haben sich viele Produkte auf den Markt der Pflegeartikel gedrängt und alle versprechen beste Pflegeergebnisse. Unter Berücksichtigung von evidenzbasierten Daten und neuesten pflegewissenschaftlichen Ergebnissen reduziert sich das Angebot jedoch. Der nationale Expertenstandard „Dekubitusprophylaxe in der Pflege" des DNQP hebt die Fachkompetenz der Pflegenden in Bezug auf die Beurteilung der Haut und des Assessments der eventuell bestehenden Risikofaktoren für die Entstehung eines Dekubitus hervor. Er betont die beratende und ressourcenfördernde Kompetenz der Pflegekraft im Zusammenhang mit diesem Thema. Im Expertenstandard wird an keiner Stelle der Einsatz bestimmter Pflegeprodukte, Wasserzusätze oder Massagetechniken erwähnt. In Bezug auf die Hautpflege wird lediglich darauf hingewiesen, dass genügend Wissen zur Einschätzung des Hautzustands und geeigneter Interventionen zur Gewebserhaltung vorhanden sein müssen.

Aus all diesen Informationen leiten sich folgende Schlussfolgerungen ab:

- Ausreichendes Wissen und Kompetenz zum Thema Hautpflege, z. B. durch Pflegeexperten und Fachliteratur
- Sinnvolle Assessmentinstrumente zur Beurteilung des Hautzustands (Hauttemperatur, Be-

schaffenheit, Ödeme, Turgor, Elastizität, Dicke, Feuchtigkeitsgehalt, Erfassung von Farbe, Läsionen, Erytheme, Durchblutung, Hämatome, Geruch, Hygienezustand)

- Realistische und individuelle Zielformulierung für den betreffenden Patienten
- Gezielter Einsatz von empfohlenen (z. B. durch Studien belegte Wirksamkeit oder klinikintern geprüfte und zur Verwendung freigegebene) Pflegeprodukten unter dem Aspekt der Zielerreichung
- Pflegerituale in Frage stellen und sich von Leitsätzen trennen („viel hilft viel", „nur wenn es schäumt wird es wirklich sauber", „das haben wir schon immer so gemacht", etc.)
- Einsatz von Hautpflegeprotokollen kann Hautproblemen vorbeugen und fördert die Kontinuität der Durchführung geplanter Maßnahmen (> Tab. 1.22).

Da Perspiration und Talgproduktion im Alter abnehmen, entstehen auch weniger metabolische Abfallprodukte und Verunreinigungen auf der Haut. Mit diesem Wissen können Pflegende über die Häufigkeit der Ganzkörperwaschung, vor allem mit Zusätzen von Syndets und Seifen, reflektieren und individuell planen (> Tab. 1.23).

Je stärker die Haut in ihrer Struktur beschädigt oder verändert ist, desto mehr ist unsere Fachkompetenz in Bezug auf sinnvolle Hautpflege gefragt. Nach der Erhebung des Ist-Zustands, Benennung der Probleme und Vorgabe der Ziele erfolgt die Planung der notwendigen Interventionen.

Sinnvolle Ziele einer geplanten Hautpflege

- Der Hydrolipidfilm der Haut bleibt intakt und wird erhalten, bei einem pH-Wert von 5,5
- Die Haut ist gut ernährt, hat genügend Feuchtigkeit und bleibt elastisch
- Der Patient kommt seinem Bedürfnis nach Hautpflege nach und akzeptiert die notwendigen Pflegemaßnahmen
- Hautintegrität bleibt erhalten, es besteht Schutz vor Eindringen von Mikroorganismen und Entstehung von Verletzungen.

Pflegeprodukte – eine Übersicht

Tab. 1.22 Hautpflege bei unterschiedlichen Hauttypen

Hauttyp	Hauteigenschaft	Präparat	Wirkungsmechanismus
Normale Haut	• Glatt • Geschmeidig • Rosig • Elastisch	Leicht rückfettende Emulsion/Creme (W/O)	• Der Fettanteil führt der Haut Feuchtigkeit zu und hält die eigene Hautfeuchtigkeit zurück • Tiefenwirkung stärker als bei O/W-Lotionen • Gewährleistung von Wärmeaustausch • Luftdurchlässigkeit vorhanden
Fettige Haut (Seborrhoea oleosa)	• Stärkere Talgproduktion • Poren verstopfen • Neigt zu Mitessern und Pickeln	Hydrophile Creme (O/W ca. 70 % Wasseranteil)	• Wirkt kühlend • Begünstigt starke Verdunstung und spendet Feuchtigkeit • Der hohe Wasseranteil verursacht ein Aufquellen der Hornschicht und vergrößert die Hautoberfläche
Trockene Haut	• Spröde, rau, neigt zu Hautrissen • Keine Schweiß- und Talgproduktion • Poren nicht sichtbar, oft dünn und gespannt • Schuppenbildung	Lipophile Creme (W/O, ca. 30 % Wasseranteil)	• Hoher Fettanteil führt der Haut Feuchtigkeit zu und hält die eigene Hautfeuchtigkeit zurück • Tiefenwirkung stärker als bei O/W-Lotionen • Gewährleistung von Wärmeaustausch • Luftdurchlässigkeit vorhanden
Trocken-fettige Haut, Mischhaut	• Wenig Schweiß- und Talgproduktion • Fettige Schuppen	Rückfettende Emulsion/Creme (W/O)	• Gewährleistung von Wärmeaustausch, da der Fettfilm durch die Wasseranteile luftdurchlässig ist

Besonderheiten bei der Hautpflege

Pflegeprobleme, die eine besondere Hautpflege erfordern ➤ Tab. 1.23

V O R S I C H T
- Inhaltsstoffe von Pflegemitteln können Allergien auslösen
- Kein routinemäßiger Einsatz von Pasten und Salben
- Schwer zugängliche Hautpartien in Schienen, Antithrombosestrümpfen, unter Verbänden dürfen nicht übersehen oder vernachlässigt werden.

1.6.3 Augenpflege

Allgemeines

Das Auge ist ein komplex entwickeltes und hochempfindliches Sinnesorgan. Es ermöglicht uns nicht nur das Sehen und Erkennen unserer Umwelt, es unterstützt auch den Gleichgewichtssinn und die Wahrnehmung der Dreidimensionalität. Die Bindehaut (Konjunktiva) ist eine Schleimhaut und übernimmt nach den Augenlidern eine Schutzfunktion gegen Infektionen und das Eindringen von Fremdkörpern. Die nachgeordnete Hornhaut (Cornea) wird mit Nährstoffen und Sauerstoff aus dem Tränenfilm versorgt. Die Tränenflüssigkeit, bestehend aus wässrigen und fetthaltigen Phasen, versorgt die Bindehaut durch den regelmäßigen Lidschlag mit Feuchtigkeit und „Nahrung" und sorgt für den Abtransport von Stoffwechselprodukten. Bei einer Störung dieses Gleichgewichts reagiert das Auge sehr schnell mit einem Ödem der Hornhaut und einer verringerten Epithelregeneration. Somit erfordert Augenpflege eine spezielle Beachtung bei beatmeten und schwerkranken Menschen mit:

- Inkomplettem Lidschluss
- Mangelnder Tränenflüssigkeit und Verteilung
- Durchblutungsstörungen und Abflussbehinderungen durch ödematöse Veränderung der Augen (z. B. hohe Beatmungsdrücke)
- Strukturellen Schädigung durch Traumata
- Veränderter Tränenflüssigkeit durch Nebenwirkungen von Medikamenten.

Tab. 1.23 Pflegeprobleme, die eine besondere Hautpflege erfordern

Pflegeproblem	Ursachen/Hautmerkmale	Pflegemaßnahmen
Inkontinenz	• Starke hautangreifende Verunreinigung • Oft entzündliche Hautveränderungen	• Nach dem Waschen gut abtrocknen • Keine okkludierenden Salben und Pasten auftragen (z. B. Zinkpaste) • Keine luftundurchlässigen Inkontinenzmaterialien verwenden • Im Intimbereich prophylaktisch keine Salben und Cremes anwenden • Hilfsmittel bei Inkontinenz einsetzen, z. B. Fäkalkollektor®, Flexi-Seal® • Hautschutzprodukte anwenden, z. B. 3M™ Cavilon™; Schutz hält mehrere Tage und bildet keine Wärme- und Feuchtigkeitskammer
Pflaster- und elektroden-behaftete Haut	• Lokal gereizte und gerötete Hautpartien evtl. mit Juckreiz	• Pflasterverträglichkeit erfragen und beobachten • Hypoallergene Materialien bevorzugen • Kleinste und verträglichste Pflaster- bzw. -Klebevariante wählen • EKG-Elektroden tgl. umsetzen
Pilzbefall	• Gerötete oder weiß belegte Hautpartien (besonders im Intimbereich bzw. in Hautfalten)	• Betroffene Hautareale trocken und luftzugänglich halten • Nach ärztlicher Anordnung antimykotisch wirksame Salbe (dünn!) auftragen • „Pilzmischung" aus dem Bereich der Aromapflege (sofern hausinterner Standard vorhanden)
Intertrigo	• Rote, errosive, juckende und brennende Herde in den Körperfalten, z. B. der Analfalte, Damm, unter der Brust, unter der Bauchschürze, zwischen den Oberschenkeln	• Betroffene Hautbereiche trocken halten • Gründlich abtrocknen, nicht reiben oder rubbeln • Haut auf Hautkontakte in den Körperfalten vermeiden, z. B. durch Einlegen von Mullkompressen

Trockene Luft der Klimaanlagen im Intensivbereich fördert die Austrocknung der Schleimhaut zusätzlich. Die regelmäßige Inspektion, Beurteilung und Dokumentation der Augen im Rahmen der Gesichtspflege ermöglicht das rechtzeitige Erkennen von Veränderungen und die daraus abzuleitenden Interventionen.

Ziele

- Die Funktionsfähigkeit des Auges bleibt erhalten
- Die Cornea ist ausreichend mit Flüssigkeit und Vitaminen versorgt
- Der komplette Lidschluss ist gewährleistet
- Bei inkomplettem Lidschluss ist das Auge vor Austrocknung, Verletzung, Keimeinbringung geschützt.

Besonderheiten bei der Durchführung

Da wir an den Augen höchst empfindlich auf Berührung reagieren, ist die Vorbereitung und Information des Patienten auf die bevorstehende Tätigkeit von besonderer Bedeutung (➤ Tab. 1.24). Die Inspektion des Auges umfasst von außen nach innen folgende Punkte:

Welche Hilfsmittel und Pflegeprodukte für die Augenpflege zum Einsatz kommen, hängt maßgeblich von dem durchgeführten Assessment ab. Ist das Auge unauffällig und funktionsfähig, reicht das Abwaschen mit klarem Wasser im Rahmen der Gesichtswäsche.

- Auf einer wischdesinfizierten Arbeitsfläche werden die benötigten Materialien (z. B. Wasser, Kompressen steril/unsteril, Tupfer steril/unsteril, NaCl 0,9 %, Augentropfen, Augensalbe, Pflasterstreifen, Uhrglasverband) vorbereitet. Pflegeutensilien werden nicht auf dem Patienten oder im Bett abgelegt

Tab. 1.24 Kriterien bei der Inspektion der Augen

Beobachtung	Kriterien
Äußeres Aussehen (bei geschlossenem Auge)	Auffällig, unauffällig, verkrustet, Ödem, farbliche Veränderungen, Verletzungen, Sekretaustritt
Lidschluss	Komplett, inkomplett
Lidschlag	Vorhanden, nicht vorhanden
Inneres Aussehen und Funktion (bei geöffnetem Auge)	Sehfähigkeit (beim wachen Patienten), Pupillenreaktion, Größe und Form, Färbung der Skleren, Ödembildung, Feuchtigkeit, Einblutung, Anzeichen einer Entzündung

- Information des Patienten über die beabsichtigte Pflegemaßnahme
- Hygienische Händedesinfektion und Anlegen von keimarmen Einmalhandschuhen
- Sind Auffälligkeiten in der Beurteilung zu dokumentieren, ist die Durchführung der Augenpflege dementsprechend anzupassen. Bei inkomplettem Lidschluss, ödematöser Veränderung der Skleren, Infektionszeichen oder ähnlichen Beobachtungen, empfiehlt sich der Einsatz von sterilen Tupfern und NaCl 0,9 % zur **äußeren Reinigung**. Die Waschrichtung erfolgt vom äußeren zum inneren Lidwinkel. Salbenreste werden vorsichtig entfernt und anschließend wird die indizierte Augensalbe oder Augentropfen in den Bindehautsack appliziert (vorher evtl. Pupillenreaktion testen, da der Salbenfilm eine genaue Beurteilung beeinträchtigt). Danach wird das Augenlid vorsichtig geschlossen und bei Bedarf mit hautfreundlichem Pflasterstreifen oder Uhrglasverband zum Schutz verschlossen (z. B. für die Bauchlage oder nach Augentraumata)

VORSICHT

Konus der Tube oder der Tropfen darf das Auge nicht berühren! Verfallsdatum und Temperaturstabilität der Tropfen und Salben kontrollieren!

- Ist nur ein Auge entzündlich verändert, ist die Keimübertragung ins andere Auge bei der Pflege zu vermeiden
- Bei der Fixierung von Tubus oder Magensonde ist darauf zu achten, dass kein Zug auf die Augenumgebung ausgeübt wird, da dies die Durchblutung eingeschränkt und die Versorgung des Auges damit beeinträchtigt wird
- Bei der Lagerung der Patienten muss auf die konsequente Augenfreilagerung geachtet werden. Verletzungen des Auges entstehen in kürzester Zeit und haben schwerwiegende Folgen
- Entsorgung der Arbeitsmittel und Abschlussdesinfektion der Arbeitsfläche.

Augensalben und Augentropfen

Aufgrund der Vielzahl an Tropfen, Salben und Gelen, soll die nachfolgende Tabelle nur die am häufigsten eingesetzten Wirkstoffe abbilden (➤ Tab. 1.25). Pfle-

Tab. 1.25 Auswahl zu Augensalben und Augentropfen

Produkt	Wirkung
Augensalbe Wirkstoff: Dexpanthenol (wird im Körper zu Pantothensäure = Vitamin B_5 umgewandelt)	Als umgebauter Bestandteil des Coenzym A erhöht sich die Feuchtigkeitsspeicherkapazität und der Hautstoffwechsel wird unterstützt. Neubildung und Regeneration der Zellen, entzündungshemmend, wundheilungsfördernd und juckreizlindernd **Besonderheit:** selten Kontaktallergie möglich; Sehbeeinträchtigung während der Anwendung am Auge
Augengel Wirkstoff: Polyacrylsäure (Carbomer), synthetische Tränenflüssigkeit	Tränenersatzmittel bei trockenem Auge, bei gestörter Tränenproduktion und zur symptomatischen Behandlung des trockenen Auges **Besonderheit:** Die durchsichtige Gelform erlaubt das Sehen und die kontinuierliche Beurteilung der Pupillen; 2-stündliche Anwendung erforderlich; Allergische Reaktionen auf Konservierungsstoffe möglich
Vitamin-A-Augensalbe Wirkstoff: Retinol, Stoff aus der Vitamin-A-Gruppe (Vitamin A_1)	Vitamin A unterstützt die Epithelisierung von Bindehaut und Hornhaut, es trägt zur Ernährung und dem Feuchthalten der Cornea bei **Besonderheit:** Sehen ist weniger eingeschränkt als bei Dexpanthenolprodukten; Überempfindlichkeitsreaktionen sind möglich
Augentropfen Wirkstoff: Tetryzolin-Hydrochlorid = α-Sympathomimetika	Vasokonstriktion durch Beeinflussung des vegetativen Nervensystems. Abschwellende und reizlindernde Wirkung auf die Bindehaut. Vermindert die Produktion von Tränenflüssigkeit **Besonderheit:** Durch die sympathomimetische Wirkung, sind dementsprechende Nebenwirkungen (Herzklopfen, Kopfschmerzen, Tremor, RR-Anstieg) möglich
Augentropfen Wirkstoff: Polyvinylalkohol und Povidon = Filmbildner	Physikalisch-chemisches Gleitmittel, stabilisiert den Tränenfilm. Kontaktzeit an der Cornea und präcorneales Tränenvolumen wird erhöht **Besonderheit:** Augenirritationen und Unverträglichkeitsreaktionen sind möglich

gende orientieren sich bei der Auswahl von Pflegeprodukten am festgestellten individuellen Pflegebedarf des Patienten, an den hausinternen Richtlinien und Standards. Sie stellen ihre Fachkompetenz durch genaue Kenntnis der eingesetzten Produkte sicher.

Dokumentation

Die Dokumentation der Augenpflege umfasst das durchgeführte Assessment, die daraus resultierenden Pflegeinterventionen, die Reaktion des Patienten (Schmerzen, Abwehr) und die Pupillenreaktion/Augenstellung.

Tipp
- Blutkrusten vorsichtig und langsam mit NaCl 0,9 % anfeuchten → nicht scheuern oder reiben, da schmerzhaft und Nachblutungsgefahr
- Traumatisierte, geschwollene Augen vorsichtig ohne großen Druck kühlen
- **Augenspülungen mit 0,9 % NaCl werden nicht mehr routinemäßig durchgeführt,** da die Schutzfunktion durch die Reduzierung des natürlichen Trä-

nenflusses nach der Spülung verloren geht; Verletzungsgefahr der Cornea durch die Druckeinwirkung beim Einspülen
- Kamillenlösung oder Tee ist kontraindiziert, da allergische Reaktionen möglich sind und ein Austrocknen des Auges begünstigt wird.

1.6.4 Nasenpflege

Allgemeines

Die Nase verfügt über ein breites Spektrum an Funktionen und verdient nicht zuletzt als unser empfindliches Geruchsorgan Beachtung. Unsere Nasenschleimhaut (Mucosa nasi) ist mit Flimmerhärchen (Zilien) besetzt und sorgt für einen kontinuierlichen Abtransport von Bakterien und Verunreinigungen. Als Teil der oberen Atemwege erwärmt und befeuchtet sie die Einatemluft auf dem Weg zur Lunge.

Ist die Funktion der Nase in Krankheitssituationen eingeschränkt, beeinträchtigt oder ausgeschaltet

(Tubus, Sonden, Trauma), muss ihre Funktionsfähigkeit erhalten oder wieder hergestellt werden.

Ziele

- Erhaltung bzw. Wiederherstellung des Geruchssinns
- Nasenschleimhaut ist intakt und hat genügend Feuchtigkeit
- Der Sekretabfluss ist gewährleistet
- Hilfsmittel (Sonden, Tubus, Fixierungsmaterial) werden toleriert und die Nasenschleimhaut sowie die äußere Nase bleiben intakt
- Die Funktion der Anfeuchtung und Erwärmung der Einatemluft ist gewährleistet.

Besonderheiten bei Durchführung

Auch bei der Nasenpflege steht zu Beginn die Inspektion und Beurteilung des Organs. Ist die Nase intakt und funktionsfähig, wird die Pflege im Rahmen der Gesichtswäsche mit klarem Wasser integriert und der Patient kann seine Gewohnheiten diesbezüglich umsetzen. Die Wasserqualität (Legionellen in alten Wasserleitungen) muss an dieser Stelle besonders berücksichtigt werden, die Keimfreiheit sollte von Seiten der Krankenhaushygiene (> Kap. 2) sichergestellt sein. Ansonsten wird filtriertes Wasser oder NaCl 0,9 % zur Reinigung empfohlen.

Wird z. B. über eine Nasensonde Sauerstoff appliziert, besteht die Gefahr der Austrocknung der Nasenschleimhaut, eine Pflegeintervention wird notwendig.

Bei intubierten Patienten kann eine Nasenpflege im Rahmen der Gesichtspflege wie folgt durchgeführt werden:

- Vorbereitung aller benötigten Materialien, z. B. dünne Watteträger, filtriertes Wasser oder NaCl 0,9 %, Salbe, Tropfen, Fixierungsmaterial, Hydrokolloidpflaster, Kompressen, Tupfer, auf einer wischdesinfizierten Arbeitsfläche
- Information über die beabsichtigte Pflegemaßnahme
- Hygienische Händedesinfektion und Anlegen von keimarmen Einmalhandschuhen
- Sekret aus Nase, Mund und Rachen steril und atraumatisch absaugen, dabei Katheter ohne Sog einführen

- Dünne Watteträger mit NaCl 0,9 % tränken, Naseneingänge damit reinigen, Verkrustungen vorsichtig lösen
- Nasenschleimhaut inspizieren
- Mit dünnen Watteträgern Nasensalbe über den Naseneingang einbringen und Nasenschleimhaut vorsichtig eincremen
- Tubus- und/oder Sondenfixierung entfernen, ggf. vorher anfeuchten, Pflasterreste beseitigen
- Nasensonde bzw. Nasotrachealtubus frei im Naseneingang fixieren, wenn möglich Befestigungsstelle verändern
- Bei Patienten mit sehr empfindlicher Haut Nasensonde bzw. Nasotrachealtubus ggf. mit Hydrokolloidpflaster unterpolstern
- Entsorgung der Arbeitsmittel und Abschlussdesinfektion der Arbeitsfläche.

Nasensalben und Nasentropfen

Aufgrund der Vielzahl an Tropfen und Salben, soll die nachfolgende Tabelle nur die am häufigsten eingesetzten Wirkstoffe abbilden (> Tab. 1.26). Pflegende orientieren sich bei der Auswahl von Pflegeprodukten am festgestellten individuellen Pflegebedarf des Patienten, an den hausinternen Richtlinien und Standards. Sie stellen ihre Fachkompetenz durch genaue Kenntnis der eingesetzten Produkte sicher.

Dokumentation

Die Dokumentation der Nasenpflege umfasst das durchgeführte Assessment, die daraus resultierenden Pflegeinterventionen und die Reaktion des Patienten (Schmerzen, Abwehr). Hinzu kommen die Liegezeit und Lage von Sonden und Tuben.

V O R S I C H T
- Behutsames Durchführen der Pflegemaßnahmen wegen Verletzungsgefahr der Nasenschleimhaut, evtl. Blutungen
- Keine Verwendung von öligen Reinigungssubstanzen, diese können in den Rachen und die Trachea laufen und eine Aspirationspneumonie induzieren
- Salben nicht zu dick in den hinteren Bereich der Nase einbringen → Infektionsgrundlage für Sinusitis besonders bei nasal intubierten Patienten.

Tab. 1.26 Auswahl zu Nasensalben und Nasentropfen

Produkt	Wirkung
Nasensalbe Wirkstoff: Dexpanthenol (wird im Körper zu Pantothensäure = Vitamin B$_5$ umgewandelt)	Als umgebauter Bestandteil des Coenzym A erhöht sich die Feuchtigkeitsspeicherkapazität und der Hautstoffwechsel wird unterstützt. Neubildung und Regeneration der Zellen, entzündungshemmend, wundheilungsfördernd und juckreizlindernd. Unterstützt die Heilung bei Schädigungen an der Nasenschleimhaut. Besonderheit: Unverträglichkeit und allergische Reaktion möglich. Salbe darf nur dünn in die Nase aufgetragen werden, Gefahr der Infektion der unteren und oberen Atemwege bei starker Ansammlung von Salbenresten, die nach unten wandern
Nasensalbe Wirkstoff: Mupirocin (Ca), Antibiotikum zur Beseitigung von MRSA auf der Nasenschleimhaut	Als bakterielles Enzym (Pseudomonas fluorescens) wird die bakterielle Proteinbiosynthese inhibiert. Besonderheit: Lokale Anwendung bei positivem MRSA-Nasenabstrich, für 5–7 Tage
Nasentropfen Wirkstoff: Xylometazolin Hydrochlorid = α-Sympathimimetikum	Rhinologika mit vasokonstriktorischer Wirkung. Schleimhautabschwellung und Sekretabfluss wird begünstigt. Besonderheit: keine Daueranwendung, wegen der Gefahr chronischer Schwellung und Schwund der Nasenschleimhaut. Durch die sympathomimetische Wirkung, sind dementsprechende Nebenwirkungen (Herzklopfen, Kopfschmerzen, Tremor, RR-Anstieg) möglich

1.6.5 Mundpflege

Allgemeines

Der Mund stellt als Körperöffnung den obersten Teil des Verdauungstrakts dar und übernimmt somit einen wichtigen Part bei der Nahrungsaufnahme. Er ermöglicht uns als Teil der Stimmerzeugung das Sprechen und ist ebenso an der Atmung mitbeteiligt.

Eine Veränderung der Mundflora, strukturelle Schädigungen (Lippen, Zunge, Mundhöhle, etc.), Erkrankungen und Infektionen der Mundschleimhaut und viele andere Komplikationen können den Krankheitsverlauf des Patienten ungünstig beeinflussen.

Der Stellenwert der Mundpflege in der Intensivpflege war stets hoch, aber deren Bedeutung hat sich im Zuge der Studien zur ventilatorassoziierten Pneumonie (VAP-Studien von O'Keefe-McCarthy, Santiago & Lau) nochmals deutlich erhöht. Die Studien zeigten, dass die Pneumonierate bei beatmeten Patienten signifikant reduziert werden konnte, wenn folgende Kriterien in deren Therapie und Pflege berücksichtigt wurden:

- Konsequente Händehygiene (RKI-Hygieneempfehlungen)
- Kontinuierliche Oberkörperhochlage von mindestens 45 % in Kombination mit der Absaugung von subglottischen Sekreten, zur Aspirationsprophylaxe
- Cuff-Druck kontinuierlich über 25 cmH$_2$O
- Täglicher Weaningversuch und frühe Extubation, mit Weaningprotokoll
- Selektive orale Dekontamination (SOD) mit 2 % Paste Polymyxin E, Tobramycin und Amphotericin B alle 6 Stunden (Diese Empfehlung wird kontrovers diskutiert, aufgrund möglicher Resistenzentwicklung)
- Einsatz von antiseptischen Mundpflegelösungen (Chlorhexidin 0,12 %–0,2 %) und ausreichende Zahnhygiene (Zähneputzen mit effektiver Plaqueentfernung).

Es wird deutlich, dass ein Assessment für die Beurteilung der Mundhöhle und der Zähne, sowie die daraus folgerichtig abgeleiteten Interventionen unerlässlich geworden sind. In der Literatur findet man unterschiedliche Assessmentinstrumente (z. B. Activities of Daily Oral Hygiene [ADOH], Brief Oral Health Status Examination [BOHSE], Minimum Data Set [MDS, Teilbereich], Mucosal Plaque Index [MPS], Oral Health Assessment Tool [OHAT]), beispielhaft soll an dieser Stelle das BRUSHED-Modell (> Tab. 1.27) dienen.

Tab. 1.27 BRUSHED-Modell* (Abidia, 2007)

	Beobachtung	Mögliche Charakteristiken/Merkmale
B	Bleeding – Blutung	Zahnfleisch, Schleimhaut, Antikoagulanzien
R	Redness – Rötung, Entzündung	Stomatitis, Zunge, Zahnfleisch
U	Ulzeration – Geschwür	Größe, Ausprägung, Herpes, Infektion
S	Salvia – Speichel	Mundtrockenheit, Menge, Merkmale
H	Halitosis – Mundgeruch	Azidose, Infektion
E	External Factors	Intubation, Rhagaden
D	Debris	Fremdkörper, sichtbare Plaque

* Beispiel für ein Assessmentinstrument, dessen Ziele Prophylaxe, Therapie und Vermeidung weiterer Komplikationen umfassend abbildet. Es kann auf die individuellen Handlungsanforderungen und Dokumentationsbedürfnisse der durchführenden Berufsgruppe angepasst werden.

Ziele

- Erhaltung bzw. Wiederherstellung einer intakten, sauberen und feuchten Mundschleimhaut sowie einer belagfreien Zunge
- Physiologisches Keimmilieu und Mundflora
- Mund und Zähne sind frei von Speiseresten und Sekreten
- Zähne sind frei von Plaque und Karies
- Zahnfleisch, Zähne und Lippen sind strukturell intakt
- Nahrungsaufnahme und Schluckakt beschwerdefrei
- Ohrspeicheldrüsentätigkeit regelrecht.

Besonderheiten bei der Durchführung

Kann ein Patient in seiner Krankheitssituation essen, trinken und selbstständig Mundpflege durchführen, ist die Übernahme einer speziellen Mundpflege nicht angezeigt. Zweimal täglich Zähneputzen und regelmäßiges Ausspülen werden ihm ermöglicht.

Ist ein Patient intubiert, sediert oder bewusstseinseingeschränkt, erweitert sich das Spektrum der Pflegeinterventionen deutlich. Medikamente und Therapieverfahren (Chemotherapie, Bestrahlung, Lyse) können ebenso zu Veränderungen der Mundschleimhaut und den organischen Strukturen des Mundes führen. Auch hier findet die Mundpflege besondere Beachtung.

- Vorbereitung aller benötigten Materialien (➤ Tab. 1.28, ➤ Tab. 1.29), z.B. Holzspatel und Stablampe, Zahnbürste, Zahnpaste, Tupfer, Schaumstoffapplikatoren, Spüllösung, Absaugkatheter, Fixierungsmaterial für Tubus, auf einer wischdesinfizierten Arbeitsfläche
- Information über die beabsichtigte Pflegemaßnahme
- Hygienische Händedesinfektion und Anlegen von keimarmen Einmalhandschuhen
- Schutztuch unterlegen, Oberkörper hoch lagern
- Ablauf der Magensonde sicherstellen, ggf. Sondenkostgabe unterbrechen, da jede Stimulation im Mundbereich zu Übelkeit oder Erbrechen führen kann
- Sekret aus Nase, Mund und Rachen steril und atraumatisch absaugen, dabei Katheter ohne Sog einführen
- Vorhandene Borken und ablösende Salbenreste auf den Lippen, Beläge der Zunge und der Mundhöhle mit einem Zungenreiniger bzw. einer weichen Zahnbürste lösen, anschließend wegspülen bzw. vorsichtig absaugen
- **Plaqueentfernung:** Die Zahnreinigung (Zahnbürste) zur Plaqueentfernung erfolgt 2× täglich, die Reinigung der Zahnzwischenräume mit Interdentalraumbürstchen 1× tägl.
- Die Reinigungsmethode orientiert sich am Patienten:
  – Zähne mit weicher, kleiner Zahnbürste putzen, von „rot nach weiß" (vom Zahnfleisch zu den Zähnen), anschließend Mund spülen, mittels Munddusche oder Spritze mit aufgesetztem Absaugkatheter bis die Zahnpasta vollständig entfernt ist, Flüssigkeitsansammlungen vorsichtig absaugen

Tab. 1.28 Übersicht über verschiedene Mundpflegematerialien

Pflegematerialien	Indikationen/Wirkung	Besonderheiten
Holzspatel und Stablampe	• Verwendung zur Inspektion und Beurteilung des Mundes, Mundschleimhaut, Zunge, Zähne und Zahnfleisch	• Vorsichtige Anwendung, besonders bei Patienten mit Blutungsgefahr
Interdentalbürsten	• Mechanische Säuberung der Zahnzwischenräume	• Zeitaufwendig, Akzeptanz des Patienten erforderlich • Blutungsgefahr
Elektrische Zahnbürste	• Effektivste Reinigungsmethode zur Mundhygiene • Plaqueentfernung	• Benützung der patienteneigenen Zahnbürste • Die Anwendung orientiert sich am Zustand des Patienten
Weiche Zahnbürste und Zahnpasta	• Effektive Reinigungsmethode zur Mundhygiene • Plaqueentfernung	• Benützung der patienteneigenen Zahnbürste • Die Anwendung orientiert sich am Zustand des Patienten
Zungenreiniger	• Effektive Reinigung des Mundes sowie des Zungenbelags	• Geringer Zeitaufwand • Weniger Würgereiz • Bessere Toleranz • Verbesserung des Essverhaltens
Peanklemme und Mull-Gaze-Tupfer	• Anfeuchten der Mundschleimhaut • Reinigung des Mundes sowie losgelöster Beläge	• Verwendung umstritten, wegen Verletzungsgefahr • Möglicher Würgereiz • Unzureichend zur Plaque-Beseitigung • Bei Patienten mit natürlichem Gebiss sind diese Instrumente nur kurzfristig anzuwenden
Wattestäbchen, Schaumstoff-Applikatoren	• Anfeuchtung der Mundschleimhaut sowie Reinigung des Mundes • Bei Mundschleimhautschädigungen oder Blutungsgefahr	• Unzureichend zur Plaque-Beseitigung • Bei Patienten mit natürlichem Gebiss sind diese Instrumente nur kurzfristig anzuwenden
Atomiseur-Munddusche	• Einsatz bei Kieferverdrahtung • Zur Reinigung der Zähne sowie Massage der Gingiva	• Kein Wegspülen von Belägen • Aspirationsgefahr, gleichzeitige Absaugung erforderlich
Absaugkatheter	• Entfernung von Sekretansammlungen	• Achtung bei Patienten mit Blutungsgefahr

– Ist das Zähneputzen nicht möglich, Watteträger oder Tupfer anfeuchten und nacheinander Wangentaschen, Zahnfleisch, oberen Gaumen, unteren Gaumen und Zunge auswischen, ggf. mit neuem Watteträger wiederholen

– Bei der patientengeführten, unterstützenden Mundpflege führt die Pflegekraft die Hand des Patienten mit dem einzusetzenden Mundpflegematerial zur Reinigung der Mundhöhle und evtl. der Zähne

– Gegebenenfalls Zahnprothesenpflege mit Zahnbürste und Zahncreme oder Selbstreinigungstabletten

• Mund erneut auf Blutungen, Hämatome, Beläge, Läsionen, Rhagaden, entzündliche Prozesse, Soor und Karies inspizieren; ggf. Pflegemittel auftragen (➤ Tab. 1.30)

• Lippenpflege mit Fett- oder Bepanthensalbe® durchführen

• **Befeuchtung:** Alle 2–4 h ist *zusätzlich* eine Mundhygiene bei sedierten bzw. bewusstseinseingeschränkten Patienten notwendig (zur Anfeuchtung des Mundes nur sterile Flüssigkeiten verwenden)

• Arbeitsmaterialien entsorgen und Arbeitsfläche wischdesinfizieren.

Besonderheiten beim intubierten Patienten

Untersuchungen haben gezeigt, dass kein Zusammenhang zwischen Häufigkeit der Tubusumlagerung und Entstehung einer Tracheomalazie zu erkennen ist. Die Tubusumlagerung einmal in 24 Stunden ist ausreichend und orientiert sich an den sichtbaren (Läsionen an Lippen, Mundschleimhaut, Gaumen) Kriterien.

- Bei wachen Patienten auf ausreichende Analgesie achten, da Manipulationen am Tubus sehr schmerzhaft und unangenehm sein können
- Cuffdruck prüfen und für die Zeit der Mundpflege höher blocken → bei zu niedrigem Cuffdruck besteht Aspirationsgefahr!
- Tubuslage kontrollieren, höher als 25 cmH$_2$O blocken
- Tubusfixierung zur Vermeidung von Hautdefekten schonend lösen
- Mundpflege/Zahnreinigung durchführen → Tubus bei gelöster Fixierung sichern und beobachten!
- Nur sterile Flüssigkeiten zur Mundpflege verwenden
- Die Zunge mit einem Holzspatel vorsichtig herunterdrücken und den Tubus in den anderen Mundwinkel umlagern, auch auf die Umlagerung im Rachenraum wegen möglichen Druckstellen achten
- Beißschutz bei Bedarf erneuern (Mullbinde, Guedeltubus®, Beißkeil)
- Bei sehr empfindlichen Lippen evtl. in die Mundwinkel Kompressen als Schutz einlegen
- Tubusfixation mit einem Tubusbändchen
- Tubuslagekontrolle, Cuffdruckkontrolle, Auskultation der Lunge und bei Bedarf endotracheal absaugen
- Zug und Druckentlastung am Tubus durch spannungsfreies Zuführen der Beatmungsschläuche gewährleisten.

Besonderheiten bei Patienten mit nasalem Tubus

- Grundsätzlich Mundpflege wie bei der oralen Intubation
- Mundpflege kann einfacher durchgeführt werden
- Nasenpflege mit *dünnen* Wattestäbchen durchführen
- Nasensalbe mit *dünnen* Watteträgern einbringen und Nasenschleimhaut vorsichtig eincremen
- Tubus bei Zeichen eines Dekubitus oder Schmerzen in der Nase mit Hydrokolloidpflaster abpolstern
- Fixationspflaster des Tubus am Nasenrücken 1× tgl. wechseln, ggf. Nasenrücken mit Hydrokolloidplatte schützen und Fixierungspflaster darauf befestigen.

Dokumentation

Die Dokumentation der Mundpflege umfasst das durchgeführte Assessment, die daraus resultierenden Pflegeinterventionen und die Reaktion des Patienten (Schmerzen, Abwehr, Veränderung der Vitalparameter, Veränderung der Beatmungsparameter, Husten, Erbrechen). Hinzu kommt die Liegezeit und Lage von Sonden und Tuben, Angabe des Fixationsmaterials und Auskultation der Lunge.

Tab. 1.29 Übersicht über verschiedene Mundpflegemittel

Mundpflegemittel/Wirkstoffe	Indikation/Anwendung	Besonderheiten
Steriles Wasser, filtriertes Wasser	Reinigend	Kann eingesetzt werden, wenn andere Reinigungsmaßnahmen oder -mittel nicht angebracht sind
Kamille (als Blütenaufguss, Teeaufgussbeutel oder als Fertigextrakt); Salbei (als Teeaufgussbeutel, Tinktur)	• Soor- und Parotitisprophylaxe • Antibakterielle Eigenschaft • Entzündungshemmende Eigenschaft • Prävention oder Behandlung von Mukositis, Gingivitis (keine gesicherte wissenschaftliche Grundlage)	• Salbeianwendungen nicht > 14 Tage (das Thujon besitzt bei höherer Dosierung/langfristiger Anwendung toxische Wirkungen) • Austrocknende Wirkung
Mundspüllösung (Konzentrat) mit Wirkstoffkombination: Salbeiöl, Eukalyptusöl, Pfefferminzöl, Zimtöl, Nelkenöl, Fenchelöl, Anisöl, Levomenthol, Thymol	• Prophylaxe und Behandlung von Stomatitis, Gingivitis, Soor und Aphthen • Als Mundspüllösung, in Mundduschen oder zum Auftragen mit Watteträgern geeignet (keine gesicherte wissenschaftliche Grundlage)	• Lösung entsprechend der Gebrauchsanweisung verdünnen • Enthält Alkohol • Überempfindlichkeitsreaktionen oder Allergien auf Inhaltsstoffe möglich

Tab. 1.29 Übersicht über verschiedene Mundpflegemittel (Forts.)

Mundpflegemittel/Wirkstoffe	Indikation/Anwendung	Besonderheiten
NaCl 0,9 %	• Granulationsfördernd, reinigend • Bei Stomatitis	Kann eingesetzt werden, wenn andere Reinigungsmaßnahmen oder -mittel nicht angebracht sind
Verdünntes PVP-Jod	Antiseptische/antimikrobielle und reinigende Wirkung	• Stark färbend • Bei längerer Anwendung Jod-Resorption möglich (Eingriff in den Schilddrüsenstoffwechsel)
Gebrauchsfertige Mundspüllösung mit den Inhaltsstoffen: Makrogol, Natriumhydrogenkarbonat, Chlorhexidin	• Reinigend, schmerzlindernd, antiseptisch • Bei Mucositis und Mundtrockenheit • Vor allem nach Chemotherapie und Strahlenbehandlung (Schleimhautschädigung) • Löst Beläge und Verkrustungen	• Allergische Reaktionen und Zahnverfärbung möglich • Unverdünnte Anwendung, Nachspülen nicht notwendig
Octenidin-hydrochlorid 0,2 %–2,0 %	• Antiseptische/antimikrobielle/fungizide und reinigende Wirkung • Dekontamination von MRSA • Bei Parodontitis und Gingivitis • Keine Resistenzbildung	• Alkoholfrei und chlorhexidinfrei • Schonend für die Mundschleimhaut • Einwirkzeit beachten • Nachspülen erforderlich
Chlorhexiditin, Hexetidin	• Desinfektion des Mund-Rachenraums • Vorübergehende Keimzahlreduktion • Parodontitis • Aphten • Bei Infektionen im Mund-/Rachenraum • Resistenzbildung möglich	• Enthält Alkohol (nicht bei Alkoholkranken anwenden) • Keine Anwendung bei Mundschleimhautläsionen, da gewebetoxisch und wundheilungshemmende Wirkung • Verfärbungen von Zähnen und Zunge möglich • Geschmacksirritationen
Dexpanthenol	• Prophylaxe und Therapie der Stomatitis • Aufweichen und Ablösen von Borken • Regeneration des Epithels, Aphthen • Soor- und Parotitisprophylaxe • keine gesicherte wissenschaftliche Grundlage	• Lösung mehrmals täglich zur Mundhygiene anwenden • Einsetzbar zum Lösen, Einpinseln oder Spülen bei Wunden und Läsionen im Mund- und Rachenbereich
Glyzerin, Zitronensäure, Limonenextrakte	• Prä- bzw. postoperativ bei Nahrungskarenz • Erfrischend, geschmacksverbessernd	• Erfrischend und angenehmer Geschmack • Nicht zur effektiven Mundpflege geeignet • Nur vorübergehende Anwendung bei intakter Mundschleimhaut, wirkt austrocknend
Antimykotika (z. B. Amphotericin B)	• Therapie bei Soorinfektionen • Antimykotisch, antiseptisch	• Nach ärztlicher Verordnung • Suspension kann zu Entzündungen der Zungenschleimhaut, Magen-Darm-Beschwerden, Emesis und Diarrhö führen

Tab. 1.30 Übersicht über häufig vorkommende Veränderungen im Mundbereich beim Intensivpatienten

Veränderung	Symptome	Ursache	Maßnahme/Therapie
Trockene Zunge, trockene Mundschleimhaut (Xerostomie)	Trockene Zunge, trockene Mundschleimhaut	• Mundatmung • Fieber • Negativbilanzierung • Medikamentennebenwirkungen (Psychopharmaka) • Ungenügend angewärmte/angefeuchtete Atemluft	• Alle 2–4 h Befeuchtung durchführen • Alle 4–6 h Mundpflege durchführen • Bilanz nach ärztlicher Anordnung ausgleichen • Temperaturkontrolle, evtl. Fiebersenkung • Atemluft anwärmen/anfeuchten
Zungenbelag	Zäher gelb-braun, borkiger Belag, fest haftend bis abziehbar	Fehlende, mechanische Reinigung (Nahrungskarenz)	Plaqueentfernung: Beläge mit Zungenreiniger oder weicher Zahnbürste entfernen und ausspülen
Mundgeruch (Halitosis)	Mundgeruch	• Mangelnde Mundhygiene • Gingivitis • Begleiterscheinung bei Erkrankungen, z.B. der Niere, Leber, Darm und bei Diabetes mellitus • Negativbilanzierung	• Plaqueentfernung (➤ oben) • Alle 2–4 h Befeuchtung durchführen • Bilanz nach ärztlicher Anordnung ausgleichen
Soor	Weißer, fest haftender Zungenbelag	• Mangelnde Mundhygiene • Aufsteigende Infektion • Immunsuppression	• Befeuchtung • Alle 4–6 h Mundpflege durchführen • Moronal®-Tinktur nach ärztl. Anordnung
Zahnfleischbluten	Zahnfleischbluten	• Gerinnungsstörung • Gingivitis	Mundhygienetätigkeiten äußerst vorsichtig durchführen
Aphten	Kleine, rundliche an Zunge, Zahnfleisch, Gaumen und Wangenschleimhaut auftretende Erosionen, Schmerzen bis zur Nahrungsverweigerung	Häufig mechanische Ursachen, z.B. Fixierbändchen des oralen Tubus, Zahnprothese, Kieferverdrahtung	• Befeuchtung • Salbei- bzw. Kamillenteespülung • Salviathymol® N
Rhagaden	Kleine schmerzhafte Hautrisse an Mund- und Nasenwinkeln	• Eisen- und Vitaminmangel • Überdehnung der Haut	Eincremen, z.B. mit Bepanthensalbe®
Stomatitis	Gerötete, geschwollene Mundschleimhaut, brennende Schmerzen, Trockenheitsgefühl, Mundgeruch	• Mangelnde Mundhygiene • Infektion	• Befeuchtung • Salbei- bzw. Kamillenteespülung • Bepinseln mit Pyralvex® oder Myrrhentinktur • Salviathymol® N
Herpes labialis	Schmerzhafte, kleine, in Bläschen übergehende Erhebung an den Lippen und der Mundschleimhaut, Borkenbildung nach Aufplatzen der Bläschen	• Schmierinfektion • Herpesinfektion	• Abheilungsprozess oft selbstständig • Aciclovirsalbe nach ärztlicher Anordnung

VORSICHT

• Beim Berühren des Gaumens oder der Zunge kann ein Brechreiz ausgelöst werden, daher mit Pflegematerial nicht zu tief in den Rachenraum eindringen
• In einer von Gottschalck (2002) durchgeführten Literaturstudie über häufig vorkommende Mundprobleme und deren Behandlung wurde festgestellt, dass weitgehend fachwissenschaftlich orientierte Begründungen für oder gegen einzelne Mundhygienemaßnahmen fehlen
• Die interdisziplinäre Zusammenarbeit zwischen Intensivpflegenden, Ärzten, Zahnärzten und Dentalhygienikern ist für den Patienten mit Mundproblemen von großem Nutzen.

Literatur siehe Anhang

1.7 Ernährung und Verdauung
Kristin Loehnert

1.7.1 Stoffwechselveränderungen bei Intensivpatienten

DEFINITION

Eine **Mangelernährung** ist ein anhaltendes Defizit an Energie und/oder Nährstoffen im Sinne einer negativen Bilanz zwischen Aufnahme und Bedarf mit Konsequenzen und Einbußen für Ernährungszustand, physiologische Funktionen und Gesundheitszustand (📖 [1]).

Auswirkungen auf Stoffwechsel- und Organfunktionen werden schon durch geringe Defizite begünstigt. Dabei ist mit einer hohen Komplikationsrate, Multimorbidität und erhöhter Mortalität zu rechnen (📖 [2]). Weitere Folgen sind Beeinträchtigung des Allgemeinzustands, Abnahme der Muskelkraft (mit Auswirklungen auf die Atmung), Infektanfälligkeit bei reduzierter Immunfunktion, Wundheilungsstörungen, Müdigkeit, Antriebsschwäche, Einschränkung der Mobilität und erhöhtes Sturzrisiko.

Mangelernährung zeigt viele unspezifische Symptome; sie wird oft mit einem Eisberg verglichen, deren Ausmaß erst erkannt wird, wenn bereits eine offensichtliche Störung vorliegt. Dies gilt es besonders bei Intensivpatienten zu vermeiden.

Aufgrund der immer kürzeren Verweildauer von Patienten in den Kliniken gibt es wenig aussagekräftige Inzidenzdaten bezüglich Mangelernährung. Eine Studie (📖 [3]), die an zwei deutschen Universitätskliniken in gastrointernistischen Abteilungen mit 1.308 Patienten durchgeführt wurde, brachte das Ergebnis, dass 23 % der Patienten von einer Mangelernährung betroffen sind. Durch den sogenannten „Hungerstoffwechsel" greift der Körper bereits nach 24 Stunden auf den Abbau körpereigener Substanzen zurück, um die Organfunktionen aufrechterhalten zu können. Zusätzlich wird die Stoffwechselaktivität deutlich reduziert, der Blutzuckerspiegel sinkt.

Eine weitere Stoffwechselveränderung bei Intensivpatienten ist der „Postaggressionsstoffwechsel", der eine schnelle Bereitstellung von Energieträgern ermöglicht. Als Auslöser gelten große Traumata und Operationen, Verbrennungen und schwere Infektionen. In dieser Phase wird körpereigenes Eiweiß zur Aufrechterhaltung der Glukoneogenese abgebaut, sobald die Glykogenvorräte im Körper erschöpft sind. In der Regel kann eine enterale Proteinzufuhr in dieser katabolen Stoffwechsellage den Abbau von Eiweißen nicht vollständig stoppen. Charakteristische Merkmale des Postaggressionsstoffwechsels sind erhöhter Stickstoffverlust aufgrund des Eiweißkatabolismus, verminderte Glukoseverwertung, stimulierte Lipolyse und ggf. Immunsuppression bei entzündlichen Prozessen.

Des Weiteren zeigt sich bei Intensivpatienten häufig eine gestörte Magenentleerung, welche in mechanische Obstruktion (z. B. bei Patienten im Zustand nach Magenoperation, Pylorisches oder Duodenales Ulcus, gastrale Tumore) und Gastroparese unterschieden werden. Eine Gastroparese kann u. a. durch folgende Ursachen begünstigt werden:

- Medikamente (Narkotika, Anticholinergika, Kalziumantagonisten)
- Elektrolytstörungen (z. B. Kalium, Kalzium)
- Diabetische Enteropathie
- „Intensiv-Stress" (Schmerz, Rückenlage).

Es wird davon ausgegangen, dass ca. 50 % der Beatmungspatienten an einer Magenentleerungsstörung leiden. Die Folgen sind ein erschwerter Kostaufbau mit unzureichender Nahrungsaufnahme und die Gefahr einer stillen Aspiration mit nachfolgenden pulmonalen und systemischen Infekten, bis hin zur Sepsis.

1.7.2 Erhebung des Ernährungszustands

Methoden zur Erhebung des Ernährungszustands und des Verlaufs der Ernährungstherapie sind eine regelmäßige Gewichtskontrolle, die Bestimmung des Body Mass Index (BMI) und deren Verlaufsbeurteilung. In der Intensivmedizin wird die Aussagekraft des Körpergewichts aufgrund des häufig veränderten Wasserhaushalts mit interstitiellen Wassereinlagerungen, peripheren Ödemen oder Exsikkose jedoch eingeschränkt.

Im Intensivpflegebereich sind Gewichtskontrollen jedoch eher die Ausnahmen, deshalb müssen für die Beurteilung des Ernährungszustands andere Parameter gefunden werden. Neben der Ernährungsanamnese, inkl. Screening, z. B. Subjektive Global Assessment (SGA) oder Nutritional Risk Screening (NRS), das von Klinik zu Klinik unterschiedlich gehandhabt wird, nimmt die klinische Untersuchung einen großen Stellenwert ein. Dabei wird besonders auf krankheitsspezifische Faktoren, Eiweißmangel (Verlust von Muskelmasse und Plasmaproteinen) und spezifischen Nährstoffmangel (Vitamine und Spurenelemente) geachtet.

Möglichkeiten zur Bestimmung des Ernährungszustands:
- Gewichtskontrolle mit Erheben des BMI
- Anthropometrie (Trizepshautfaltendicke, Oberarmumfang, Bauchumfang, BMI)
- Technische Verfahren (BIA = Bioelektrische Impendanzanalyse)
- Laborparameter mit Bestimmung eines Nutrogramms (➤ Tab. 1.31).

Alle die hier aufgeführten Methoden sind in der Intensivmedizin nur bedingt aussagekräftig, müssen immer im Gesamtzusammenhang gesehen werden. Sie ersetzen keinesfalls eine ausführliche klinische Untersuchung mit Beurteilung der Ernährungssituation! Besonders die anthropometrischen Messungen sind im Ergebnis oft „Untersucherabhängig", geben wenig Auskunft über kurzfristige Veränderungen und weisen nur begrenzte Referenzdaten auf.

Als Laborparameter wird die Erhebung folgender Werte empfohlen:

Tab. 1.31 Beispiel für ein Nutrogramm vgl. DGEM

Referenzwerte	
Ernährung/Proteine	
Albumin	> 36 g/l
Präalbumin	> 200 mg/l
Retinolbindendes Protein (RbP)	> 1,41 mg/l
Transferrin	> 1,82 g/l
Cholesterin	> 2,9 mmol/l
Vitamine/Stoffwechsel	
Folsäure	> 9,4 nmol/l
Vitamin B12	> 300 pmol/l
Zink	> 10,6 mikromol/l
Eisenstoffwechsel (Ferritin)	> 30 mikromol/l
Entzündung (CRP)	< 10 mg/dl
Schilddrüse (TSH)	< 4,5 mU/l

- Serum-Elektrolyte
- Gesamteiweiß und Albumin
- Kreatinin und Harnstoff
- Triglyceride
- GOT, GPT
- Differenzialblutbild
- Bei onkologischen Patienten auch das CRP.

DEFINITION

DGEM = Deutsche Gesellschaft für Ernährungsmedizin www.dgem.de/ernaehrungsteams/download/Ernaehrungs-leitlinie-MH_Gelsenk.pdf (🕮 [4]).

1.7.3 Bedarfsanalyse für Nährstoffe und Flüssigkeit

Energieliefernde Prozesse sind für den menschlichen Körper überlebenswichtig, weil ansonsten der Organismus die Struktur seiner Zellen nicht ausreichend aufbauen und aufrechterhalten kann. Sofern nicht für den einzelnen Patienten individuelle Bedarfswerte berechnet werden müssen, werden als Grundlage für eine Bedarfsberechnung die **Richtlinien der Fachgesellschaften DGE und DGEM** angenommen.

Der Energiebedarf (= Energieumsatz) setzt sich zusammen aus dem Grundumsatz, dem Leistungsumsatz (Muskelarbeit), der Thermogenese nach der Nahrungszufuhr und dem zusätzlichen Bedarf für besondere Lebenssituationen, wie Schwangerschaft, Stress, Gesundheitszustand, Ernährungs- und Hormonstatus.

Der Grundumsatz, auch Ruheumsatz genannt, verbraucht den größten Teil der Energie und wird mithilfe der Formel von Harris und Benedict berechnet.

Männer: 66,5 + 13,8 × Gewicht (kg) + 5 × Körpergröße (cm) − 6,8 × Alter (Jahre)

Frauen: 65,5 + 9,6 × Gewicht (kg) + 1,8 × Körpergröße (cm) − 4,7 × Alter (Jahre)

Der Gesamtenergieumsatz bei kritisch Kranken ist in der Regel nur bis 7 % höher als der Grundumsatz. Ausgenommen sind einige Erkrankungen wie Sepsis, Trauma und Verbrennungen. Hier kann es zu Steigerungen des Ruheenergieumsatzes von 40–60 % kommen. (🕮 [4])

In der DGEM-Leitlinie Enterale Ernährung Intensivmedizin sind die Experten übereingekommen, dass bei kritisch Kranken keine Ernährungstherapie *über* dem aktuellen Energieumsatz durchgeführt, sondern in der Akutphase eine Zufuhr von 15–20 kcal/kg KG als ausreichend angestrebt werden sollte. Es ist dabei zu beachten, dass der Bedarf bei kritisch Kranken in der Anfangsphase einer Erkrankung eher niedrig ist. Experten gehen davon aus, dass er wahrscheinlich noch unter dem aktuellen Energieumsatz liegt und deshalb auch eine Enterale Ernährung von 800–1.200 kcal/d in dieser Phase ausreichend sein kann.

Bei entsprechender klinischer Stabilisierung kann im Verlauf langsam auf 25–30 kcal/kg KG gesteigert werden. Zusätzlicher Energiebedarf muss überprüft und die Energiezufuhr im Einzelfall angepasst werden (📖 [5]).

Zu den Makronährstoffen zählen Kohlenhydrate, Fette und Eiweiß (➤ Tab. 1.32). Sie sind die hauptsächlichen Energielieferanten für den menschlichen Organismus.

- **Kohlenhydrate** spielen im Körper als schnell verfügbarer Energielieferant eine große Rolle. Sie werden zu 99 % vom Körper aufgenommen und verstoffwechselt. Der Energiegehalt liegt bei 4,1 kcal/g KH

Tab. 1.32 Energiegehalt und Empfehlungen der Makronährstoffe. Die Richtwerte entsprechen den Empfehlungen der DGE für einen Erwachsenen, modifiziert für Intensivpatienten.

Makronährstoffe	Energiegehalt	Empfehlung
Eiweiß	4 kcal/g Eiweiß	• 1,2–1,5 g/kg KG • 11–15 % der Energiezufuhr • BUN-Spiegel < 100 mg/dl halten
Fett	9 kcal/g Fett	• 0,5–1 g/kg KG • 15–30 % der Energiezufuhr • Triglyzeridspiegel < 300 mg/dl halten
Kohlenhydrate	4 kcal/g KH	• 2–5 g/kg KG • 30–70 % der Energiezufuhr • Glukosespiegel < 200 mg/dl halten
Ballaststoffe		• 30 g pro Tage

- **Fette (Lipide)** sind für den Körper der wichtigste Energielieferant mit 9,3 kcal/g Fett. Sie sind beteiligt am Aufbau der Zellmembranen und Hormone und werden für die Aufnahme von fettlöslichen Vitaminen benötigt. Des Weiteren bilden sie eine Schutzschicht unter der Haut zur Vermeidung von Wärmeverlust
- **Eiweiße (Proteine)** haben eine wichtige biologische Bedeutung, setzen sich aus einer unterschiedlichen Anzahl von Aminosäuren (insgesamt 20 Aminosäuren) mit unterschiedlichen Größen und Formen zusammen. Der Energiegehalt liegt bei 4,1 kcal/g Protein.
  Sie dienen dem Auf- und Umbau von Gewebs- und Bluteiweiß sowie der Synthese von Hormonen und Enzymen und kommen im Körper auch als Plasmaeiweiß, Blutgerinnungsfaktoren und Antikörper vor. Man unterscheidet sie in essenzielle und nicht-essenzielle Aminosäuren. **Essenzielle Aminosäuren** sind für den Körper unentbehrlich, können nicht durch körpereigene Biosynthese ersetzt werden und müssen dementsprechend regelmäßig zugeführt werden. Nach der Anzahl der Aminosäuren unterscheidet man in Oligopeptide (weniger als 10 AS), Polypeptide (10–100 AS) und Proteine (> 100 AS).
  Ein erhöhter Eiweißbedarf besteht bei
  - Mangelernährung
  - Wundheilungsstörungen
  - Rekonvaleszenz
  - Konsumierenden Erkrankungen
  - Großflächigen Wunden (z. B. Dekubitus, Laparatomiewunden mit Fasziendehiszenz).

Ballaststoffe sind Bestandteile pflanzlicher Nahrung und zählen zu den nicht verwertbaren Kohlenhydraten. Sie gelangen unverdaut in den Dickdarm und beschleunigen den Verdauungsprozess.

Mikronährstoffe sind Vitamine und Mineralstoffe. Sie liefern zwar keine Energie, sind aber trotzdem lebensnotwendige Nahrungsbestandteile und müssen weitgehend mit der Nahrung aufgenommen werden.

Vitamine unterscheidet man zwischen fett- und wasserlöslich. Wasserlösliche Vitamine (B_1, B_2, B_6, B_{12}, C, Niacin, Folsäure, Biotin, Panthensäure) wirken in allen wasserhaltigen Bereichen des Körpers. Sie werden im Körper nicht gespeichert und bei zu hoher Substitution über die Niere ausgeschieden.

Bei fettlöslichen Vitaminen (A, E, D, K) besteht die Gefahr der Überdosierung, weil diese im Gegensatz zu den wasserlöslichen Vitaminen – meist in der Leber – gespeichert werden.

Bei den **Mineralstoffen** unterscheidet man zwischen Mengen- und Spurenelementen. Sie sind für einen reibungslosen Stoffwechsel und die Organfunktionen essenziell. Zu den Mengenelementen zählen Elektrolyte und Mineralien, wie Natrium, Kalium, Kalzium, Chlor, Phosphor, Magnesium. Sie regulieren den Säure-Basen- und Wasserhaushalt, sorgen für eine intakte Reizübertragung von Nervenimpulsen, steuern eine optimale Blutgerinnung und funktionsfähige Muskelkontraktion.

Bestimmung des Flüssigkeitsbedarfs

Bei Erwachsenen mit normalen Volumenstatus liegt der Flüssigkeitsbedarf bei 30–40 ml/kg KG/Tag. Liegt eine Temperaturerhöhung über 37 °C vor, erhöht sich der Bedarf um ca. 10 ml/kg KG/Tag pro 1 °C Temperaturerhöhung.

Wenn das klinische Bild einen gestörten Wasser- oder Elektrolythaushalt aufzeigt, z. B. bei Schock, Sepsis, Niereninsuffizienz, wird der Flüssigkeitsbedarf individuell mit gezielter Diagnostik ermittelt.

1.7.4 Möglichkeiten der Ernährung

Als oberstes Ziel einer Ernährungstherapie gilt es, einen Zustand der Mangelernährung zu vermeiden, wenn Patienten über einen längeren Zeitraum „normale" Nahrung nicht mehr oral zu sich nehmen können. Ist die orale Bedarfsdeckung (> Abb. 1.40) nicht gewährleistet, ist eine künstliche Ernährung angezeigt, z. B bei Bewusstlosigkeit, Beatmung, neurogene Schluckstörungen, mechanische Behinderung der Nahrungspassage oder nach Operationen.

Bei Intensivpatienten muss häufig auf eine enterale Ernährung, parenterale Ernährung oder eine Kombination aus beiden zurückgegriffen werden. Enterale Ernährung wird nach Möglichkeit der parenteralen Ernährung vorgezogen, weil diese physiologischer, komplikationsärmer (deutlich geringeres Infektionsrisiko), einfacher in der Durchführung und günstiger ist. Liegt jedoch bei Kritisch Kranken eine schwere Mangelernährung vor, wird die Enterale Ernährungstherapie parenteral ergänzt. Experten empfehlen eine frühzeitige enterale Ernährung bei kritisch Kranken, weil die vorhandene Datenlage den Schluss zulässt, dass eine frühe enterale Ernährung bereits in der Akutphase mit Beginn in den ersten 24 Stunden signifikant das Infektionsrisiko und die Krankenhausverweildauer senkt. Sie wirkt der Atrophie der Darmmucosa entgegen, minimiert die Translokation von Bakterien und Toxinen, erhält die Splanchnikus-Durchblutung, erhält die Enzymaktivität und verbessert die Nährstoffverwertung und Immunkompetenz. Bleibt bei der enteralen Ernährung die Zufuhrrate unter dem Bedarf, wird die Energiezufuhr durch eine parenterale Ernährung ergänzt.

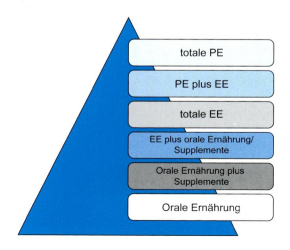

Abb. 1.40 Ernährungspyramide.
[L143]

Enterale Ernährung

Enterale Ernährung definiert die Nährstoffzufuhr durch den Mund (orale Trinknahrung und Supplemente) oder über eine Magen-, Duodenum- oder Jejunumsonde mit bilanzierter Flüssigkeitsnahrung. Enterale Ernährung setzt einen funktionstüchtigen Magen-Darm-Trakt voraus.

Sondennahrungen

Sondennahrungen sind vollbilanziert und entsprechen in ihren Zusammensetzungen den Grundsätzen einer angemessenen Nährstoffzufuhr (Diätverordnung). Einzelne Nahrungen berücksichtigen darüber hinaus Abweichungen des normalen Bedarfs als Folge vorliegender Erkrankungen, wie z. B. Stoffwechselerkrankungen, Verbrennungen, Hypermetabolismus.

Je nach Grunderkrankung reicht jedoch der Mineral-, Vitamin- oder Proteingehalt der industriell hergestellten Sondennahrungen nicht aus und es muss entsprechend dem Bedarf zusätzlich substituiert werden. Bei guter Verträglichkeit wird eine hohe Energiezufuhr pro Volumeneinheit angestrebt, z. B. durch hochkalorische Nahrung mit 1,5 kcal/ml.

Grundsätzlich wird bei der **Auswahl von Sondennahrungen** in Nahrung für normale Verdauungsleistung/Stoffwechsellage, eingeschränkte Verdauungsleistung oder besondere Stoffwechsellagen unterschieden. Es gibt sie als normokalorisch (1 kcal/ml), hochkalorisch (1,2–1,5 kcal/ml), mit und ohne Ballaststoffen. Bei der Auswahl der Sondennahrung müssen das Krankheitsbild, die Stoffwechsellage, Nebendiagnosen und Lage der Sonde berücksichtigt werden.

- **Standarddiäten (hochmolekulare Substrate)** enthalten Stärke, Maltodextrin, Milch- oder Sojaeiweiß, LCT-Fette, Vitamine und Mineralstoffe. Sie werden bei Patienten mit intakter Verdauungs- und Absorptionsfunktion eingesetzt, die eine „Vollkost" mit entsprechender Nährstoffrelation vertragen
- **Oligopeptiddiäten (niedermolekulare Substrate)** bestehen aus Oligo-, Di- und Monosacchariden, MCT-Fetten, Vitaminen und Mineralstoffen. Für die Bedarfsdeckung an essenziellen Fettsäuren ist in der Regel eine geringe Menge an Triglyceriden zugesetzt. Anwendung finden diese Oligopeptid-

diäten bei Funktionseinschränkungen der Verdauungs- und Absorptionsorgane, z. B. akute Pankreatitis, exokrine Pankreasinsuffizienz, Kurzdarmsyndrom, Strahlenenteritis, Morbus Crohn, Colitis ulcerosa. Aufgrund der leicht absorbierbaren Nährstoffe sind nur wenige Verdauungsenzyme notwendig und die Absorption erfolgt im oberen Dünndarm schnell und quantitativ
- **Spezialdiäten** werden auch als *Nährstoff-modifizierte Formeldiäten* bezeichnet und für krankheitsspezifische Stoffwechselsituationen angeboten. Es gibt sie proteinreich (Verbrennungen, große Wunden), Natrium, Kalium und Phosphat reduziert (akute oder chronische Niereninsuffizienz) oder immunmodulierend (nach Operationen, Hypermetabolismus). Immunmodulierende Sondennahrungen, angereichert mit Arginin, Nukleotiden und Omega-3-Fettsäuren, sind bei Patienten mit elektiver Operation am oberen Gastrointestinaltrakt, milder Sepsis (➤ 9.2), mit Trauma (➤ 9.3) oder ARDS (➤ 9.1) einer Standardnahrung überlegen. Sie zeigen einen positiven Effekt auf die Behandlungsdauer und Infektionshäufigkeit. Es wird jedoch in der Leitlinie der DGEM darauf hingewiesen, dass immunmodulierender Sondennahrung nicht unkritisch eingesetzt werden sollte. Bei schwer erkrankten Intensivpatienten, die nicht mehr als 700 ml (entspricht 700 kcal bei einer normokalorischen Sondennahrung) enterale Ernährung pro Tag tolerieren, sollte keine immunmodulierende Nahrung verabreicht werden, ebenso bei Patienten mit schwerer Sepsis (📖 [6]).

Applikation von Sondennahrung

Grob unterscheidet man zwischen **Ernährungs- und Ablaufsonden.** Ablaufsonden werden meist postoperativ zum Ableiten von Magen- und Dünndarmsekreten gelegt, bei gastralen Blutungen, zur Diagnostik und für die Vermeidung von Aspirationen. Nach großen abdominalen Operationen wird die Ernährungssonde in das Duodenum gelegt, weil hier die Motilität früher einsetzt als im Magen (➤ Abb. 1.41).

Des Weiteren unterscheiden sich die Sonden im Material:
- Polyvinylchlorid (PVC): Nicht zur Langzeitanwendung geeignet. Im Material enthaltene

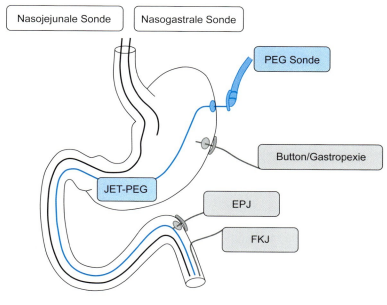

Abb. 1.41 Sondenlagen. [L143]

Weichmacher lösen sich innerhalb von 2–3 Tagen und machen die Sonde brüchig und starr
- Polyurethan (PUR): Diese Sonden enthalten keine Weichmacher und sind für eine Langzeitanwendung geeignet – je nach Herstellerangaben 8 Tage bis 5 Monate
- Silikonkautschuk: Diese Sonden sind am weichsten und bei einer Liegezeit von über einem Jahr für eine längere Sondenernährung konzipiert.

Transnasale Sonden werden bei einer kurzzeitigen enteralen Ernährung mit intaktem Magen-Darm-Trakt sowie zum Ablauf von Sekreten eingesetzt. Für die Patienten sind sie oft schwer zu tolerieren, weil sie die Schleimhäute des Nasen-Rachen-Raums reizen und ein Fremdkörper- und Druckgefühl hinterlassen. Transnasale Sonden können auch im Duodenum oder Jejunum platziert werden. Dies kann notwendig sein, wenn eine Magenentleerungsstörung, Pylorusstenose oder Bewusstlosigkeit vorliegt. Mit dieser Sondenlage ist die Aspirationsgefahr bei Bewusstlosen deutlich geringer. Bei katecholaminpflichtigen Intensivpatienten ist der gastrale Reflux häufig so hoch, dass frühzeitig eine jejunale Sondenlage anzustreben ist. In der Intensivmedizin kommen häufig zwei bis dreilumige Sonden zum Einsatz, die zusätzlich einen Ablaufschenkel bieten und so-

wohl einen gastralen als auch jejunalen Zugang ermöglichen.

Perkutane endoskopische Gastrostomie (PEG): Präferierte Sondenlage für die Langzeiternährung. Voraussetzung ist eine Passage des Endoskops über den Ösophagus.

JET-PEG: Über eine liegende PEG wird eine längere, jejunal endoskopisch zu platzierende Sonde eingebracht mit dem Vorteil, dass trotz konventionell gelegter PEG eine direkte jejunale Ernährung möglich ist. Diese Sonde ist zweilumig mit gastralem und jejunalem Schenkel und findet ihren Einsatz hauptsächlich bei Magenentleerungsstörungen und Magenausgangsstenosen. Der gastrale Schenkel wird meist als Ablaufmöglichkeit und zur Medikamentenapplikation genutzt.

Perkutane endoskopische Jejunostomie (PEJ): Direkte Punktion des Jejunums mit Einführen einer Ernährungssonde. Wenn der Magen für die Ernährung nicht genutzt werden kann, ist diese Sondenlage indiziert.

Feinnadelkatheterjejunostomie (FKJ): Chirurgische, meist intraoperative Katheterjejunostomie bei großen abdominal-chirurgischen Eingriffen im oberen Gastrointestinaltrakt. Da diese Sonde mittels einer Tabakbeutelnaht gesichert und die Dünn-

1

darmschlingen mittels Nähten am Peritoneum fixiert werden, darf diese Sondenart nicht mobilisiert und die Nähte nicht entfernt werden.

Die Wahl der Applikationsart hat einen entscheidenden Einfluss auf die Verträglichkeit der Sondennahrung. Dabei sind die Grunderkrankung, Funktionsfähigkeit des Gastrointestinaltrakts und die Sondenlage zu berücksichtigen. Mögliche Applikationsarten sind kontinuierlich, intermittierend (definierte Menge über eine definierte Zeit mit anschließender Nahrungspause) oder als Bolus (Gabe per Spritze über einen kurzen Zeitraum). Die beste Verträglichkeit wird mit einer kontinuierlichen, über eine Ernährungspumpe gesteuerten Substratgabe erreicht. Bei Intensivpatienten mit instabiler Stoffwechsellage (z. B. erforderliche Insulingabe) ist eine kontinuierliche Ernährung über 24 Stunden zu präferieren. Für Stoffwechselstabile Patienten wird eine Ernährungspause, entsprechend einer Nachtruhe, von 6–8 Stunden empfohlen, außer eine ausreichende Kalorienzufuhr ist nicht gewährleistet. Die sogenannte Nachtpause ermöglicht dem Magen eine komplette Entleerung mit Ansäuern des Magen-pH-Werts und der daraus resultierenden geringeren bakteriellen Besiedelung. Bei postpylorischer Verabreichung der Sondennahrung über eine Jejunalsonde ist eine Nachtpause aus medizinischen Gründen nicht erforderlich, ebenso bei einer Medikation mit Protonenpumpen-Inhibitoren. Wenn die orale Aufnahmefähigkeit begrenzt ist, kann zusätzlich eine ergänzende enterale Ernährung über Nacht zu einer Verbesserung des Ernährungsstatus führen.

Kostaufbau

Als Startmenge werden 20 ml/Stunde für die ersten 12 Stunden empfohlen. Anschließend wird bei guter Verträglichkeit jeweils um 25 ml/Stunde gesteigert. Je nach Toleranz kann der Aufbau auch schneller erfolgen. Eine max. Gabe von 200 ml/Stunde sollte nicht überschritten werden, bei jejunalen Sonden von 120 ml/Stunde. Flüssigkeit kann zügiger verabreicht werden als Nahrung. **Grundsätzlich gilt:** Je tiefer die Spitze der Sonde im Gastrointestinaltrakt liegt, desto langsamer und kontinuierlicher muss die Applikation von enteraler Ernährung erfolgen.

Um Komplikation wie Aspiration oder Erbrechen zu vermeiden ist nach Möglichkeit eine Positionierung des Patienten mit 30–45°Oberkörper-Hochlagerung anzustreben.

Bestimmung des gastralen Residualvolumens

Hier gibt es zwei Möglichkeiten:
1. Ein Drainagebeutel wird mit der Magensonde konnektiert und für 10 Minuten unterhalb des Thoraxniveaus gelagert
2. Aspirieren des Refluxes mithilfe einer 50 ml Spritze über die Magensonde.

Vor der Bestimmung wird die Nahrung mindestens 30 Minuten pausiert. Im *Leitfaden für Enterale Ernährung bei Erwachsenen* der Universität Freiburg wird empfohlen bei stabilen Intensivpatienten 2-mal täglich eine Überprüfung des Refluxes und bei Intensivpatienten 4–6-mal täglich durchzuführen ([7]). Hintergrund ist eine Minimierung des Infektionsrisikos. Eine Obergrenze von 500 ml gastralen Residualvolumen pro Tag bei Intensivpatienten unter enteraler Ernährung scheint laut aktueller Studienlage akzeptabel ([8]).

Medikamentengabe

Die Medikamentengabe ist die häufigste Ursache für das Verstopfen einer Ernährungssonde. Deshalb sind folgende Punkte zu beachten:
- Eine orale Medikamentengabe wird immer bevorzugt
- Mörsern, Auflösen oder Öffnen von Kapseln haben immer eine Auswirkung auf die Galenik, ggf. mit einem damit verbundenen Wirkverlust
- Deshalb müssen die Fachinformationen zu den verwendeten Präparaten geprüft und bei Bedarf eine verbindliche Information von einem Apotheker eingeholt werden
- Retard Tabletten, Kapseln und Dragees eignen sich nur bedingt für die Sondenapplikation und werden nach Möglichkeit durch Tropfen oder Säfte ersetzt
- Medikamente dürfen nicht mit der Sondennahrung vermischt werden
- Jedes Medikament muss einzeln mittels einer Spritze direkt in die Sonde appliziert und anschließend mit Flüssigkeit nachgespült werden
- Die für das Spülen der Sonde (mind. 30 ml) und das Auflösen/Verdünnen von Arzneimitteln benötigte Flüssigkeit (mind. 30 ml) ist in die Flüssigkeitsbilanzierung mit aufzunehmen ([9]).

Legen einer transnasalen Sonde mit Überprüfung der Sondenlage

- Nach Möglichkeit vor dem Legen der Sonde eine Nahrungskarenz von mind. 1 Stunde einhalten
- Abmessen der Sonde (Ohr – Nasenspitze – Magengrube)
- Sonde mit anästhesierendem Gel bestreichen, ggf. zusätzlich den Naseneingang
- Am „Nasenboden" die Sonde zügig waagrecht und mit leichten Drehbewegungen ca. 10 cm einführen
- Kopf beugen, nach Möglichkeit Patienten zum Schlucken auffordern und während des Schluckaktes Sonde weiterschieben bis die Markierung der Sonde erreicht ist (für eine sichere Sondenlage im Magen noch ca. 5–10 cm zugeben)
- Sondenlage an der Sonde mit wasserunlöslichem Stift markieren und ohne Zug am Nasenflügel fixieren
- Für die Kontrolle der Sondenlage werden folgende drei Schritte empfohlen: 20 ml Luft insufflieren und gleichzeitig mit dem Stethoskop den Magen abhören. Zusätzlich wird überprüft, ob sich die Sonde im Nasen-Rachen-Raum aufgerollt hat. Mithilfe eines Indikatorpapieres wird der pH-Wert des aspirierten Magensekrets überprüft werden (nüchtern 1–1,5 pH, bei belastetem Magen 3–5 pH, Dünndarm 8–9 pH)
- Bei Zweifel an der korrekten Sondenlage ist eine Röntgenkontrolle durchzuführen.

Verbandswechsel bei der PEG

Der erste Verbandswechsel erfolgt in der Regel nach 48 Stunden und dann bis zum 14. Tag täglich. Anschließend kann der Verband bei reizlosen Wundverhältnisse bis zu drei Tage belassen werden. Zum Reinigen der Einstichstelle wird die äußere Halteplatte entfernt und mit steriler Kochsalzlösung von innen nach außen gereinigt. Beim Auftreten von Entzündungszeichen wird ein Schleimhautantiseptikum, z. B. Prontosan® C, verwendet. Anschließend wird die Sonde im Einstichkanal vorsichtig um die eigene Achse gedreht und 1–2 cm vor- und wieder zurückgeschoben. Nach dem Einlegen einer Schlitzkompresse wird die Halteplatte wieder mit einem Spielraum von max. 5 mm zur Bauchdecke fixiert. Die Verwendung von Präparaten mit Polyvidon-Jod-Komplex bzw. Octenidin (Octenisept®) ist zu vermeiden, da es zu Wechselwirkungen mit dem Sondenmaterial kommen kann. Vor jedem Verbandswechsel muss die Art der Sonde überprüft werden, weil ggf. ein anderes Vorgehen erforderlich ist, z. B. bei FKJ-Sonden.

Kontraindikationen

Kontraindikationen für die enterale Ernährung stellen schwerwiegende Störungen der Darmmotilität, z. B. mechanischer oder paralytischer Ileus, eine akute gastrointestinale Blutung, ausgeprägte Resorptionsstörung (pseudomembranöse Enterokolitis), schwere akute nekrotisierende Pankreatitis und eine schwere intestinale Ischämie dar. Unter den relativen Kontraindikationen werden der paralytische Ileus und Erbrechen mit hohem Risiko der Aspirationspneumonie aufgeführt.

Komplikationen

Bei der Verabreichung von Sondennahrung kann es zu Magen-Darm-Beschwerden mit Störungen der Kreislauffunktion, dem sogenannten **Dumping-Syndrom** kommen. Es wird bei zu hoher Osmolarität der Nahrung u./o. bei zu schneller Verabreichung zu großer Mengen in den Dünndarm beobachtet.

> **Zahlen, Daten, Fakten**
> Die häufigste gastrointestinale Komplikation bei der Gabe von Sondennahrung ist mit ca. 30 % die Diarrhö (➤ Tab. 1.33).

Bis zu vier dünne Stuhlentleerungen unter Sondenernährung gelten als normal. Je nach Schwere der Diarrhö, Allgemeinzustand und der medizinischen Anforderungen wird ggf. ein Pausieren der Sondennahrung für 1–2 Tage in Erwägung gezogen. Die fehlende Nahrungsmenge wird dabei durch Flüssigkeit ersetzt, ggf. muss diese bei der Gefahr der Dehydratation noch erhöht werden. Ziel der Nahrungspause ist eine Stabilisierung des Darmstoffwechsels und ein Nahrungsentzug für krankheitserregende Bakterien.

Häufig wird im Zusammenhang mit Unverträglichkeit der Sondennahrung eine **Laktoseintoleranz** diskutiert. Bei dieser handelt es sich um einen Lactasemangel, der eine Störung in der Verdauung von Laktose zur Folge hat. Die unverdaute Laktose im

Tab. 1.33 Ursache und Maßnahmen bei sondenindizierter Diarrhö.

Ursache	Lösungsvorschläge
Zu schneller Kostaufbau mit zu kurzer Adaptionszeit	• Zufuhrgeschwindigkeit reduzieren • Zufuhrmenge reduzieren
Zu hohes Volumen bei kontinuierlicher Zufuhr oder Bolusgabe	Zufuhrgeschwindigkeit u./o. Zufuhrmenge reduzieren
Zu kühle Sondennahrung	Zimmertemperatur
Begleitende medikamentöse Therapie, z. B. Antibiotika, Chemotherapie	• Rücksprache mit dem Arzt und Überprüfen der aktuellen Medikation • Medikamente zum Aufbau der Darmflora in Erwägung ziehen, z. B. Yomogi®
Veränderte Sondenlage	Kontrolle der Sondenlage mit Aspiration
Nahrungsunverträglichkeit, z. B. Lactoseintoleranz, Fettunverträglichkeit, zu hohe Osmolarität	• Ballaststoffgehalt der Nahrung prüfen, ggf. ballaststofffreie Nahrung oder Nahrung mit löslichen Ballaststoffen einsetzen • Bei Milcheiweißunverträglichkeit Verwendung von Nahrung auf Basis von Sojaeiweiß • Nahrung mit niedrigerer Osmolarität wählen oder ggf. durch Verdünnung mit Wasser Osmolarität herabsetzen
Darmzottenatrophie nach Nahrungskarenz	Langsamer Enteraler Kostaufbau
Stress	Versuch exogene Ursachen auszuschalten, wie z. B. Lärmreduktion, Einzelzimmer, Besuch ermöglichen
Enteritis (viral, bakteriell, Pilz, Clostridien-Colitis)	• Diagnostik mit Stuhlkulturen • Gezielte Therapie, z. B. Antibiotikatherapie
Bakterielle Verunreinigung der Sondennahrung	• Geöffnete Sondennahrungsbehältnisse sind im Kühlschrank 24 Stunden und bei Zimmertemperatur max. 6 Stunden haltbar • Wechsel von Überleitsysteme alle 24 h

Speisebrei bewirkt ein Zurückhalten von Flüssigkeit im Stuhl. Die bakterielle Vergärung der unverdauten Laktose kann zu sehr unterschiedlich ausgeprägten Symptomen wie Diarrhö, starken Blähungen und Bauchkrämpfen führen.

Im Hinblick auf den sondenernährten Patienten bedeutet dies eine Überprüfung der Art der Nahrung und eine Reduktion der Einlaufgeschwindigkeit. Da die meisten Sondennahrungen jedoch nahezu laktosefrei sind, ist in der Regel ein Wechsel des Substrates nicht erforderlich. In Ausnahmefällen kann es notwendig sein, auf eine Nahrung mit einer Soja-Eiweißkomponente umzustellen.

Weitere Komplikationen können Emesis, Bauchschmerzen, Blähungen, Hyperglykämien und Regurgitation mit Aspiration sein. Beim Erbrechen muss geprüft werden, ob es sich hier um ein Symptom der Grunderkrankung handelt, die Applikationsform für den Patienten nicht verträglich ist oder eine Degeneration des vestibulären Systems vorliegt. In den wenigsten Fällen handelt es sich um eine Unverträglichkeit der Nahrung.

Im Intensivpflegebereich muss auch immer an eine „Überblähung" des Magens gedacht werden, z. B. durch eine insuffiziente Atmung. Medikamente wie Morphin- oder Digitalispräparate können ebenfalls eine Emesis begünstigen. Bei anhaltendem Erbrechen kann es aufgrund des Verlustes des sauren Magensaftes zu einer pH-Wert-Verschiebung des Blutes in Richtung Alkalose kommen.

Klinische Bedeutung

Die ersten pflegerischen Maßnahmen zur Vermeidung einer Aspiration sind
• Die Positionierung des Patienten in die Seitenlage
• Sofortiges Pausieren der Nahrung
• Die Sonde mit einem Drainagebeutel für den Ablauf zu versehen.

Aus pflegerischer Sicht gilt es weiter zu beachten, dass die Verstopfung der Ernährungssonde bei nicht angemessenem Umgang, Erosionen und Ulzerationen an der Einstichstelle, das Buried Bumper Syndrom (Einwachsen der Halteplatte in die Magenschleimhaut) und eine Sondenfehllage mit zu den Komplikationen zählen.

Parenterale Ernährung

Unter parenteraler Ernährung wird eine intravenöse Ernährung unter Umgehung des Gastrointestinal-Trakts verstanden. Alle verabreichten Stoffe gelangen so direkt in den Blutkreislauf und stehen dem Körper zu 100 % zur Verfügung (= 100-prozentige Bioverfügbarkeit). Um einen bedarfsdeckenden stabilen Ernährungs- und Stoffwechselzustand zu gewährleisten, ist sie beim schwerstkranken Intensivpatienten in der Akutphase oft unumgänglich.

Kurzfristig und bei einer Osmolarität der Lösung < 800 mosm/kg kann eine parenterale Ernährung über einen peripher-venösen Zugang erfolgen, längerfristig muss ein zentral-venöser Katheter oder Port mit implantierter Infusionskammer gelegt werden. In Abhängigkeit von der voraussichtlichen Dauer der parenteralen Ernährung wird der Kathetertyp, die Zugangstechnik und Katheterposition mit dem geringsten Infektionsrisiko gewählt.

Komplikationen

Zu den Komplikationen der parenteralen Ernährung zählen u. a. Kathetersepsis, Elektrolytentgleisung, Hyperosmolarität, Hyperglykämie, Harnstoffbelastung und Gewichtszunahme bei Flüssigkeitseinlagerung.

Symptome einer lokalen Infektion können Schmerzen, Schwellung und Rötung an der Kathetereinstichstelle, Flüssigkeitsaustritt aus der Kathetereinstichstelle und allgemeine Entzündungszeichen wie Müdigkeit, Abgeschlagenheit und Schwächegefühl. Bei generalisierten Infektionen zeigen sich meist subfebrile Temperaturen oder Fieber bis 40 °C und Schüttelfrost.

Metabolische Komplikationen, verursacht meist durch zu schnelle Laufgeschwindigkeit oder Hyperglykämie, zeigen sich durch plötzlich auftretende Übelkeit, Atemnot oder Herzrasen.

Nährstofflösungen

Die Nährstofflösungen setzen sich aus Flüssigkeit, Kohlenhydraten, Fetten und Aminosäuren zusammen und werden durch Vitamine, Elektrolyte und Spurenelemente ergänzt. Es gibt sie als Einzelkomponenten (Bausteinprinzip), Standardlösungen in Mehrkammerbeutel-Systemen oder als Individualrezeptur (Compounding).

- **Aminosäurelösungen** dienen der Deckung des Proteinbedarfs. Die Empfehlungen für die Aminosäurezufuhr liegen zwischen 0,8–1,6 g/kg KG/Tag. Bei der Energieumwandlung der Aminosäuren entsteht Stickstoff, der im Organismus nicht verwertet werden kann, in der Leber zu Harnstoff umgewandelt und über die Niere ausgeschieden wird. Deshalb muss bei Leberfunktionseinschränkungen und/oder Niereninsuffizienz die Zufuhr den spezifischen Anforderungen angepasst werden. Aminosäuren müssen langsam und immer zusammen mit Energielieferanten (Kohlenhydrate u./o. Fettemulsion) verabreicht werden, damit sie für die Eiweißsynthese verwertet werden können
- **Kohlenhydratlösungen** sind die Hauptenergieträger, reichen aber als alleiniger bedarfsdeckender Energielieferant nicht aus. Hier liegt die Zufuhrempfehlung zu Beginn der Ernährungstherapie bei 1,5–2 g/kg KG/Tag mit langsamer Steigerung auf bis zu 6 g/kg KG/Tag, auf insgesamt ca. 60 % der Nichtproteinenergie. In einer Reihe von Studien konnte belegt werden, dass eine Hyperglykämie bei chirurgischen und internistischen Intensivpatienten bzgl. der Mortalität und Morbidität einen prognostischen Einfluss haben. Da es in der Akutphase häufig zu einer Hyperglykämie mit ungünstigen Auswirkungen auf Elektrolyt- und Flüssigkeitshaushalt kommt, ist die Höhe der Zufuhr abhängig vom Glukosespiegel, der regelmäßig kontrolliert werden muss. Als Richtwert für die Zufuhr gelten Blutzuckerwerte < 180 mg/dl
- **Lipidemulsionen** werden mithilfe von Emulgatoren hergestellt und ebenfalls zur Energiebedarfsdeckung benötigt. Bei der parenteralen Ernährung werden überwiegend mittelkettige und langkettige Triglyzeride eingesetzt. Der hohe Energiegehalt der Fette ermöglicht eine flüssigkeitsrestriktive Kalorienzufuhr. In der Regel werden 10–20-prozentige Fettemulsionen in einem Fett/Kohlenhydratverhältnis von 1 : 1 empfohlen. Die Dosierung beginnt bei 0,5–1 g/kg KG/Tag mit einer Kontrolle der Triglyzeride nach 12 Stunden. Bei guter Fettverwertung kann bis max. ca. 2 g/kg KG/Tag gesteigert werden, auf insgesamt ca. 40 % der Nichtproteinenergie. Eine regelmäßige Triglyzerid-Spiegelbestimmung ist obligat (< 400 mg/dl). Bei Fettver-

1

wertungsstörungen, Sepsis, Leberinsuffizienz, Diabetes mellitus, Pankreatitis und Sepsis etc. muss die Verabreichung kritisch überdacht werden

- Eine **Zufuhr von Vitaminen und Spurenelementen** erfolgt bei einer parenteralen Ernährung grundsätzlich, sofern keine Kontraindikationen bestehen. Spätestens ab einer Dauer der parenteralen Ernährung von länger als einer Woche ist die Supplementation obligat, erfolgt in der Regel standardisiert und orientiert sich an den Empfehlungen der Fachgesellschaften für die orale Ernährung.

An dieser Stelle muss noch das **Refeeding-Syndrom** genannt werden, dass sich meist innerhalb der ersten Tage der Ernährungstherapie zeigt und ursächlich auf einen zu schnellen Kostaufbau zurückzuführen ist. Es zeigt sich durch eine Summe an schweren klinischen Nebenwirkungen, u. a.:

- Vitamin B1-Mangel und akuter Beriberi
- Volumenüberladung mit Ödembildung, Herzinsuffizienz, Lungenödem
- Elektrolytverschiebungen mit Hypophosphatämie, Hypokaliämie, Hypomagnesiämie
- Herzrhythmusstörungen
- Glukoseintoleranz mit erhöhtem Blutzucker und Glukosurie.

Bei der Anpassung des Ernährungsregimes müssen die Elektrolytverschiebungen, der Flüssigkeitshaushalt und der Blutzuckerspiegel ausgeglichen werden. Bei stark kachektischen Patienten empfiehlt sich eine hypokalorische Ernährung zum Einschleichen.

Praktische Durchführung

- Vorbereitung von Infusionslösungen und Durchführung von Verbandswechseln unter aseptischen Bedingungen
- Die Zufuhrrate ist abhängig von Körpergewicht und Infusionslösung (Glukose max. 0,25 g/kg KG pro Stunde, Aminosäuren max. 0,1 g/kg KG pro Stunde und Fett max. 0,15 g/kg KG pro Stunde)
- Keine Blutentnahme über den Schenkel, der zur Infusion der parenteralen Ernährung genutzt wird (Erhöhung des Infektionsrisikos, mögliche Verfälschung der Blutwerte)
- Keine Kurzinfusionen, Perfusoren und zusätzliche Infusionen über diesen Schenkel geben
- Bei Verwendung von Bakterienfiltern auf Herstellerangaben achten, z. B. dürfen in der Regel keine Fette darüber gegeben werden

- Die Infusionssysteme sind ohne Verwendung von Bakterienfiltern spätestens nach 24 Stunden zu wechseln
- Das Spülen mit physiologischer NaCl-Lösung benutzter ZVK oder Portsysteme nach parenteraler Ernährung ist unabdingbar, eine Spülung mit Heparin ist kritisch zu hinterfragen
- Bei Verdacht auf Katheterinfektion werden Blutkulturen peripher und aus jedem Katheterlumen empfohlen
- Bei Verdacht auf katheterinduzierte Blutstrominfektion ist sofort eine ZVK-Neuanlage vorzunehmen
- Hochprozentige Kohlenhydratlösungen dürfen nur zentralvenös verabreicht werden (hypertone Lösung)
- Da Fette nicht wasserlöslich sind, somit osmotisch nicht wirksam, können sie ohne Probleme peripher-venös verabreicht werden.

1.7.5 Monitoring der Effizienz der Ernährungstherapie

Die genaue Überwachung des Ernährungszustands bei Intensivpatienten in Bezug auf Energieumsatz, Eiweißverlust, Substratverwertung ist in der Praxis sehr schwierig.

Als Monitoring haben sich als sinnvoll erwiesen:

- Klinisches Bild: Inspektion insbesondere der Haare, Haut und Mundschleimhaut, Palpation mit Überprüfung der Hauttemperatur und des Hautturgors, Auskultation und Überprüfung der Reflexe und des Blutdrucks/Herzfrequenz
- Beurteilung des Stuhlgangs auf Aussehen, Konsistenz und Frequenz
- Regelmäßige Einschätzung des Aspirationsrisikos
- Überprüfung der korrekten Sondenlage
- Messung des gastralen Residualvolumens.

1.7.6 Pflegerischer Umgang mit Verdauungsstörungen

Mit der Nahrungsaufnahme beginnt bereits die Verdauung mit Resorption von Nährstoffen. Im **Katabolismus (Abbaustoffwechsel)** werden die aufgenommenen Nährstoffe in einfachste Verbindungen aufgespalten, aus denen im Anschluss durch den **Anabolismus (Aufbaustoffwechsel)** wieder Körperzellen aufgebaut werden.

Die Verdauung beginnt bereits im Mund (Ingestion), findet aber hauptsächlich im Magen und Dünndarm mithilfe von Enzymen statt. Im oberen Verdauungstrakt wird die Nahrung aufgenommen, zerkleinert und mit Speichel vermischt. Die im Speichel enthaltene Amylase beginnt bereits die Aufspaltung der Kohlenhydrate. Pro Tag produziert der Mensch im Durchschnitt 1,5 l Speichel.

Im Magen werden ca. 1,5–2,5 l Magensaft gebildet, der pH-Wert beträgt 1,0–1,5 und die Passagezeit liegt bei 1–3 Stunden. Hier beginnt die Protein- und Fettverdauung.

Mit seinen 5–7 m Länge ist der Dünndarm der längste und wichtigste Teil des Verdauungstrakts. Er wird anatomisch unterteilt in das Duodenum (Zwölffingerdarm), Jejunum und Ileum. Hier findet hauptsächlich die sogenannte Digestion statt, d. h. die Aufspaltung von Nahrungen in resorbierbare Bestandteile.

Nach dieser enzymatischen Zerkleinerung der Nahrung in ihre Grundbaustoffe (Einfachzucker, Aminosäuren, Glyzerin und Fettsäuren) werden die resorbierten Nahrungsbestandteile vom Darm in den Blut- und Lymphkreislauf absorbiert. Proteine werden zu 90 % im proximalen Jejunum absorbiert, sowie 95 % der Lipide und nahezu 100 % der Kohlenhydrate im gesamten Dünndarm. Die Passagezeit beträgt im Dünndarm ca. 7–9 Stunden bei einem pH-Wert von 7,0–8,0.

Der Dickdarm ist ca. 1,5–2 cm lang und wird in die Abschnitte Coecum (Blinddarm), Colon ascendens, Colon transversum, Colon descendens, Colon sigmoideum und Rektum unterteilt. Im Dickdarm wird dem Darminhalt Wasser entzogen und somit dem Organismus wieder zur Verfügung gestellt. Mithilfe von Bakterien, die zur natürlichen Darmflora gehören, werden hier die bisher unverdauten Nahrungsbestandteile durch Fäulnisprozesse (bei Proteinen) und Gärungsprozesse (bei Kohlenhydraten) abgebaut. Die Absorption erfolgt u. a. durch Diffusion mit einem Stofftransfer entlang eines Konzentrationsgradienten vom Ausgangsort höherer Konzentration zum Zielort niedrigerer Konzentration.

Leber, Galle und Bauchspeicheldrüse spielen bei der Verdauung ebenfalls eine erhebliche Rolle, auf die an dieser Stelle nicht näher eingegangen werden kann.

Was tun bei Diarrhö oder Obstipation?

Diarrhö

Im Intensivbereich können Diarrhöen in vier verschiedene Typen eingeteilt werden:

- Motilitätsstörungen
- Sekretorische Diarrhö
- Osmotische Diarrhö
- Malabsorptionsdiarrhö.

Bei der **Motilitätsstörung** kommt es aufgrund einer verminderten Motilität zu einer bakteriellen Überwucherung und Stuhlverhalt. Die gesteigerte Motilität zeigt sich durch schnelle Passage oder ineffektiver Durchmischung, z. B. bei Reizcolon, Stress, Z. n. Vagotomie. Symptomatisch liegen häufige, klein portionierte Stühle vor.

Erhöhte Intestinal- und Colonsekretion entsteht am häufigsten durch Enterotoxine (z. B. Clostridium difficile, Colistämme). Hier zeigt sich das Stuhlverhalten durch großvolumige, auffallend helle Stühle, die durch eine Nahrungskarenz nicht besser werden.

Die Flüssigkeitsabsorption ist bei der **osmotischen Diarrhö** meist aufgrund der Einnahme von nicht absorbierbaren, gelösten Stoffe (z. B. Laktulose, Sorbit, hyperosmolare enterale Ernährung) und Sistierung bei Nahrungskarenz reduziert.

Eine gestörte Aufnahme von Nahrungsbestandteilen vom Darm in die Blut- und Lymphbahnen ist charakteristisch für die **Malabsorptionsdiarrhö.** Sie äußert sich durch eine verringerte Flüssigkeitsabsorption aufgrund Enzymmangel (z. B. Pankreasinsuffizienz), Zottenatrophie (z. B. Sprue) oder verringerter Resorptionsfläche (z. B. bei Colitis, Strahlenenteritis, Kurzdarm). Die großlumigen Stühle riechen faulig, sind flüssig oder fettig.

Wichtiger als die Einteilung der Diarrhö ist im Intensivbereich jedoch die Unterscheidung in **infektiös und nicht-infektiös,** weil sich daraus richtungsweisende pflegerische Umgangsrichtlinien ergeben. An dieser Stelle seien besonders zwei Keime genannt:

- Clostridium difficile
- Klebsiella oxytoca.

Beide bedürfen einer gezielten Therapie und der strikten Einhaltung von Hygienevorschriften.

Um eine Keimverschleppung zu vermeiden, stehen neben dem **Fäkalkollektor** (**>** Abb. 1.42) innovative Produkte zur Verfügung, sogenannte **geschlossene Darm-Managementsysteme,** bestehend aus einem weichen, flexiblen, blockbaren Silikonschlauch und Auffangbeuteln (**>** Abb. 1.43). Mithilfe dieser Stuhldrainagesysteme ist es möglich, Flüssigkeiten aus dem Darm-Trakt so zu sammeln und abzuleiten, dass ein Kontakt bzw. eine Kontamination von Patient, Personal und Material vermieden werden kann. Des Weiteren reduziert der Einsatz Diarrhö-bedingte Hautirritationen oder ermöglicht oftmals erst eine Wundtherapie, z. B. bei ausgeprägten Feuchtigkeitswunden im perianalen Bereich. Bei sach- und fachkundiger Handhabung können diese Drainagesysteme bis zu 29 Tage belassen bleiben. Vor der Verwendung müssen Verletzungen des Schließmuskels sowie Blutungen im anorektalen Be-

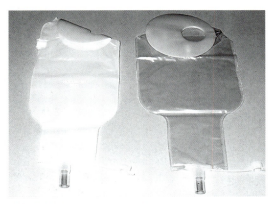

Abb. 1.42 Fäkalkollektor. [O555]

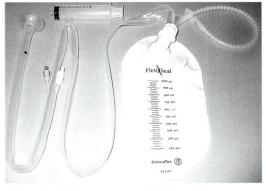

Abb. 1.43 Stuhldrainagesystem. [O555]

reich, Operationen am Dickdarm, ausgeprägte rektale oder anale Stenosen und Ulzerationen im Dickdarmbereich ausgeschlossen werden, z. B. durch einen abdominalen und rektalen Ultraschall.

Der Fäkalkollektor kann unabhängig von Grunderkrankung und traumatischen Verletzungen verwendet werden und wird häufig zum Schutz der empfindlichen perianalen Haut eingesetzt.

Anwendungstipps für den Gebrauch des Fäkalkollektors
- Bei der Anlage Patient in Seitenlage positionieren, mit dem oberen Knie Richtung Brust gebeugt
- Gegebenenfalls Rasur im Bereich der künftigen Klebefläche
- Bereich mit milder, ölfreier Waschlotion und anschließend mit klarem Wasser reinigen. Danach die Haut gut trocknen
- Wenn notwendig die Öffnung des Hautschutzes vergrößern. Dabei beachten, dass sich der After bei Ausscheidung dehnt
- Gegebenenfalls zusätzlich Hautschutzpaste (bekannt aus der Stomatherapie) bei Unebenheiten und Dichtigkeitsproblemen verwenden
- Fixieren des Hautschutzes erst am Damm bei leichtem Anheben der Gesäßhälften → im Steißbeinbereich → untere Gesäßhälfte → obere Gesäßhälfte
- Festes Andrücken der Hautschutzplatte. Durch die Handwärme wird die Platte weicher, modelliert sich besser an und haftet im Anschluss besser.

Verschlechtern sich aufgrund des schwer beherrschbaren Stuhlmanagements die Hautverhältnisse und/oder der Wundverband wird immer wieder von Stuhl unterwandert, dann können auch Analtamponaden zum Einsatz kommen. Ein Anal-Tampon besteht aus Polyurethan, der stark aufgeschäumt wurde, um Darmgase problemlos entweichen zu lassen. Für ein reibungsloses Einführen ist der Tampon mit einer wasserlöslichen Folie beschichtet, die sich bei Kontakt mit der Darmschleimhaut auflöst.

Der Tampon kann bis zu 12 Stunden belassen werden, darf aber nicht eingesetzt werden bei infektbedingten Diarrhöen, Wunden im Rektum, Dickdarmentzündungen, und Analfisteln.

Für den direkten Hautschutz kann ein transparenter Hautschutzfilm (z. B. Cavilon®) oder transparente Hautschutzfolie (z. B. Suprasorb® F) eingesetzt werden. Den Hautschutzfilm gibt es als Creme, Spray und Lolly. Bei der Verwendung ist zu beachten, dass sich der Schutz durch Waschen nur langsam minimiert und deshalb der Film nur alle 2–3 Tage appliziert werden muss, ggf. bei ausgeprägter Diarrhö alle 24 Stunden.

VORSICHT

Pflegende verzichten auf die Verwendung folgender Substanzen, weil diese die Feuchtigkeits- und Wärmeregulation der Haut minimieren und damit die natürliche Hautbarriere zerstören:
• Pasten, Puder
• Porenverstopfende Fettemulsionen wie Melkfett oder Vaseline
• Hautreizende, allergenisierende oder farbige Mixturen.

Obstipation

Die Obstipation oder Paralyse bei Intensivpatienten sind zwar passagere Ereignisse, aber nicht unproblematisch. Durch eine Obstipation werden Kreislauf und Nervensystem stark belastet, weil Blähungen und Spastizitätserhöhung direkt zusammenhängen. Diese Art von Motilitätsstörungen nimmt durch notwendige therapeutische Maßnahmen zu, z. B. bei Katecholamingabe, Analgosedierung oder Flüssigkeitsrestriktion. Ein verzögerter Kostaufbau und lange enterale Fastenperioden unterstützen diese ebenfalls. Zur Verringerung der motilitätshemmenden Faktoren wird ein multimodales analgetisches Konzept empfohlen, um die Nebenwirkung der Medikamente zu reduzieren. Auch der Einsatz von Paracetamol, dem ebenfalls eine Hemmung der Motilität zugeschrieben wird, sollte bei Bedarf überdacht werden.

„Neben einem wohlüberlegten und verantwortungsbewussten Einsatz hemmender Substanzen, sollte dem frühzeitigen Beginn der enteralen Ernährung sowie der Vermeidung von Fastenperioden großes Augenmerk geschenkt werden." (□ [10]).

Bei der Verwendung von Laxanzien wird empfohlen auf osmotisch wirkende Laxanzien (z. B. Sorbit, Laktulose, enterale Ernährung) zurückzugreifen. Sie entfalten ihre Wirkung innerhalb von 24–48 Stunden und werden frühzeitig und prophylaktisch verabreicht. Zusätzlich können Entleerungshilfen wie hypertone Darmspülungen oder Klistier/Miniklistier verwendet werden.

Um Komplikationen wie einen paralytischen Ileus zu vermeiden, gehört das Abhören der Darmgeräusche zu den Routine-Überwachungskriterien im Intensivpflegebereich. Bei der Auskultation des Abdomens mittels eines Stethoskops können bei physiologischer Peristaltik ca. alle 10 Sekunden „glucksende" Geräusche wahrgenommen werden. Durch einen leichten Druck auf das Abdomen kann eine Peristaltik provoziert werden. Metallisch klingende Geräusche von hoher Frequenz treten u. a. beim mechanischen Ileus auf, bedingt durch den durch Gasbildung aufgeblähten Darmabschnitt mit Kontraktion desselben gegen Widerstand. Beim paralytischen Ileus sind über einen längeren Zeitraum keinerlei Darmgeräusche zu hören.

LITERATUR

1 Bartholomeyczik, S.; Hardenacke, D. Prävention von Mangelernährung in der Pflege. Hannover: Schlütersche, 2010:8.

2 Müller, M. K. M.; Uedelhofen, K.; Wiedemann, U. C. H. Mangelernährung in Deutschland. Berlin, München, Paris, New York: Cepton Verlag, 2007.

3 Rosenbaum, A.; Piper, S.; Riemann, J. E.; Schilling, D. Mangelernährung bei internistischen Patienten – eine Screeninguntersuchung von 1.308 Patienten mit Verlaufsbeobachtung. Aktuelle Ernährungsmedizin, 2007, 32: 181–184.

4 Deutsche Gesellschaft für Ernährungsmedizin DGEM. DGEM-Leitlinie Enterale und parenterale Ernährung. Stuttgart: Thieme Verlag, 2008.

5 Kreymann, G.; Ebener, C.; Hartl, W.; von Heymann, C.; Spies, C. DGEM-Leitlinie Enterale Ernährung: Intensivmedizin. Aktuelle Ernährungsmedizin. 2003; 28: 42–50.

6 Schütz, T.; Valentin, L.; Herbst, G.; Lochs, H. ESPEN-Leitlinien Enterale Ernährung – Zusammenfassung. Aktuelle Ernährungsmedizin, 2006; 31: 196–197.

7 Medizinisch-pflegerische Fachkommission. Leitfaden Enterale Ernährung über Sonde bei Erwachsenen. Gesamtklinikum der Universität Freiburg, 2010; http://www.medizin.uni-freiburg.de/medizin1/live/diaetetik/Enterale_Ernaehrung_L.pdf [17.10.2013].

8 Madl, C. Gastraler Reflux bei Intensivpatienten: How much is too much? MEDiCOM 2/2010; http://www.medicom.cc/medicom-de/inhalte/nutrition-news/entries/NuNe210.php [17.10.2013].

9 Biesalski, H. K.; Grimm, P. Taschenatlas Ernährung, 5. Aufl. Stuttgart: Thieme Verlag, 2011.

10 Fruhwald, S. Gastrointestinale Motilitätsstörungen beim Intensivpatienten. Wiener Klinisches Magazin 1/2009; http://www.springermedizin.at/artikel/2394-gastrointestinale-motilitaetsstoerungen-beim-intensivpatienten [17.10.2013].

Weiterführende Literatur siehe Anhang

1.8 Wundversorgung

Anja Dunkel

1.8.1 Wundheilung

Die Wundheilung kann primär oder sekundär erfolgen.

Primäre Wundheilung

Aseptische Operationswunden, infektionsfreie, akute (4–6 Std.) Verletzungen mit nicht zerfetzten, gut durchbluteten Wundrändern heilen i. d. R. primär.

Diese Wunden werden durch Naht, Klammerung, Wundkleber oder Pflasterstreifen verschlossen.

Sekundäre Wundheilung

Bei klaffenden und/oder bakteriell kontaminierten bzw. kolonisierten, infizierten, großflächigen und chronischen Wunden kommt es zur sekundären Wundheilung.

Kriterien für chronische Wunden

- Wunde ist älter als 4–12 Wochen
- Keine Heilungstendenz.

Ursachen für eine sekundäre Wundheilung sind chronisch venöse Insuffizienz, Polyneuropathie, Malnutrition oder arterielle Durchblutungsstörungen.

Die Wundheilung erfolgt
- Offen
- Mit verzögertem Heilungsverlauf
- Ausgeprägter Narbenbildung.

Bei kontaminierten bzw. kolonisierten Wunden findet der sog. **aseptische Verbandswechsel** Anwendung mit einer Wundreinigung „immer von innen nach außen". Bei infizierten Wunden wird der **septi-** sche Verbandswechsel** mit der Wundreinigung „immer von außen nach innen" durchgeführt.

Phasen der Wundheilung

Inflammatorische bzw. Exsudationsphase (Reinigungsphase)

Die Reinigungsphase beginnt im Moment der Verletzung und dauert unter physiologischen Bedingungen etwa drei Tage. Es kommt zur Blutstillung und Blutgerinnung. Die Leukozyten haben die Aufgabe Infektionen abzuwehren und die Wunde durch Phagozytose zu reinigen.

Proliferationsphase (Granulationsphase)

In der Granulationsphase dient die Zellproliferation der Gefäßneubildung und der Defektauffüllung durch das Granulationsgewebe. Granulationen, die die Wunde ausfüllen, haben ein frisch-rotes Aussehen, sie sind feucht und glänzend.

Differenzierungsphase (Epithelisierungsphase)

Die Epithelisierungsphase ist gekennzeichnet durch die Ausreifung der kollagenen Fasern. Diese beginnt zwischen dem 6. und dem 10. Tag. Die Wunde kontrahiert, das Granulationsgewebe wird zunehmend wasser- und gefäßärmer. Die Wunde festigt sich und bildet sich zu Narbengewebe um. Keratinozyten wandern von den Wundrändern ins Innere ein und die Wunde verschließt sich. Dieser Vorgang beinhaltet die Neubildung von Epidermiszellen durch Mitose und Zellwanderung.

1.8.2 Störung der Wundheilung

Die Phasen der Wundheilung können durch verschiedene Einflüsse negativ beeinflusst werden. Beim Intensivpatienten liegen meist mehrere Faktoren vor, die zu einer verzögerten Wundheilung führen können, z. B. Sepsis, Multiorganversagen, medikamentöse Therapie mit Katecholaminen (→ Minderperfusion des Gewebes) oder mit Antibiotika.

Das Eindringen von Keimen kann zu **Wundinfektionen** und einer daraus resultierenden Heilungsverzögerung und Verschlechterung der Wundverhältnisse führen. Die konsequente antiseptische Reinigung des Wundbettes ist unerlässlich. In manchen Fällen ist eine zusätzliche Behandlung durch Antibiotika und/oder chirurgische Intervention nötig.

Beim Auftreten von Blut- bzw. Gewebsflüssigkeit enthaltenen Hohlräumen, wie **Hämatom** oder **Serom,** kann eine Punktion das Gewebe entlasten.

> **Klinische Bedeutung**
>
> Gegebenenfalls ist an einen mikrobiologischen Abstrich zu denken. Dieser muss vor der ersten Applikation von antibiotischen Wundtherapeutika erfolgen.

Durch **Nahtinsuffizienz** oder Infektion kann es zum Aufplatzen einer bereits verschlossen Wunde an der Naht kommen. Eine solche Wunde bleibt solange offen, bis kein Eiter und Wundsekret mehr abläuft. Dann muss sie erneut durch Sekundärnaht verschlossen werden.

1.8.3 Wundverbände

Auswahl der Wundauflagen

Die Wahl der Wundauflagen erfolgt aufgrund folgender Kriterien der Wundbeobachtung:
- Das Aussehen des Wundgrundes, z. B. Nekrose, Fibrinbelag
- Die Wundumgebung, z. B. gerötet, ödematös
- Die Wundränder, z. B. mazeriert, klaffend
- Das Wundexsudat, z. B. Menge, Farbe, Geruch.

Ein weiteres entscheidendes Kriterium ist die entsprechende Wundheilungsphase (➤ 1.8.1) in der sich die Wunde aktuell befindet. Außerdem muss beachtet werden, ob eine Infektion vorliegt.

Weitere Auswahlkriterien sind:
- Schmerzerleben des Patienten
- Wirtschaftlichkeit, in Bezug zur Häufigkeit und Handhabung der Wundauflage.

Aufgaben und Ziele eines Verbands

- Polster- und Schutzfunktion gegen äußere Einflüsse (Druck und Reibung)
- Schutz vor Infektionen (undurchlässig für Bakterien nach innen und außen)
- Ausreichende Saugkapazität zum Aufnehmen von Blut, Exsudat, Gewebetrümmern, Bakterien
- Schmerzvermeidung
- Arzneimittelträger
- Schutz vor Wärmeverlust, Fremdkörpern und Schmutz
- Schutz vor Austrocknung durch Schaffung eines ideal feuchten Wundklimas
- Aufrechterhaltung des Gasaustausches
- Unterstützung der autolytischen Wundreinigung
- Wundkontrolle, -beurteilung
- Therapieanpassung
- Bekämpfung einer Infektion.

Wundauflagen konventioneller Wundversorgung

Verbandsmaterialien der konventionellen Wundversorgung sind Mullkompressen, Vliesstoffkompressen, kombinierte Saugkompressen, Wundschnellverbände, Wundnahtstreifen, Fixiermittel (Binden, Schlauchverband, Klebemull, Klebe-Folien, Heftpflaster) und imprägnierte Wundgaze (➤ Tab. 1.34).

Tab. 1.34 Konventionelle Wundauflagen und ihre Eigenschaften

Auflage	Eigenschaft/Anwendung	Kontraindikation
Mullkompresse/ Vlieskompresse	• Saugt Wundexsudat auf • Zum Auswischen und Säubern von Wunden • Erstabdeckung von postoperativen Wunden • Bei stark exsudierenden Wunden in der Reinigungsphase	Geringe Exsudatmenge → Gefahr des Verklebens mit dem Wundgrund
Saugkompresse	• Besteht aus einer Vliesstoff-Hülle und hydrophilen Materialien im Inneren • Zur Resorption von Wundexsudat bei stark exsudierenden Wunden • Erstabdeckung von postoperativen Wunden	• Geringe Exsudatmenge → Gefahr des Verklebens mit dem Wundgrund • Tiefe bzw. unterminierte Wunden • Wunden in der Granulations- oder Epithelisierungsphase

1

Tab. 1.34 Konventionelle Wundauflagen und ihre Eigenschaften (Forts.)

Auflage	Eigenschaft/Anwendung	Kontraindikation
Imprägnierte Wundgaze	• Grobmaschiges, beschichtetes Netz • Verhindert Verkleben mit dem Wundgrund • Oberflächliche Schürf- und Risswunden • Meshgraftplastik • Tumorwunden (exulzerierend) • Verbrennungen • Muss mit einer Kompresse abgedeckt werden → Aufsaugen des Exsudats	• Geringe Exsudatmenge → Gefahr des Verklebens mit dem Wundgrund • Bildung einer feuchten Kammer, wenn Gaze doppelt gelegt wird • Verkleben der Hautporen (fetthaltige Produkte) → behinderter Gasaustausch, Mazeration der Umgebungshaut
Wunddistanzgitter	• Weiterentwicklung der beschichteten Wundgaze • Feingewobenes Netz → Verhindert Verklebungsrisiko	
Wundschnellverband	• Haushaltsübliches Pflaster mit haftendem Trägermaterial und saugender Innenauflage • Zeitsparende Fixierung bei • Primär heilenden Wunden (postoperativ) • Handwunden • Bagatellverletzungen (Erstversorgung)	Tiefe und sekundär heilende Wunden

Moderne Wundversorgung und Einsatzgebiete

Ziel einer modernen Wundversorgung ist es, die Wunde warm und feucht zu halten. Diese Anforderung bestimmt heute die Entwicklung von Wundauflagen (➤ Tab. 1.35).

Geruchsbekämpfung

Gerüche von infizierten Wunden oder Tumorwunden sind für den Patienten, die Angehörigen und für das Team unangenehm und belastend. **Aktivkohlekompressen** können Abhilfe schaffen. **Die Kompressen dürfen nicht geschnitten werden,** da sonst Kohle in die Wunde gelangt.

Spezielle Wundversorgung

Die folgenden Beispiele der speziellen Wundversorgung sollten nur nach eindeutiger Indikationsstellung und Abwägung wirtschaftlicher Aspekte angewendet werden.

Biochirurgische Wundtherapie

Bei der Madentherapie werden speziell gezüchtete Goldfliegen (Lucilia sericata) eingesetzt, um chronisch, infizierte, stark belegte Wunden von nekrotischem Gewebe zu befreien. Sie geben Verdauungssaft ab, um die Nahrung zu verflüssigen, die anschließend aufgenommen wird.

Kontraindikation: Wundhöhlen, die Nähe großer Blutgefäße oder Nähe großer Organe mit starker Blutungsneigung.

Lokale Unterdrucktherapie/ Vakuumtherapie

Bei der **lokalen Unterdrucktherapie (Vacuum Assisted Closure Therapy, VAC)** wird ein offenporiger Schaumstoff in eine Wunde eingebracht, mit einer okklusiven Folie abgedeckt und ein Drainageschlauch im Schaumstoff fixiert.

Eine am Drainageschlauch angeschlossene Vakuumpumpe baut Sog auf und transportiert so das überschüssige Sekret ab. Wundödeme werden dadurch reduziert und die Durchblutung verbessert.

In der Praxis ist meist ein kontinuierlicher Sog eingestellt, dieser wirkt granulationsbeschleunigend. Ein intermittierender Sog beschleunigt zwar die Granulationsbildung stärker, ist jedoch sehr schmerzhaft und kaum erträglich für den Patienten.

Es stehen verschiedene Schwämme zur Verfügung. Der schwarze Schwamm bildet lockeres Gewebe, wächst schnell und findet meist bei tiefer liegenden Wunden Anwendung. Der weiße Schwamm bildet aufgrund seiner Struktur ein festes Gewebe und wird daher erst gegen Ende der Vakuumtherapie eingesetzt.

Tab. 1.35 Produkte und deren Anwendung in der modernen Wundversorgung

Produktgruppe	Anwendungsbeispiel/Einsatzgebiet
Alginate	• Wunden mit starker Exsudation • Oberflächliche und tiefe Wunden (Ulzera, Dekubitalulzera, Brandwunden etc.)
Hydrofiber-Verbände	• Nässende akute (z. B. Spalthautentnahmestellen) • Chronische (z. B. Ulcus cruris und Dekubitalulzera) Wunden
Hydrogele	Zum Aufweichen von Nekrosen und Abtragen von Belägen, schwach bis mäßig sezer-nierender Wunden in der Granulations- und Epithelisierungsphase, z. B. oberflächli-che Wunden, Verbrennungen, wenig nässende chronische Wunden
Hydrokolloide	• Oberflächliche, mittel bis schwach exsudierende Wunden • Nicht infizierte, sekundär heilende Wunden (z. B. Dekubitalulzera, Ulzerationen, Abschürfungen)
Kombinierte Wundverbände	Mäßig bis stark sezernierende akute und chronische Wunden
Schaumstoffkompressen/Hydro-polymere	• Granulationsphase mit mäßiger bis starker Exsudation und Fibrinbelag • Empfindliche Umgebungshaut • Bei sekundär Wundheilung akuter und chronischer Wunden
Offenporige Schaumstoffkom-pressen	• Konditionierung von Wundflächen vor Hauttransplantationen sowie infizierter De-fektwunden verschiedener Genese • Temporäre Wunddeckung bei offenen Frakturen, nach Faszienspaltung bei Kom-partmentsyndrom
Semipermeable Wundfolien	• Oberflächliche, schwach exsudierende, nicht infizierte Wunden in der Epithelisie-rungsphase • Postoperative Wundversorgung • Fixieren von Kanülen/Kathetern
Kollagen Wundauflagen	• Stagnierende Wunden aller Exsudationsgrade (z. B. Ulcera, Brandwunden) • Physikalische und biologische Blutstillung
Gelatinehaltige Wundauflagen	Blutende Wunden, akute und chronische, sekundär heilende Wunden
Hyaluronsäurehaltige Wund-therapeutika	• Chronische sekundär heilende Wunden • Wundheilungsstörungen
Aktivkohlekompressen	• Infizierte, übelriechende Wunden aller Exsudationsgrade • Wunden m. erhöhtem Infektionsrisiko (z. B. venöse Ulzerationen, Dekubitalulzera, diabetisches Fußsyndrom)
Hydrophobe Wundauflagen	• Kontaminierte oder infizierte postoperative oder traumatische Wunden • Fisteln • Abszesse
Silberhaltige Wundauflagen	• Bei sekundär heilenden, infizierten und infektionsgefährdeten Wunden, (z. B. Tu-morwunden, Abszesse) mittelstarker und üübelriechender Exsudation • Erregernachweis durch Wundabstrich

Der Verbandswechsel erfolgt immer durch den Arzt. Um die Intervention für den Patienten mög-lichst schmerzfrei zu gestalten, müssen bestimmte Kriterien beachtet werden. Bei Abnahme der Schwämme wird ca. 40 Minuten vorher der Sog ab-gestellt, mit Ringer angefeuchtet und dann erst der Schwamm entfernt.

Die Wechselintervalle werden vom Zustand der Wunde bestimmt und finden alle 1–3 Tage nach ärztlicher Anordnung und unter Berücksichtigung der Herstellerangaben statt.

Einsatzgebiete
• Akute Wunden
  – Weichteildefekte
  – Infizierte Wunden nach chirurgischen Debri-dement
  – Fixierung von Hauttransplantationen

- Akute bzw. subchronische Wunden
  - Lymphfisteln
  - Sternale Wundinfektionen
  - Thoraxwandfenster
- Chronische Wunden
  - Dekubitus
  - Ulcus cruris
  - Chronische Wundheilungsstörungen
  - Strahlenulcus.

Weitere spezielle Anwendungsgebiete sind z. B. septisches Abdomen, Versorgung enteraler Fisteln, sowie das abdominale Kompartmentsyndrom.

Kontraindikationen

- Freiliegende Blutgefäße
- Nekrotischer sowie maligner Wundgrund
- Unbehandelte Osteomyelitis
- Wunden in der Nähe des Nervus vagus
- Starke Blutgerinnungsstörungen mit erhöhter Blutungsgefahr
- Antikoagulanzien
- Faszienlücken.

V O R S I C H T

Durch einen unbemerkten Ausfall des Sogs kann sich eine feuchte Kammer bilden, die ein hohes Infektionsrisiko darstellt und zur Sepsis führen kann.

1.8.4 Verbandswechsel

Hygienerichtlinien

Hygiene ➤ *Kap. 2*

Die meisten Wundinfektionen werden durch Handkontakt übertragen, daher ist die sogenannte Non-Touch-Technik besonders wichtig!

M E R K E

Verbandswechsel werden immer nach dem **Non-Touch-Prinzip** durchgeführt:
- Wunde nie mit bloßen Händen berühren
- Immer sterile Instrumente bzw. sterile Handschuhe verwenden
- Unsterile Instrumente oder Materialien berühren nie die Wunde.

Hygienische Grundlagen des Verbandswechsels

- Eine korrekt durchgeführte Händedesinfektion vor und nach dem Verbandswechsel gehört zu den wichtigsten Maßnahmen
- Das Entfernen des Verbandes erfolgt immer mit unsterilen Handschuhen. Alle weiteren Maßnahmen und das Anlegen des neuen Verbandes werden mit sterilen Handschuhen und sterilen Materialien durchgeführt. Dies schützt den Patienten sowie die ausführende Person vor Keimübertragung
- Zwischen dem Handschuhwechsel immer Händedesinfektion durchführen und Handschuhe sofortig korrekt entsorgen
- Die Verbandsmaterialien auf einem desinfizierten Tablett vorab herrichten und im Patienten Zimmer auf einer ebenso vorher desinfizierten Fläche abstellen → nichts ins Bett des Patienten stellen
- Die Arbeitsfläche ist neben der durchführenden Person, nicht hinter ihm
- Die Anordnung des Materials auf der Arbeitsfläche erfolgt so, dass die unsterilen Materialien patientennah und sterile patientenfern abgelegt werden. So wird das „Übergreifen" über sterile Materialien vermieden
- Die Materialien nicht zu früh vorbereiten, damit sie durch längeres Offenstehen nicht kontaminiert werden. Lässt es sich nicht vermeiden, dann steril abdecken
- Das Bett des Patienten mit (steriler) Einmal-Unterlage schützen, am besten mit einer flüssigkeitsundurchlässigen Unterlage
- Desinfektionsbehältnis sowie einen keimdichten Abwurfbehälter bereitstellen
- Zum Verbandswechsel wird über der sauberen Bereichskleidung eine frische flüssigkeitsundurchlässige Einmal-Schürze angelegt
- Ein Mund- und Nasenschutz ist erforderlich, wenn großflächige Wunden zu versorgen sind oder der Durchführende an einer Erkältung leidet
- Eine Abdeckung der Haare durch eine OP-Haube ist bei großflächigen, stark infektiösen Wunden angebracht
- Zugluft vermeiden, um Keime nicht aufzuwirbeln; ebenso werden sonstige offensichtliche Keimreservoire aus dem Verbandswechselbereich entfernt
- Nicht über der Wunde ohne Mundschutz sprechen, husten, niesen oder schnäuzen.

Vorbereitung eines Verbandswechsels

Der Patient wird über den bevorstehenden Verbandswechsel informiert und seine Schmerzsituation abgefragt. Bei bestehenden oder bekannten Schmerzen bei Verbandswechseln wird vorher, eine vom Arzt verordnete, Analgesie verabreicht und der Wirkungseintritt abgewartet.

Zur Vorbereitung der benötigten Utensilien führt die Pflegende eine hygienische Händedesinfektion durch. Die benötigten Flächen werden desinfiziert und alle benötigten Utensilien, z. B. Abwurfbehälter werden in der Nähe des Patienten bereitgestellt.

Die Pflegende wahrt die Intimsphäre des Patienten, schließt Fenster und Türen um den Patienten vor Zugluft zu schützen. Das Material wird vor der Durchführung überprüft, um unnötige Wege bzw. Verzögerungen zu vermeiden. Das Patientenbett wird in die richtige Arbeitshöhe gebracht, um rückenschonend arbeiten zu können. Ein Bettschutz, der an der vorgesehenen Stelle eingebracht wird, schützt vor Verschmutzung. Nach Anlegen der Einmalschürze wird eine Händedesinfektion durchgeführt und Einmalhandschuhe angezogen.

Durchführung

- Non-Touch-Prinzip
- Einmalhandschuhe anziehen und alten Verband entfernen (Verkrustungen vorher mit Ringer lösen)
- Alten Verband inspizieren (Wundexsudat, Geruch, Menge → dokumentieren) anschließend verwerfen
- Handschuhe wechseln und Händedesinfektion!
- Wundreinigung (wischen → nicht tupfen!/je Wischvorgang eine Kompresse)
- Gebrauchtes Material verwerfen
- Gereinigte Wunde inspizieren
- Handschuhwechsel und Händedesinfektion!
- Wundversorgung je nach Wunde, Wundzustand, Arztanordnung.

Nachsorge

Nach dem Verbandswechsel werden alle Materialien ordnungsgemäß entsorgt und aufgeräumt, sowie eine Flächendesinfektion der benutzten Gegenstände

durchgeführt. Handschuhe werden verworfen und eine hygienische Händedesinfektion wird beim Verlassen des Zimmers durchgeführt. Zum Abschluss erfolgt die Wunddokumentation in der Krankenakte.

1.8.5 Wunddebridement und Wundspülung

Wundspülungen dienen zur zusätzlichen Entfernung von Restbelägen, Zelltrümmern, Verbandsstoffen und Bakterien aus der Wunde. Geeignete Lösungen sind unkonservierte (Ringer, NaCl 0,9 %) und konservierte bzw. wirkstoffhaltige (z. B. Prontosan®, Octenilin®) Zubereitungen. Sie sollten physiologisch, farblos, nicht resorbierbar, steril, atraumatisch und erwärmbar sein.

Wunddebridement ➤ *Tab. 1.3.6*

MERKE
Das Robert Koch-Institut empfiehlt zum Spülen von Wunden die ausschließliche Verwendung von sterilen Lösungen bzw. die Nutzung endständiger Wasserfilter (0,2 μm). (📖 [1])

1.8.6 Wundanamnese und -dokumentation

Wundanamnese

Eine umfassende Anamnese ist notwendig, um sich Einblick in das soziale Umfeld des Patienten zu verschaffen, das Krankheitsbild, sowie psychosoziale Aspekte und den Verlauf der Therapie zu bestimmen. Für eine aussagekräftige Anamnese erfassen Pflegende ergänzend zur Pflegeanamnese:

- Informationen zum Patienten und seinen Angehörigen. Hierzu werden Wundursachen, die Bedeutung spezieller Maßnahmen wie Kompression, Druckentlastung, aber auch Vorstellungen zur Abheilzeit abgefragt
- Wund- und therapiebedingte Einschränkungen, z. B. Schmerzen: Anhand einer geeigneten Schmerzskala (➤ 1.3.2) werden Parameter wie Stärke, Qualität, Lokalisation, Dauer, Häufigkeit des Schmerzes abgefragt, ebenso wie die Situationen in denen Schmerz verstärkt auftritt. Auch

Tab. 1.36 Verschiedene Arten des Wunddebridements

Debridementart	Durchführung
Mechanisches Debridement	• Mit sterilen Kompressen, Knopfkanülen, Spülkatheter oder Spritzen werden hier Beläge, Verbandsreste, Zelltrümmer und Abfallstoffe mit einer geeigneten Lösung aus der Wunde ausgewischt oder ausgespült • Schmerzhafte Methode aufgrund des Drucks und der Reibung → Abtupfen mit sterilen Kompressen bevorzugen
Chirurgisches Debridement	• Die Beläge werden mithilfe einer Pinzette und eines Skalpells entfernt • Dies ist eine schnelle Art der Wundreinigung, die jedoch nicht gewebeschonend durchgeführt werden kann • Nach Ausmaß der Wunde ist eventuell eine Kurznarkose oder eine Lokalanästhesie nötig
Autolytisches Debridement	• Ist eine sehr schonende aber auch sehr zeitintensive Form der Wundreinigung • Hierbei werden Flüssigkeiten in Form von Hydrogelen oder Hydrokolloidverbänden auf die Wunde gegeben, die durch ihre physikalische Wirkung Nekrosen und Beläge lösen • Somit lassen sich die Nekrosen leicht aus der Wunde spülen/abtragen. Zudem fördert die Feuchtigkeit das Zellwachstum
Biochirurgisches Debridement	• Zum Teil eine schmerzhafte und psychisch belastende Methode, jedoch unblutig und selektiv • Hierbei werden Maden der Gattung „Lucilia sericata" (Goldfliegenmaden) eingesetzt • Beläge und Nekrosen lösen sich durch den Speichel der Maden, der eiweißaufspaltende Enzyme enthält. Zusätzlich haben sie antibakterielle Stoffe in ihrer Ausscheidung
Enzymatisches Debridement	• Enzyme benötigen Feuchtigkeit, um in Wechselwirkung mit körpereigenen Eiweißen Nekrosen und Beläge zu verflüssigen • Enzymverbände müssen 1-mal täglich erneuert werden • Sie können Allergien und Wundheilungsstörungen hervorrufen • Nur so lange anzuwenden bis die Wunde frei von Gewebetrümmern ist
Ultraschall-Debridement	• Wird auch als Ultraschall-assistierte Wundreinigung bezeichnet und ist eine effiziente Form • Die Wunde wird mit einer Spülflüssigkeit gespült und mit Ultraschall beschallt • Der Ultraschallimpuls treibt die eingeleitete Spülflüssigkeit bis in die tieferen Regionen der Wunde und löst Beläge und lose haftende Nekrosen

Mobilitäts- und Aktivitätseinschränkungen werden erfasst sowie hohe Exsudatmengen und unangenehme Gerüche. Weitere Einschränkungen, die dokumentiert werden, sind Schwierigkeiten bei der persönlichen Hygiene und die sich ergebende Abhängigkeit von fremder Hilfe

• Psychosoziale Aspekte, wie Frustration, Depression, soziale Isolation, Ängste und Sorgen
• Vorhandene Hilfsmittel, wie Kompressionsstrümpfe, Anziehhilfen, Lagerungsmaterial zur Druckentlastung
• Erfassung gesundheitsbezogener Selbstmanagementkompetenzen zum Verbandswechsel, zu allgemeinem Gesundheitsverhalten wie Rauchen oder Ernährung, zum Hautschutz und zur Hautpflege.

Die Wundanamnese enthält außerdem Informationen zu:
• Datum der Erstellung der Anamnese
• Lokalisation der Wunde

• Wundheilungsphase
• Wundgröße (Länge mal Breite, Durchmesser, Taschen-/Fistelbildung)
• Wundtiefe (Epidermis, Subcutis, Faszie, Knochen)
• Beeinträchtigende Faktoren (z. B. Mobilisation, pAVK, Diabetes mellitus, Adipositas, Kachexie)
• Wundart (z. B. Dekubitus, Ulcus cruris, Verbrennung, postoperative Wundheilungsstörung)
• Infektionszeichen.

Kriterien der Wunddokumentation

Folgende Punkte werden bei einer aussagekräftigen Wunddokumentation berücksichtigt:
• Fotodokumentation (bei Erkennen einer Wunde) zur Ergänzung der schriftlichen Wunddokumentation
• Abstriche (nach Arztanordnung)

Tab. 1.37 Arten von Verbänden

Anwendung	Verbandsmaterial	Intervall	Besonderheiten
Zentral venöser Katheter (ZVK) Arterielle Katheter/PiCCO Katheter Shaldonkatheter Pulmonaliskatheter Peripherer Venenverweilkatheter Periduralkatheter (PDK)	Textil-Verband (sterile Schlitzkompressen, Saugkompressen, Vlieskompressen, Klebemull)	Jeden 2. Tag	Sofort bei Verschmutzung, Ablösung, Durchfeuchtung oder Infektionsverdacht
	Semipermeable Folie transparent	Jeden 8. Tag	
Vakuumtherapie (VAC)	Schwämme und Folien	Jeden 3. Tag	Nach Arztanordnung
Perkutane transhepatische Cholangiodrainage (PTCD) Bülau-Drainage	Textil-Verband (sterile Schlitzkompressen, Saugkompressen, Vlieskompressen, Klebemull)	Jeden 2. Tag	Sofort bei Verschmutzung, Ablösung, Durchfeuchtung oder Infektionsverdacht
Extraventrikuläre Drainage (EVD)	Semipermeable Folien transparent	Jeden 8. Tag	Sofort bei Verschmutzung, Ablösung, Durchfeuchtung oder Infektionsverdacht
Easy Flow Drainage	Drainagebeutel mit Kleberand (und Ablaufbeutel)	Jeden 4. Tag oder nach Arztanordnung	Sofort bei nicht haften des Kleberands oder Undichtigkeit des Beutels
Stoma	Spezielle Wundauflagen (Stomaprodukte z. B. Hollister, Coloplast)	Jeden 3.–4. Tag	Herstellerangaben beachten Sofort bei nicht haften des Kleberandes oder Undichtigkeit des Beutels
Tracheostoma	Schlitzkompressen	Jeden 2. Tag	Mehrmals täglich bei Verunreinigung und Infektion
	PU-Schaumverband (z. B. Tegaderm®)	Jeden 6. Tag	Herstellerangaben beachten
Transnasale Magensonde	Spezielle Fixierung oder Pflasterstreifen und Polsterverband (z. B. Varihesive®)	Jeden 2. oder 3. Tag	Sonde täglich mobilisieren
PEG Sonde	Textil Verband	Jeden 2. Tag	Bis 10. Tag nach Neuanlage tgl. VW, nach 10. Tag VW am 4. Tag Sofort bei Verschmutzung, Ablösung, Durchfeuchtung oder Infektionsverdacht **Achtung:** Octenisept® und PV-Jod-Produkte sind *nicht* zur Desinfektion geeignet (Herstellerangaben der Sonden beachten ⌑ [2])
Suprapubischer Blasenkatheter	Textil Verband	Jeden 2. Tag	Sofort bei Verschmutzung, Ablösung, Durchfeuchtung oder Infektionsverdacht
Ulcus, Dekubitus, Verbrennungen, maligne Wunden, Diabetisches Gangrän	Konventionelle bzw. Moderne oder Spezielle Wundversorgung	Jeden 2. Tag (Konventionelle Wundauflage) Jeden 8. Tag oder nach Produktangabe und Wundzustand (Exsudat, Infektion, Phase)	Nach Arztanordnung

1

Tab. 1.37 Arten von Verbänden (Forts.)

Anwendung	Verbandsmaterial	Intervall	Besonderheiten
Chirurgische Operations-wunden	Konventionelle Wundversor-gung Moderne oder Spezielle Wundversorgung	Jeden 2. Tag (Konventionelle Wundauflage) Jeden 8. Tag oder nach Pro-duktangabe und Wundzustand	Nach Arztanordnung

- Verbandsmaterial (konventionelle, spezielle, moderne Wundversorgung ➤ Tab. 1.37)
- Fixiermittel (z.B. Folien, Pflasterstreifen etc.)
- Reinigung/Spülung (welche Lösungen werden verwendet)
- Hautschutz (je nach Hautumgebung/feucht, trocken etc.)
- Debridement (➤ Tab. 1.36)
- Zusätzliche Maßnahmen (Ernährung, Mobilisation, Druckentlastung etc.)
- Wundrändern (mazeriert, nekrotisch, ödematös, gerötet etc.)
- Wundumgebung (gerötet, mazeriert, livide, trocken etc.)
- Wundgrund (Nekrose, Fibrin, Granulation etc.)
- Geruch (süßlich, sauer etc.)
- Exsudat (serös, blutig, eitrig etc. Menge, Konsistenz).

1.8.7 Begleitende Maßnahmen der Wundtherapie

Psyche/Schmerzen
Menschen mit chronischen Wunden und Schmerzen durchleben vielfältige psychische und soziale Veränderungen. Sie sind in ihrem Denken und Handeln auf den Schmerz eingestellt. Somit benötigen solche Patienten viel Zuspruch und Motivation → positiver Heilungsprozess.

Ernährung (➤ 1.7)
Besonders zur Wundheilung ist die ausreichende Versorgung mit Vitaminen und Mineralstoffen wichtig. Die Heilung einer Wunde schreitet nicht voran, wenn die Mineralstoffe, Natrium, Zink, Kalzium, Kalium, Phosphor und Chlor fehlen.

Hautschutz
Die Pflegenden achten besonders auf den Schutz und die Pflege der Wundumgebung. Salben sind in der Regel nicht geeignet, da der Verband darauf schlecht haftet. Besser ist es, spezielle Hautschutzpräparate zu verwenden, z.B. transparenter Hautschutzfilm von 3M™Cavilon™.

> **Klinische Bedeutung**
> Bei Wunden im Analbereich und gleichzeitiger Stuhlinkontinenz können spezielle Hilfsmittel, wie Stuhldrainagesysteme, Fäkalkollektoren oder Analtampons verwendet werden (➤ 1.7.6).

Mobilisation
Die Mobilisation des Patienten führt zur besseren Durchblutung und ist eine der Grundvoraussetzungen der Wundheilung.

Verbände nach Art und Wechselintervall (➤ Tab. 1.37)

LITERATUR
1 Oldhafer, K.; Jürs, U.; Kramer, A.; Martius, J.; Weist, K.; Mielke, M. Prävention postoperativer Infektionen im Wundgebiet. In: Robert-Koch-Institut, Hrsg. Richtlinie für Krankenhaushygiene und Infektionsprävention. Empfehlung der Kommission für Krankenhaushygiene und Infektionsprävention beim RKI. Lieferung 5. München: Elsevier Urban & Fischer, 2007. S. 1–34.
2 Vgl. z.B. Nutricia. Gebrauchsanweisung für PEG-Sonden www.nutricia.de/productdownload/AH_Flocare_PEG-Sonde.pdf [13.9.2013].

Weiterführende Literatur siehe Anhang

KAPITEL

2

Daniela Meschzan

Hygiene

2.1 Nosokomiale Infektionen

Schätzungen zufolge ereignen sich jedes Jahr 500.000 bis 800.000 Fälle nosokomialer Infektionen in deutschen Krankenhäusern. Am häufigsten betroffen sind Intensivpatienten aufgrund der Anwendung sogenannter „Devices" und meist einer erheblichen gesundheitlichen Vorschädigung (📖 [1]).

Problematisch sind Infektionen durch multiresistente Erreger, wenn Antibiotika wirkungslos werden. Das Infektionsschutzgesetz fordert eine Surveillance nosokomialer Infektionen, weil durch eine aktive Infektionserfassung mit Rückmeldung der Daten an das Stationspersonal, sich nosokomiale Infektionen nachweislich reduzieren lassen (📖 [2]).

DEFINITION
Surveillance = Überwachung, Kontrolle, Beobachtung

Krankenhaus-Infektions-Surveillance-System (KISS)

Das Nationale Referenzzentrum für die Surveillance von nosokomialen Infektionen hat seit 1996 verschiedene Module entwickelt: für Intensivstationen das ITS-KISS. Mit diesem Modul können Stationen und Abteilungen eines Krankenhauses nach einheitlichen Methoden eine Surveillance nosokomialer Infektionen durchführen. Es werden dabei wesentliche Einfluss- und Risikofaktoren berücksichtigt. Dabei werden die Infektionsdaten durch die teilnehmenden Krankenhäuser regelmäßig dem Referenzzentrum übermittelt und analysiert. Die zusammengefassten und anonymisierten Daten werden als Referenzdaten im Internet bereitgestellt (📖 [3]).

2.1.1 Prävention nosokomialer Infektionen

Die häufigsten nosokomialen Infektionen waren in einer 2011 durchgeführten europäischen Prävalenzerhebung, initiiert durch das European Centre for Disease Prevention and Control (ECDC), die Harnweginfektionen (22,4 % Anteil), postoperative Wundinfektionen (24,7 % Anteil), untere Atemweginfektionen (21,5 % Anteil) gefolgt von Clostridium-difficile-Infektionen (CDAD, 6,6 %) und primärer Sepsis (6,0 %). Die höchsten Prävalenzraten wurden dabei bei den Intensivpatienten beobachtet (18,6 % in Bezug auf alle nosokomiale Infektionen) (📖 [4]).

2.1.2 Prävention von Harnweginfektionen

Die Entstehung von Harnweginfektionen steht im engen Zusammenhang mit der Anwendung von Kathetern (90 %) und urologisch-endoskopischen Eingriffen (10 %).

Das Risiko des Keimeintrags bei transurethralen Eingriffen kann intrakanalikulär und bei Urothelverletzungen hämatogen oder lymphogen erfolgen. Bei transurethral katheterisierten Patienten liegt die tägliche Inzidenz einer neu erworbenen Bakteriurie zwischen 3 % und 10 %.

Somit ist der transurethrale Blasenkatheter ein bedeutsamer Risikofaktor einer Urethritis und den daraus resultierenden möglichen Komplikationen einer Prostatitis, Epididymitis, Harnröhrenstriktur, Zystitis, Pyelonephritis, Bakteriämie und Urosepsis (📖 [5]).

Präventionsmaßnahmen

- Blasenverweilkatheter dürfen nur nach strenger Indikationsstellung unter sterilen Bedingungen durch geschultes Personal atraumatisch gelegt werden und sind frühestmöglich zu entfernen (📖 [5])
- Die Verbindung zwischen Katheter und Drainageschlauch soll stets geschlossen bleiben, nicht diskonnektiert und nicht abgeknickt werden. Bei Diskonnektion muss eine Sprüh- und Wischdesinfektion der Verbindungsstücke mit einem alkoholischen Hautdesinfektionsmittel erfolgen (📖 [5])
- Der Urinauffangbeutel muss immer unterhalb des Blasenniveaus befestigt werden. Beim Entleeren des Auffangbeutels darf kein Kontakt zwischen Ablassstutzen und Auffanggefäß bestehen. Ein Nachtropfen des Ablassstutzens wird durch eine alkoholische Wischdesinfektion des Entleerenden verhindert (📖 [5])

- Das Ableitungssystem (inkl. Katheter) wird in Abhängigkeit von Inkrustationen, Obstruktion oder Verschmutzung gewechselt (📖 [5])
- Die Pflege des Meatus urethrae wird zweimal täglich vorsichtig mit Wasser und Seife ausgeführt. Nur für hartnäckige Verkrustungen am Katheter wird 3-prozentiges Wasserstoffperoxid benötigt oder Octenidin verwendet (📖 [5])
- Bei klinischen Zeichen einer Harnweginfektion ist eine mikrobiologische Probeentnahme indiziert. Diese erfolgt nach Sprüh- und Wischdesinfektion mit einem alkoholischen Hautdesinfektionsmittel an der Probeentnahmestelle (📖 [5])
- Eine Harnansäuerung beim Harnwegsinfekt mit L-Methionin (Acimethin®) oder Vitamin-C-Pulver auf einen pH-Wert zwischen 5,8 und 6,2 kann Katheterinkrustationen limitieren (📖 [6])
- Für die Kurzzeitdrainage (< 5 Tage) kann alternativ zum transurethralen Blasenkatheter der perkutane, suprapubische Blasenverweilkatheter (SBK) oder der intermittierende Einmalkatheterismus gewählt werden (📖 [5], [6]). Bei einer Katheterdrainage von mehr als 5 Tagen ist bevorzugt der SBK unter Beachtung der Kontraindikationen einzusetzen. Durch einen SBK lassen sich traumatische und entzündliche Komplikationen der Harnröhre, Prostata und Nebenhoden vermeiden (📖 [5], [6]).

2.1.3 Prävention postoperativer Wundinfektionen

Das Risiko eine postoperative Wundinfektion zu entwickeln, ist komplex und wird von einer Reihe patienteneigener, perioperativer, operationsspezifischer und postoperativer Risikofaktoren beeinflusst (📖 [7]).

Präventionsmaßnahmen

- Screening von Patienten mit Risikofaktoren für eine Kolonisation mit einem Methicillin-resistenten *Staphylococcus aureus* (MRSA) und Sanierung bei entsprechendem Nachweis (📖 [8])
- Die Haarentfernung erfolgt nur bei operationstechnischer Notwendigkeit. Wenn eine Entfernung der Haare notwendig ist, erfolgt dies unmittelbar vor dem operativen Eingriff mittels Kürzen

der Haare (📖 [7]). Das Infektionsrisiko nimmt mit dem Zeitraum zwischen Rasur und Operation zu. Mikroläsionen der Haut führen zu Einblutungen und Exsudation, die das Wachstum von Mikroorganismen der Hautflora begünstigen (📖 [9])
- Für Wundspülungen muss steriles Wasser oder Wasser aus Sterilwasserfiltern verwendet werden, weil Leitungswasser nicht keimfrei ist (📖 [10])
- Eine Hautantiseptik ist bei primär verschlossenen, trockenen Wunden mit gut adaptierten Wundrändern nicht indiziert. Primär verschlossene Wunden sind ab dem zweiten postoperativen Tag stabil, d. h. keine sekundäre Kontamination mehr möglich und deshalb ist eine offene Wundbehandlung möglich
- Vor und nach Entfernung von Nahtmaterial oder Klammern ist eine sorgfältige Hautantiseptik erforderlich (📖 [7])
- Drainagen als Fremdkörper werden so kurzzeitig wie möglich eingesetzt. Eine antiseptische Be-

Tab. 2.1 Hygienische Vorgehensweise beim Verbandswechsel

Durchführung eines Verbandswechsel
Vorzugsweise zu zweit arbeiten
Verbandwagen oder Tablett in das Zimmer nehmen
Arztkittel ausziehen, ggf. Schmuck von Händen und Unterarmen ablegen
Schürze oder Schutzkittel anlegen
Händedesinfektion
Handschuhe anziehen
Verband bis auf die wundabdeckenden Kompressen entfernen
Wundabdeckende Kompressen vorsichtig mit steriler Pinzette abnehmen
Handschuhe ausziehen und Händedesinfektion
Hautantiseptik vor und nach Nahtmaterial oder Klammern entfernen
Wunde ggf. reinigen und ggf. Wundantiseptik durchführen
Neue Wundauflage mit Instrumenten auflegen
Fixierung des Verbands
Händedesinfektion
Dokumentation des Verbandswechsels und Zustands Wunde

handlung bei Versorgung von Drainagen oder bei deren Entfernung ist obligat. Mit Sekretauffangbeutel so umgehen, dass ein Zurückfließen möglicherweise kontaminierter Flüssigkeit vermieden wird ([7])

- Verbandswechsel können in einem Untersuchungsraum oder im Patientenzimmer durchgeführt werden. Fenster und Türen des Raums bleiben geschlossen und Reinigungs- oder Entsorgungsarbeiten unterbleiben (➤ Tab. 2.1).

2.1.4 Prävention der beatmungsassoziierten Pneumonie

Ein beatmeter Patient ist mit einem Endotrachealtubus intubiert, der zur Abdichtung eine aufblasbare Manschette besitzt. Bakterien können intrinsisch und extrinsisch in die Atemwege gelangen und eine Atemwegsinfektion auslösen ([11]).

Allgemeine Präventionsmaßnahmen sind die Optimierung des Ernährungszustands, ein präoperatives Atemtraining bei Risikopatienten, die Anleitung postoperativer Patienten zum Abhusten und zum tiefen Atmen, eine postoperative Schmerztherapie zur Vermeidung atemabhängiger Schmerzen und Impfungen entsprechend der STIKO-Empfehlungen, z. B. Influenza ([11]).

Präventionsmaßnahmen

- Vermeidung einer Aspiration von oropharyngealem Sekret durch Überprüfung der Indikation für Endotrachealtubus, Tracheostoma und Magensonde ([11]).
- Die Alternative einer nichtinvasiven Beatmung ([11]) prüfen
- Die Verwendung von Tuben mit der Option der subglottischen Absaugung. Vor dem Entblocken von Endotrachealtuben subglottisch absaugen ([11])
- Den beatmeten Patienten mit dem Oberkörper hochlagern ([12])

DEFINITION

STIKO = Ständige Impfkommission
KRINKO = Empfehlungen der Kommission für Krankenhaushygiene und Infektionsprävention

- Zur Verhütung extrinsischer Infektionen muss vor und nach Kontakt mit Patienten, Sekreten oder Beatmungszubehör eine hygienische Händedesinfektion durchgeführt werden ([12])
- Das Beatmungszubehör wird bevorzugt thermisch aufbereitet ([12])
- Laut Empfehlung der KRINKO sind Beatmungsschläuche nach sieben Tagen zu wechseln ([12]). In US-amerikanischen Empfehlungen wird ein Wechsel bei Einsatz an einem Patienten bei sichtbarer Verschmutzung oder mechanischen Defekten empfohlen ([13])
- Bei der Anwendung von Verneblern muss das Kondenswasser aus den Beatmungsschläuchen entleert werden. Nach Gebrauch wird der Vernebler aus dem Beatmungssystem entfernt, adäquat aufbereitet oder als Einmalartikel verworfen ([12])
- Die Mund- und Zahnpflege wird unter Einsatz antiseptischer Substanzen und steriler Materialien standardisiert durchgeführt ([11]).

2.1.5 Prävention Gefäßkatheter-assoziierter Infektionen

Gefäßkatheter-assoziierte Infektionen, z. B. Sepsis, können bei Katheteranlage, durch eine extra- und intraluminale Besiedlung sowie hämatogen durch einen katheterfernen Infektionsherd entstehen.

Präventionsmaßnahmen

- Adäquate Hautantiseptik
- Maximale Steril-Barrieremaßnahmen bei der ZVK-Anlage
- Hygienische Händedesinfektion bei allen Manipulationen am System (Dreiwegehähne, Infusionssysteme)
- Aseptischer Umgang mit Parenteralia
- Vermeidung von Diskonnektionen des Gefäßsystems bzw. nach Diskonnektionen, einen neuen sterilen Verschlussstopfen verwenden.
- Therapie von katheterfernen Infektionsherden ([14]).

Es werden die Hygieneempfehlungen gemäß der Kommission für Krankenhaushygiene und Infektionsprävention (KRINKO) für häufig verwendete Gefäßkatheter, wie peripherer Venenverweilkanüle und zentralen Venenkatheter und Infusionssystemwechsel aufgeführt (⌨ [14]).

Legen der Venenverweilkanüle:
- Händedesinfektion
- Hautdesinfektion
- Einmalhandschuhe
- Einstichstelle nicht mehr palpieren
- Aseptische Venenpunktion
- Punktionsstelle mit isotonischer Kochsalzlösung säubern
- Sterilen Verband anlegen
- Punktionsnahe Applikation unsteriler Pflasterstreifen vermeiden.

Liegedauer des Katheters:
- Tägliche Indikationsprüfung
- Kein routinemäßiger Wechsel, Ausnahme bei unter eingeschränkt aseptischen Bedingungen gelegte Katheter
- Entfernung bei lokalen Entzündungszeichen.

Indikation für Verbandswechsel:
- Täglich bei eingeschränkter Kooperation des Patienten
- Tägliche Inspektion oder Palpation der Insertionsstelle
- Sofortiger Verbandswechsel bei Schmerzen, Verschmutzung, Durchfeuchtung, Ablösung oder Infektionsverdacht.

Zubereiten von Infusionen:
- Infusionen kurz vor Gebrauch richten
- Perfusorspritzen nur einmal verwenden
- Herstellung von Mischinfusionen zentral in der Apotheke an steriler Werkbank
- Herstellung von Mischinfusionen in patientennahen Bereichen in einem reinen Raum und durch speziell geschultes Personal. Die Raumtemperatur soll 25 °C nicht überschreiten.

Wechsel des Infusionssystems:
- Nach jeder Lipidinfusion, spätestens nach 24 Stunden
- Bei anderen kristalloiden Lösungen, gleichfalls für totale parenterale Ernährungslösungen (TPN) alle 72 Stunden.

Verabreichung von Infusionslösungen:
- Reine Lipidlösungen sollen innerhalb von 12 Stunden infundiert werden
- TPN-Lösungen sollen innerhalb von 24 Stunden infundiert werden.

Verabreichung von Blutprodukten und Blutkomponenten:
- Transfusion innerhalb von 6 Stunden, danach Systemwechsel
- Gesonderter Gefäßzugang empfehlenswert
- Nach Applikation Spülung des Systems mit physiologischer Kochsalzlösung.

2.1.6 Injektionen und Punktionen

Das Infektionsrisiko, wie z.B. Abszesse, Phlegmone, Meningitiden, nach Injektionen und Punktionen ist von der Art und dem Ort des Eingriffs, von der Eigenschaft des applizierten Arzneimittels, von den Rahmenbedingungen des Zubereitens und Aufziehens von Arzneimitteln und der Punktion und der Abwehrlage des Patienten abhängig (⌨ [15]).

Im Umgang mit Arzneimitteln gelten das Arzneimittelgesetz und das Medizinproduktegesetz.

Der Bezug zum Arzneimittelgesetz bedeutet: Es sind Herstellerinformationen aus Packungsbeilage und Fachinformation gemäß §§ 11 und 11a Arzneimittelgesetz zu beachten, wie z.B. Angaben zu Mischbarkeit mit anderen Substanzen oder Deklaration als Mehrdosenbehältnis mit Informationen der maximal möglichen Lagerdauer des Arzneimittels im angebrochenem Zustand und die weiteren Bedingungen der Lagerung und Mehrfachentnahme (⌨ [15]).

Gemäß Medizinproduktegesetz sind die Gebrauchsanweisungen der Hersteller bei Verwendung von Medizinprodukten, wie z.B. Injektionsautomaten, Punktions-Sets und Portsystemen, zu beachten (⌨ [15]).

Beim Aufziehen von Arzneimitteln gelten die allgemeinen Maßnahmen der Standardhygiene (➤ 2.2). Organisatorisch ist sicherzustellen, dass die Zubereitung und das Aufziehen von Medikamenten unmittelbar vor Applikation erfolgen (⌨ [15]).

Aufziehen von Medikamenten:
- Desinfizierte Arbeitsfläche
- Hygienische Händedesinfektion
- Entnahme steriler Kanülen und Spritzen mit der Peel-off-Technik (📖 [15])
- Spritzenkolben nur an der Stempelplattform anfassen (📖 [15])
- Spritzen und Kanülen nur einmal verwenden (📖 [15])
- Kanülen direkt in Kanülensammelbox entsorgen (📖 [20])
- Gummiseptum mit einem alkoholischen Hautdesinfektionsmittel und keimarme Tupfer desinfizieren (📖 [15])
- Prüfung der Arzneimittel auf Unversehrtheit und Verfalldatum (📖 [15]).

Aufziehkanülen:
- Geeignete Kanülengröße wählen (📖 [15])
- Bei Ampullen (> 50 ml) Spike-Mehrfachentnahmekanülen mit Luftfilter oder Überleitkanülen verwenden (📖 [15])

- Nadelfreies Zuspritzen von Medikamenten in Perfusorspritzen durch ein steriles Verbindungsstück (z. B. Fluid Dispensing Connector).

Mehrdosisbehälter:
- Keine Mehrfachentnahme von in Injektions- und Infusionsflaschen konfektionierten Parenteralia ohne antimikrobielle Zusätze, wie z. B. isotonische Kochsalzlösung (📖 [14])
- Eindosisbehälter bevorzugt vor Mehrdosisbehälter verwenden (📖 [14])
- Auf angebrochenen Mehrdosisbehältern Anbruchsdatum und Verwendungsdauer dokumentieren (📖 [15]).

Die Maßnahmen zur Desinfektion der Punktionsstelle und die persönlichen Schutzmaßnahmen bei Injektionen und Punktionen können nach ➤ Tab. 2.2 erfolgen. Die Risikogruppeneinteilung von eins bis vier berücksichtigt das jeweilige methodenspezifische Risiko der Injektionen und Punktionen (📖 [15]).

DEFINITION
RKI = Robert-Koch-Institut www.rki.de

Tab. 2.2 Empfehlungen zu Injektionen und Punktionen für einen Hygieneplan gemäß den Empfehlungen der Krankenhaushygiene und Infektionsprävention

Risiko-gruppe	Punktionsart	Tupferart	Abdeckung	Zusätzliche Schutzkleidung	
				Durchführende Person	Assistenz
1	i. c., s. c., i. m. Injektion	Keimarm	Nein	Nein	Keine Assistenz erforderlich
1	Blutabnahme	Keimarm	Nein	Keimarme Handschuhe	
2	Lumbalpunktion (diagnostisch)	Steril	Steril	Sterile Handschuhe	Keine besonderen Anforderungen an Assistenz
3	Spinalanästhesie (single shot), intrathekale Medikamentenapplikation	Steril	Steril	Sterile Handschuhe, Mund-Nasenschutz	Mund-Nasenschutz
4	Peridural- und Spinalanästhesie mit Katheteranlage, Anlage Periduralkatheter zur Schmerztherapie	Steril	Steril	Sterile Handschuhe, steriler langärmeliger Kittel, Mund-Nasenschutz, OP-Haube	Unsterile Handschuhe, Mund-Nasenschutz

Risikogruppe 1: einfacher Punktionsablauf und geringes Infektionsrisiko
Risikogruppe 2: schwerwiegende Infektionsfolgen bei seltenen Infektionsereignissen
Risikogruppe 3: komplexer Punktionsablauf und/oder Punktion von Organen und Hohlräumen
Risikogruppe 4: komplexe Punktion mit zwischenzeitlicher Ablage von sterilem Punktionszubehör und steriler Anreichung durch Assistenzperson und/oder Einbringung von Kathetern bzw. Fremdmaterial in Körperhöhlen oder tiefe Gewebeäume.

2.2 Standardhygiene

Die Standardhygiene umfasst alle Maßnahmen für eine sichere Grundversorgung aller Patienten bei Diagnostik, Therapie und Pflege. Das Einhalten der Maßnahmen verhindert Keimübertragungen von potenziell pathogenen Erregern (z. B. MRSA) auf Mitarbeiter, Patienten und Besucher.

Zu den Maßnahmen der Standardhygiene zählen

- Die persönliche Hygiene
- Die Händehygiene: Hände waschen, gezielter Einsatz von Handschuhen, Händedesinfektion, Hautschutz und Hautpflege
- Das Tragen von sauberer Berufskleidung bei der Patientenversorgung
- Das Tragen von Schutzkleidung vor Kontakt mit potenziell infektiösem Material
- Die Hautdesinfektion vor allen Maßnahmen, die die Haut durchtrennen und die Schleimhaut- und Wundantiseptik
- Die täglichen Reinigungs- und Desinfektionsarbeiten der Patientenumgebung
- Die regelrechte Versorgung mit sauberer Wäsche, Arzneimitteln, sterilen Medizinprodukten und die Entsorgung von Schmutzwäsche, Abfall und kontaminierten Instrumenten
- Die Aufbereitung der Medizinprodukte, wie z. B. die Desinfektion von Ultraschallsondenköpfen nach jeder Anwendung am Patienten durch den Untersucher
- Die Einzelunterbringung von Patienten mit Infektionen bei Übertragungsgefahr für die Mitpatienten, einschließlich der Information der Beschäftigten.

Standardhygienemaßnahmen sind also Bestandteil der täglichen Arbeit im Umgang mit jedem Patienten. Der Grundgedanke der hier aufgeführten Maßnahmen geht von einem potenziellen Infektionsrisiko bei allen Patienten aus!

2.2.1 Händehygiene

Mit den Händen des medizinischen Personals werden verschiedene Patienten begrüßt, gepflegt, mas-siert, untersucht, Medikamente vorbereitet und Verbände gewechselt. Somit sind die Hände auch der häufigste Überträger für Keime im Krankenhaus ([17]).

Nach dem Vorbild der WHO Kampagne *„Clean Care is Safer Care"* wurde zur Verbesserung der Compliance der Händedesinfektion im deutschen Gesundheitswesen die „AKTION Saubere Hände" am 1.1.2008 mit Unterstützung des Bundesministeriums für Gesundheit ins Leben gerufen. Die Initiatoren sind das Nationale Referenzzentrum für die Surveillance Nosokomialer Infektionen, das Aktionsbündnis Patientensicherheit e. V. und die Gesellschaft für Qualitätsmanagement im Gesundheitswesen. Mittelpunkt der „AKTION Saubere Hände" (➤ Abb. 2.1) bildet das WHO Modell *„My 5 Moments of Hand Hygiene"*. In diesem Modell wird eine Vielzahl an Einzelindikationen zur Händedesinfektion in fünf Indikationsgruppen zusammengefasst ([16]).

Hygienische Händedesinfektion

Die hygienische Händedesinfektion ist die einfachste und effektivste Maßnahme zur Verhütung nosokomialer Infektionen. Für eine wirksame Händedesinfektion müssen Hände und Unterarme frei von Schmuckstücken, Uhren und Eheringen sein ([20]).

Durch die hygienische Händedesinfektion mit einem alkoholischen Händedesinfektionsmittel werden Krankheitserreger auf den Händen soweit reduziert, dass deren Weiterverbreitung verhindert wird. Die in der Routine angewendeten Händedesinfektionsmittel sollen mindestens bakterizid (außer Mykobakterien) und levurozid (Candida albicans) sein. Die viruswirksamen Eigenschaften sind speziell auf den Produkten gekennzeichnet (begrenzt viruzid oder viruzid) ([18]).

Aufgrund der hohen Bedeutung der hygienischen Händedesinfektion in der direkten Patientenversorgung lohnt sich eine regelmäßige Überprüfung anhand folgender Qualitätsindikatoren:
- Sind die Hände gesund, ohne Infektionszeichen?
- Sind Verletzungen an den Händen wasserdicht abgeklebt?
- Wird kein Schmuck an Händen und Unterarmen getragen?

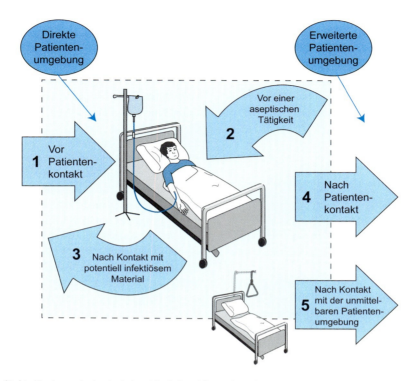

Direkte Patienten- umgebung

Erweiterte Patienten- umgebung

Vor einer aseptischen Tätigkeit

2

1 Vor Patienten- kontakt

4 Nach Patienten- kontakt

3 Nach Kontakt mit potentiell infektiösem Material

5 Nach Kontakt mit der unmittel- baren Patienten- umgebung

Abb. 2.1 Die fünf Indikationen der hygienischen Händedesinfektion. [L143]

- Sind Händedesinfektionsmittelspender leicht verfügbar?
- Werden überwiegend Wandspender eingesetzt?
- Wird das Anbruchdatum der Händedesinfektionsmittel dokumentiert?
- Ist die Compliance der hygienischen Händedesinfektion bekannt?
- Sind die Händedesinfektionsmittel VAH gelistet?
- Sind die Händedesinfektionsmittel farbstoff- und parfumfrei?
- Sind die Mitarbeiter mit den Händedesinfektionsmitteln zufrieden?
- Ist der Händedesinfektionsmittelverbrauch bekannt?
- Werden Dosierpumpen bei jedem Flaschenwechsel ausgetauscht?
- Werden die Desinfektionsmittelspender regelmäßig desinfiziert?

DEFINITION
VAH = Verbund für angewandte Hygiene e. V.

Hände waschen

Das Händewaschen dient primär der Beseitigung von Verschmutzungen und der Abschwemmung sporenbildender Bakterien (🕮 [17]). Weil häufiges Händewaschen die Haut austrocknet und somit Hautirritationen fördert, soll im klinischen Alltag die Händewaschung auf das mögliche Minimum reduziert werden. Die Hautpflege hingegen erfolgt mehrmals täglich. Dafür werden die Produkte aus Spendern oder Tuben entnommen (🕮 [19]).

2.2.2 Persönliche Schutzausrüstung

Schutzkleidung ist dazu bestimmt, Beschäftigte vor schädigenden Einwirkungen bei der Arbeit durch biologische Arbeitsstoffe zu schützen. Im Gesundheitswesen handelt es sich hierbei um Infektionskrankheitserreger, wie z. B. Influenza-Viren, Staphylococcus aureus oder Hepatitis-B-Viren. Die Schutzkleidung wird unmittelbar nach Verschmutzung ausgezogen (🕮 [20]).

Einmalhandschuhe sollen dünnwandig, flüssigkeitsdicht und allergenarm sein (🕮 [20]). Sie werden vor Kontakt mit Blut, Körperflüssigkeiten, Sekreten, Ausscheidungen und kontaminierten Gegenständen getragen. Ein Handschuhwechsel erfolgt zwischen der Versorgung am selben Patienten, unmittelbar nach Kontakt mit potenziell infektiösem Material. Nach dem Ausziehen der Handschuhe erfolgt immer eine hygienische Händedesinfektion (🕮 [17]).

Ein Mund-Nasenschutz und eine Schutzbrille schützen bei Tätigkeiten, bei denen mit Verspritzen von Blut, Körperflüssigkeiten, Sekreten oder Ausscheidungen zu rechnen ist. Der Mund-Nasenschutz schützt nicht vor Inhalation von Aerosolen (🕮 [20]).

Flüssigkeitsdichte Schürzen oder Schutzkittel werden bei Handlungen gebraucht, bei denen es mit einem Verspritzen von Blut, Körperflüssigkeiten, Sekreten oder Ausscheidungen, zu rechnen ist (🕮 [20]).

2.2.3 Flächendesinfektion

Die routinemäßige Desinfektion zielt darauf ab, die Verbreitung von Krankheitserregern während der Pflege und Behandlung von Patienten einzuschränken oder zu verhindern (🕮 [21]).

Die zu desinfizierende Oberfläche muss mit einer ausreichenden Menge des Mittels unter leichtem Druck abgerieben werden. Eine Sprühdesinfektion gefährdet die durchführende Person durch Inhalieren des Wirkstoffs. Deshalb wird die Sprühdesinfektion nur an schwer zugänglichen Stellen angewendet. Die desinfizierte Fläche kann wieder benutzt werden, sobald diese sichtbar trocken ist.

Die volle Einhaltung der angegebenen Einwirkzeit gilt:
- Für die Desinfektion von Patientenbetten bei Verbrennungspatienten
- Für Badewannen, weil die Desinfektion durch das Einlaufen des Wassers beendet wird (Patient mit offenen Wunden, Geburtshilfe)
- Im Lebensmittelbereich, wenn die Fläche anschließend mit Trinkwasser nachgespült werden muss
- Bei der Aufbereitung von Medizinprodukten
- Nach gezielter Desinfektion von sichtbar kontaminierten Flächen von Patienten mit Verdacht

auf bzw. gesicherter Infektion unter Berücksichtigung des Übertragungsweges
- Bei der Schlussdesinfektion (🕮 [21]).

Gezielte Desinfektion bei erkennbarer Kontamination der Fläche

Aufgrund der hohen Erregerzahlen hat eine Desinfektion bei sichtbarer Kontamination ohne vorherige grobe Vorreinigung keine Aussicht auf Erfolg. Deshalb grobe Kontamination mit saugfähigem Material wie Zellstoff aufnehmen und kontaminationsfrei in einen Abfallsack für medizinische Abfälle entsorgen. Dabei sind Handschuhe und Schürze zu tragen. Anschließend ist die Fläche wie üblich zu desinfizieren.

> **MERKE**
>
> Gezielte Desinfektionsmaßnahmen sind nötig bei:
> - Erkennbarer Kontamination mit Blut, Eiter, Ausscheidungen
> - Schlussdesinfektion
> - Ausbruchssituationen
> - Auftreten spezieller Erreger, wie z. B. Clostridium difficile oder Mycobacterium tuberculosis (🕮 [21]).

Schlussdesinfektion

Die Schlussdesinfektion erfolgt in Bereichen oder Räumen, die zur Pflege oder Behandlung eines infizierten bzw. mit hochkontagiösen Erregern kolonisierten Patienten dienten. Durch die gezielte Schlussdesinfektion wird der Raum so vorbereitet, dass er ohne Infektionsgefährdung zur Versorgung des nächsten Patienten verwendet werden kann. Jede Isolierung wird mit einer Schlussdesinfektion aufgehoben (🕮 [21]).

2.2.4 Isolierungsmaßnahmen

Die Isolierung infektiöser Patienten oder Träger von multiresistenten Erregern, wie z. B. Methicillin-resistenter Staphylococcus aureus (MRSA), multiresistente gramnegative Bakterien (MRGN) und Vancomycin-resistente Enterokokken (VRE), dient dem Schutz vor Übertragungen auf Kontaktpatienten, Mitarbeitern und Besuchern. Für den betroffenen Patienten selbst kann die Isolierungssituation eine große psychische Belastung darstellen (🕮 [22]). Aus diesem Grund werden Patienten und Angehörige informiert und beraten.

Formen der räumlichen Unterbringung sind

- Die Einzelunterbringung in Abhängigkeit von Klinik und Infektiosität
- Die Kohortenisolierung mehrerer Patienten bei gleichem Erreger
- Die Barrierepflege bei gleichzeitiger Unterbringung im Mehrbettzimmer
- Die Quarantäne in speziellen Behandlungszentren, gemäß Infektionsschutzgesetz bei lebensbedrohenden und zugleich hochinfektiösen Infektionskrankheiten, wie beispielsweise virusbedingtes hämorrhagisches Fieber und Lungenpest (📖 [23]).

In Abhängigkeit vom Übertragungsweg der Mikroorganismen und/oder Infektionskrankheiten werden vor allem die speziellen Hygienemaßnahmen in Merkblättern, wie z. B. räumliche Unterbringung, Schutzkleidung, Desinfektionsmittel, Impfstatus des Personals, festgelegt:

- Kontaktinfektion durch Kontakt mit Blut, Körperflüssigkeiten, Fäzes, Haut
- Tröpfcheninfektionen durch Kontakt mit respiratorischen Sekreten (z. B. Mund-Nasenschutz bei Tätigkeiten < 2 m)
- Aerogene Infektionen durch Inhalation infektiöser Partikel (z. B. partikelfiltrierende Halbmasken, im Patientenzimmer die Raumlufttechnische Anlage auf Unterdruck stellen).

2.3 Mikrobiologische Probenahme

Probengewinnung, Lagerung und Transport sind wichtige Voraussetzungen einer mikrobiologischen Diagnostik. Für eine eindeutige Zuordnung

Tab. 2.3 Mikrobiologische Probeentnahme, Lagerung und Transport

Material	Probegefäß	Lagerung	Besonderheiten
Abstrich	Abstrichröhrchen mit Medium für kulturelle Anzucht	4 °C	Befeuchten des Tupfers mit steriler isotonischer Kochsalzlösung möglich
Blutkultur	Aerobe und anaerobe Blutkulturflaschen	RT*	Erst aerobe, dann anaerobe Flasche beimpfen mit 10 ml Blut, mindestens drei Paar
Bronchoalveoläre Lavage	Steriles Transportgefäß	4 °C	Mindestens 10 ml
Flüssigkeit (primär steril)	Steriles Transportgefäß, Aerobe/anaerobe Blutkulturflaschen	RT*	
Gewebeprobe	Steriles Transportgefäß, Transportröhrchen ohne Medium	4 °C	Sterile isotonische Kochsalzlösung zum Schutz vor Austrocknung
Katheterspitze	Transportröhrchen ohne Medium	4 °C	Desinfektion der Einstichstelle, Katheterspitze (3 cm) mit steriler Schere trennen
Liquor	Transportröhrchen ohne Medium oder steriles Transportgefäß	RT*	Sterile Probenahme, mindestens 1 ml
Serum	Monovette	RT*	Mindestens zur Hälfte füllen, aufrecht lagern
Sputum	Steriles Transportgefäß	4 °C	Mundspülung mit Wasser, Gewinnung am Morgen, mindestens 2 ml
Stuhl	Stuhlröhrchen	4 °C	Mindestens 5 g
Trachealsekret	Steriles Transportgefäß	4 °C	Mindestens 2 ml
Urin	Urinmonovette, Uricult	4 °C 37 °C	Art der Probengewinnung (Punktionsurin, Mittelstrahlurin) angeben

* RT = Raumtemperatur

des Probenmaterials zum Patienten ist sowohl der Anforderungsschein als auch die Probe eindeutig und leserlich zu beschriften. Die Proben sollten vor der Gabe von Antibiotika gewonnen werden. Die Zeitspanne zwischen Probenahme und Transport zum Labor sollte weniger als zwei Stunden betragen, da anspruchsvolle Keime sonst nicht mehr angezüchtet werden können. ➤ Tab. 2.3 gibt wichtige Hinweise zu den verschiedenen Probenahmen (🕮 [24]).

2.4 Hygieneorganisation

Zur Sicherung der Behandlungsqualität sind interne verbindliche Vorgaben, z. B. in Hygieneplänen und Reinigungs- und Desinfektionsplänen (➤ Tab. 2.4), festzuschreiben (🕮 [20], [25]) und kontinuierlich zu überprüfen. Um dieses Ziel sicherzustellen ist in Abhängigkeit von der Größe und dem Risikoprofil ei-

ner Einrichtung entsprechend ausgebildetes Personal zur Verfügung zu stellen (🕮 [26]).

Im Pflegebereich kann der Informationsaustausch zur Hygieneabteilung bzw. zur Hygienefachkraft durch die hygienebeauftragte Pflegekraft sichergestellt werden. Die hygienebeauftragte Pflegekraft ist ein/e staatlich anerkannte/r Gesundheits- und Krankenpfleger/pflegerin, nach Möglichkeit mit mehrjähriger Berufserfahrung. Die Abteilungsbezogenen Aufgaben bestehen in der Mitwirkung beim Umgang mit bereichsspezifischen Infektionsrisiken und beim Erstellen des bereichsspezifischen Hygieneplans, Kleingruppenunterricht über korrekte Hygienepraktiken bei kritischen Pflegemaßnahmen und die Umsetzung der Hygienepraktiken im Verantwortungsbereich (🕮 [26]).

Hygienebegehungen dienen der Überprüfung des Hygienestatus eines Bereichs und können abhängig vom Infektionsrisiko einmal jährlich durch die Hygieneabteilung initiiert werden. Abweichungen von den Anforderungen werden in einer Checkliste (➤ Tab. 2.5), dokumentiert und an den

Tab. 2.4 Auszug aus einem Reinigungs- und Desinfektionsplan

Was	Wann	Wie
Hautdesinfektion	• Vor Blutentnahmen • i. v., s. c., i. m. Injektion	Punktionsstelle mit alkoholisch getränkten keimarmen Tupfer abreiben oder satt einsprühen, Vorgang wiederholen und Haut trocknen lassen
	• Vor Anlage von Gefäßkathetern	Punktionsstelle mehrmals mit sterilen, in Hautdesinfektionsmittel getränkten Tupfern über die Dauer der Einwirkzeit abreiben und Haut trocknen lassen
Schleimhautantiseptik	Vor medizinischen Eingriffen	Antiseptikum mit sterilen, satt getränkten Tupfern auftragen. Vorgang mehrmals wiederholen, dabei Tupfer wechseln
Instrumente, Beatmungszubehör	• Sofort nach Benutzung • Sofort nach Kontamination	In Instrumentenwannen (trocken) ablegen, Wannen fest verschließen und täglich in die Aufbereitung geben
Stethoskop, Blutdruckmanschette	Nach Benutzung	Oberflächen zweimal mit einem alkoholischen Flächendesinfektionsmittel abwischen
	Nach Verschmutzung mit potenziell infektiösem Material wie z. B. Blut	Kontamination entfernen, dann die Oberflächen vollständig mit einer wässrigen Flächendesinfektionslösung abwischen
Monitore, Medizinische Geräte	Einmal pro Schicht, bei sichtbarer Verschmutzung sofort	Verschmutzung ggf. mit Zellstoff aufnehmen, Feucht-Wischmethode der Fläche, nicht nachtrocknen Herstellerangaben beachten
Arbeitsflächen	Einmal täglich, vor aseptischen Tätigkeiten, bei sichtbarer Verschmutzung	Verschmutzung ggf. mit Zellstoff aufnehmen, Feucht-Wischmethode der Fläche, nicht nachtrocknen

Tab. 2.5 Beispiel: Fragen zur Überprüfung der Patientenumbettung im OP

Patientenumbettung	Ja	Nein
Erhält der Patient eine Haube?		
Tragen die Mitarbeiter bei der Umbettung eine Kunststoffschürze?		
Wird die Umbetthilfe nach jedem Patienten (mit Durchlaufen des Bandes) desinfiziert?		
Ist die Zuordnung der Betten eindeutig?		
Werden die Betten bei Patienten mit Operationen der Gruppe IV abgedeckt?		
Werden Patienten mit Operationen der Gruppe IV zur Narkoseeinleitung direkt in den Operationsraum gefahren?		
Desinfizieren die Mitarbeiter nach der Umbettung die Hände?		

Bereich zurückgemeldet. Der Leiter des Bereichs ist für die Umsetzung der Maßnahmen verantwortlich.

2.5 Bauliche Voraussetzungen auf Intensivstationen

Eine modern ausgestattete Intensivstation hat eine getrennte Wegeführung für den Patiententransport, für Besucher und für die Ver- und Entsorgungsaufgaben (📖 [27]).

Als Patientenzimmer sind Einbettzimmer mit Vorraum (25 m²) und Zweibettzimmer (40 m²) besonders geeignet. Die Intensivstation benötigt außerdem mindestens ein Isolierzimmer mit Vorraum (2 m²) pro sechs Betten (📖 [27]).

Ein reiner Arbeitsraum verfügt über genügend Lagerflächen für Verbrauchsmaterialen, Medikamente, Blut- und Blutprodukte. Ebenso einen ausreichend großen Arbeitstisch für die Medikamentenbereitstellung.

Schränke mit ISO-Modulen und Apothekenausziehschränke bieten ein Optimum für die Ausnutzung des Platzes. Zur einfachen Reinigung von Schrankoberflächen eignen sich Schrägen (📖 [27]).

Der Handwaschplatz befindet sich in ausreichendem Abstand zu Flächen für reine Arbeiten. Bei räumlicher Enge kann ein Spritzschutz hilfreich sein. Die Wasserhähne müssen ohne Handkontakt (z. B. durch Fuß- oder Ellenbogen) zu bedienen sein. Der Wasserstrahl darf nicht in den Siphon zielen.

Spender für Flüssigseife und Händedesinfektionsmittel sind bequem mit dem Ellenbogen zu erreichen. Handtuchspender müssen leicht zu reinigen und zu desinfizieren sein. Ein Abwurf ist am Waschplatz bereitzustellen.

Hautpflegeprodukte werden in Wandspendern, Dosierspendern oder Tuben zur Verfügung gestellt (📖 [17]).

Ein unreiner Arbeitsraum sollte sich in unmittelbarer Nähe zu den Patientenzimmern befinden. Die Arbeitsflächen sollen leicht zu reinigen und zu desinfizieren sein, besonders gut geeignet sind dafür Flächen aus Edelstahl (📖 [27]). Gebraucht werden je nach Größe der Intensivstation ein bis zwei thermische Steckbeckenautomaten, ausreichend große Aufnahmesysteme für gereinigte bzw. desinfizierte Urinflaschen und Steckbecken, ein Fäkalienausguss mit Ringspülung, Abfallsysteme mit Fußbedienung und ein Handwaschbecken.

2.6 Hygiene in der Anästhesie

Personalverhalten

Beim Betreten des Personalumkleideraums werden die Taschen, die Straßen- bzw. Dienstkleidung und der Schmuck abgelegt. Auf der reinen Seite wird eine hygienische Händedesinfektion durchgeführt und saubere Bereichskleidung und desinfizierte Bereichsschuhe angezogen. Die Haube wird so aufgesetzt, dass die Kopf- und Barthaare vollständig bedeckt sind. Vor Betreten des Operationsraums wird ein Mund-Nasenschutz aufgesetzt (📖 [28]).

Das Personal verlässt die Operationsabteilung durch die unreine Seite des Personalumkleideraums und legt die gesamte Bereichskleidung ab. Es folgt eine hygienische Händedesinfektion und das Anziehen der Dienst- bzw. Straßenkleidung auf der unreinen Seite (🕮 [28]).

Empfehlungen zum intraoperativen Personalverhalten sind:

- Türen während der Operation geschlossen halten
- Zahl der Mitarbeiter im Operationsraum auf ein Minimum beschränken
- Unnötiges Sprechen und hastige Bewegungen wegen Turbulenzbildungen vermeiden
- Ausreichenden Sicherheitsabstand zur sterilen Zone einhalten
- Auf unsterile Verhaltensweisen hinweisen (🕮 [28]).

Nach einer Operation werden die Operationshandschuhe und Operationskittel im Operationsraum in die dafür vorgesehenen Abfall- bzw. Wäschesäcke abgelegt. Sichtbar kontaminierte Schuhe werden im Operationsraum gewechselt und sichtbar kontaminierte Bereichskleidung in der Umkleide (🕮 [28]).

Hygieneaspekte bei Operationen der Gruppe IV

In diese Gruppe werden Patienten mit manifest infizierten Regionen und/oder Nachweis multiresistenter Erreger eingeteilt.

Die unmittelbare Umgebung des Patienten wird keimarm gehalten, deshalb wird das Patientenbett auf Station frisch bezogen. Im Wartebereich der Operationseinheit wird das Bett mit einer Folie abgedeckt. Nach Möglichkeit sollen planbare Operationen der Gruppe IV an das Ende des OP-Programms gesetzt werden (🕮 [29]). In Vorbereitung auf die Operation werden die Materialien und Geräte im Operationsraum auf das Mindeste beschränkt. Die Ein- und Ausleitung der Narkose erfolgt im Operationsraum. Nach der Operation werden die eingesetzten Narkoseschläuche, weil sie von außen durch Handkontakte kontaminiert sein können, gewechselt. Die Maßnahmen der Händehygiene, Instrumenten-, Wäsche- und Abfallentsorgung erfolgen nach Standard. Nach der Operation werden die patientennahen Flächen, alle sichtbar kontaminierten

Flächen sowie der gesamte begangene Fußboden des Operationsraums desinfiziert (🕮 [28]).

LITERATUR

1. Robert Koch-Institut: Heft 8 Nosokomiale Infektionen. Gesundheitsberichterstattung des Bundes, 2002.
2. Gastmeier, P. Mielke, M.; Nassauer, A.; Daschner, F.; Rüden, H. Ist die Surveillance von Krankenhausinfektionen sinnvoll und kosteneffektiv? Das Krankenhaus, 4/2001, 317–321.
3. www.nrz-hygiene.de [17.10.2013].
4. Robert Koch-Institut. Deutsche Daten im Rahmen der ersten europäischen Prävalenzerhebung zum Vorkommen nosokomialer Infektionen und zur Antibiotikaanwendung. Epidemiologisches Bulletin, 2012; 26: 239–240.
5. Mitteilung der Kommission für Krankenhaushygiene und Infektionsprävention am Robert Koch-Institut (RKI). Empfehlungen zur Prävention und Kontrolle Katheter-assoziierter Harnwegsinfektionen. Bundesgesundheitsbl-Bundesgesundheitsforsch-Gesundheitsschutz, Springer, 1999; 42: 806–809.
6. Piechota, H.; Pannek, J. Katheterdrainage der Harnblase-Stand der Technik und Bedeutung für die Infektionsprävention. HygMed, MHP, 2007;32 (9): 336–344.
7. Empfehlung der Kommission für Krankenhaushygiene und Infektionsprävention beim Robert Koch-Institut (RKI). Prävention postoperativer Infektionen im Operationsgebiet. Bundesgesundheitsbl-Gesundheitsforsch-Gesundheitsschutz, Springer, 2007; 50: 377–393.
8. Mitteilung der KRINKO und des RKI. Kommentar zu den Empfehlungen zur Prävention und Kontrolle von MRSA-Stämmen in Krankenhäusern und anderen medizinischen Einrichtungen. Hinweise zu Risikopopulationen für die Kolonisation mit MRSA (August 2008). Epidemiologisches Bulletin Nr. 42.
9. Zinn, G.-C.; Tabori, E.; Weidenfeller, P. Ambulantes Operieren-Praktische Hygiene. Kissing: Verlag für medizinische Praxis, 2006.
10. Kappstein, I. Nosokomiale Infektionen. Prävention-Labordiagnostik-Antimikrobielle Therapie. 4., vollständig neu bearbeitete Auflage. Stuttgart Thieme Verlag, 2009
11. www.bvmed.de [21.2.2013].
12. Mitteilung der Kommission für Krankenhaushygiene und Infektionsprävention am Robert Koch-Institut. Prävention der nosokomialen Pneumonie. Bundesgesundheitsbl-Gesundheitsforsch-Gesundheitsschutz, Springer, 2000; 43: 302–309.
13. Guidelines for preventing health-care-associated pneumonia, 2003 recommendations of CDC and the Healthcare Infection Control practices Advisory Committee. Respir. Care, 2004;49 (8): 926–39.
14. Empfehlung der Kommission für Krankenhaushygiene und Infektionsprävention beim Robert Koch-Institut (RKI). Prävention Gefäßkatheter-assoziierter Infektionen. Bundesgesundheitsbl-Gesundheitsforsch-Gesundheitsschutz, Springer, 2002; 45: 907–924.

2

15. Empfehlung der Kommission für Krankenhaushygiene und Infektionsprävention beim Robert Koch-Institut. Anforderungen an die Hygiene bei Punktionen und Injektionen. Bundesgesundheitsbl-Gesundheitsforsch-Gesundheitsschutz, Springer, 2011; 54: 1.135–1.144.

16. www.aktion-sauberehaende.de/indikationen/index.htm [23.1.2013]

17. Mitteilung der Kommission für Krankenhaushygiene und Infektionsprävention beim Robert Koch-Institut (RKI). Händehygiene. Bundesgesundheitsbl-Gesundheitsforsch-Gesundheitsschutz, Springer, 2000; 43: 230–233.

18. Desinfektionsmittel-Liste des VAH. Liste der von der Desinfektionsmittel-Kommission im Verbund für angewandte Hygiene (VAH) e. V. in Zusammenarbeit mit den Fachgesellschaften bzw. Berufsverbänden DGHM, DGKH, GHUP, BVÖGD und BHD auf der Basis der Standardmethoden der DGHM zur Prüfung chemischer Desinfektionsverfahren geprüften und als wirksam befundenen Verfahren für die prophylaktische Desinfektion und die hygienische Händewaschung. MHP, 2013.

19. Berufsgenossenschaft für Gesundheit und Wohlfahrtspflege: Hauptsache Hautschutz. (Stand: 5/2010) www.bgw-online.de

20. Technische Regel für Biologische Arbeitsstoffe 250. Biologische Arbeitsstoffe im Gesundheitswesen und in der Wohlfahrtpflege (TRBA250). Hamburg: BGW, 2012.

21. Empfehlung der Kommission für Krankenhaushygiene und Infektionsprävention beim Robert Koch-Institut (RKI). Anforderungen an die Hygiene bei der Reinigung und Desinfektion von Flächen. Bundesgesundheitsbl-Gesundheitsforsch-Gesundheitsschutz, Springer, 2004; 47: 51–61.

22. Hartmann C. Wie erleben Patienten die Isolation im Krankenhaus aufgrund einer Infektion oder Kolonisation mit MRSA? HygMed, MHP, 2005; (7/8): 234–243.

23. Fock, R.; Koch, M.; Niedrig, E-J.; Wirtz, A.; Peters, M.; Scholz, D. et al. Schutz vor lebensbedrohenden importierten Infektionskrankheiten. Strukturelle Erfordernisse bei der Behandlung von Patienten und antiepidemische Maßnahmen. Bundesgesundheitsbl-Gesundheitsforsch-Gesundheitsschutz, Springer, 2000; 43: 891–899.

24. Institut für medizinische Mikrobiologie, Immunologie und Hygiene. Probengewinnung, Lagerung und Transport. http://www.mikrobio.med.tu-muenchen.de/diagnostik-praanalytik [21.2.2013].

25. Gesetz zur Verhütung und Bekämpfung von Infektionskrankheiten beim Menschen (Infektionsschutzgesetz-IfSG) vom 20. Juli 2000 (BGBL. I S. 1.045), das durch Artikel 3 des Gesetzes vom 21. März 2013 (BGBL. I S. 566) geändert worden ist. www.juris.de

26. Empfehlung der Kommission für Krankenhaushygiene und Infektionsprävention. Personelle und organisatorische Voraussetzungen zur Prävention nosokomialer Infektionen. Bundesgesundheitsbl-Gesundheitsforsch-Gesundheitsschutz, Springer, 2009; 52: 951–962.

27. Deutsche Interdisziplinäre Vereinigung für Intensiv- und Notfallmedizin. Empfehlungen zur Struktur und Ausstattung von Intensivstationen. http://www.divi-org.de/Strukturempfehlungen-2011-und 44.0html [17.10.2013].

28. Mitteilung der Kommission für Krankenhaushygiene und Infektionsprävention am Robert Koch-Institut. Anforderungen der Hygiene bei Operationen und anderen invasiven Eingriffen. Bundesgesundheitsbl-Gesundheitsforsch-Gesundheitsschutz, Springer, 2000; 43: 644–648.

29. Empfehlungen zur Prävention und Kontrolle von Methicillin-resistenten Staphylococcus aureus-Stämmen (MRSA) in Krankenhäusern und anderen medizinischen Einrichtungen. Bundesgesundheitsbl-Gesundheitsforsch-Gesundheitsschutz, Springer, 1999; 42: 954–958.

3

Christian Gernoth

Pharmakologie

3.1 Pharmakokinetik und -dynamik

Das Verständnis der Pharmakokinetik und der Pharmakodynamik ist essenzielle Voraussetzung für den sicheren Umgang mit Medikamenten.

Die **Pharmakokinetik** lässt sich umschreiben mit „alles was der Organismus des Patienten mit dem applizierten Medikament macht".

Zu diesen Vorgängen gehören im Wesentlichen fünf Bestandteile, die man sich als **LADME**-Schema merken kann.

- **L**iberation: Wie erfolgt die Freisetzung des Pharmakons (Retardpräparat, säurefeste Applikationsform)?
- **A**bsorption: Wo und wie gelangt die Substanz in den Organismus (Magen, Darm, rektal, parenterale Form)?
- **D**istribution: Wie verteilt sich das Medikament im Körper (Wasser- bzw. Fettlöslichkeit, Gewebsverteilung, Eiweißbindung, Durchdringung der Blut-Hirn-Schranke)?
- **M**etabolisierung: Welche Organe verstoffwechseln das Medikament? Sind die Stoffwechselprodukte noch wirksam bzw. nebenwirkungsreich?
- **E**xkretion: Wie erfolgt die Ausscheidung des Medikaments (Abatmen, Urin, Stuhl)?

Demgegenüber ist die **Pharmakodynamik** „alles was das Medikament mit dem Organismus macht".

Hierunter sind alle eigentlichen Wirkungen mit spezifischen und unspezifischen Wirkorten (sog. Rezeptoren) gemeint, somit die eigentlich angestrebte Wirkung des Medikaments mit dem hierfür verantwortlichen Ort bzw. Ansatzpunkt.

Nicht für jedes im intensivmedizinischen Bereich eingesetzte Medikament kann im Vorfeld ein komplettes Profil unter Berücksichtigung der o. g. Punkte erstellt werden. Es ist jedoch von Relevanz für die tägliche Praxis, sich bei der einen oder anderen Substanz wichtige Punkte bewusst zu machen.

Beispiel

Eine 62-jährige Patientin ist endotracheal intubiert und beatmet nach hochgradiger aneurysmatischer Subarachnoidalblutung und Aspirationspneumonie. Als neuaufgetretenes Problem lassen sich über die nasal einliegende Magensonde nicht nur die gesamte eingelaufene Ernährung, sondern darüber hinaus auch größere Mengen Blutkoagel und Hämatin aspirieren. Therapeutisch wird nun die Gabe eines Magensäuresekretionshemmers wie z. B. Omeprazol angesetzt. Gemäß ärztlicher Anordnung soll diese Patientin die Substanz enteral via Magensonde erhalten.

Die enterale Gabe von Omeprazol bei der hier vorliegenden gastrointestinalen Transportstörung ist sinnlos, da die Substanz erst im Dünndarm absorbiert und dann in ihre aktive Form metabolisiert werden muss. Den Ort der Absorption wird die Substanz bei der vorliegenden Magenentleerungsstörung über den gewählten Applikationsweg also nie erreichen. Des Weiteren ist zu diesem Medikament anzumerken, dass es in Form von säurefesten Kapseln den Magen passieren soll, um die Absorption der Substanz im Dünndarm zu ermöglichen, was ein eventuelles Zerstören dieser Kapseln zur möglichen Gabe über die Magensonde verbietet.

Es gilt, immer die patienteneigene Pathophysiologie im Sinne der veränderten Absorption zu beachten, um die angestrebte Wirkung eines eingesetzten Medikaments auch wirklich zu erreichen. Hierzu gehören ggf. vorliegende

- Gastrointestinale Transportstörungen, schlechte Perfusion des Darms, Verlust über Stomata
- Verteilung (infusionsbedingte Zunahme des Wasseranteils eines Patienten)
- Infekt/traumabedingter Verlust von Barrieren (Gefäßendothel, Blut-Hirn-Schranke).

Zusätzlich hierzu kann ein potenziell veränderter Metabolismus durch Nieren- oder Leberinsuffizienz mit einer verminderten Ausscheidung einer Substanz zu unerwünschten Nebenwirkungen führen. Besonders dann, wenn viele Medikamente zeitgleich oder in zeitlich engem Kontext eingesetzt werden. So kommen zur patienteneigen veränderten Pharmakokinetik noch die Interaktionen der Medikamente im Sinne der Verdrängung aus Eiweißbindung, Enzyminduktion oder -hemmung, aber auch direkte Wechselwirkungen zur Wirkungsabschwächung oder -verstärkung hinzu. Aus diesem Grund sind Medikamente mit hoher Toxizitätsgefahr bzw. engem Wirkungsspektrum regelmäßig durch Spiegelkontrollen zu überwachen.

Beispiel

Ein 84-jähriger Patient mit bekannter Epilepsie wird nach gastrointestinalem Eingriff postoperativ auf die

Intensivstation übernommen. Die Antibiose mit Cefuroxim und Metronidazol sowie seine antikonvulsive Medikation mit Phenytoin sollen fortgesetzt werden. Einige Tage nach Aufnahme imponiert er mit akuten neurologischen Symptomen, wie Dysarthrie und auffälligen Augenbewegungen (Nystagmen). Weder in der durchgeführten CT- noch der Liquordiagnostik lässt sich ein entsprechender pathologischer Befund erheben. Nach Anstieg der Entzündungswerte wird die Antibiose auf Piperacillin umgestellt und wenige Tage später bildet sich die neurologische Symptomatik zunehmend zurück.

Ursächlich für die Symptome in diesem Fall war die Interaktion von Metronidazol und Phenytoin. Die Metabolisierung von Phenytoin wird durch das Antibiotikum dahingehend beeinflusst, dass die wirksame Dosis dieser Substanz drastisch steigen kann. Eine Kontrolle des Spiegels in Kombination mit Anpassung der Dosis wird daher ausdrücklich empfohlen.

3.2 Verabreichung von Medikamenten

Wegvolumenberechnung

Da die Zufuhr von Medikamenten im intensivmedizinischen Bereich zumeist parenteral erfolgt, werden im Folgenden hierfür potenzielle Besonderheiten behandelt. Denn die **Länge einer Infusionsleitung** kann unter Umständen eine entscheidende Rolle für die Anschlagsgeschwindigkeit von Medikamenten, z.B. Katecholaminen, spielen.

Der Weg zur relevanten Dosisänderung, unabhängig von der im Einzelfall langen Kreislaufzeit z.B. infolge einer Bradykardie, beim Intensivpatienten, ist länger als vielleicht erwartet. Im Einzelnen sind für eine Heidelberger-Verlängerung ein Füllvolumen von 9 ml, für eine Infusionsleitung 16 ml, sowie für eine Standardperfusorleitung 3 ml einzurechnen. Hinzu kommt noch das zwischen 1 und 3 ml große Lumen des verwendeten Schenkels des zentralen Venenkatheters (ZVK).

Zusätzlich zur Länge, des Wegvolumens bis zum Patienten, ist auch die Art der Applikation zu beachten. Idealerweise wird das Medikament singulär über den Zugang mit möglichst druckimmanenten, heißt starren dünnlumigen Leitungen appliziert, was die Dosisänderung zeitnah beim Patienten ankommen lässt, alternativ kann eine über das gleiche Lumen eingesetzte Träger- oder Einschwemmlösung eingesetzt werden, die aber dann auch in relevanter Flussrate eingesetzt werden muss.

> **Beispiel**
>
> **Übungsaufgabe:** Bei einem Patienten wird aufgrund zunehmender Blutdruckinstabilität die kontinuierliche Gabe von Noradrenalin nötig. Dies wird an die Hahnenbank für den distalen Schenkel angeschlossen. Zwischen Hahnenbank und Patient sind noch eine Heidelberger-Verlängerung und zwei Dreiwegehähne angeschlossen. Über diesen Schenkel des ZVK läuft aktuell nur eine Vollelektrolytlösung mit einer Rate von 10 ml/h. Wie lange wird es dauern bis das Katecholamin beim Patienten ankommt, wenn es mit einer Rate von 5 ml/h begonnen wird?
>
> **Lösung:** Das Gesamtvolumen, das es zu überbrücken gilt, liegt bei 9 ml + 1 ml für die Dreiwegehähne plus ZVK-Wegelumen von ca. 2 ml, somit insgesamt 12 ml. Gesamtförderrate an diesem Zugangsweg liegt bei 15 ml/h. Somit wird es ca. 48 Minuten dauern, bis das Medikament vor Ort sein kann, die Kreislaufzeit des Patienten noch nicht eingerechnet.

Die alternative Verwendung einer Perfusorleitung und die Steigerung der Infusionsrate auf 200 ml/h verkürzt die voraussichtliche Anschlagszeit erheblich, in diesem Fall auf unter 2 Minuten. Allerdings ist bei diesem Vorgehen die Dosisanpassung des Katecholamins ggf. parallel zur Anpassung der Rate der Trägerlösung zu bewerkstelligen. Aus diesem Grund wird empfohlen, dieses Vorgehen nur bei extrem kleinen Patienten (< 10 kg Körpergewicht) oder bei vorübergehend notwendiger Applikation über einen peripher-venösen Zugang zu wählen.

Kompatibilität

Nicht nur die Länge des Wegs zum Patienten, auch die parallele Verabreichung von verschiedenen Substanzen über die begrenzte Anzahl Lumina zentralvenöser Zugänge ist von Bedeutung. Bei kontinuierlicher Applikation von Medikamenten werden mindestens alle 2 Stunden die Perfusoren/Infusionen geprüft, um Verfärbungen, Kristallisationen o.ä. Veränderungen auszuschließen. Die Katecholamine Adrenalin und Noradrenalin (➤ 3.3.4) können z.B. eine pathologische Rotfärbung zeigen.

Jede Intensivstation hat in der Regel ihre eigenen Vorgaben, welche Medikamente über welchen Schen-

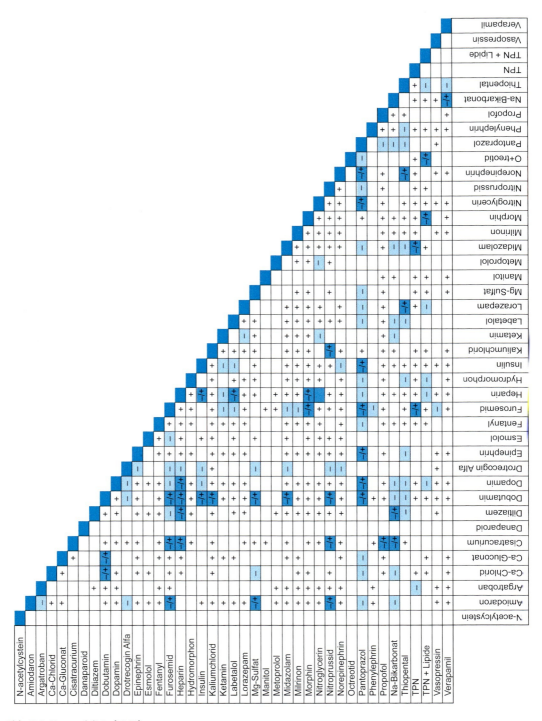

Abb. 3.1 Kompatibilität. [L143]

kel eines zentralvenösen Katheters zeitgleich oder zeitversetzt in welcher Reihenfolge verabreicht werden können. Die verfügbare und frei zugängliche Datenlage zur Inkompatibilität parallel laufender Infusionslösungen ist eher dürftig. Hilfestellung liefert die Software „Kompatibilität im Katheter" (KiK) bzw. ➤ Abb. 3.1.

Bei Unsicherheit, in welcher Trägerlösung eine Substanz aufgelöst bzw. verdünnt werden muss, ist unbedingt die Packungsbeilage zu beachten und die erzeugte Lösung vor Applikation augenscheinlich auf Auffälligkeiten zu prüfen. Ergänzend sei hier angemerkt, dass eine hergestellte Infusionslösung innerhalb einer Stunde nach Zubereitung angehängt werden sollte (Empfehlung Mikrobiologie Uniklinikum Rostock).

3.3 Medikamente im Überblick

3.3.1 Analgetika

Prävention und Behandlung von Schmerzen (➤ 1.3) werden als ein vorrangiges Ziel betrachtet.

> **Zahlen, Daten, Fakten**
>
> Zusätzlich zu den ggf. vorhandenen Schmerzen in Ruhe unterzieht sich jeder Patient täglich bis zu 20 schmerzhaften Prozeduren (Blutabnahmen, Punktionen, Lagerungsmaßnahmen etc.).
> Dabei unterscheidet man eine ggf. notwendige Basisanalgesie von einer prozedural zusätzlichen Schmerzmittelgabe. Sollten hierzu hausinterne Standards fehlen, ist das WHO-Stufenschema uneingeschränkt zu empfehlen (🕮 [1]).

MERKE
Stufenschema

Stufe 1: nicht-opioides Analgetikum, ggf. in Kombination mit Adjuvanzien (nichtsteroidale Antirheumatika, Metamizol, Paracetamol)
Stufe 2: schwaches Opioid, ggf. in Kombination mit nicht-opioiden Analgetika und/oder Adjuvanzien (Tramadol, Tilidin [+ Stufe 1])
Stufe 3: starkes Opioid, ggf. in Kombination mit nicht-opioiden Analgetika und/oder Adjuvanzien (Morphin, Hydromorphon, Oxycodon, Fentanyl, Buprenorphin, Methadon [+ Stufe 1])

Stufe 4: invasive Techniken (peridurale Injektion, spinale Injektion, periphere Lokalanästhesie, Rückenmarkstimulation, Ganglienblockade).

Opioide

Opioide sind Substanzen die ihren strukturellen Ursprung im Morphin haben und somit ihre Wirkung rezeptorvermittelt über Opioid-μ-, δ-, -k-Rezeptoren entfalten. Die entscheidenden **Wirkungen und Nebenwirkungen** kann man sich leicht unter dem Kürzel AMOEBA merken:
- **A**nalgesie
- **M**iosis
- **O**bstipation
- **E**mesis
- **B**ewusstseinsminderung
- **A**temdepression.

Die beiden letztgenannten Wirkungen sind gleichzeitig auch die besten Indikatoren für eine Überdosierung, wobei zunächst eine Bewusstseinsminderung mit potenzieller Kommando-Atmung (langsame und tiefe Atemzüge) und erst dann die Apnoe auftreten können. Hier hilft es zu wissen, dass Opioide, abgesehen von Buprenorphin und Pethidin, in ihrer Wirkung potenziell mit **Naloxon** in dort genannter Dosierung antagonisierbar sind.

Morphin

Dosierung
- 2–10 mg i. v. als Bolus
- Perfusor mit 100 mg/50 ml je nach Schmerzintensität
- Epidural 2–4 mg
- Spinal 0,2–1 mg.

Verabreichungswege
- I. v.
- S. c.
- Epidural
- Spinal
- Oral: in Akutsituation nur bedingt sinnvoll, da hohe primäre hepatische Metabolisierung (30 % übrig) und lange Anschlagzeit von > 30 Min.

Wirkmechanismus
Reiner µ-Opiatrezeptoragonist.

Wirkdauer
3–4 Stunden.

Neben-, Wechselwirkungen
- Miosis (Pupillenverengung)
- Obstipation
- Emesis (Übelkeit und Erbrechen)
- Blasenverhalt, Sedierung
- Atemdepression
- Spinale oder epidurale Gabe führt zu Juckreiz (Antihistaminika).

Klinische Bedeutung

Kann nach spinaler Gabe zu verzögerter Atemdepression führen (> 12 Stunden Überwachung empfohlen).

Fentanyl

Dosierung
- 50 µg/ml (2, 10 und 50 ml Ampullen), Pflaster mit 25–100 µg/h, Lutscher mit 200 µg–1,6 mg (schneller Wirkeintritt binnen 15 Min.)
- 2–10 µg/kg KG i. v. als Bolus oder pro Std. als Perfusor
- Spinal 10–25 µg
- Epidural 25–100 µg.

Verabreichungswege
- I. v.
- Spinal
- Epidural
- Nasal
- Oral
- Transdermal.

Wirkmechanismus
µ-Opiatrezeptoragonist (200× Potenz zu Morphin).

Wirkdauer
Je nach Dosis und Repetition 1–4 Stunden.

Neben-, Wechselwirkungen
- Wie Morphin (siehe oben)
- In hoher Dosis Thoraxrigidität. Erkennbar unter anderem anhand erhöhter Beatmungsdrücke.

Klinische Bedeutung

- Bei Pflasterapplikation dauert es ca. 12 Stunden bis zum Erreichen der Zieldosis, somit wird bis dahin eine anderweitige Gabe von Opioiden nötig
- Vorsichtige Titration: verzögerter Wirkeintritt mit Gefahr der Überdosierung.

Sufentanil

Dosierung
- 0,5–2 µg/kg KG i. v. als Bolus oder als Perfusor 0,1–2 µg/kg KG/h i. v.
- Epidural 10–20 µg als Bolus
- 4–10 µg/h kontinuierlich
- Spinal 5–10 µg.

Verabreichungswege
- I. v.
- S. c.
- Epidural
- Spinal.

Wirkmechanismus
µ-Opiatrezeptoragonist (1.000 × Potenz zu Morphin).

Wirkdauer
2–3 Stunden.

Neben-, Wechselwirkungen
- Wie Morphin (siehe oben)
- In hoher Dosis Thoraxrigidität. Thoraxsteifigkeit, erkennbar durch erhöhte/ansteigende Beatmungsparameter.

Klinische Bedeutung

Bei Kindern unter 1. Lebensjahr nicht zugelassen.

Remifentanil

Dosierung
0,5–1 µg/kg KG i. v. als Bolus über 30 Sekunden, kontinuierlich mit 0,1–2 µg/kg/Min.

Verabreichungswege
I. v.

Wirkmechanismus
μ-Opiatrezeptoragonist (200× Potenz zu Morphin).

Wirkdauer
10–15 Minuten (auch bei kontinuierlicher Gabe).

Neben-, Wechselwirkungen
- Wie Morphin (siehe oben)
- Blutdruckabfall und Bradykardie (besonders bei Bolusgabe)
- Thoraxrigidität.

Klinische Bedeutung

Gefahr der massiven Hyperalgesie (übermäßige Schmerzempfindlichkeit) nach Beenden der Gabe → Piritramid bzw. andere Schmerzmittel zeitgerecht überlappend und vor dem Beenden applizieren.

Piritramid

Dosierung
0,05–0,1 mg/kg KG als Bolus oder als Perfusor/Stunde.

Verabreichungswege
- I. v.
- I. m.
- S. c.

Wirkmechanismus
μ-Opiatrezeptoragonist.

Wirkdauer
2–4 Stunden.

Neben-, Wechselwirkungen
Wie Morphin (➤ oben).

Klinische Bedeutung

Keine Dosisreduktion bei Niereninsuffizienz nötig.

Pethidin

Dosierung
0,5–1 mg/kg KG i. v. als Bolus.

Verabreichungswege
- I. v.
- S. c.
- I. m.
- Oral.

Wirkmechanismus
μ-κ-Opiatrezeptoragonist.

Wirkdauer
2 Stunden.

Neben-, Wechselwirkungen
- Mundtrockenheit (Anticholinerg)
- Tachykardie
- Vorsicht bei Antidepressiva und Monoaminooxidasehemmern.

Klinische Bedeutung

Metabolit kann epileptische Anfälle auslösen (besonders bei Niereninsuffizienz/-versagen), Wirkung ist nicht mit Naloxon antagonisierbar.

Naloxon

Dosierung
1–4 μg/kg KG i. v. als Bolus bis Spontanatmung einsetzt, ggf. als Perfusor mit entsprechender Dosis pro Stunde fortführen.

Verabreichungswege
- I. v.
- S. c.

Wirkmechanismus
Reiner μ-Opiatrezeptorantagonist.

Wirkdauer
30–40 Minuten!

Neben-, Wechselwirkungen
Hypertension, Lungenödem, Arrhythmien.

Klinische Bedeutung

Atemdepression: Rebound möglich aufgrund der kurzen Wirkdauer.

Nicht-steroidale Antirheumatika (NSAR) und Ketamin

Nicht-steroidale Antirheumatika (NSAR) wirken allesamt über die Hemmung eines Enzyms, der Zyklooxygenase (Typ 1 und 2). Dennoch unterscheiden sie sich sehr deutlich voneinander, hinsichtlich ihrer analgetischen Wirkung.

Dieser Unterschied macht sich auch im Nebenwirkungsprofil bemerkbar, z. B. bei gastrointestinalen Nebenwirkungen, sodass bei Anwendung von Diclofenac oder Ibuprofen generell eine Ulkusprophylaxe zur Reduktion gastrointestinaler Komplikationen empfohlen wird.

Als derzeit meist verwendeter parenteraler Hemmstoff der Zyklooxygenase 2 („Cox-2-Hemmer") sei hier das Parecoxib genannt, obgleich andere Substanzen bereits präoperativ oral eingesetzt werden.

Eine Sonderstellung unter den parenteral eingesetzten Analgetika nimmt das **Ketamin** ein. Es muss aufgrund seiner halluzinatorischen Wirkung immer mit einem Sedativum kombiniert werden, ist aber sowohl hinsichtlich der Kreislaufstabilität als auch der weitgehend unbeeinträchtigten Atmung des Patienten eine bemerkenswerte Substanz.

Metamizol

Dosierung
- 1–4 mal 8–16 mg/kg KG i. v., alternativ auch Tagesdosis in Perfusor auf 48 ml mit 2 ml/h (geringere Kreislaufdepression als bei Bolusgabe).

Verabreichungswege
I. v.

Wirkmechanismus
- Hemmung der Zyklooxygenase, spasmolytisch
- Hemmung der Pyrogenwirkung am Hypothalamus (Temperaturregulation).

Wirkdauer
4–8 Stunden.

Neben-, Wechselwirkungen
- Allergische Reaktion
- Bronchospastik

- Blutdruckabfall
- Blutbildveränderungen
- Nierenfunktionsstörungen.

> **Klinische Bedeutung**
> - Gut analgetisch und spasmolytisch wirksam, sediert!
> - Für Patienten < 5 kg KG und letztes Trimenon der Schwangerschaft nicht zugelassen.

Paracetamol

Dosierung
4-mal 10–15 mg/kg KG.

Verabreichungswege
- Oral
- Rektal
- I. v. (max. 4 g/Tag i. v.).

Wirkmechanismus
- Hemmung der zerebralen Prostaglandinsynthese
- Entkopplung der pyrogenmodulierten Temperaturregulation.

Wirkdauer
4 Stunden.

Neben-, Wechselwirkungen
- Allergische Hautreaktionen
- Bronchospasmus
- Nieren-Leberschäden (bis zu 15 % zeigen Anstieg der Transaminasen).

> **Klinische Bedeutung**
> - Wirkt mäßig analgetisch aber gut antipyretisch (fiebersenkend)
> - I. v.-Ampulle enthält Cystein als einen Bestandteil des Glutathions (verminderte Toxizität)
> - Gleichzeitige zentrale Serotoninblockade hebt analgetische Wirkung auf, z. B. Ondansetron.

Ibuprofen

Dosierung
4-mal 10 mg/kg KG p. o./rektal/i. v. 25–50 mg/Tag.

Verabreichungswege
- Oral
- Rektal
- I. v.

Wirkmechanismus
Ubiquitäre Hemmung der Zyklooxygenase.

Wirkdauer
4–8 Stunden.

Neben-, Wechselwirkungen
- Allergische Reaktionen
- Magen-Darm-Ulzera
- Nierenfunktionsstörungen
- Hepatotoxisch
- Thrombozytenaggregationshemmung.

Klinische Bedeutung
- Wirkt gut analgetisch und antiphlogistisch (entzündungshemmend), wenig antipyretisch (fiebersenkend)
- Sehr hohe Eiweißbindung (Interaktionsrisiko mit Antikoagulanzien sehr hoch), bei Langzeitanwendung wird eine Ulkusprophylaxe empfohlen.

Diclofenac

Dosierung
2-mal 1 mg/kg KG.

Verabreichungswege
- Oral
- Rektal
- I. m.

Wirkmechanismus
Ubiquitäre Hemmung der Zyklooxygenase.

Wirkdauer
3–6 Stunden.

Neben-, Wechselwirkungen
- Allergische Reaktionen,
- Magen-Darm-Ulzera,
- Nierenfunktionsstörungen,
- Thrombozytenaggregationshemmung.

Klinische Bedeutung
- Wirkt gut analgetisch (besonders bei Knochenschmerzen) und antiphlogistisch (entzündungshemmend), wenig antipyretisch (fiebersenkend)
- Sehr hohe Eiweißbindung (Interaktionsrisiko mit Antikoagulanzien sehr hoch), bei Langzeitanwendung ist eine Ulkusprophylaxe empfohlen.

Parecoxib

Dosierung
2-mal 20–40 mg i. v.

Verabreichungswege
I. v.

Wirkmechanismus
- Selektive Hemmung der Zyklooxygenase 2 induzierten Prostaglandinsynthese
- Wirkdauer
- 8–12 Stunden.

Neben-, Wechselwirkungen
- Ödeme
- Übelkeit
- Allergische Hautreaktionen.

Klinische Bedeutung
- Gut analgetisch und mäßig antiphlogistisch (entzündungshemmend) wirksam
- Bei manifester Herzinsuffizienz, Zerebral- oder Koronarsklerose, sowie Sulfonamidunverträglichkeit kontraindiziert
- Interaktion mit Omeprazol und Metoprolol.

Ketanest (S-Ketamin)

Dosierung
- 0,5–1 mg/kg KG i. v. als Bolus
- 2–4 mg/kg KG i. m. als Bolus
- Kontinuierlich 0,2–0,5 mg/kg KG/h.

Verabreichungswege
- I. v.
- I. m.
- Nasal
- Rektal.

Wirkmechanismus

NMDA-Rezeptorantagonist (N-Methyl-D-Aspartat).

Wirkdauer

Bolus 30 Minuten, kontinuierlich mehrere Stunden.

Neben-, Wechselwirkungen

- Exzitation
- Hypersalivation
- Bad trips
- Hypertonie
- Tachykardie
- Hirndruckanstieg unter Spontanatmung.

Klinische Bedeutung

Bei nasaler Gabe „Aas"-artigen Geschmack bedenken, wichtig ist auch die relativ lange Anschlagszeit von 90–120 Sekunden.

3.3.2 Zentralnervös wirksame Medikamente

Die Gruppe der zentralnervös wirksamen Medikamente vereint die unterschiedlichsten Substanzklassen, weshalb im Folgenden eine Einteilung nach Hauptwirkung und nicht nach chemisch-strukturellen Aspekten erfolgt.

Hypnotika und Sedativa

Zu dieser Gruppe gehören die direkten sogenannten Schlaferzwinger (Barbiturate), die Benzodiazepine sowie Propofol, Eto- bzw. Hypnomidate.

MERKE

Bei kontinuierlicher Gabe von Barbituraten und/oder Benzodiazepinen diese aufgrund ihrer physiko-chemischen Eigenschaften immer über einen separaten Schenkel des ZVK zuzuführen.

Einzige Ausnahme hiervon ist das zur Analgosedierung verwendete Opioid, sonst sollte aber kein anderes Medikament über diesen Zugang kombiniert appliziert werden („Sedierungsschenkel").

Tab. 3.1 RAMSAY-Sedation-Scale zur Beurteilung der Sedierungstiefe

RAMSAY-Sedation-Scale	Grad der Sedierung	Beurteilung des Sedierungsgrads
0	Wach, orientiert	Wach
1	Ängstlich, agitiert, unruhig	Zu flach
2	Kooperativ, toleriert Beatmung, orientiert, ruhig	Adäquat
3	Schlafend, reagiert auf Ansprache und taktile Reize	Adäquat
4	Schlafend, verzögerte Reaktion auf Ansprache und Berührung	Adäquat
5	Keine Reaktion auf Ansprache und Berührung, aber Reaktion auf Schmerzreize	Tief
6	Keine Reaktion auf Schmerzreize, Koma	Zu tief

Ähnlich wie bei Katecholaminen der Zielblutdruck, muss gefordert werden, dass ein Sedierungsziel – gemessen anhand von Sedierungsskalen (RAMSAY ➤ Tab. 3.1) – festgelegt und ständig überprüft wird.

Thiopental

Dosierung

3–7 mg/kg KG i. v. als Bolus (Intensivpatienten eher 3 mg/kg KG).

Verabreichungswege

I. v.

Wirkmechanismus

- Direkt GABA-erge hypnotische Wirkung
- Antikonvulsiv
- Durch zerebrale Metabolismusreduktion hirndrucksenkend.

Wirkdauer

- Wenige Minuten bei Einmalbolus (Umverteilung)
- Bei Repetition/kontinuierlicher Gabe mehrere Stunden.

Neben-, Wechselwirkungen
- Atemdepression
- Blutdruckabfall
- Übelkeit
- Singultus
- Bronchospasmus
- Keine Analgesie (Hyperalgesie).

> **Klinische Bedeutung**
> - Unverträglichkeit gegen Barbiturate
> - Porphyrie und Status asthmaticus zählen zu den Kontraindikationen
> - Paravenöse Applikation ruft schwere Gewebsnekrosen hervor!
> - Alkalische Lösung verträgt sich vor allem nicht mit sauren Lösungen (z. B. Rocuronium).

Methohexital

Dosierung
1,5 mg/kg KG i. v. als Bolus, kontinuierlich (2,5 g/50 ml) 1–6 mg/kg KG/h (BIS gesteuert).

Verabreichungswege
 I. v.

Wirkmechanismus
- Direkt GABA-erge hypnotische Wirkung
- Antikonvulsiv
- Durch zerebrale Metabolismusreduktion hirndrucksenkend.

Wirkdauer
- Wenige Minuten bei Einmalbolus (Umverteilung)
- Kontinuierlich mehrere Stunden.

Neben-, Wechselwirkungen
- Initiale Exzitation
- Atemdepression
- Blutdruckabfall
- Übelkeit
- Singultus
- Bronchospasmus
- Keine Analgesie (Hyperalgesie).

> **Klinische Bedeutung**
> - Unverträglichkeit gegen Barbiturate, Porphyrie und Status asthmaticus als Kontraindikationen
> - Paravenöse Applikation ruft weniger schwere Gewebsnekrosen hervor
> - Alkalische Lösung verträgt sich nicht mit sauren Lösungen (z. B. Rocuronium).

Phenobarbital

Dosierung
2-mal 1–5 mg/kg KG i. v.

Verabreichungswege
- I. v.
- Oral.

Wirkmechanismus
- Direkt GABA-erge hypnotische Wirkung
- Antikonvulsiv.

Wirkdauer
Ca. 12 Stunden.

Neben-, Wechselwirkungen
- Somnolenz
- Schwindel
- Ödeme, Übelkeit
- Allergische Hautreaktionen.

> **Klinische Bedeutung**
> Unverträglichkeit gegen Barbiturate, Porphyrie und Status asthmaticus, sowie respiratorische Insuffizienz als Kontraindikationen.

Midazolam

Dosierung
- 0,05–0,1 mg/kg KG i. v. als Bolus
- Kontinuierlich 0,03–0,3 mg/kg KG/h
- Nasal 0,3–0,5 mg/kg KG
- Rektal 0,5–0,6 mg/kg KG.

Verabreichungswege
- I. v.
- Nasal
- Rektal.

3

Wirkmechanismus
- Indirekt GABA-erge hypnotische Wirkung am limbischen System (BDZ-Rezeptor)
- Antikonvulsiv
- Sehr gut amnestisch
- Anxiolytisch
- Zentral muskelrelaxierend.

Wirkdauer
Einmalgabe 15–20 Minuten, kontinuierlich mehrere Stunden

Neben-, Wechselwirkungen
- Verwirrtheit
- Paradoxe Reaktion mit Agitation
- Psychisch-physische Abhängigkeit.

Klinische Bedeutung
Zu den Kontraindikationen zählen Myasthenie, Ataxie.

Diazepam/Lorazepam

Dosierung
- 0,05 mg/kg KG i. v.,
- Alternativ Lorazepam 1 mg oral.

Verabreichungswege
- I. v.
- Oral.

Wirkmechanismus
- Indirekt GABA-erge hypnotische Wirkung am limbischen System (BDZ-Rezeptor)
- Antikonvulsiv
- Amnestisch
- Anxiolytisch (besonders Lorazepam, zentral muskelrelaxierend).

Wirkdauer
6–12 Stunden.

Neben-, Wechselwirkungen
- Verwirrtheit
- Paradoxe Reaktion mit Agitation
- Psychisch-physische Abhängigkeit.

Klinische Bedeutung
Zu den Kontraindikationen zählen Myasthenie, Ataxie.

Clonazepam

Dosierung
- 1 mg i. v., bei Bedarf wiederholen,
- Kontinuierlich mit max. 13 mg/Tag (Ceiling-Effekt = Sättigungseffekt, trotz Dosissteigerung kommt es zu keiner weiteren Zunahme der Wirkung).

Verabreichungswege
I. v.

Wirkmechanismus
- Indirekt GABA-erge Wirkung
- Antikonvulsiv
- Amnestisch
- Anxiolytisch
- Zentral muskelrelaxierend.

Wirkdauer
4–8 Stunden.

Neben-, Wechselwirkungen
- Verwirrtheit
- Psychisch-physische Abhängigkeit.

Klinische Bedeutung
Zu den Kontraindikationen zählen Myasthenie, Ataxie.

Flumazenil

Dosierung
Initial 0,2 mg i. v., dann 0,1 mg i. v. bis zur gewünschten Wirkung.

Verabreichungswege
I. v.

Wirkmechanismus
Indirekt GABA-antagonistische Wirkung durch kompetitiven Antagonismus am BDZ-Rezeptor.

Wirkdauer

30–60 Minuten.

Neben-, Wechselwirkungen
- Verwirrtheit
- Übelkeit
- Erbrechen
- Agitation
- Epileptische Anfälle.

Klinische Bedeutung

Titrierende Gabe mit ggf. kontinuierlicher Infusion mit 0,1–02 mg/h, da sehr kurze Halbwertzeit.

Propofol

Dosierung
- 1–3 mg/kg KG i. v. als Bolus
- Kontinuierlich mit 6–10 mg/kg KG/h (Zieldosis 4–8 µg/ml).

Verabreichungswege

I. v.

Wirkmechanismus
- Direkt GABA-erge hypnotische Wirkung
- Antikonvulsiv
- Durch zerebrale Metabolismusreduktion hirn-drucksenkend.

Wirkdauer
- Bolus wenige Minuten
- Kontinuierliche Gabe 60–90 Minuten (Metabolismus in Leber und Lunge).

Neben-, Wechselwirkungen
- Propofolinfusionssyndrom (Laktazidose, Rhabdomyolyse)
- Antiemetisch
- Blutdruck-und Herzfrequenzabfall
- Injektionsschmerz
- Kann Haare und Urin grün färben.

Klinische Bedeutung
- Sehr hohe Proteinbindung, z. T. Exzitationszeichen bei Initialbolus (keine echten Krampfpotentiale im EEG)

- Allergien treten sehr selten auf, da vom Hühnerei und von der Sojabohne nur noch Phosphatid bzw. nur Ölreste (kein Protein als Allergie-Agens) übrig ist.

Etomidate/Hypnomidate

Dosierung

0,2–0,3 mg/kg KG i. v. als Bolus.

Verabreichungswege

I. v.

Wirkmechanismus
- Direkt GABA-erge hypnotische Wirkung
- Nicht antikonvulsiv.

Wirkdauer

8–12 Stunden.

Neben-, Wechselwirkungen
- Injektionsschmerz
- Myoklonien
- Übelkeit
- Allergische Hautreaktionen.

Klinische Bedeutung
- Gute kardiovaskuläre Stabilität, jedoch insuffiziente Hypnose bei alleiniger Verwendung
- Kombination mit Midazolam sinnvoll
- Kann durch Metaboliten Plasmacholinesterase inhibieren (hemmen).

3.3.3 Alpha-2-Rezeptoragonisten

Aufgrund zentralnervös vorhandener entsprechender Rezeptoren mit konsekutiv sympatholytischer, sedierender Wirkung bieten sich diese Substanzen an, um im Rahmen der Entwöhnung von der Beatmung oder zur symptomatischen Behandlung von Entzugssymptomen eingesetzt zu werden. Limitierende Nebenwirkungen sind das Auftreten von Bradykardien, sowie Hypotension.

Clonidin

Dosierung
0,5–2 µg/kg KG i. v. initial, dann 0,5–20 µg/kg KG/h kontinuierlich.

Verabreichungswege
I. v.

Wirkmechanismus
Selektiver α-2-Rezeptoragonist.

Wirkdauer
- Ca. 90 Minuten als Bolus
- Halbwertzeit 10–20 Stunden.

Neben-, Wechselwirkungen
- Hypotension
- Bradykardie
- Ödeme
- Übelkeit
- Allergische Hautreaktionen
- Obstipation.

Klinische Bedeutung

Kontraindikation sind höhergradige AV-Blockierungen, sowie ein Sick-sinus-Syndrom.

Dexmedetomidin

Dosierung
0,5–1 µg/kg KG i. v. initial, dann 0,2–0,7 µg/kg KG/h kontinuierlich.

Verabreichungswege
I. v.

Wirkmechanismus
Hochselektiver α2-Rezeptoragonist.

Wirkdauer
- 30–60 Minuten als Bolus
- Halbwertzeit 2 Stunden.

Neben-, Wechselwirkungen
- Hypotension
- Ödeme

- Übelkeit
- Allergische Hautreaktionen.

Klinische Bedeutung

Nur für Erwachsene für eine Zeitdauer von maximal 24 Stunden zugelassen (Studien zur längeren Anwendung werden derzeit erst durchgeführt – Ergebnisse liegen noch nicht vor).

3.3.4 Vasokonstriktiva und Inotropika

Ihre Wirkung entfalten diese sogenannten **Sympathomimetika** über spezifische Rezeptoren (α-, β- und δ-Rezeptoren) durch direkte Bindung oder indirekt durch endogene Freisetzung von Noradrenalin und hierdurch hervorgerufener Aktivierung.

Grundsätzlich ist vor dem Einsatz solcher hochpotenter Substanzen immer ein klares Therapieziel zu fordern und dieses im Verlauf immer wieder kritisch zu überdenken. So kann ein mittlerer Blutdruck von 65 mmHg einem jungen Menschen mit septischem Krankheitsbild ausreichen, während ein langjähriger Hypertoniker mit fortgeschrittenem Lebensalter hierunter potenziell zerebral minderdurchblutet sein kann.

Für Vasoaktiva ist dies ein Zielblutdruck, erfasst durch invasive Blutdruckmessung, für Inotropika ein angestrebtes Herzzeitvolumen bzw. eine entsprechende zentralvenöse oder gemischtvenöse Sättigung als indirektes Zeichen eines perfusionsabhängig adäquat hohen Sauerstoffangebots ([2]).

Darüber hinaus wird ausdrücklich eine engmaschige Kontrolle der Nierenfunktion inkl. der Elektrolyte und des pH-Werts empfohlen. Zur Dosierung von kreislaufwirksamen Medikamenten werden im Allgemeinen vorwiegend zwei **verschiedene Dosierungsregime** verwendet:
- Die fixe Mengenzubereitung im Perfusor (Standardperfusor z. B. mit 5 mg/50 ml)
- Eine dem individuellen Idealgewicht des Patienten angepasste Menge im Perfusor/Infusomat.

Die Verwendung von Standardperfusordosierungen hat den eindeutigen Vorteil der immer gleicher Menge und damit der zügigen und im Notfall unter Zeitdruck fehlerarmen, weil routinierten Zubereitung.

Demgegenüber bietet die gewichtsadaptierte Perfusormenge den Vorteil, dass bestimmte Laufraten einfach in die aktuelle Dosis/kg/Min. umgerechnet und gewichtsadaptiert adäquat gesteigert oder reduziert werden können. Dies ermöglicht auch das kritische Beurteilen einer entsprechenden Therapie bei toxischen Dosen, die man bei Standardperfusormengen mitunter unbemerkt übernimmt. Allerdings ist diese Form der Zubereitung immer mit einem höheren Vorbereitungs- und Zeitaufwand und potenziell höherer Fehlergefahr vergesellschaftet. Das erste Modell findet zumeist in der intensivmedizinischen Behandlung von Erwachsenen, das zweite vorwiegend bei Kindern seine Anwendung.

Während der Therapie mit Katecholaminen ist regelhaft 1–2 mal pro 8 Stunden der Perfusor zu prüfen, da eine Rotfärbung des Medikaments im Sinne einer vermehrten Bildung von toxischen Adrenochromen ausgeschlossen werden muss. Empfohlen wird das überlappende Wechseln der Perfusoren, um Blutdruck- und Herzminutenvolumenschwankungen möglichst gering zu halten. Eine Möglichkeit ist z. B. das fortwährende Einbringen des nachfolgenden Perfusors (angebracht in annähernd gleicher räumlicher Position zum Patienten) mit einer minimalen Förderrate von 0,1 ml/h, um das „Anlaufen" zum Überlappen jederzeit problemlos auch ohne hydrostatisch bedingte Fördermengenschwankungen zu ermöglichen.

Klinische Bedeutung

Es empfiehlt sich unter der Therapie mit Vasokonstriktiva täglich die renalen Retentionswerte, sowie das Lactat zu erfassen, da durch die Vasokonstriktiva zwar der Perfusionsdruck erhalten wird, nicht jedoch der tatsächliche Blutfluss. Somit können Organschäden aufgrund eines Volumenmangels auftreten. Des Weiteren ist die regelmäßige Beurteilung von Endstromgebieten wie der Haut, insbesondere der Aufliegeflächen oder der Akren unbedingt durchzuführen, um entsprechende Schäden zu vermeiden.

Adrenalin

Dosierung
- 0,01–0,5 µg/kg KG/Min. kontinuierlich
- Bolus bei CPR 10ug/kg KG
- Anaphylaxie 2–5ug/kg KG.

Verabreichungswege
- I. v.
- Intraossär
- Intratracheal mit 30ug/kg als Bolus, in (Fertigspritze)
- Inhalativ.

Wirkmechanismus
Beta > Alpha-mimetisch, somit positiv ino-, chrono- und bathmotrop.

Wirkdauer
1–3 Minuten bei Einmalgabe.

Neben-, Wechselwirkungen
- Bronchodilatation
- Dosisabhängiger Abfall des diastolischen RR (Beta-Stimulation) möglich
- Anstieg des pulmonalvaskulären Widerstandes (Gefahr der Rechtsherzdekompensation)
- Hyperglykämie
- Hypokaliämie
- Metabolische Azidose
- Nierenversagen aufgrund reduziertem Blutzufluss
- Herzrhythmusstörungen
- Thrombozytenaktivierung
- Anämie
- Ileus
- Mydriasis (Pupillenerweiterung)
- Harnretention.

Klinische Bedeutung

Wirkung ist von pH-Wert abhängig (7,1–7,5). Extreme Blutdruck-und Herzfrequenzveränderungen bei Hyperthyreose (relative Kontraindikation).

Noradrenalin

Dosierung
- 0,05–0,5ug/kg/Min. kontinuierlich
- Bolusgabe zur kurzzeitigen Blutdrucksteigerung 0,1ug/kg KG.

Verabreichungswege
- I. v.
- Intraossär.

Wirkmechanismus
Vorwiegend α-1-stimulierend, somit vasokonstriktiv (Steigerung des Gefäßwiderstands → RR-Anstieg).

Wirkdauer
1–3 Minuten bei Einmalgabe.

Neben-, Wechselwirkungen
- Hypertensive Entgleisung v. a. bei gleichzeitiger Einnahme von Neuroleptika (MAO-Inhibitoren)
- Angina pectoris
- Myokardischämie (erhöhte Nachlast)
- Lungenödem
- Periphere Ischämie mit Nekrose
- Nierenversagen aufgrund reduziertem Blutzufluss
- Erhöhung des Augeninnendrucks (Glaukom).

Klinische Bedeutung
- Wirkung ist abhängig vom pH-Wert, Abbau erfolgt größtenteils in der Lunge
- Phäochromozytom als Kontraindikation.

Dopamin

Dosierung
2–20 µg/kg/Min. kontinuierlich (Bei Kindern 4–10ug/kg/Min.).

Verabreichungswege
I. v.

Wirkmechanismus
- Dosisabhängig dopaminerg
- α-und β-agonistisch (RR-steigernd, leichter Anstieg der Herzfrequenz).

Wirkdauer
5–10 Minuten bei Einmalgabe

Neben-, Wechselwirkungen
- Angina pectoris
- Myokardischämie (erhöhte Nachlast)
- Lungenödem
- periphere Ischämie
- Übelkeit

- Erbrechen
- Cephalgien
- Erhöhung des Augeninnendrucks (Glaukom).

Klinische Bedeutung
- Derzeit aus Empfehlungen zur Katecholamintherapie bei Erwachsenen verschwunden, ist jedoch aktuell Gegenstand erweiterter Forschung zur Verbesserung der Nierenfunktion bei Nierentransplantation
- Phäochromozytom und Schwangerschaft zählen zu den absoluten Kontraindikationen.

Vasopressin

Dosierung
- 40 Units bei CPR als Bolus i. v.
- 0,002–0,01 Units/kg/Min. kontinuierlich i. v.
- Ösophagusvarizenblutung 0,2–0,4 Units/Min. als Bolus i. v.
- 2,5–10 Units bei Diabetes insipidus i. m./s. c. alle 6 Stunden.

Verabreichungswege
- I. v.
- Intraossär
- I. m.
- S. c.

Wirkmechanismus
- Direkte Wirkung auf Vasopressinrezeptoren (Gefäßwand, Niere, Zerebral) mit Vasokonstriktion
- Oligurie und Anurie
- Wasserretention (ADH-Effekt)
- Senkung der gastrointestinalen Durchblutung, somit auch des Portalvenendrucks.

Wirkdauer
1–3 Minuten bei Bolusgabe.

Neben-, Wechselwirkungen
- Angina pectoris
- Myokardischämie (erhöhte Nachlast)
- Lungenödem
- Herzrhythmusstörungen
- Periphere Ischämie mit Nekrosen (v. a. bei Paravasat)
- Übelkeit und Erbrechen
- Abdominale Krämpfe

- Cephalgien
- Thrombozytenaktivierung mit Thrombosegefahr.

Klinische Bedeutung

Recht teures Medikament, das nur über die interne Apotheke beziehbar ist.

Dobutamin

Dosierung
- 2,5–15 µg/kg/Min. kontinuierlich
- Bei Kindern 1–10ug/kg/Min.

Verabreichungswege
Kontinuierlich i.v.

Wirkmechanismus
β-1-stimulierend > α-und β-2, dadurch gesteigerte Myokardkontraktilität, höhere Herzfrequenz mit gesteigertem Herzminutenvolumen bei gesenktem Gefäßwiderstand.

Wirkdauer
1–3 Minuten bei Einmalgabe.

Neben-, Wechselwirkungen
- Herzrhythmusstörungen
- Myokardischämien (verkürzte Diastolendauer und erhöhte myokardiale Wandspannung mit höherem Sauerstoffbedarf)
- Bronchospasmus
- Übelkeit
- Hemmung der Thrombozytenaggregation.

Klinische Bedeutung

Hypovolämie vermeiden/aggressiv ausgleichen. Kardiale Dekompensation bei Behinderungen im kardialen Ausflusstrakt, z.B. hypertroph-obstruktive Kardiomyopathie.

Milrinon

Dosierung
Initialbolus von 50 µg/kg i.v. über 10 Minuten, danach 0,4–0,8 µg/kg/Min. kontinuierlich i.v.

Verabreichungswege
Kontinuierlich i.v.

Wirkmechanismus
Wirksam durch Hemmung eines Abbauenzyms (Phosphodiesterase) mit Anstieg entsprechender Metaboliten und Kalzium in der Myokardzelle und Steigerung von Herzfrequenz und Kontraktilität, Broncho- und Vasodilatation.

Wirkdauer
Wirkeintritt nach 5 Minuten, etwa 60 Minuten Wirkdauer bei Einmalgabe.

Neben-, Wechselwirkungen
- Herzrhythmusstörungen
- Vaskulitis
- Cholestase
- Blutdruckabfall
- Thrombozytopenie.

Klinische Bedeutung

Hypovolämie vermeiden/aggressiv behandeln; zur Überwachung gehört eine regelmäßige Blutbildkontrolle.

Levosimendan

Dosierung
- 0,1ug/kg/Min. kontinuierlich i.v.
- Ggf. vorab Bolusgabe von 6ug/kg über 10 Minuten.

Verabreichungswege
Kontinuierlich i.v.

Wirkmechanismus
- Sensibilisierung der calciumabhängigen myokardialen Kontraktion mit Steigerung des Schlagvolumens ohne Anstieg des Sauerstoffbedarfes
- Vasodilatation.

Wirkdauer
Nach kontinuierlicher 24-stündiger Infusion bis zu 9 Tage hämodynamisch wirksam (Metaboliten).

Neben-, Wechselwirkungen
- Oligurie und Anurie
- Hypotonie (v.a. bei Initialbolus)
- Herzrhythmusstörungen.

Klinische Bedeutung

Zeitlich limitierte Gabe von max. 24 Stunden, Hypokalzi-
ämie vermeiden/therapieren.

3.3.5 Antihypertensiva

Natriumnitroprussid (Nipruss)

Dosierung

Initial 0,2 µg/kg/Min, dann je nach Wirkung alle 3–5
Minuten steigern bis max. 10 µg/kg/Min.

Verabreichungswege

Ausschließlich kontinuierlich und i. v.

Wirkmechanismus

Direkte Relaxation der glatten Gefäßmuskulatur mit
Senkung des Blutdrucks und der Nachlast.

Wirkdauer

- Wirkeintritt nach 30 Sekunden, maximale Wirkung nach 1–2 Minuten
- Wirkdauer 3–5 Minuten.

Neben-, Wechselwirkungen

- Hypotonie
- Ödeme
- Tachykardie
- Cephalgien
- Medikamentöser Lupus erythematodes
- Zyanidintoxikation
- Perikarderguss.

Klinische Bedeutung

- Nipruss ist lichtempfindlich (Silberfolie oder dunkle
  Leitung benutzen)
- Es entsteht Thiocyanat bei Erreichen der oben angege-
  benen Maximalgrenze, in aller Regel nicht toxische
  Konzentrationen. Treten bei dem Patienten jedoch Be-
  wusstseinsstörungen bis Koma und Krämpfe auf, ist
  von einer Zyanidintoxikation auszugehen
- Antidot: 4-DMAP mit 3–4 mg/kg.

Urapidil

Dosierung

10–50 mg i. v. als Bolus, Dauerinfusion mit 0,2–
2 mg/kg/Min.

Verabreichungswege

I. v.

Wirkmechanismus

Direkte α-1-Blockade mit Vasodilatation, Blut-
druck- und Nachlastsenkung.

Wirkdauer

5–15 Minuten nach Bolusgabe.

Neben-, Wechselwirkungen

- Reflextachykardie mit Gefahr der myokardialen
  Ischämie
- Herzrhythmusstörungen
- Orthostase
- Diarrhö.

Klinische Bedeutung

- Bei Gabe von Adrenalin unter Urapidil bedingtem Kollaps kommt es zu einer Verstärkung des Blutdruckab-
  falls aufgrund β-mimetischer Wirkung des Adrenalins
  bei bestehender Blockade der Alpharezeptoren (Adre-
  nalin-Umkehr)
- Hochgradige Aorten-und Mitralklappenstenose zählen
  als Kontraindikationen (Verlust des zur Perfusion nötigen Vasotonus)
- Keine Zulassung für Kinder.

Dihydralazin

Dosierung

- 2,5–12,5 mg langsam i. v.
- **Wiederholungsgabe erst frühestens nach 15
  Minuten** (verzögerter Wirkeintritt)
- Kontinuierlich mit 20–100 µg/kg/Min. (maximal
  100 mg/24h).

Verabreichungswege

I. v.

Wirkmechanismus

Direkte Relaxation der glatten Gefäßmuskulatur mit Senkung des Blutdrucks- und der Nachlast.

Wirkdauer

3–4 Stunden nach Einmalgabe.

Neben-, Wechselwirkungen

- Flush
- Cephalgien
- Medikamentös induzierter Lupus erythematodes
- Reflextachykardie mit Gefahr der myokardialen Ischämie
- Herzrhythmusstörungen
- Orthostase
- Ödeme.

Klinische Bedeutung

- Verzögerten Wirkeintritt beachten
- Mittel der ersten Wahl zur Blutdrucksenkung bei Eklampsie (uteroplazentarer Blutfluss wenig beeinflusst).

3.3.6 Antiarrhythmika

Die Antiarrhythmika werden gemäß ihrem Wirkungsort, ihrem Rezeptor, in vier Klassen eingeteilt. Diese Einteilung, hat aber für die Praxis nur eine untergeordnete Bedeutung, weshalb im Folgenden auf diese Einteilung bei der Charakterisierung der einzelnen Substanzen verzichtet wurde.

Amiodaron

Dosierung

- 5 mg/kg als Bolus im Rahmen der CPR
- 10–20 mg/kg/Tag kontinuierlich.

Verabreichungswege

- I. v.
- Oral (orale Bioverfügbarkeit 50 %).

Wirkmechanismus

Blockade von Natrium- und Kaliumkanälen und damit Verlängerung des myokardialen Aktionspotentials.

Wirkdauer

- Wirkmaximum nach Bolus nach 15 Minuten, 3–4 Stunden
- Nach kontinuierlicher Gabe über 3–4 Tage 20–120 Tage.

Neben-, Wechselwirkungen

- Sehr hohe Proteinbindung (Wechselwirkung mit Cumarinderivaten mit erhöhter Blutungsgefahr)
- Korneaablagerungen
- Lungenfibrose
- Fotosensibilität
- Schilddrüsenfunktionsstörungen.

Klinische Bedeutung

- Amiodaron beinhaltet 2 Jodatome → Jodallergie als Kontraindikation
- Höhergradige Überleitungs-Repolarisationsstörungen (AV-Block, SA-Block II–III°) können zur totalen AV-Blockierung bzw. QT-Verlängerung mit Torsade-de-pointes werden
- Vorsicht bei Therapie mit Betablockern oder Kalziumantagonisten.

Propranolol

Dosierung

- 1 mg langsam i. v. über 5 Minuten
- Max. 10 mg/h kontinuierlich.

Verabreichungswege

- I. v.
- Oral

Wirkmechanismus

Unspezifische Betarezeptorenblockade (β-1- und β-2-Rezeptor) mit negativer ino- und chronotropie → Abfall des Herzminutenvolumens, Senkung des Sauerstoffbedarfs.

Wirkdauer

4–8 Stunden nach Einmalbolus.

Neben-, Wechselwirkungen

- Sedierung
- Hypotonie
- Bradykardie
- AV-Block

- Orthostase
- Bronchokonstriktion
- Kardiale Dekompensation bei vorbestehender Insuffizienz
- Periphere Vasokonstriktion.

Klinische Bedeutung

Bei Diabetikern können durch Betablocker die typischen Symptome einer Hypoglykämie verschleiert sein (engmaschige BZ-Kontrolle).

Metoprolol

Dosierung
2,5–5 mg langsam i.v. (1–2 mg/Min. mit max. 15 mg/15 Min.).

Verabreichungswege
- I.v.
- Oral.

Wirkmechanismus
Kompetitive Betablockade (β-1 > β-2) mit negativer Ino- und Chronotropie → Abfall des Herzminutenvolumens, Senkung des Sauerstoffbedarfs.

Wirkdauer
4–8 Stunden nach i.v.-Einmalgabe.

Neben-, Wechselwirkungen
- Sedierung
- Hypotonie
- Bradykardie
- AV-Block
- Orthostase
- Bronchokonstriktion
- Kardiale Dekompensation bei vorbestehender Insuffizienz.

Klinische Bedeutung

Bei Diabetikern können durch Betablocker die typischen Symptome einer Hypoglykämie verschleiert sein → engmaschige BZ-Kontrolle.

Verapamil

Dosierung
2,5–5 mg langsam i.v. (1–2 mg/Min.).

Verabreichungswege
- I.v.
- Oral.

Wirkmechanismus
- Hemmung des intrazellulären Kalziumeinstroms mit negativer Ino- und Chronotropie
- Vasodilatation.

Wirkdauer
3–7 Stunden nach Einmalgabe.

Neben-, Wechselwirkungen
- Orthostase
- Hypotonie
- Bradykardie
- AV-Block
- Orthostase
- Kardiale Dekompensation bei vorbestehender Insuffizienz
- Cephalgien
- allergische Reaktion bis hin zum Exanthem.

Diltiazem

Dosierung
- Initial 0,3 mg/kg i.v. als Bolus über 2–3 Minuten evtl. Wiederholung nach 30 Minuten oder
- Kontinuierlich 0,003–0,015 mg/kg/Min. (max. 300 mg/24 Stunden).

Verabreichungswege
- I.v.
- Oral.

Wirkmechanismus
- Hemmung des intrazellulären Kalziumeinstroms mit negativer Ino- und Chronotropie
- Vasodilatation.

Wirkdauer
Nach Einmalgabe etwa 60 Minuten, rascher Wirkeintritt.

Neben-, Wechselwirkungen
- Orthostase
- Hypotonie
- Bradykardie
- AV-Block
- Orthostase
- Kardiale Dekompensation bei vorbestehender Insuffizienz
- Cephalgien.

Lidocain

Dosierung
- Initial 50–100 mg über 2 Minuten als Bolus i. v., ggf. nach 10 Minuten wiederholen, dann
- Kontinuierlich 0,02–0,05 mg/kg/Min.
- Bei Kindern halbe Dosierung empfohlen.

Verabreichungswege
I. v.

Wirkmechanismus
Verkürzung des myokardialen Aktionspotentials durch Natriumkanalblockade (v. a. am Ventrikel) mit negativ chronotroper Wirkung, Inotropie weniger eingeschränkt.

Wirkdauer
- Rascher Wirkeintritt
- 15–20 Minuten nach Bolusgabe.

Neben-, Wechselwirkungen
ZNS (Natriumkanäle der Nervenzellen):
- Verwirrung
- Tremor
- Dysästhesien
- Hör-und Sehstörungen.

> **Klinische Bedeutung**
> Abgeschwächte Wirkung bei Hypokaliämie.

Ajmalin

Dosierung
- 25–50 mg i. v. als Bolus über 2 Minuten, dann
- Evtl. kontinuierliche Gabe von 0,05–0,1 mg/kg/Min. (max. 1.200 mg/24 h).

Verabreichungswege
Ausschließlich i. v.

Wirkmechanismus
Verlängerung des myokardialen Aktionspotentials durch Blockade von Natriumkanälen (v. a. Verlängerung der AV-Überleitungszeit und der intraventrikulären Erregungsausbreitung, negativ bathmotrop), somit negativ ino und chronotrope Wirkung.

Wirkdauer
5–10 Minuten nach Einmalgabe, daher kontinuierliche Gabe empfohlen.

Neben-, Wechselwirkungen
- Anstieg der Transaminasen und Cholestase
- Blutbildveränderungen.

> **Klinische Bedeutung**
> - Mittel der Wahl bei Wolff-Parkinson-White-Syndrom und Lown-Ganong-Levine-Tachykardie
> - Täglich 12-Kanal-EKG zur QT-Zeit-Kontrolle
> - Bis 90 Tage nach Myokardinfarkt kontraindiziert (erhöhte Sterblichkeit)
> - Myasthenia gravis als Kontraindikation.

Adenosin

Dosierung
50–100 µg/kg als schneller Bolus i. v., je nach Wirkung um 50ug/kg steigern bis max. 250 µg/kg als Bolus.

Verabreichungswege
Ausschließlich i. v.

Wirkmechanismus
Purin-1-Rezeptoragonist mit Blockade am Sinus- und AV-Knoten, sowie eine Vasodilatation.

Wirkdauer
3–5 Sekunden.

Neben-, Wechselwirkungen
- Flush
- Bronchospasmus (Asthma bronchiale als rel. Kontraindikation)
- Angina pectoris

- Transiente Asystolie
- Dyspnoe
- Schwindel.

Klinische Bedeutung

Gabe immer unter Vorhalten eines Schrittmachers/Defibrillators.

LITERATUR
1. Carbajal, R.; Rousset, A.; Danan, C.; Coquery, S.; Nolent, P.; Ducrocq, S. et al. Epidemiology and Treatment of Painful Procedures in Neonates in Intensive Care Units. The Journal of the American Medical Association, 7/2008 300 (1): 60–70.
2. Werdan, K.; Ruß, M.; Buerke, M.; Engelmann, L.; Ferrari, M.; Friedrich, I. et al. Deutsch-österreichische S3-Leitlinie Infarktbedingter kardiogener Schock – Diagnose, Monitoring und Therapie. Der Kardiologe, 2011 5 (3): 166–224.

Eva Völkl und Jörg Krebs
Das respiratorische System

Die Hauptaufgabe der Lunge ist der Gasaustausch. Dadurch erhält der Körper den Sauerstoff, der für den Abbau der Nährstoffe zur Energiegewinnung unerlässlich ist und das Stoffwechselendprodukt Kohlendioxid wird entfernt.

Die Atemwege sind für die Reinigung, Befeuchtung und das Anwärmen der Einatemluft zuständig.

4.1 Anatomie und Physiologie

Die Lunge liegt als paariges Organ im Thorax; ihre untere Begrenzung ist das Diaphragma.

Lage in Atemruhestellung:
- Ventral (bauchwärts) ca. auf Höhe der 6. Rippe
- Lateral (seitlich) ca. auf Höhe der 8. Rippe
- Dorsal (rückseitig) ca. auf Höhe der 10. Rippe.

Die beiden Lungenflügel werden durch das Mediastinum voneinander getrennt, welches das Herz, den Ösophagus, die Trachea, den Thymus, Gefäße, Nerven und Lymphknoten und -bahnen enthält. Die Lungenspitzen (Apizes) ragen jeweils 2 cm über die Clavicula hinaus und liegen auf Höhe des 7. Halswirbels.

Die beiden Lungen werden durch Furchen in Lappen unterteilt: rechts drei Lappen (Ober-, Mittel- und Unterlappen) und links zwei Lappen (Ober- und Unterlappen), diese gliedern sich wiederum in rechts zehn und links neun Segmente. Aufgrund der überwiegend linksthorakalen Lage des Herzens findet man dort nur zwei Lappen.

Der Atmungsapparat umfasst als luftleitende Organe die Nase, Nasennebenhöhlen, Mund- und Rachenraum, Larynx, Trachea, rechten und linken Hauptbronchus mit Weiterverzweigung über Bronchien und Bronchiolen (mit Bronchioli terminales und respiratorii) bis zu den gasaustauschenden Alveolen (> Abb. 4.1).

Die Trachea teilt sich auf Höhe des 4./5. Brustwirbels an der Bifurkation (Gabelung) in den rechten und linken Hauptbronchus. Als Carina bezeichnet

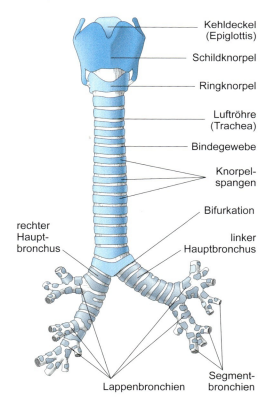

Kehldeckel (Epiglottis)

Schildknorpel

Ringknorpel

Luftröhre (Trachea)

Bindegewebe

Knorpel-spangen

Bifurkation

rechter Haupt-bronchus

linker Hauptbronchus

Lappenbronchien

Segment-bronchien

Abb. 4.1 Trachea und Bronchien (Trachealbaum). [L190]

man den Sporn, der an der Teilungsstelle in das Lumen der Trachea ragt.

Klinische Bedeutung

Der rechte Hauptbronchus ist steiler, deshalb findet eine Fremdkörperaspiration oder einseitige Intubation häufig in diesen Teil der Lunge statt.

Als oberen (supraglottischen) Atemweg bezeichnet man die Strukturen vor dem Larynx, der Kehlkopf mit anschließenden Strukturen stellt den unteren (infraglottischen) Atemweg dar.

Klinische Bedeutung

Die Verwendung von supraglottischen Hilfsmitteln zur Beatmung (Larynxmaske, Larynxtubus, Kombitubus) bieten daher keinen sicheren Aspirationsschutz.

Der Thorax besteht aus der Brustwirbelsäule, den Rippen und dem Sternum. Er wird durch das Mediastinum in eine rechte und linke Thoraxhöhle unterteilt. Durch die Pleura (eine dünne Epithelschicht) sind diese mit der Lunge verbunden. Sie besteht aus der Pleura visceralis (= Pleura pulmonalis, Lungenfell), die der Lunge direkt aufliegt und der Pleura parietalis (= Pleura kostalis, Rippenfell). Dazwischen liegt der Pleuraspalt als Verschiebeschicht. Dieser Spalt ist mit wenig seröser Flüssigkeit gefüllt. Es herrscht dort ein Unterdruck (ca. −4 bis −12 mmHg, je nach Größe des Atemzugvolumens). Dies ermöglicht der Lunge, passiv den Atembewegungen des Thorax zu folgen, da die Lunge aufgrund ihrer elastischen Fasern die Tendenz hat, zu kollabieren (Pneumo- und Spannungspneumothorax).

Klinische Bedeutung

Als **Pneumothorax** bezeichnet man eine Luftansammlung im Pleuraspalt durch Verletzungen der Thoraxwand oder Lunge. Dadurch wird der dort herrschende Unterdruck aufgehoben und die Lunge wird in ihrer Ausdehnung behindert oder aber sie kollabiert (teilweise oder komplett).
Beim **Spannungspneumothorax** führt ein Ventilmechanismus dazu, dass während der Inspiration Luft in den Pleuraspalt gelangt, diese während der Exspiration aber nicht mehr abgeatmet werden kann. Somit nimmt der

Druck im Spalt mit jedem Atemzug zu. Dies führt zu einem Totalkollaps der betroffenen Lunge, Verdrängung des Mediastinums zur gesunden Seite und Behinderung des venösen Rückstroms zum Herzen. Dadurch kommt es zu einer massiven Einschränkung des Gasaustauschs und der Herz-Kreislauffunktion. Somit verursacht vor allem der Spannungspneumothorax eine lebensbedrohliche Notfallsituation und erfordert sofortiges Handeln. Klinische Zeichen sind
- Respiratorische und hämodynamische Einschränkung
- Fehlendes Atemgeräusch mit eventuell auffälliger Atemmechanik.

Die Pleura parietalis bildet vier Reserveräume (Recessus pleurales). Diese Aussackungen ermöglichen es der Lunge, sich während der Inspiration auszudehnen.

Das Diaphragma (Zwerchfell) ist der wichtigste Atemmuskel. Es kontrahiert bei der Inspiration und flacht sich dadurch nach unten ab. Seine Innervation erfolgt über die Nn. phrenici aus den Rückenmarkssegmenten C_3–C_5. Die Zwischenrippenmuskeln (Mm. intercostales interni → bei der Exspiration, und externi → bei der Inspiration) unterstützen die Atembewegung.

Die Atemhilfsmuskeln kommen erst bei vertiefter Atmung oder bei einigen Lungenerkrankungen zum Einsatz, z. B. COPD, Asthma. Inspiratorische Hilfsmuskeln sind diejenigen, die ihren Ansatz am Schultergürtel, Kopf oder der Wirbelsäule haben und dadurch in der Lage sind, die Rippen zu heben (Mm. pectorales major und minor, Mm. scaleni, M. sternocleidomastoideus, Mm. serrati).

Die Unterstützung der Exspiration erfolgt vor allem durch die Bauchmuskulatur.

Klinische Bedeutung

Ein Patient mit Atemnot stützt häufig die Arme auf einen festen Gegenstand und streckt den Kopf nach hinten, um die Atemhilfsmuskulatur zu aktivieren („Kutschersitz").

Die nervale Innervation der Bronchien findet parasympathisch über Fasern des Nervus vagus statt. Diese bewirken eine Bronchokonstriktion und eine Vasodilatation. Der Sympathikus übt eine antagonistische Wirkung aus.

In der Lunge unterscheidet man zwei Gefäßsysteme: zum einen die Vasa publica (sog. Arbeitsgefä-

4

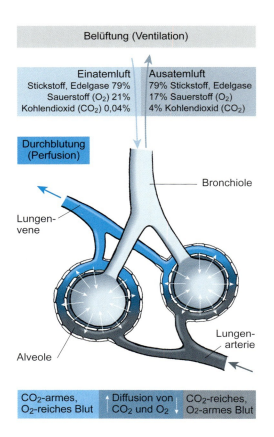

Belüftung (Ventilation)

Einatemluft
Stickstoff, Edelgase 79%
Sauerstoff (O_2) 21%
Kohlendioxid (CO_2) 0,04%

Ausatemluft
79% Stickstoff, Edelgase
17% Sauerstoff (O_2)
4% Kohlendioxid (CO_2)

Durchblutung
(Perfusion)

Bronchiole

Lungen-
vene

Lungen-
arterie

Alveole

CO_2-armes,
O_2-reiches Blut

Diffusion von
CO_2 und O_2

CO_2-reiches,
O_2-armes Blut

Abb. 4.2 Alveolokapilläre Membran/Gasaustausch in den Alveolen. [L190]

ße), welche Blut aus dem rechten Herzen in die Lunge und letztlich zum linken Herzen führen und für den Gasaustausch zuständig sind.

Hierzu zählen zum Beispiel die Arteriea und Venae pulmonales. Zum anderen die Vasa privata (Versorgungsgefäße), welche die arterielle und venöse Versorgung der Lunge übernehmen.

Der Gasaustausch findet in den Alveolen statt (➤ Abb. 4.2). Sie werden von einem feingliedrigen Kapillarnetz umgeben. Die Atemgase müssen durch die alveolokapilläre Membran (Blut-Luft-Schranke) diffundieren.

Diese besteht aus folgenden Schichten:
- Alveolarepithel (Pneumozyten Typ 1)
- Basallamina
- Kapillarendothel.

4.2 Die Atmung

Die Aufgabe des respiratorischen Systems ist die Atmung, also der Atemgasaustausch.

Man unterscheidet vier Teilfunktionen der Atmung:
- Ventilation (Transport in die Alveolen)
- Diffusion der Atemgase in der Lunge (Alveole → Kapillare)
- Transport im Blut
- Diffusion der Gase zu den Zellen (Kapillare → Zelle).

Äußere Atmung

Als äußere Atmung (Lungenatmung) bezeichnet man die Ventilation der Alveolen und die Diffusion der Atemgase zwischen Alveole und Kapillarblut.

Treibende Kraft für den Austausch der Atemgase ist die **Partialdruckdifferenz.** In den Alveolen herrscht ein hoher Sauerstoffpartialdruck (ca. 100 mmHg), in den umgebenden Kapillaren, die pulmonalarterielles, also venöses Blut enthalten, ist er wesentlich niedriger: ca. 40 mmHg. Für das Kohlendioxid ist die Differenz deutlich geringer. In der Alveole herrscht ein Druck von 40 mmHg, in der Kapillare hingegen 46 mmHg. Der Austausch ist hier durch den viel geringeren Diffusionswiderstand (23-mal kleiner als der für Sauerstoff) des Lungengewebes für CO_2 erleichtert. Außerdem weist die Blut-Luft-Schranke optimale Diffusionsbedingungen auf: eine große Austauschfläche, die bis 200 m^2 betragen kann, einen kleinen Diffusionsweg (0,5 μm) und eine genügend lange Kontaktzeit des Blutes mit der Alveole ($\succ$ 4.6).

Die Atemgase werden in physikalisch gelöster und chemisch gebundener Form im Blut transportiert (Atemgastransport $\succ$ 4.7).

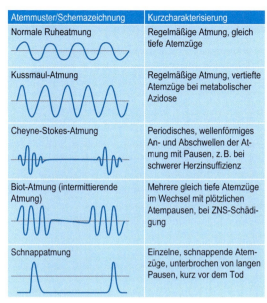

Atemmuster/Schemazeichnung	Kurzcharakterisierung
Normale Ruheatmung	Regelmäßige Atmung, gleich tiefe Atemzüge
Kussmaul-Atmung	Regelmäßige Atmung, vertiefte Atemzüge bei metabolischer Azidose
Cheyne-Stokes-Atmung	Periodisches, wellenförmiges An- und Abschwellen der Atmung mit Pausen, z. B. bei schwerer Herzinsuffizienz
Biot-Atmung (intermittierende Atmung)	Mehrere gleich tiefe Atemzüge im Wechsel mit plötzlichen Atempausen, bei ZNS-Schädigung
Schnappatmung	Einzelne, schnappende Atemzüge, unterbrochen von langen Pausen, kurz vor dem Tod

Abb. 4.3 Verschiedene Atmungsformen. [A400]

Innere Atmung

Als innere Atmung (Gewebeatmung) wird der Vorgang des Gasaustausches aus der Kapillare in das umliegende Gewebe/die Zelle bezeichnet. Dieser Austausch erfolgt ebenfalls durch Diffusion der Gase aufgrund von Partialdruckdifferenzen.

4.3 Die Ventilation

Die Ventilation bezeichnet die für den Gasaustausch notwendige Lungenbelüftung, also das Ein- und Ausatmen (Hin- und Herbewegen der Luft).

Inspiration

Die Inspiration ist ein aktiver Vorgang, bei dem das Diaphragma kontrahiert, wodurch es abflacht und sich nach unten wölbt. Durch Hebung der Rippen (Kontraktion der Mm. intercostales externi) wird der Thorax gedehnt. Das größere Thoraxvolumen verursacht einen Unterdruck (Sog) in der Lunge, woraufhin die Luft bei geöffneter Glottis einströmen kann.

Exspiration

Die Exspiration erfolgt vorwiegend passiv. Die Retraktionskräfte der Lunge und ihre Kompression durch das Diaphragma und den Thorax (die Muskulatur erschlafft) führen dazu, dass die Luft ausströmt.

Atemfrequenzen

Die physiologische Atemfrequenz ist altersabhängig:
• Säuglinge: 40–50 Atemzüge/Min.
• Schulkinder: 20–30 Atemzüge/Min.
• Erwachsene: 14–16 Atemzüge/Min.

Pathologische Atemtypen
• Die **Kussmaul-Atmung** ($\succ$ Abb. 4.3) ist rhythmisch, vertieft und in der Regel normofrequent. Sie tritt z. B. im diabetischen Koma oder bei metabolischer Azidose auf
• Die **Cheyne-Stokes-Atmung** ($\succ$ Abb. 4.3) ist gekennzeichnet durch eine rhythmisch wechselnde zu- und abnehmende Atemtiefe und Atemfrequenz, z. B. bei Sauerstoffmangel, Herz-Kreislaufstörungen, Enzephalitis, Barbiturat- oder Opiatvergiftungen

- Bei der **Biot-Atmung** (➤ Abb. 4.3) werden kräftige Atemzüge von gleicher Tiefe durch Atempausen unterbrochen. Sie tritt auf bei Störungen des Atemzentrums, z. B. durch erhöhten Hirndruck.

Volumina und Kapazitäten

Die Lunge kann neben dem Volumen, welches bei normaler Ruheatmung bewegt wird, noch deutlich größere Luftmengen fassen bzw. bewegen. Diese Volumina und Kapazitäten, sogenannte zusammengesetzte Volumina, bezeichnen charakteristische Kenngrößen. Diese ermöglichen Aussagen zur pulmonalen Leistungsfähigkeit in Abhängigkeit von Alter, Geschlecht, Größe, Körperposition und Trainingszustand. Sie sind mithilfe eines Spirometers zu messen (➤ Abb. 4.4).

Statische Lungenvolumina
- **Atemzugvolumen (AZV, Tidalvolumen):** Volumen welches in Ruheatmung bewegt wird (ca. 6–10 ml pro kg idealisiertes Körpergewicht)
- **Inspiratorisches Reservevolumen (IRV):** Volumen, welches nach normaler Einatmung noch zusätzlich eingeatmet werden kann (ca. 2,5 l)
- **Exspiratorisches Reservevolumen (ERV):** Volumen, welches nach normaler Ausatmung noch zusätzlich ausgeatmet werden kann (ca. 2 l)

- **Residualvolumen (RV):** Volumen, das nach maximaler Exspiration in der Lunge bleibt (ca. 1,5 l)
- **Vitalkapazität (VC):** Volumen, das nach maximaler Inspiration maximal ausgeatmet werden kann (ca. 5 l). Berechnung AZV + IRV + ERV = VC
- **Totalkapazität (TC):** Volumen, das nach maximaler Inspiration in der Lunge enthalten ist (ca. 6,5 l). Berechnung VC + RV = TC
- **Funktionelle Residualkapazität (FRC):** Volumen, das nach normaler Exspiration noch in der Lunge enthalten ist (ca. 3,5 l) Berechnung RV + ERV =FRC.

Funktionelle Residualkapazität

Die funktionelle Residualkapazität (FRC) stellt den einzig relevanten intrakorporalen Sauerstoffspeicher des Menschen dar.
Der in der FRC enthaltene Sauerstoff ermöglicht bei einem normalen Verbrauch eine Apnoezeit von ca. 4,5 Minuten ohne nennenswerten Abfall der arteriellen Sättigung. Durch die Präoxygenierung in der Anästhesie kann der Sauerstoffanteil der FRC auf 80 % und mehr erhöht werden, womit die sichere Apnoezeit deutlich verlängert wird. Bei kritisch kranken Patienten ist die funktionelle Residualkapazität durch Sekretverhalt, Atelektasen, Infiltrate oder ödematöse Veränderungen der alveolokapillären Membran stark vermindert.

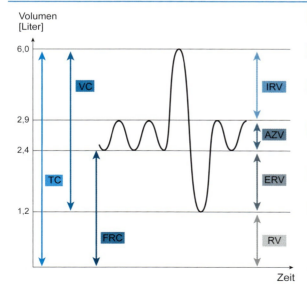

TC = Totalkapazität = maximale Luftmenge der Lunge ≈ 6 l

VC = Vitalkapazität = maximale ein- und ausatembare Luftmenge ≈ 5,0 l

FRC = Funktionelle Residualkapazität = Luftmenge der Lunge nach normaler Ausatmung ≈ 2,5 l

IRV = Inspiratorisches Reservevolumen = Luftmenge, die nach einer normalen Einatmung zusätzlich eingeatmet werden kann ≈ 3 l

AZV = Atemzugvolumen = normale Luftmenge pro Atemzug ≈ 0,5 l

ERV = Exspiratorisches Reservevolumen = Luftmenge, die nach einer normalen Ausatmung zusätzlich ausgeatmet werden kann ≈ 1,2 l

RV = Residualvolumen = Luftmenge der Lunge nach maximaler Ausatmungmung ≈ 1,2 l

Abb. 4.4 Lungenvolumina. [L190]

Dynamische Lungenvolumina
- **Atemminutenvolumen (AMV):** Produkt aus Atemfrequenz (AF) und Atemzugvolumen (AZV); in Ruhe ca. 6–7 l/Min.
- **Atemgrenzwert:** Luftmenge, die bei maximaler Atemfrequenz mit maximalem Atemzugvolumen pro Minute ventiliert werden kann (ca. 120–170 l/ Min.)
- **Einsekundenkapazität (FEV1: forciertes exspiratorisches Volumen):** Volumen, das nach maximaler Inspiration in der 1. Sekunde maximal ausgeatmet werden kann
- **Totraumvolumen:** Volumen, das nicht am Gasaustausch teilnimmt. Man unterscheidet zwischen anatomischem Totraum, der alle Bereiche des Atemapparates ohne die Alveolen umfasst, mit ca. 2 ml pro kg idealisiertes Körpergewicht, und funktionellem Totraum. Der funktionelle Totraum setzt sich aus dem anatomischen und dem alveolären/physiologischen Totraum zusammen. Er fasst ventilierte aber nicht perfundierte Alveolen, z. B. bei Lungenembolie, zusammen. Beim Gesunden entsprechen sich anatomischer und funktioneller Totraum nahezu.

Alveoläre Ventilation
Nicht mit jedem Atemzug wird das komplette Luftvolumen der Lunge ausgetauscht. Nur ein bestimmter Anteil erreicht die Alveolen und nimmt somit am Gasaustausch teil.

Alveoläre Ventilation = AMV – Totraumventilation

MERKE
Eine schnelle und flache Atmung ist vor allem eine Totraumventilation und ermöglicht keinen adäquaten Gasaustausch.
Der Tubus verlängert den Totraum, mit der Trachealkanüle ist dieser verkleinert.

4.4 Die Atemmechanik

Die Atemmechanik befasst sich mit den Druck-Volumen- und Druck-Stromstärkebeziehungen in der Lunge. Außerdem muss der Luftstrom auf dem Weg in die Alveole Widerstände überwinden. Man unterscheidet zwischen elastischen (ca. 35 %) und nichtelastischen (ca. 65 %) Widerständen.

4.4.1 Druckverhältnisse in der Lunge

DEFINITION
Intrapleuraler Druck (P_{Pleu}): bezeichnet die Differenz zwischen dem Druck im Pleuraspalt und dem atmosphärischen Druck.

Die Lunge ist über den Pleuraspalt mit dem Thorax verbunden. Sie hat aufgrund ihrer Eigenelastizität das Bestreben, sich zusammenzuziehen, übt also einen Zug aus. Da der Thorax dem nicht folgen kann,

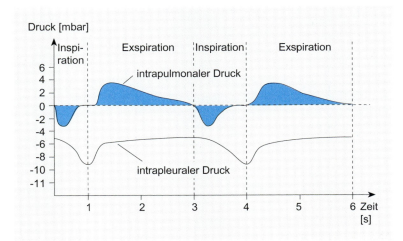

Abb. 4.5 Intrapulmonale und intrapleurale Drücke/Veränderungen während des Atemzyklus. [A400]

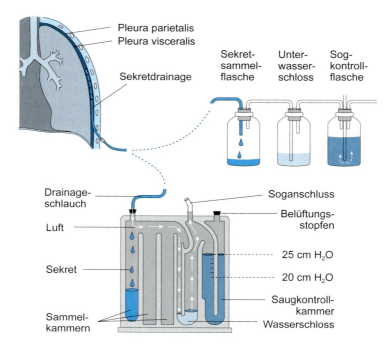

Abb. 4.6 Thoraxdrainage. [L190]

entsteht im Pleuraspalt ein negativer Druck (ca. $-5\,cmH_2O$). Dieser ist am Ende der Inspiration noch negativer (ca. $-8\,cmH_2O$) und am Ende der Exspiration etwas weniger negativ (ca. $-3\,cmH_2O$). Bei forcierter Exspiration kann der Druck auch positive Werte annehmen (➤ Abb. 4.5).

DEFINITION

Intrapulmonaler/intraalveolärer Druck (P_{Alv}): bezeichnet die Differenz zwischen dem Druck in der Alveole/Lunge und dem atmosphärischen Druck.

Der intrapulmonale Druck nimmt bei der Inspiration negative, bei der Exspiration positive Werte an. Die Atemruhelage ist am Ende der normalen Exspiration erreicht. Das intrapulmonale Volumen entspricht hier der funktionellen Residualkapazität. Der Thorax ist leicht gestaucht und die Lunge leicht gedehnt.

Exkurs Thoraxdrainage

Die Thoraxdrainage (Pleuradrainage ➤ Abb. 4.6) dient der Ableitung von Luft, Blut oder Sekret aus

dem Pleuraspalt (z. B. beim Pneumothorax, Hämatothorax oder Pleuraerguss) und ermöglicht es einer kollabierten Lunge, sich wieder zu entfalten. Die am häufigsten verwendeten Drainagen sind die Bülau- und die Monaldi-Drainage. Wobei sich die Namen eigentlich auf die Art des Zugangs beziehen.

Zugang nach Bülau
Einlage nach Bülau auf Höhe des 4. bis 6. Interkostalraumes (ICR) in der vorderen bis mittleren Axillarlinie.

Zugang nach Monaldi
Einlage nach Monaldi auf Höhe des 2. bis 3. ICR in der Medioclavicularlinie.

Durch Anschluss an ein Drainagesystem mit Dauersog wird erreicht, dass Sekrete besser abgeleitet und eine kollabierte Lunge sich schneller wieder entfalten kann. Die heute gängigen Drainagesysteme bestehen aus drei Kammern (Wasserschloss, Sekretreservoir und Sogbegrenzung/-kontrolle).

Mythen und Missverständnisse im Umgang mit Thoraxdrainagen (TD)

Im Umgang mit Thoraxdrainagen herrscht vielfach eine gewisse Unsicherheit sowie eine unreflektierte Weitergabe von „Wissen". Vieles davon gehört eher in den Bereich der Mythen und soll an dieser Stelle aufgeklärt werden.

- **„Nach Diskonnektion von der Sogquelle hat man noch bis zu zwei Stunden nach Abkopplung eine Saugwirkung."**
  - Eine Thoraxdrainage hat keine eigene Sogleistung
  - Wenn im Pleuraspalt keine Luft und keine Flüssigkeit mehr vorhanden ist, bleibt ein zuvor erzeugter Unterdruck bestehen
  - Falls aber noch Luft und/oder Sekret gefördert werden, wird der Unterdruck immer geringer und man hat eine reine Schwerkraftdrainage
  - Lufteintritt ist aber durch das Wasserschloss nicht möglich
- **„Eine Thoraxdrainage muss immer an den Sog angeschlossen sein, sonst droht ein erneuter Pneumothorax."**
  - In diesem Fall fehlt lediglich der aktive Sog
  - Der Ventilmechanismus des Wasserschlosses funktioniert noch
  - Ein erneuter Pneumothorax droht erst, wenn das Wasserschloss defekt ist
- **„Eine Thoraxdrainage muss für den Transport abgeklemmt werden."**
  - Solange ein Wasserschloss vorhanden ist, muss die Thoraxdrainage nicht abgeklemmt werden
  - Die Thoraxdrainage wird nur kurzfristig abgeklemmt (Systemwechsel)
  - Bei beatmeten Patienten wird die Thoraxdrainage grundsätzlich nicht abgeklemmt (Gefahr des Spannungspneumothorax wegen der umgekehrten Druckverhältnisse)
- **„Der Sauganschlussschlauch wird zum Transport abgeklemmt."**
  - Der Sauganschlussschlauch muss bei unterbrochener oder inaktiver Saugung immer diskonnektiert und nach außen offen gelassen werden, damit die Luft aus dem Drainagesystem entweichen kann
- **„Die Schläuche am Bett dürfen nicht durchhängen."**

- Bei durchhängenden, mit Flüssigkeit gefüllten Schläuchen wird ein Großteil des Sogs benötigt, um diese Flüssigkeitssäule zu überwinden
- Der eingestellte Sog ist somit nur bedingt oder gar nicht mehr wirksam
- Flüssigkeitsgefüllte Schläuche müssen regelmäßig in die Sekretsammelkammer entleert werden
- **„Ein zu starker Unterdruck beim Patienten wird reduziert, indem man den aktiven Sog verringert."**
  - Selbst wenn der aktive Sog reduziert wird, bleibt der Unterdruck im Pleuraspalt bestehen
  - Der Unterdruck kann durch hinzukommendes Sekret oder Luft verringert werden
  - Eine aktive Verminderung ist mit dem Belüftungsventil möglich
- **„Wenn die Thoraxdrainage-Einheit umfällt muss ein neues System angeschlossen werden."**
  - Bei intaktem Wasserschloss kann die Einheit weiterverwendet werden
  - Die Sekretmenge ist dann aber nicht mehr genau nachvollziehbar
- **„Das Drainagesystem muss immer unter Thoraxniveau hängen."**
  - Bei aktiver Saugung mit Unterdruck im System ist es gleichgültig, ob die Drainageeinheit unterhalb oder auf gleicher Höhe hängt
  - Flüssigkeitsgefüllte Schläuche sollten trotzdem nicht über Thoraxniveau hängen (Vermeidung von Flüssigkeitsrückfluss)
  - Drainagen ohne aktive Sogquelle sind immer unterhalb des Thorax aufzuhängen, damit das Schwerkraftprinzip wirken kann
- **„Die Thoraxdrainage sollte vor dem Ziehen abgeklemmt werden."**
  - Zur Feststellung einer bronchopleuralen Fistel sollte die Thoraxdrainage beim beatmeten Patienten *nie* abgeklemmt werden
  - Die aktive Saugung vom System entfernen, dann beobachten, ob der Unterdruck im System gehalten wird
  - Wenn dies der Fall ist, kann die Thoraxdrainage gezogen werden
  - Eine Röntgen-Kontrolle soll nach 2–3 Stunden erfolgen.

4

Erkennen von Fisteln oder Leckagen

- Kurz nach Anlage der Drainage: Luft wird aus der Thoraxhöhle gesaugt, sodass aus dem im Wasserschloss befindlichen Ende des Schlauchs Luftblasen aufsteigen
- Diese Luftblasen sollten versiegen, wenn die Luft vollständig aus der Thoraxhöhle gesaugt wurde
- Steigen dauerhaft oder im weiteren Verlauf erneut Luftblasen auf, so liegt eine bronchopleurale Fistel vor.

4.4.2 Elastische Atmungswiderstände

Das respiratorische System verfügt über mechanische Eigenschaften, die der Atmung Widerstände entgegensetzt. Insbesondere die Lunge hat aufgrund ihrer Eigenelastizität das Bestreben, ihr Volumen zu verkleinern. Dies wird zum einen durch die elastischen Fasern bedingt, zum anderen durch die Oberflächenspannung der Alveolen.

S U R F A C T A N T

Surfactant ist ein Gemisch aus Phospholipiden und Proteinen, das von den Pneumozyten Typ 2 produziert wird. Es kleidet die innere Alveolaroberfläche aus und setzt somit ihre Oberflächenspannung herab, deshalb wird es häufig auch das „Pril" der Lunge genannt.

Compliance

Compliance (C) ist das Maß für die elastische Dehnbarkeit des respiratorischen Systems. Sie drückt das Verhältnis zwischen einer bestimmten Änderung des Lungenvolumens (ΔV) und der hierfür notwendigen Druckänderung (ΔP) aus.

$$C_{\text{respiratorisches System}} = \frac{\Delta V}{\Delta P}$$

Bei einem gesunden Erwachsenen beträgt die Compliance ca. 0,2 l/cmH$_2$O.

Restriktive Ventilationsstörungen sind durch eine erniedrigte Compliance gekennzeichnet, z.B. bei Lungenfibrose, Lungenödem, Thoraxdeformitäten.

Die **Elastance (E)** ist der Kehrwert der Compliance und stellt die Steifigkeit der Lunge dar.

Zur Beurteilung der Gesamtcompliance des respiratorischen Systems werden die einzelnen „Steifigkeiten" von Lunge und Thorax addiert.

$$E_{\text{respiratorisches System}} = \frac{\Delta P}{\Delta V}$$

$$\frac{1}{C_{\text{gesamt}}} = \frac{1}{C_{\text{Lunge}}} + \frac{1}{C_{\text{Thorax}}}$$

Klinische Bedeutung

Die Compliance des respiratorischen Systems ergibt sich aus der Compliance der Lunge und der Compliance der Thoraxwand. Der Kehrwert der Compliance, die sogenannte Elastance ermöglicht die simple Addition der Teilkomponenten zur Gesamtelastance des pulmonalen Systems.

Klinische Bedeutung

Die Compliance der Lunge lässt sich mit der Dehnbarkeit eines Luftballons vergleichen. Wenn man diesen aufblasen möchte, ist das am Anfang, wenn das Material noch nicht vorgedehnt ist, sehr schwer. Ab einem gewissen Füllungszustand dann aber zunehmend leichter und am Ende reicht ein wenig Luft zu viel, um den Ballon zum Platzen zu bringen. Was einer Überdehnung der Lunge bzw. der Zerstörung des Gewebes gleich kommt.

4.4.3 Nichtelastische Atmungswiderstände

Die nichtelastischen Widerstände werden in viskose Widerstände (Gewebswiderstände, ca. 10 %) und Atemwegswiderstände (Strömungswiderstände der großen zuleitenden Atemwege, ca. 90 %) unterteilt.

Resistance

Das Maß für den Atmungswiderstand ist die **Resistance.** Sie beschreibt das Verhältnis des intrapulmonalen Drucks (P$_{\text{Pul}}$) zur Atemstromstärke (V).

$$R = \frac{P_{\text{pul}}}{V}$$

Beim gesunden intubierten Erwachsenen beträgt die Resistance ca. 4–6 cmH$_2$O/l/sec. **Obstruktive Ventilationsstörungen** sind durch eine erhöhte Resistance gekennzeichnet, z.B. bei Asthma, chronischer Bronchitis/COPD, Sekretansammlung. Oft geht die Obstruktion mit einer Überblähung der Lunge einher, weil die Luft zwar eingeatmet, aber nicht mehr vollständig ausgeatmet werden kann (→ erhöhtes Residualvolumen).

Exkurs: Chronic Obstructive Pulmonary Disease (COPD)

Bei Patienten im akuten Anfall kommt es zu einer Engstellung der kleinen Bronchioli und einem Anschwellen der endobronchialen Schleimhaut, die außerdem vermehrt zähen Schleim sezerniert. Dadurch reduziert sich der kumulative Diameter des bronchialen Systems. Folglich steigt auch die Resistance des nach intrapulmonal gerichteten Atemstroms, die inspiratorische Atemarbeit steigt.

Weiterhin kommt es durch die Engstellung der Bronchioli zu einem sogenannten „Air-Trapping" in den Alveolen. Hierbei kollabieren die präalveolären terminalen Bronchioli, bevor der Patient vollkommen ausgeatmet hat. Es kommt so zu einem konsekutiven Anstieg des intrathorakalen Gasvolumens. Der Patient setzt daher im akuten obstruktiven Anfall seine exspiratorische Atemhilfsmuskulatur ein, um auszuatmen.

Bei chronisch obstruktiven Atemwegserkrankungen führt das chronifiziert erhöhte pulmonale Volumen zur Ausbildung eines Emphysems. Hierdurch treten die Zwerchfellkuppen tiefer, die inspiratorische Atemarbeit steigt weiter.

Patienten im akuten bronchokonstriktorischen Anfall sind also zunächst durch ein Versagen der Atempumpe bedroht. Klinisch wird neben der medikamentösen Therapie mit Bronchodilatatoren die nicht-invasive Beatmung (NIV-CPAP) zur Verminderung der Atemarbeit eingesetzt. Als Ultima Ratio kommt die kontrollierte maschinelle Beatmung infrage.

4.5 Die Perfusion

Die Lungenperfusion beträgt in Ruhe ca. 5–6 l/Min., also nahezu das komplette Herzzeitvolumen. Während körperlicher Anstrengung kann diese um das Vierfache erhöht werden. Dabei werden Reservekapillaren eröffnet und die Gefäße dilatieren. Dies hat

zur Folge, dass der Strömungswiderstand bei vermehrter Durchblutung abnimmt. Die Lunge stellt also ein dehnbares Niederdrucksystem dar: der pulmonalarterielle Druck beträgt beim Gesunden im Mittel 10–20 mmHg.

Die Arterialisierungsfähigkeit der Lunge wird durch das Verhältnis der alveolären Ventilation (V_A) zur Lungenperfusion (Q) bestimmt. Ökonomisch ist die Atemarbeit also dann, wenn das Ventilations-Perfusionsverhältnis ausgeglichen ist (Quotient 1). Im Stehen beträgt der Quotient aus Ventilation und Perfusion für die gesamte Lunge etwa 0,8. Dabei ist die Lungenbasis aufgrund der hydrostatischen Druckdifferenz deutlich besser perfundiert und schlechter ventiliert, weist also einen verminderten Quotient auf. In den Spitzen herrschen umgekehrte Verhältnisse, der Quotient ist dort somit erhöht.

Zonenmodell nach West

Die Lungenkapillaren werden nur durchblutet, wenn der alveoläre Druck den intravasalen/intrakapillären Druck nicht übersteigt. Dafür ist die Beziehung zwischen intraalveolärem Druck (P_{alv}), pulmonalarteriellem Perfusionsdruck (PAP) und pulmonalvenösem Perfusionsdruck (PVP) entscheidend. West unterteilt hierzu die Lunge beim stehenden Menschen in drei Zonen (➤ Abb. 4.7):

- **Zone I (apikale Zone):** P_{alv} > PAP > PVP, hier findet eine verstärkte Ventilation und eine verminderte Perfusion statt, der Quotient ist erhöht
- **Zone II (mittlere Zone):** PAP > P_{alv} > PVP, Ventilations- und Perfusionsverhältnis ist ausgeglichen, der Quotient also in der Norm
- **Zone III (basale Zone):** PAP > PVP > P_{alv}, hier findet eine verstärkte Perfusion und eine verminderte Ventilation statt, der Quotient ist erniedrigt.

Klinische Bedeutung

In liegender Position, wie z. B. beim Intensivpatienten, verschieben sich die Ventilations-Perfusionsunterschiede schwerkraftbedingt nach ventral und dorsal (➤ Abb. 4.7). Es findet ventral eine bessere Ventilation und dorsal eine bessere Perfusion statt. Allerdings muss hier zwischen spontaner und maschineller Atmung bzw. Beatmung unterschieden werden, denn beim spontan Atmenden sind die dorsal gelegenen Bereiche nicht nur besser perfundiert, sondern auch besser ventiliert, was sich positiv auf den Ventilations-Perfusionsquotient auswirkt.

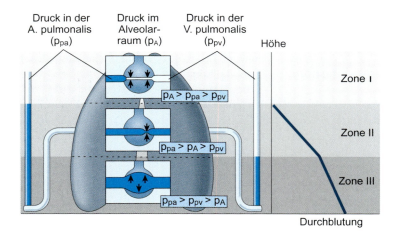

Druck in der A. pulmonalis (p_pa)   **Druck im Alveolarraum (p_A)**   **Druck in der V. pulmonalis (p_pv)**   Höhe

Zone I

$p_A > p_{pa} > p_{pv}$

Zone II

$p_{pa} > p_A > p_{pv}$

Zone III

$p_{pa} > p_{pv} > p_A$

Durchblutung

Abb.   4.7 Durchblutungsverteilung/Westzonen. [L141]

Hypoxische Vasokonstriktion (Euler-Liljestrand-Mechanismus)

Ein lokal niedriger alveolärer Sauerstoffpartialdruck (< 60 mmHg) führt zu einer reflektorischen Konstriktion der Arteriolen in diesem Bereich, somit wird mehr Blut in die besser ventilierten Bezirke umgeleitet. Die Lunge kann also durch hypoxische Vasokonstriktion die Effektivität des Gasaustausches in gewissem Maße regulieren.

Venös-arterieller Shunt

Ein geringer Teil (ca. 2 %) des Herzzeitvolumens wird unter Umgehung des pulmonalen Kapillarnetzes direkt in die Lungenvene transportiert. Das Blut aus dieser Kurzschlussverbindung (Shunt) wird nicht oxygeniert und gelangt daher sauerstoffarm in das arterielle System.

4.6 Der Gasaustausch

Treibende Kraft für den Austausch der Atemgase ist die Partialdruckdifferenz.

Die Gasmoleküle in einem Gasgemisch üben aufgrund ihrer Eigenbewegung und ständiger Kollisionen mit anderen Molekülen einen spezifischen Druck aus (Dalton-Gesetz). Dieser wird als Partialdruck (Teildruck) bezeichnet. Je höher die Konzentration des Gases, desto höher ist sein Partialdruck. Im Gasgemisch addieren sich diese Drücke.

Gasgemisch

Die Inspirationsluft besteht aus 78 % Stickstoff, 21 % Sauerstoff und 0,03 % Kohlendioxid sowie Edelgasen in vernachlässigbar kleiner Konzentration. Der Gesamtgasdruck beträgt etwa 760 mmHg (auf Meereshöhe in trockener Luft), davon liefert Sauerstoff einen Partialdruck von 150 mmHg und Kohlendioxid einen Partialdruck von 0,2 mmHg. In den Alveolen wird das Gemisch mit Wasserdampf gesättigt (Wasserdampfdruck: 47 mmHg) und es ergeben sich folgende Partialdrücke für:
- O_2: 100 mmHg und
- CO_2: 40 mmHg.

Die Exspirationsluft enthält noch 16 % O_2 (= 114 mmHg) und 4 % CO_2 (= 29 mmHg).

Diffusion Lunge

Im venösen Blut der Lunge herrschen niedrigere Partialdrücke (für O_2: 40 mmHg und CO_2: 46 mmHg). Diese Partialdruckdifferenz zwischen Alveole und Kapillare stellt die treibende Kraft für die Diffusion der Gase dar.

4.7 Der Atemgastransport

Die Atemgase werden im Blut physikalisch gelöst und chemisch gebunden transportiert (➤ Abb. 4.8).

4.7.1 Sauerstofftransport und Hämoglobin-O_2-Bindung

Sauerstoff wird zum größten Teil an das Hämoglobin gebunden transportiert (ca. 97 %, ca. 3 % liegen physikalisch gelöst vor).

Der spezielle (tetramere) Aufbau des Hämoglobinmoleküls ermöglicht eine Bindung von vier Sauerstoffmolekülen. Daraus ergibt sich, dass 1 mol Hämoglobin maximal 4 mol Sauerstoff binden kann und dies bedeutet, dass 1 g Hämoglobin maximal 1,34 ml Sauerstoff (in vivo) anlagern und transportieren kann **(Hüffner-Zahl, in vitro: 1,39 ml).**

Die **Sauerstoffsättigung** sagt aus, zu wie viel Prozent das Hämoglobin mit Sauerstoff gesättigt ist. In der Regel werden 100 % nicht erreicht, da ein geringer Teil (ca. 3 %) des Blutes durch physiologische Kurzschlussverbindungen (Shunts) nicht am Gasaustausch teilnimmt. Außerdem liegt ein geringer Anteil des Hämoglobins im Blut in unterschiedlichen Verbindungen vor. Durch Oxidation entsteht Methämoglobin und durch Anlagerung von Kohlenmonoxid Carboxyhämoglobin.

> **MERKE**
>
> Die **Pulsoxymetrie** misst die Sauerstoffsättigung aufgrund der unterschiedlichen Absorptionsmaxima von Oxy- und Desoxyhämoglobin (mit und ohne Sauerstoff beladen). Die Standard-Geräte können allerdings keinen Unterschied zwischen Oxy-, Meth- und Carboxyhämoglobin messen, weshalb z. B. ein Raucher auch eine hohe Pulsoxymetrie-Sättigung aufweist, obwohl sein Hämoglobin mit bis zu 15 % CO beladen sein kann.

4.7.2 Kohlendioxidtransport

Das Stoffwechselendprodukt Kohlendioxid wird überwiegend chemisch gebunden als Bikarbonat (ca. 90 %, Rest in physikalisch gelöster Form) transportiert. Das CO_2 diffundiert aus der Zelle in die Kapilla-

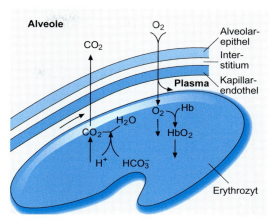

Abb. 4.8 Transportweg O_2. [L126]

re, dort wird es zu Kohlensäure hydratisiert (unter Wasseranlagerung) und dissoziiert (zerfällt) sofort in Bikarbonat und Protonen.

$$CO_2 + H_2O \Leftrightarrow H_2CO_3 \Leftrightarrow HCO_3 + H^+$$

Etwa 10 % des Kohlendioxids werden als Carbamat im Erythrozyten transportiert. Intrazellulär beschleunigt das Enzym **Carboanhydrase** die Hydratation um ein Vielfaches. Das Bikarbonat verlässt den Erythrozyt konzentrationsabhängig wieder, allerdings geschieht dies im Austausch mit Chloridionen, um die Elektroneutralität des Erythrozyten zu wahren. Dieser Austausch wird als **Hamburger-Shift bzw. Chloridverschiebung** bezeichnet. In der Lunge laufen diese Reaktionen in umgekehrter Reihenfolge ab.

4.7.3 Sauerstoffbindungskurve

Die Sauerstoffbindungskurve stellt den Zusammenhang zwischen Sauerstoffpartialdruck und -sättigung grafisch dar (➤ Abb. 4.9).

Der charakteristische s-förmige (sigmoidale) Verlauf der Kurve ist auf den kooperativen Effekt der Sauerstoffbindung an das Hämoglobin zurückzuführen. Dies bedeutet, dass jede Bindung eines Sauerstoffmoleküls an das Hämoglobin die Affinität, also das Bindungsbestreben des Moleküls, für die nächste Bindung aufgrund einer Konformationsänderung des Hämoglobins erhöht.

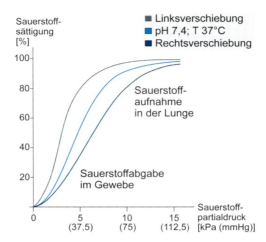

Abb. 4.9 Die Sauerstoffbindungskurve zeigt den Zusammenhang zwischen Sauerstoffpartialdruck und -sättigung. [L190]

Klinische Bedeutung

Im Alter oder bei Lungenfunktionsstörungen kann der arterielle Sauerstoffpartialdruck erheblich sinken. Der flache Verlauf am Ende der Kurve verhindert dann jedoch einen stärkeren Abfall der Sauerstoffsättigung.

Rechtsverschiebung der Sauerstoffbindungskurve

Eine Rechtsverschiebung tritt auf bei:
- Hyperthermie
- Azidose
- Hyperkapnie.

Klinische Bedeutung

Die Sauerstoffaffinität des Hämoglobins ist bei der Rechtsverschiebung herabgesetzt, folglich ist weniger Sauerstoff an das Hämoglobin gebunden bzw. der Sauerstoff kann schneller aus der Bindung gelöst werden.
Dies macht sich der arbeitende Muskel zunutze: er erzeugt Wärme, es entsteht eine Azidose (durch Lactatfreisetzung) und CO_2 fällt an. Durch die Rechtsverschiebung kann der Sauerstoff besser im Gewebe aufgenommen werden.

Linksverschiebung der Sauerstoffbindungskurve

Eine Linksverschiebung tritt auf bei:
- Hypothermie
- Alkalose
- Hypokapnie.

Klinische Bedeutung

Die Linksverschiebung führt zur Affinitätszunahme des Hämoglobins für Sauerstoff, folglich wird mehr Sauerstoff gebunden.
Dieser Effekt (Linksverschiebung) wird z. B. in der Herzchirurgie oder nach erfolgreicher Reanimation genutzt, um durch Hypothermie den Sauerstoffverbrauch im Gewebe zu reduzieren.

Exkurs: pH-Wert

Der pH-Wert gibt den negativen dekadischen Logarithmus der Wasserstoffionenkonzentration (H^+) an. Ein pH-Wert von 7 bedeutet, dass die H^+-Konzentration bei 10^{-7} mol/l liegt.

Im Blut herrscht ein pH-Wert um 7,4. Dieser muss möglichst konstant gehalten werden, da viele Funktionen und Systeme nur in engen pH-Grenzen optimal funktionieren, z. B. die Enzymaktivität sowie die Membranpermeabilität. Ab einem pH-Wert > 7,44 spricht man von einer **Alkalose** (verminderte

Wasserstoffionenkonzentration), Werte < 7,36 werden als **Azidose** (erhöhte H^+-Konzentration) bezeichnet.

Klinische Bedeutung

Die einzelnen Verschiebungen der Sauerstoffbindungskurve verhalten sich umgekehrt proportional zu dem pH-Wert.
Bei einer Azidose liegt eine Rechtverschiebung und bei einer Alkalose liegt eine Linksverschiebung vor.

Klinische Bedeutung

Aufgrund des s-förmigen Verlaufs der Sauerstoffbindungskurve und dem daraus resultierenden steilen Abfall sind die Einstellungen der Alarmgrenzen der peripheren Sauerstoffsättigung zwingend eng und patientenadaptiert einzustellen, um einen klinischen Notfall frühzeitig zu erkennen.
Das komplette Ausschalten und/oder die großzügige Wahl der unteren Grenze des Sättigungsalarmes sind lebensbedrohlich.
Zum Beispiel hat ein älterer Patient mit einer 90 % Sättigung gerade genug Sauerstoff im Blut, um seine Organe adäquat zu versorgen. Allerdings beginnt die Sauerstoffbindungskurve in diesem Bereich schon steil abzufallen. Wenn nun die Sättigung durch Sekretverhalt, verminderten Atemantrieb o. Ä. um weitere Punkte sinkt, hat der Körper keine Kompensationsmöglichkeit und es können hypoxisch bedingte, lebensbedrohliche Herz-Kreislaufstörungen auftreten.

Halbsättigungsdruck (P50)

Der Halbsättigungsdruck ist der Sauerstoffpartialdruck, bei dem 50 % der Bindungsstellen mit O_2 beladen sind. Normalerweise ist dies bei einem Partialdruck von 26 mmHg der Fall. Eine Erhöhung bedeutet eine geringere Sauerstoffaffinität, also eine Rechtsverschiebung der Sauerstoffbindungskurve, eine Senkung bedeutet hingegen eine Linksverschiebung.

Bohr-Effekt

Der Bohr-Effekt beschreibt die Abhängigkeit der Sauerstoffaffinität des Hämoglobins von der Protonen- und Kohlendioxidkonzentration. Dies bedeutet, dass in Geweben, in denen viel CO_2 und H^+-Ionen anfallen (Rechtsverschiebung der Sauerstoffbindungskurve), die Affinität des Hämoglobins für Sauerstoff gering ist und somit dessen Abgabe erleichtert wird. In der Lunge führt die niedrigere Konzentration von Protonen und CO_2 zur Affinitätszunahme (Linksverschiebung) und damit zur erleichterten Sauerstoffaufnahme.

Haldane-Effekt

Der Haldane-Effekt beschreibt die Abhängigkeit der CO_2-Bindung vom Oxygenierungsgrad des Hämoglobins. Das bedeutet, dass Oxyhämoglobin im Vergleich zu Desoxyhämoglobin ein geringeres CO_2-Bindungsvermögen hat (aufgrund der stärkeren Azidität). Dieser Effekt begünstigt den Gasaustausch im Gewebe und der Lunge. Die Gewebekapillare kann CO_2 besser aufnehmen, da sie desoxgeniertes Blut enthält. In der Lunge sorgt das oxygenierte Kapillarblut für eine bessere CO_2-Abgabe.

4.8 Die Regulation der Atmung

4.8.1 Nervale Regulation

Die rhythmischen Atembewegungen werden von respiratorischen Neuronen in der Medulla oblongata und dem Pons (Teile des Hirnstamms) gesteuert. Diese üben erregenden und hemmenden Einfluss auf die Atemmuskulatur aus. Sie erhalten Informationen von diversen Rezeptoren aus dem Körper, z. B. von Pressorezeptoren, zentralen und peripheren Chemorezeptoren, Dehnungsrezeptoren in der Lunge oder Mechanorezeptoren der Muskulatur.

Klinische Bedeutung

Der sogenannte **Hering-Breuer-Reflex (Lungendehnungsreflex)** verhindert eine zu tiefe Inspiration. Durch die Dehnung der Lunge bei der Einatmung werden über eine negative Rückkopplung die Inspirationsneurone des Atemzentrums gehemmt.

4

4.8.2 Chemische Regulation

Die Regulation auf chemischer Ebene erfolgt vor allem über Veränderungen des pH-Wertes (H^+-Konzentration) und des CO_2- und O_2-Partialdrucks. Hierfür gibt es periphere und zentrale Chemorezeptoren, die Änderungen registrieren und über die respiratorischen Neurone die Aktivität der Atemmuskulatur anpassen.

Klinische Bedeutung

CO_2 hat den größten Einfluss, eine Zunahme führt zur Steigerung des Atemantriebs. Eine Erhöhung der H^+-Konzentration (Azidose) führen ebenfalls zur Steigerung des Atemminutenvolumens.
Sauerstoff bewirkt erst bei einem pO_2-Abfall unter 50 mmHg eine solche Steigerung.

V O R S I C H T

Kohlendioxid führt in erhöhter Konzentration (ab 60–70 mmHg) zu Bewusstseinseintrübungen, deutlich höhere Werte können eine Bewusstlosigkeit nach sich ziehen. Allerdings sind Patienten mit chronischen Atemwegserkrankungen häufig an solch hohe CO_2-Werte adaptiert.

Ergänzend stellen Hormone, die Temperatur, Schmerzen und körperliche Anstrengung beeinflussende Faktoren dar.

4.9 Spontanatmung versus Beatmung

Die Notwendigkeit der Beatmung eines Patienten, dessen Eigenatmung nicht ausreicht, wurde schon in der Antike erkannt. Neben verschiedensten Maßnahmen, die die Spontanatmung stimulieren oder simulieren sollten, wie z. B. passives Auf- und Abbewegen der Arme oder Techniken, bei denen der Patient über ein Fass gerollt wurde, um so ein Atemzugvolumen zu generieren, wurden schon früh rudimentäre Formen der Überdruckbeatmung praktiziert. Atemspende, Intubation mit Schilfrohren und Tracheotomien wurden ebenfalls in der Frühzeit durchgeführt. Im Verlauf wurden Blasebälge zur Applikation von Tidalvolumina benutzt. Im Jahre

1929 wurde dann die „eiserne Lunge" als Unterdruckbeatmungsgerät erfunden. Dieses Verfahren wurde insbesondere von Prof. Ferdinand Sauerbruch (1875–1951) in der Thoraxchirurgie propagiert.

Zahlen, Daten, Fakten

Um das Jahr 1900 wurde die direkte Laryngoskopie und in der Folge die Intubation etabliert und somit die Möglichkeit zur Überdruckbeatmung geschaffen. Dräger entwickelte im selben Zeitraum den Pulmotor als einen der ersten Respiratoren, der in Massenproduktion hergestellt wurde ([1]).
Eine in den fünfziger Jahren des letzten Jahrhunderts ganz Europa erfassende Polio-Epidemie führte schließlich zur Entwicklung der modernen maschinellen Überdruckbeatmung, wie sie auch heute noch auf Intensivstationen und in Operationssälen auf der ganzen Welt durchgeführt wird.
In diese Zeit fallen auch weitere bedeutende medizinische Entwicklungen, wie die Erfindung des Pulsoxymeters 1972 durch Aoyagi oder des Blutgasanalysators 1952–1953 durch Astrup, die eine moderne Respiratortherapie erst möglich machen.
1967 veröffentlichten schließlich Ashbaugh und Kollegen in der Zeitschrift The Lancet ihren krankheitsdefinierenden Aufsatz zum akuten respiratorischen Lungenversagen.

Die Unterschiede zwischen der Spontanatmung, bei der Atemgas in der Inspirationsphase passiv in die Lunge strömt, und der maschinellen Überdruckbeatmung sind klinisch relevant.

Klinische Bedeutung

Der gesunde junge Mensch atmet ca. 12–20-mal in der Minute und erzielt in Ruhe mit jedem Atemzug ein Volumen von etwa sechs bis sieben Milliliter pro Kilogramm seines idealisierten Körpergewichts, also einem Atemminutenvolumen von etwa sieben bis zehn Liter pro Minute. Das idealisierte Körpergewicht wird bei Männern wissenschaftlich exakt mit der Formel 50 + 0,91 × (Körpergröße in cm − 152,4), bei Frauen mit der Formel 45.5 + 0,91 × (Körpergröße in cm − 152,4) bestimmt. Für den klinischen Alltag reichen bekannte Formeln wie z. B. Körpergröße in cm − 100 mitunter aus.
Das Atemminutenvolumen kann bei körperlicher Belastung bis zum 20-Fachen gesteigert werden (Atemgrenzwert).

Der wichtigste Atemmuskel ist das Zwerchfell (Diaphragma), dessen Kontraktion zum Absinken der Zwerchfellkuppen und damit zu einer Vergrößerung des Thoraxvolumens und somit zum passiven Nachströmen von Luft in die Lunge führt. Der intrapulmonale Druck beträgt also sowohl zu Beginn als auch am Ende der Inspiration null (0) Millibar. Bei der forcierten Inspiration gegen die geschlossene Glottis, dem sogenannten **Müller-Manöver,** können hingegen negative intrapulmonale Drücke gemessen werden.

Im Gegensatz hierzu wird bei modernen Beatmungsverfahren ein positiver intrapulmonaler Beatmungsdruck erzeugt. Dies kann sich auf das Aufrechterhalten eines positiven intrapulmonalen Drucks am Ende der Exspiration (CPAP, Continuous Positive Airway Pressure) beschränken. Es kann aber auch bis zum vollständigen Ersatz der Eigenatmung des Patienten mittels intermittierender Erhöhung des aufgewendeten Atemwegsdrucks (CMV, Continuous Mandatory Ventilation) und damit der Applikation eines Tidalvolumens gehen. Hierbei werden positive intrapulmonale Drücke über den kompletten Atemwegszyklus hinweg gemessen.

Aus diesen (unphysiologischen) Druckverhältnissen im Thorax leiten sich eine Reihe von komplexen physiologischen Veränderungen ab, für deren Verständnis es hilfreich ist, sich zu vergegenwärtigen, dass es sich bei den intrathorakalen Organen um miteinander interagierende und teilweise ineinander liegende Hohlkörper mit individuellen Compliancekurven handelt.

> **Klinische Bedeutung**
>
> Die Thoraxwand muss z. B. nicht zwangsläufig mit derselben Volumenänderung auf eine intrathorakale Druckerhöhung reagieren, wie das Lungenparenchym. Faktoren wie Adipositas, eine intraabdominale Druckerhöhung oder auch ausgedehnte narbige Strukturen nach Verbrennungen können zu einer Verminderung der Thoraxwand-Compliance (Chest-Wall-Compliance), und somit der Gesamtcompliance des respiratorischen Systems, führen, obwohl die Mechanik des Lungenparenchyms nicht beeinträchtigt ist.
> Weiterhin ist das Konzept der transmuralen Drücke relevant. Hiermit wird der Druck bezeichnet, der über die Wand eines Hohlorgans ausgeübt wird.
> **Beispiel:** Der zentralvenöse Druck wird gemeinhin gegen die Atmosphäre bestimmt und beträgt normalerweise bei einem nicht beatmeten gesunden Patienten 2–5 cm

H_2O. Da der intrathorakale Druck in der Endinspiration wie oben dargestellt 0 cm H_2O beträgt, verändert sich der transmurale zentralvenöse Druck in dieser Situation nicht. Im Falle eines invasiv beatmeten Patienten werden in der Endinspiration positive Drücke gemessen. Der transmurale zentralvenöse Druck kann unter solchen Umständen dann negative Werte annehmen, womit z. B. der verminderte venöse Rückstrom unter Überdruckbeatmung erklärt werden kann.

4.9.1 Indikationen zur Beatmungstherapie

Eine Reihe von Krankheitsbildern und -symptomen machen auf der Intensivstation den Einsatz eines Respirators notwendig. Entsprechend sind für die Indikationsstellung vor allem die Atemmechanik, die Atemfrequenz, das klinische Bild des Patienten und die Blutgasanalyse von großer Bedeutung.

Einige Krankheitsbilder, die mit einer Vigilanzminderung des Patienten (entsprechend einer Verminderung des Glasgow Coma Scores auf unter 9 Punkte), nicht aber per se mit einem beeinträchtigten pulmonalen Gasaustausch einhergehen, zwingen aber, zum Zweck des Aspirationsschutzes, zur orotrachealen oder bei Spezialindikationen auch zur nasotrachealen Intubation.

Andere Krankheitsbilder wie etwa das Lungenödem auf Basis einer kardialen Dekompensation oder eine exazerbierte chronisch obstruktive Lungenerkrankung können unter Umständen erfolgreich mittels eines modernen nicht-invasiven Beatmungsverfahrens, der nicht-invasiven Ventilation (NIV), therapiert werden (➤ Tab. 4.1).

Tab. 4.1 Indikationen für invasive und nicht-invasive Beatmungsformen

Indikationen für invasive Beatmung	NIV als Alternative möglich
Aspirationsschutz	Nein
Bronchialtoilette	Nein
Applikation von hohen Sauerstoffkonzentrationen und Beatmungsdrücken	Ja
Seitengetrennte Beatmung	Nein

4

Bei der Behandlung der pulmonalen Gasaustauschstörung richtet sich die Auswahl des geeigneten Verfahrens neben der Vigilanz des Patienten im Wesentlichen nach der Schwere der pulmonalen Gasaustauschstörung.

Prinzipiell kann man das Versagen des Lungenparenchyms vom Versagen der Atempumpe differenzieren.

Lungenparenchymversagen

Entweder ist die zur Verfügung stehende Gasaustauschfläche nicht mehr ausreichend groß, wie z. B. bei:

- Großen Atelektasen
- Pleuraergüssen
- Lungenkontusionen.

Oder aber die Fähigkeit der alveolokapillären Membran zum Gasautausch ist eingeschränkt, wie z. B. bei

- Lungenödem
- Lungenfibrose.

Die Pneumonie bzw. das akute Lungenversagen gelten als Mischformen. Hier können konsolidierte, atelektatische Bezirke neben ödematösen Anteilen existieren.

Da die Diffusionskapazität für Sauerstoff 23-fach geringer als die für Kohlendioxid ist, wird man klinisch bei einer primären Alteration des Lungenparenchyms häufig erst eine Oxygenierungsstörung sehen.

Pulmonales Pumpversagen (Ventilationsversagen)

Hierbei ist der Patient primär nicht mehr in der Lage, ein ausreichendes Atemminutenvolumen zu generieren. Hierdurch kommt es primär zu einer Kohlendioxidretention und erst im späteren Verlauf zu einem Sauerstoffmangel.

Zentrale Ursachen:

- Schädel-Hirn-Trauma
- Traumatischer Querschnitt
- Intoxikationen
- Tetanus.

Periphere Ursachen:

- Myasthenia gravis, Guillain-Barré-Syndrom
- Überhang von Muskelrelaxanzien

- Botulismus
- Störungen der Atemmechanik, z. B. durch obstruktive und restriktive Ventilationsstörungen
- Kyphoskoliose
- Zwerchfellruptur
- Rippenserienfraktur.

Beim Lungenparenchymversagen steht die unzureichende Sauerstoffversorgung im Vordergrund (paO_2 erniedrigt). Das pulmonale Pumpversagen dagegen ist gekennzeichnet durch eine unzureichende Kohlendioxid-Abatmung ($paCO_2$ erhöht).

Klinische Bedeutung

Eine alternative Einteilung unterscheidet die respiratorische Partial- von der respiratorischen Globalinsuffizienz. Die Partialinsuffizienz zeigt sich in einer Hypoxämie, bei der Globalinsuffizienz liegt sowohl eine Hypoxämie als auch eine Hyperkapnie vor.

In der Praxis wird versucht, den Grad der angewandten Invasivität so gering wie möglich zu halten. Dies wird erreicht durch

- Applikation von möglichst geringen Konzentrationen an Sauerstoff und
- Anwendung so niedriger Beatmungsdrücke wie medizinisch vertretbar und
- Vermeidung einer Intubation (wenn möglich).

4.9.2 Auswirkungen der Beatmungstherapie

Bei der mechanischen Beatmung übernimmt der Respirator teilweise (assistierte Beatmung) oder vollständig (kontrollierte Beatmung) die Atemarbeit des Patienten (> Abb. 4.10).

Die Einstellungen am Beatmungsgerät ergeben sich dann aus den vorher definierten therapeutischen Zielen, den mechanischen Eigenschaften des pulmonalen Systems, dem Zustand und der Gesamtoberfläche der alveolokapillären Membran und der Funktion des Herz-Kreislaufsystems. Aus diesen komplexen Zusammenhängen zwischen Beatmungsgerät und Patient ergeben sich zwangsläufig teils drastische physiologische Veränderungen.

Kardiozirkulatorisches System

Durch die intrathorakale Druckerhöhung kommt es unter den Bedingungen der Überdruckbeatmung, zu einem verminderten venösen Rückstrom, da der transmurale zentralvenöse Druck und damit der Antrieb für den Blutfluss zum rechten Herzen hin abnimmt. Es vermindert sich konsekutiv die rechtsventrikulären Vorlast (= enddiastolisches rechtsventrikuläres Volumen).

Weiterhin erhöht sich jedoch durch die applizierten positiven intrathorakalen Drücke auch der Druck vor dem rechten Herzen (= rechtsventrikuläre Nachlast bzw. pulmonalarterieller Druck), wodurch ebenfalls das Minutenvolumen des rechten Herzens reduziert wird.

Beide Effekte werden durch den Einsatz von Sedativa und Analgetika, die zu einer generalisierten Venodilatation führen, noch verstärkt.

Diese Effekte sieht man in der Klinik häufig bei Patienten, bei denen schnell der positiv endexspiratorische Druck (PEEP) erhöht oder ein Recruitmentmanöver durchgeführt wird.

Recruitmentmanöver

Beim sogenannten Recruitmentmanöver wird zeitlich begrenzt ein hoher kontinuierlicher Beatmungsdruck (CPAP) aufgebracht, um durch den PEEP-Verlust kollabierte Lungenabschnitte wieder zu eröffnen.

Wenn keine Möglichkeit der bettseitigen Herzminutenvolumen-Messung vorhanden ist, wird man zunächst eine daraus resultierende arterielle Hypoto-

nie messen. Diese wird in der Klinik zumeist mittels vermehrter Volumenapplikation coupiert.

Exkurs: Herz-Lungen-Interaktion unter Beatmung

Die Interaktion zwischen Herz, Lunge und dem Beatmungsgerät können in der Klinik verwirrend komplex sein. Kommt es im Verlauf einer pulmonalen Erkrankung zur Atelektasenbildung, so kann dies unter Umständen ebenfalls zu einer Erhöhung des pulmonalarteriellen Drucks führen.

Bei einer ödematös, pneumonisch infiltrativ veränderten oder atelektatischen Lunge kann die resultierende hypoxische Vasokonstriktion zu einer solchen Erhöhung des pulmonalvenösen Widerstandes führen, dass wie oben beschrieben der rechtsventrikuläre Auswurf behindert und das Herzzeitvolumen sinkt.

Wird nun die Gasaustauschfläche durch Applikation eines ausreichend hohen positiv endexspiratorischen Drucks vergrößert (= rekrutiert → Recruitmentmanöver), die hypoxische Vasokonstriktion und damit die pulmonalvenöse Resistance also vermindert, so kann unter Umständen ein höherer PEEP zu einer Verbesserung des Herzzeitvolumens führen, obwohl der venöse Rückstrom vermindert wird.

Bis zu einer für den individuellen Patienten zu bestimmenden Höhe kann PEEP also „kardioprotektiv" wirken und die rechtsventrikuläre Performance durch Senkung der Nachlast optimieren.

Auf der anderen Seite kann eine akute rechtsventrikulären Dysfunktion, verursacht durch einen zu hohen intrapulmonalen Druck und einem Anstieg des intraventrikulären Volumens zu einer Dilatation

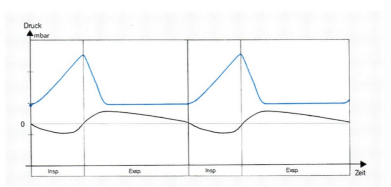

Abb. 4.10 Spontanatmung (schwarze Linie) und maschinelle Überdruckbeatmung mit PEEP. [A400]

des rechten Ventrikels und damit zu einer Septumdeviation nach links führen. Dies kann wiederum die Füllung des linken Ventrikels (Vorlast) einschränken und so das Herzminutenvolumen reduzieren.

Der „beste PEEP" ist also der PEEP, der neben den lungenmechanischen Eigenschaften auch die Hämodynamik des euvolämen (rehydrieren, bis das „normale" Blutvolumen wieder erreicht ist) Patienten berücksichtigt.

Da Herz und Lunge gemeinsam in der Thoraxhöhle liegen, wird (abhängig von der Compliance des Lungenparenchyms) ein Teil des durch eine maschinelle Überdruckbeatmung auf die Lunge aufgebrachten Drucks auf das Epikard des linken Ventrikels übertragen. Dieser Druck addiert sich zu dem durch die Ventrikelkontraktion aufgebrachten Druck auf das intraventrikuläre Blutvolumen (= Konzept des transmuralen Drucks). Der Effekt entspricht einer Reduktion der linksventrikulären Nachlast. Dies erklärt den therapeutischen Effekt der Überdruckbeatmung bei dekompensierter Linksherzinsuffizienz.

MERKE

Der Druck in der Lunge, der durch die Beatmung entsteht, wird sich z. T. auch auf das Herz („von außen" = epikardial) übertragen und damit ist das Herz ggf. in der Lage ökonomischer zu pumpen.

Klinische Bedeutung

Maschinelle Überdruckbeatmung kann zu einer Verminderung der Vorlast sowohl des rechten als auch des linken Ventrikels führen. Faktisch handelt es sich dabei um eine funktionelle Hypovolämie.
Die Effekte auf die Nachlast sind komplexer, hier ist sowohl eine Verminderung als auch eine Erhöhung denkbar und muss für den Patienten individuell ermittelt werden.

Auswirkungen auf die Niere

Die Auswirkungen der Überdruckbeatmung auf die Niere sind physiologisch komplex und multifaktoriell. Regelhaft klinisch darstellbar ist eine Volumen- und Natriumretention mit konsekutivem Abfall der Urinstundenportionen und einem gegensinnigen Anstieg der laborchemischen Parameter der exkretorischen Nierenleistung (klinisch aktuell im wesentlichen Kreatinin und Harnstoff).

Diskutiert werden:
- Eine aus der verminderten atrialen Wandspannung resultierende Mindersekretion von atrialem natriuretischem Peptid (ANP)
- Eine vermehrte Sekretion von antidiuretischem Hormon (ADH) und Aldosteron
- Eine durch die Verminderung des Herzzeitvolumens bedingte renale Minderperfusion („renale Vorlast").

Da durch Überdruckbeatmung regelhaft eine Verminderung der rechtsventrikulären Vorlast induziert wird und die rechtsventrikuläre Performance hauptsächlich von der Vorlast abhängig ist, kann die Volumenretention jedoch zumindest zeitweise klinisch erwünscht sein.

Auswirkungen auf die intraabdominellen Organe

Das verminderte Herzminutenvolumen führt zu einer Reduktion des Sauerstoffangebots aller abhängigen Organe. Aufgrund der generalisierten sympathoadrenergen Stimulation, wie sie bei Intensivpatienten im Zusammenhang mit der Erkrankung oder auch pharmakologisch herbeigeführt prävalent ist, sind die intraabdominal gelegenen Verdauungsorgane in besonderem Maße von einer Sauerstoffminderversorgung betroffen.

Die verminderte arterielle Leberperfusion wird durch eine portale und zentralvenöse Stauung noch verstärkt und führt regelhaft zu klinisch nachweisbaren Synthesestörungen. Ebenfalls häufig nachzuweisen ist ein Anstieg von Pankreasenzymen, was jedoch im Normalfall keinen Krankheitswert hat.

Stauungsbedingte Darmwandödeme führen zur Malabsorption oder sogar zur Ischämie des Darms. Prädelektionsstelle ist hier das Colon, nicht selten werden Patienten mit akutem Lungenversagen im Verlauf subtotal kolektomiert.

Auswirkungen auf die Muskulatur des Atemapparats

Durch eine invasive Überdruckbeatmung kommt es zu einer Inaktivitätsatrophie in der respiratorischen Muskulatur, ähnlich wie bei der Ruhigstellung mittels Gips bei einer Fraktur. Erste biochemische Marker dieser Atrophie konnten in wissenschaftlichen Untersuchungen schon wenige Stunden nach Beginn der Beatmung im Muskel nachgewiesen werden. Dieser Effekt scheint durch bestimmte Medikamente, wie z. B. Cortison oder auch steroidale Muskelrelaxanzien, verstärkt zu werden und kann das Entwöhnen vom Respirator (Weaning) eines Patienten mit an sich wiederhergestellter pulmonaler Funktion erheblich erschweren.

Ventilator-induzierte Lungenschädigung

Der Ausdruck **ventilator-induzierte Lungenschädigung (VILI)** umschreibt eine Reihe von Vorgängen im Lungenparenchym, die durch die unphysiologische intrapulmonale Druckerhöhung während der maschinellen Überdruckbeatmung induziert werden.

Diese Veränderungen sind bei Respiratoreinsatz immer nachweisbar, sind also eine „dosisabhängige Nebenwirkung" der Beatmungstherapie. Dabei spielt es wahrscheinlich nur eine untergeordnete Rolle, ob die beatmete Lunge primär „erkrankt" ist, oder nicht.

Im Allgemeinen werden bei VILI ein sogenanntes „Barotrauma", welches durch den Beatmungsdruck induziert wird, und ein sogenanntes „Volutrauma", das durch ein zu hohes intrapulmonales Gasvolumen entsteht, unterschieden.

Neuere Untersuchungen modifizieren diese Begrifflichkeiten und deuten eher daraufhin, dass insbesondere das durch die Beatmung induzierte Lungenvolumen die entscheidende Rolle bei der Entstehung von VILI spielt.

Vorzugsweise in der inflammatorisch veränderten Lunge, z. B. bei ARDS, kann die Applikation hoher Beatmungsdrücke zu Organzerreißungen mit dem Austritt von freier Luft führen (Barotrauma). Klinisch macht sich dies als tastbares Hautemphysem oder als Pneumothorax bemerkbar.

Klinische Bedeutung

Besonders gefährdet sind Patienten mit langem Verlauf einer entzündlichen Lungenerkrankung, bei denen hohe Beatmungsdrücke aufgewendet werden.

Bei diesen Patienten sind die erkrankten Lungenabschnitte häufig konsolidiert, die Lungencompliance ist regelhaft drastisch erniedrigt. Die Anwendung von hohen positivendexspiratorischen Drücken, einer hohen Druckunterstützung oder Recruitmentmanövern ist daher kritisch zu hinterfragen.

Ein Pneumothorax ist immer in Betracht zu ziehen, wenn sich der pulmonale Gasaustausch schlagartig ohne erkennbare Ursache verschlechtert. Begleitende hämodynamische Veränderungen sprechen für einen Spannungspneumothorax.

In der medizinischen Literatur werden zwei Mechanismen diskutiert, die zu einer beatmungsinduzierten Lungenschädigung auf mikroskopischer Ebene führen können.

Zum einen kann ein unzureichend hoch gewählter PEEP zu einem zyklischen Derecruitment mit anschließendem Wiedereröffnen der Atelektase in der Inspiration kommen (Atelektrauma). Bei diesem „alveolar cycling" genannten Phänomen kommt es zu hohen Scherkräften an der alveolokapillären Membran, welche proinflammatorisch wirken und eine Lungenschädigung weiter aufrechterhalten können.

Klinische Bedeutung

Die Bestimmung des „optimalen" PEEP ist bettseitig anspruchsvoll.

Ziel ist es zum einen, das oben beschriebene „alveolar cycling" zu verhindern, zum anderen, eine endtidale Hyperinflation so gut es geht zu vermeiden.

Wissenschaftlicher Goldstandard ist hier die CT-morphologische Untersuchung unter Berücksichtigung der Lungenmechanik. Allerdings ist diese Untersuchung extrem aufwendig, erfordert einen Transport des Patienten und geht mit einer hohen Strahlenbelastung einher.

Einfacher erfassbar ist die Compliance des respiratorischen Systems.

Der tödliche Effekt hoher Tidalvolumina wurde in Tierexperimenten eindrucksvoll demonstriert. Selbst gesunde Lungen können hier innerhalb von wenigen Minuten mit entsprechenden Respiratoreinstellungen zerstört werden.

Klinisch wird deshalb durch eine Reduktion des applizierten Tidalvolumens auf 6 ml/kg des idealisierten Körpergewichts versucht, die Effekte hoher endtidaler intrathorakaler Gasvolumina (= Volutrauma) zu begrenzen.

Zahlen, Daten, Fakten

Durch die einfache Reduktion der Tidalvolumina auf sechs Milliliter pro Kilogramm des idealisierten Körpergewichts (6 ml/kg KG) konnte eine eindrucksvolle Reduktion der Sterblichkeit von Patienten mit akutem Lungenversagen gezeigt werden (📖 [2]). Bei Patienten mit primär gesunden Lungen, die über einen längeren Zeitraum beatmet werden, konnte die Häufigkeit eines akuten Lungenversagens reduziert werden (📖 [3]).

Klinische Bedeutung

Moderne Beatmungsregime tolerieren mehr und mehr eine Akkumulation von Kohlendioxid, um eine übermäßige Steigerung des Atemminutenvolumens und somit die Invasivität der Beatmung zu vermeiden.
Man spricht vom Konzept der „permissiven Hyperkapnie". Relevante Stellgröße ist hier die respiratorische Azidose, die bis zu einem pH-Wert von 7,2 toleriert wird, weniger die Höhe des arteriellen Kohlendioxidpartialdrucks. Adaptationsvorgänge vor allem der Niere führen im Verlauf von Stunden und Tagen zu einer metabolischen Teilkompensation der respiratorischen Azidose.
Prinzipiell besteht weiterhin auch die Möglichkeit durch eine lipidreiche und kohlenhydratarme Ernährung die Kohlendioxidproduktion des Patienten zu vermindern.

4.10 Die Ventilatortherapie

Das initiale Ziel der Ventilatortherapie ist die Sicherung der Vitalparameter des Patienten. Dies beginnt zunächst mit der Intubation. Hierbei ist unter intensivmedizinischen Bedingungen die Indikationsstellung zur modifizierten RSI-Einleitung (Rapid Sequence Induction, nicht-nüchtern Einleitung), einer schnellen Form der Narkoseeinleitung bei aspirationsgefährdeten Patienten großzügig zu stellen, da bei vielen Patienten aufgrund ihrer Grunderkrankung oder der notwendigen Medikation von Magenentleerungsstörungen ausgegangen werden kann. Sie wird auch Ileus-Einleitung genannt, weil bei einem Ileus die Gefahr der Aspiration besonders groß ist. Meist ist ein sprunghafter Anstieg des Katecholaminbedarfs nach einer Intubation zu beobachten, durch einen zurückhaltenden Einsatz von Analgetika und Sedativa kann dieser jedoch abgeschwächt werden. Es empfiehlt sich,

mit einem Tubus mit möglichst großem Diameter oral zu intubieren.

Häufig ist man zu Beginn der maschinellen Überdruckbeatmung überrascht, wie profund die Gasaustauschstörung und die Einschränkung der Lungenmechanik am Ventilator sind, also wie suffizient die Kompensationsmechanismen des Patienten doch noch waren.

Die Beatmung wird zu Beginn so eingestellt, dass eine ausreichende periphere Sättigung erzielt wird, ohne die lungenprotektiven Gesichtspunkte völlig aus dem Auge zu verlieren: P_{plat} (Atemwegsplateaudruck) ≤ 30 cm H_2O, Tidalvolumen ≤ 6 ml/kg idealisiertes Körpergewicht.

Sobald eine arterielle Blutgasanalyse vorliegt, kann die Atemfrequenz entsprechend des pH-Werts angepasst werden. Hierbei sollte eine Atemfrequenz von etwa 24 AF/Min. nicht überschritten werden. Wird die Frequenz weiter gesteigert, kommt es häufig aufgrund einer unzureichenden Ausatmung (erkennbar an der nicht auf die Nulllinie zurückkehrenden Flowkurve) zur Akkumulation von intrathorakalem Gas und somit dem Aufbau eines intrinsischen PEEPs. Dieser ist klinisch schwer messbar, kann die Lungenmechanik und den Gasaustausch aber fundamental beeinträchtigen und ist deshalb in den meisten Fällen nicht erwünscht.

Klinische Bedeutung

Überblähte Patienten mit hoher Atemwegsresistance profitieren manchmal von einer kompletten Diskonnektion vom Respirator, um eine vollständige Ausatmung zu ermöglichen.

Ist die Flowkurve unauffällig, kann das Inspirations-Exspirations-Verhältnis zu Gunsten der Inspiration verschoben werden. So kann manchmal der inspiratorische Atemwegsdruck noch etwas gesenkt werden.

Zu diesem initialen Zeitpunkt wird ggf. über eine Brochoskopie nachgedacht, insbesondere dann, wenn ein Sekretproblem vermutet wird. Hierbei sollte man sich vergegenwärtigen, dass eine Bronchoskopie eine fundamentale Gefährdung des Patienten herbeiführen kann. Der mögliche diagnostische Zugewinn muss gegen die mögliche Hypoxie bzw. das resultierende Derecruitment abgewogen werden.

Weiterhin wird eine Pleurasonografie zeitnah durchgeführt. Falls respiratorisch relevante Ergüsse zu detektieren sind, wird erwogen, diese per Mini-thorakotomie und Anlage einer Thoraxdrainage zu entlasten. Gleichzeitig kann der vaskuläre Füllungs-status und die kardiale Funktion mittels Echosono-grafie abgeschätzt werden.

Weiterhin schließt sich relativ zeitnah an die Intu-bation ein Recruitmentmanöver an. In der Literatur wird hier häufig ein sogenanntes 40/40-Manöver er-wähnt, bei dem über 40 Sekunden ein kontinuierli-cher Atemwegsdruck von 40 cm H_2O appliziert wird.

Dies erfolgt nur unter dem üblichen kontinuierli-chen intensivmedizinischen Monitoring, inkl. arte-rieller Blutdruckmessung, um den Patienten nicht zu gefährden.

Dieses Recruitmentmanöver kann ggf. bei klini-schem Erfolg (z. B. Anstieg der peripheren Sätti-gung) vorsichtig wiederholt werden.

> **Klinische Bedeutung**
>
> Patienten mit langem Krankheitsverlauf, konsolidierter oder fibrotisch umgebauter Lunge mit niedriger Compli-ance und ohne relevante ödematöse Krankheitskompo-nente haben meist kein Rekrutierungspotenzial und pro-fitieren daher nur selten von entsprechenden Manövern und hohem PEEP. Besonderes Augenmerk muss bei die-sen Patienten auf die Ausbildung eines Pneumothorax gelenkt werden.

Direkt im Anschluss an dieses Recruitmentmanöver kann ein Decremental-PEEP-Trial durchgeführt werden. Hierbei wird der PEEP direkt nach dem Ma-növer auf hohem Niveau belassen (z. B. 20 cm H_2O) und die Beatmungseinstellungen entsprechend ad-justiert. Nach einer etwa 10–15-minütigen Äquilib-rierungsphase können Parameter des Gasaus-tauschs, der kardiovaskulären Funktion und der Lungenmechanik reevaluiert werden. Insbesondere die Gesamtcompliance des respiratorischen Systems scheint ein guter Indikator für den sogenannten „best PEEP" zu sein. Viele Zentren orientieren sich auch an dem Gasaustausch. Letztlich gibt es für kein Vorgehen überzeugende wissenschaftliche Beweise.

Sind unter dem mutmaßlichen „best PEEP" keine sicheren Beatmungseinstellungen ($P_{plat} \leq$ 30 cm H_2O, Tidalvolumen $\leq$ 6 ml/kg idealisiertes Körper-gewicht) zu erzielen, bzw. ist der pulmonale Gasaus-

tausch nicht zu stabilisieren, besteht unter Umstän-den die Indikation zum alternativen Beatmungsver-fahren. In spezialisierten Zentren stehen hier die Hochfrequenzoszillationsventilation (HFOV) und Verfahren der extrakorporalen Decarboxylierung bzw. Oxygenierung zur Verfügung (➤ 9.1)

4.10.1 Parameter

Moderne Intensivrespiratoren bieten eine Vielzahl an Beatmungseinstellungen, die sich grob in **assis-tierte und kontrollierte Verfahren** gliedern lassen. Mischformen sind ebenfalls möglich und werden klinisch regelhaft eingesetzt. Wichtig ist die Kennt-nis der gängigen einzustellenden Parameter.

Atemwegsdruck

Mit dem Atemwegsdruck, auch Beatmungsdruck ge-nannt, wird der am Gerät anliegende Druck in Ab-hängigkeit vom Beatmungszyklus bezeichnet. Dieser Druck entspricht im Allgemeinen nicht dem trache-alen Druck, da es durch die Resistance des endotra-chealen Tubus zu einer Druckreduktion zwischen proximalem und distalem Ende des Tubus kommt.

In der Exspiration entspricht der Atemwegsdruck dem eingestellten positiven endexspiratorischen Druck (PEEP).

> **Klinische Bedeutung**
>
> Bei **druck**kontrollierten Beatmungsformen ergibt sich aus der Höhe des inspiratorischen Atemwegsdrucks und der Atemfrequenzen das Tidalvolumen bzw. das Atemmi-nutenvolumen.
> Bei **volumen**kontrollierten Beatmungsformen ergibt sich aus der Höhe des Tidalvolumens und der Atemfrequenz der inspiratorische Beatmungsdruck.

Der Atemwegsdruck kann in volumenkontrollierten Beatmungsmodi sowie in einen Atemwegsspitzen-druck und den Atemwegsplateaudruck unterschie-den werden.

Die Differenz zwischen diesen beiden ergibt sich aus der spezifischen Atemwegsresistance des Patien-ten.

In druckkontrollierten Beatmungsmodi kann nur der Plateaudruck differenziert werden.

Klinisch wird, wenn der transpulmonale Druck nicht bestimmt wird, ein inspiratorischer Atemwegsplateaudruck von < 30 cm H_2O angestrebt. Werte die deutlich darüber liegen, verstärken die ventilator-induzierte Lungenschädigung.

Transpulmonaler Druck

Der transpulmonale Druck spiegelt den transmuralen Druck, der durch die Beatmung auf das Lungenparenchym ausgeübt wird, wider.
Klinisch wird der Druck im retrokardialen Ösophagus gemessen und damit der pleurale Druck abgeschätzt.
Der transpulmonale Druck ergibt sich dann aus der Differenz zwischen Atemwegs- und Pleuradruck. Ein transpulmonaler Druck von < 26 cm H_2O wird als unbedenklich in Hinblick auf die Induktion beatmungsassoziierter Lungenschäden angesehen ([4]).

Positiv endexspiratorischer Druck (PEEP)

Mit dem positiv-endexspiratorischen Druck (positive endexpiratory pressure, PEEP) wird der in der Exspirationsphase in der Lunge verbleibende Druck bezeichnet.

Ein spontan atmender Erwachsener baut in der Exspiration über die Glottis einen PEEP von etwa 5 cm H_2O auf. Dieser physiologische PEEP geht durch eine Intubation verloren und muss durch den Respirator ausgeglichen werden. Zusätzlich zu den bekannten Atemmustern wird zu jedem Zeitpunkt (während des Atemzyklus) ein Druck über 0 cmH_2O gewährleistet.

Eine adäquate PEEP-Einstellung erhöht die funktionelle Residualkapazität und verbessert die Oxygenierung. Allerdings bestehen das Risiko eines Barotraumas und negative Auswirkungen auf die Hämodynamik.

Klinische Bedeutung

Mechanische Überdruckbeatmung per se und viele Lungenerkrankungen gehen mit dem Kollaps von Lungenanteilen (Atelektasen) einher. Diese Atelektasen finden sich bei Patienten, die auf dem Rücken liegen, meist in den hinteren unteren (dorsobasalen) Lungenabschnitten. Mit der Wahl eines ausreichend hohen PEEP ist es unter Umständen möglich diese Atelektasen wiederzueröffnen und im Verlauf auch offenzuhalten. Die sich daraus ergebende Vergrößerung der Gasaustauschfläche führt häufig zu einer Verbesserung des pulmonalen Gasaustauschs.

Die Druck-Volumenbeziehung des respiratorischen Systems ist nicht linear sondern sigmoidal (Abb. 4.11). Bei einem niedrigen intrathorakalen Gasvolumen wird durch eine definierte Druckerhöhung also nur ein geringes Tidalvolumen generiert.

Beispiel

Üblicherweise wird hier als Analogie ein Luftballon herangezogen, der zu Beginn nur mit großem Kraftaufwand mit Luft gefüllt werden kann.
Ist ein bestimmtes Gasvolumen erreicht, das dem sogenannten Lower Inflection Point (LIP) entspricht, nimmt die Steigung der Druck-Volumen-Kurve sprunghaft zu. Hier werden durch Druckänderungen im pulmonalen System große Tidalvolumina generiert, es wird also „ökonomisch" beatmet.

Ist der sogenannte Upper Inflection Point (UIP) erreicht, nimmt die Steigung wieder ab, das respiratorische System ist überbläht (der Ballon voll, bzw. kurz vor dem Platzen).

Durch die Wahl eines geeigneten PEEP wird in der Klinik versucht, ein ausreichend hohes intrathorakales Gasvolumen zu generieren (= endexpiratorisches Lungenvolumen), welches über dem LIP liegt und so eine Beatmung im steilen Abschnitt der Druck-Volumen-Kurve erlaubt. Das Tidalvolumen wird soweit minimiert, dass nicht über den UIP hinaus beatmet wird.

Gleichzeitig wird durch den PEEP ein endexspiratorischer Kollaps von krankhaft veränderten Alveolen verhindert, Gasaustauschfläche rekrutiert und somit die hypoxische Vasokonstriktion (Euler-Liljestrand Reflex) minimiert und sowohl der rechte als auch der linke Ventrikel entlastet.

Die Definition und die Methode der Bestimmung „best PEEP" werden wissenschaftlich engagiert diskutiert, derzeit gibt es hier jedoch noch kein eindeutiges Ergebnis.

Klinische Bedeutung

Der PEEP wird nur verändert, wenn ein gutes therapeutisches Konzept und ein Plan zur Beherrschung der möglicherweise auftretenden und unter Umständen hoch komplexen Komplikationen, wie z.B. Hypotonie oder Hypoxie vorhanden ist.

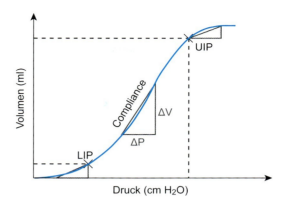

Abb. 4.11 Druck-Volumen-Kurve. [L143]

Klinische Bedeutung

Versehentliche Diskonnektionen können im Pflegealltag nicht vermieden werden → behandelnden Arzt informieren. Gemeinsam kann dann entschieden werden, ob ein Recruitmentmanöver durchgeführt werden muss. Hierbei wird zeitlich begrenzt ein hoher kontinuierlicher Beatmungsdruck (CPAP) aufgebracht, um durch den PEEP-Verlust kollabierte Lungenabschnitte wieder zu eröffnen. Aus diesem Grund werden ab einem PEEP von etwa 10 mbar geschlossene Absaugsysteme verwendet.
Bei geplanter Diskonnektion kann der Tubus einfach mittels einer Kocherklemme okkludiert (abgeklemmt) werden.

Die Differenz zwischen dem inspiratorischen Atemwegsdruck und dem PEEP wird als **„driving pressure"** bezeichnet. Durch diesen Druck wird das eigentliche Tidalvolumen generiert.

Verhältnis von Inspiration zu Exspiration (I:E)

Unter kontrollierter Beatmung kann am Respirator das zeitliche Verhältnis zwischen Inspirations- und Exspirationszeit eingestellt werden. Dies beträgt beim gesunden spontan atmenden Patienten etwa **1:1,5 bis 1:2.** Eine Tachypnoe verkürzt anteilig mehr die Exspirationszeit, pulmonale Erkrankungen mit obstruktiver Komponente (z. B. Asthma) verlängern sie.

Falls bei Patienten mit einem sicheren Atemwegsdruck kein ausreichendes Atemminutenvolumen zu erzielen ist, kann versuchsweise mit einem Inspirations-Exspirations-Verhältnis von 1:1 beatmet werden. Dabei ist darauf zu achten, dass der Patient

vollständig ausatmet (erkennbar an der Rückkehr der Flowkurve auf die Nulllinie), da ansonsten das endexpiratorisch verbleibende intrathorakale Gasvolumen akkumuliert und ein klinisch nur schwer messbarer intrinsischer PEEP (PEEP$_i$) resultiert. Beatmungsformen mit inversem Zeitverhältnis, sogenannte Airway Pressure Release Ventilation (APRV) bleiben Spezialindikationen in der Behandlung der schweren Lungeninsuffizienz vorbehalten.

Klinische Bedeutung

Die Inversed Ratio Ventilation (IRV) beschreibt eine Umkehr des I:E, d. h. die Inspirationszeit ist genauso lang oder länger als die Exspirationszeit. Dementsprechend spricht man schon bei einem I:E von 1:1 von einem inversen Atemzeitverhältnis.

Inspiratorische Sauerstoffkonzentration, fraktionierte inspiratorische Sauerstoff-Konzentration (Atemgasgemisch)

Die inspiratorische Sauerstoffkonzentration (fraktionierte inspiratorische Sauerstoff-Konzentration, FiO$_2$) bezeichnet die Höhe des inspiratorischen Sauerstoffanteils im Atemgasgemisch. Die Angabe erfolgt entweder in Prozent oder als Dezimalzahl. Klinisch wird angestrebt, diesen Sauerstoffanteil so gering wie gerade eben vertretbar zu wählen. Gerade noch vertretbar ist diejenige FiO$_2$, mit der bei ausreichendem Atemminutenvolumen und PEEP ein PaO$_2$ $\geq$ 55 mmHg erreicht wird. Die periphere Sauerstoffsättigung sollte nicht geringer als 88 % sein.

Höhere Zielwerte für PaO$_2$ und SaO$_2$ bleiben speziellen Krankheitsbildern wie z. B. Patienten mit

Subarachnoidalblutung und nachgewiesenen Vasospasmen oder erhöhten intracerebralem Druck vorbehalten.

Klinische Bedeutung

Eine FiO$_2$ > 60 % führt zur Bildung toxischer Sauerstoffradikale, also hochreaktiver Moleküle, die Proteine und Lipidmembrane zerstören. Dies bedeutet, dass das Lungengewebe nachhaltig geschädigt wird. Die mukoziliäre Clearance, also die Fähigkeit des Bronchialepithels, Fremdkörper nach oben zu transportieren, wird eingeschränkt.

Noch höhere Sauerstoffkonzentrationen können zu sogenannten Resorptionsatelektasen führen. Distale Alveolen sind fast gänzlich mit Sauerstoff gefüllt, der im Verlauf komplett in die Blutbahn übergeht. Dadurch entsteht ein intraalveolärer Volumenmangel, der zum Kollaps und damit zur Atelektasenbildung führen kann.

DEFINITIONEN

Hypoxämie: Erniedrigung des Sauerstoffpartialdrucks im arteriellen Blut (paO$_2$ < 70 mmHg)

Hypokapnie: Erniedrigung des Kohlendioxidpartialdrucks im arteriellen Blut (paCO$_2$ < 35 mmHg)

Hyperkapnie: Erhöhung des Kohlendioxidpartialdrucks im arteriellen Blut (paCO$_2$ > 45 mmHg)

Respiratorische Partialinsuffizienz: Hypoxämie (paO$_2$ < 70 mmHg) bei normalem oder (kompensatorisch) erniedrigtem paCO$_2$

Respiratorische Globalinsuffizienz: Hypoxämie (paO$_2$ < 70 mmHg) bei gleichzeitiger Hyperkapnie (paCO$_2$ > 45 mmHg)

Typischerweise ist ein Intensivbeatmungsgerät an eine Sauerstoff- und eine Druckluftquelle angeschlossen. Die Druckluft besteht – wie die gewöhnliche Umgebungsluft – zum größten Teil aus Stickstoff. Die eingestellte Sauerstoffkonzentration wird dann im Gerät durch das Mischermodul (Blender) hergestellt.

Andere medizinische Gase sind Spezialindikationen vorbehalten.

Stickstoffmonoxid (NO) wird bei Patienten mit schwerem ARDS eingesetzt. Es wirkt der hypoxischen Vasokonstriktion entgegen und kann so die kardiale Funktion und den Gasaustausch verbessern. Eine Erhöhung der Überlebenswahrscheinlichkeit konnte aber nicht gezeigt werden.

Heliox ist ein Gasgemisch mit etwa 79 % Helium und 21 % Sauerstoff. Die Viskosität von Helium ist gegenüber Stickstoff vermindert. Es wird daher bei Patienten mit dekompensierter COPD mit ausgeprägt obstruktiver Komponente eingesetzt und erleichtert so die Exspiration. Der klinische Einsatz wird durch die hohen Kosten limitiert.

Mit dem **AnaConDa-System** können volatile Anästhetika, insbesondere Sevofluran auf der Intensivstation endotracheal appliziert werden. Volatile Anästhetika akkumulieren nicht in herkömmlichem Sinne, die Wirkung wird nicht durch eine Leber- oder Niereninsuffizienz eingeschränkt, sie sind schnell auszuschleichen und unterliegen nur in sehr geringem Ausmaße einer Biotransformation. Sie erfüllen daher auch auf der Intensivstation die wesentlichen Anforderungen an ein ideales Sedativum.

Weiterhin bietet Sevofluran den Vorteil, über ein hohes broncholytisches Potenzial zu verfügen und eignet sich somit hervorragend für die Therapie von Patienten im Status asthmaticus und mit einer exazerbierten COPD.

Wissenschaftlich interessant, aber nicht in die klinische Routine übergangenen sind Techniken, bei denen die Lunge teilweise (partial liquid ventilation) oder vollständig (total liquid ventilation) mit sauerstoffaffinen Flüssigkeiten gefüllt wird und keine herkömmliche Gasbeatmung mehr stattfindet.

Diese Flüssigkeiten gehören im Wesentlichen zu den Perfluorocarbonen, einer Klasse von chemischen Verbindungen, die sich durch ihre geringe Oberflächenspannung und ihre Fähigkeit zur erhöhten Sauerstofflöslichkeit auszeichnen.

Trigger

Beim Trigger handelt es sich um eine variabel einstellbare Größe, die die Sensibilität des Beatmungsgeräts gegenüber Atmenanstrengungen des Patienten bestimmt. Wird eine Inspirationsbemühung des Patienten erkannt, wird das Inspirationsventil der Maschine geöffnet und eine eventuelle Druckunterstützung durch die Maschine aufgebaut.

Drucktrigger

Bei einem Drucktrigger muss in der Inspiration ein vorgegebener Unterdruck erreicht werden, um den Atemhub auszulösen.

Flowtrigger

Der Flowtrigger wird in l/Min. eingestellt. Bereits geringe Veränderungen innerhalb des inspiratorischen Flows werden von einem Flowsensor registriert.

Für die Einstellung des Triggers am Respirator gelten folgende Richtwerte:
- Drucktrigger: 1–2 mbar unter PEEP
- Flowtrigger: 2–5 l/Min.

Ist die Triggerempfindlichkeit zu hoch eingestellt, muss der Patient relativ viel Atemarbeit leisten, um einen Atemhub auszulösen. Dies kann eine respiratorische Erschöpfung zur Folge haben.

Ist die Triggerempfindlichkeit zu gering (zu niedrig) eingestellt, wird die Selbsttriggerung des Respirators begünstigt, d.h. es wird u.U. ein Atemzug appliziert, obwohl der Patient nicht aktiv inspiriert. Diese Asynchronizität kann zu hohen intrathorakalen Gasvolumina oder zu einer Verstärkung der ventiltor-assoziierten diaphragmalen Dysfunktion führen.

Inspirationsflowmuster

Der Inspirationsflow beschreibt die Geschwindigkeit, mit der das Atemgas appliziert wird. Je höher der Inspirationsflow eingestellt wird, desto schneller wird das gewünschte Atemhubvolumen bzw. die Belüftung der Lunge erreicht.

Abhängig vom eingesetzten Respirator bzw. der gewählten Beatmungsform können bestimmte Inspirationsflowmuster (-flowformen, -flowprofile) eingestellt werden bzw. ergeben sich aus dem eingestellten Beatmungsmodus (➤ Abb. 4.12).
- Bei volumenkontrollierten Beatmungsmodi kann, je nach Respirator, zwischen den Flowprofilen Rechteckflow, Sinusflow, akzelerierendem oder dezelerierendem Flow gewählt werden
- Die Applikation eines druckkontrollierten Atemhubes geht indirekt mit einem dezelerierenden Flow einher
- Ein hoher Inspirationsflow kann eine Erhöhung des Spitzendrucks zur Folge haben.
- Ist der Inspirationsflow zu niedrig eingestellt, kann das eingestellte Atemhubvolumen evtl. nicht in der vorgesehenen Zeit verabreicht werden

- Für kein Flowprofil gibt es gesicherte wissenschaftliche Argumente im Sinne einer Verbesserung der Überlebenswahrscheinlichkeit.

> **Klinische Bedeutung**
>
> Im angloamerikanischen Raum wird traditionell mit volumenkontrollierten Beatmungsmodi beatmet. In Europa wird tendenziell druckkontrolliert, also mit einem dezelerierendem Flow beatmet.

Tidalvolumen

Die Höhe des Tidalvolumens ist bei volumenkontrollierten Beatmungsformen die einzustellende Regelgröße. Bei druckkontrollierter Beatmung resultiert das Tidalvolumen aus dem aufgewendeten Atemwegsdruck, der Atemfrequenz, dem Inspirations- Exspiration-Verhältnis und der Compliance des respiratorischen Systems. Es ist die relevante Größe der Ventilation, also der CO_2-Elimination und nur mittelbar verantwortlich für die Oxygenierung.

Von der Höhe des Tidalvolumens abzuziehen ist der Totraum. Der anatomische Totraum bezeichnet das anteilige Tidalvolumen, das nicht unmittelbar mit der Gasaustauschfläche Kontakt hat. Beim Gesunden beträgt dieser etwa 2 ml/kg Körpergewicht. Davon abzugrenzen ist der sogenannte physiologische Totraum, der die Lungenanteile bezeichnet, die aufgrund von Atelektasenbildung oder Emboli in der pulmonalen Strombahn ein so ungünstiges Ventilations-Perfusions-Verhältnis haben, dass auch sie nicht am Gasaustausch teilnehmen.

Wird das Atemminutenvolumen konstant gehalten, nimmt der Anteil der Totraumventilation mit zunehmender Atemfrequenz – und abfallenden Tidalvolumen – zu.

Atemfrequenz/Beatmungsfrequenz

Die Atemfrequenz gibt die Anzahl der applizierten Atemzüge pro Minute an. Klinisch üblich sind 10–24 AZ/Min. Da die Höhe des Tidalvolumens nicht beliebig steigerbar ist (VILI ➤ 4.9.2) wird der arterielle Kohlendioxidpartialdruck im Wesentlichen durch die Atemfrequenz bestimmt. Die beiden Parameter verhalten sich gegenläufig.

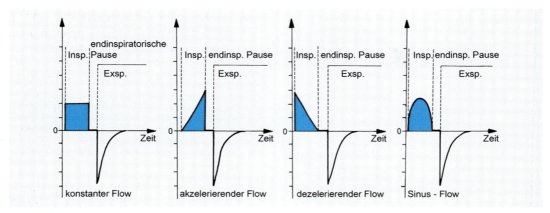

Abb. 4.12 Flowmuster. [A400]

Es ist in jedem Fall darauf zu achten, dass der Patient insbesondere bei hohen Atemfrequenzen vollständig ausatmet.

4.10.2 Beatmungsformen

Continuous Pulmonary Airway Pressure (CPAP)

Continuous Pulmonary Airway Pressure (CPAP) beschreibt eine spontane Beatmungsform, bei der die Ventilation zunächst einmal durch den Patienten geleistet wird. Dadurch eignet sie sich besonders für Patienten im Weaning oder zur Überbrückung einer respiratorischen Insuffizienz. In der Ausatemphase wird durch den Respirator ein positiv-endexspiratorischer Druck (Positive Endexpiratory Pressure, PEEP) aufrechterhalten, dessen Höhe vom Benutzer prinzipiell frei gewählt werden kann. Ebenso kann die Sauerstoffkonzentration im Atemgas variiert werden.

Die Anwendung von PEEP in einer an die Bedürfnisse des Patienten angepassten Höhe verbessert in vielen Fällen den pulmonalen Gasaustausch. Dies geschieht durch eine Normalisierung der krankhaft verminderten funktionellen Residualkapazität, eine Homogenisierung des Ventilations-Perfusions-Verhältnisses, aber auch durch eine Reduktion der Atemarbeit des Patienten. Bei hohen endexspiratorischen Drücken ist bei hypovolämen Patienten Vorsicht geboten und auf eine relevante Hypotension als Ausdruck eines verminderten Herzzeitvolumens zu achten.

Weiterhin ist auf die Notwendigkeit einer kontinuierlichen Überwachung des Patienten hinzuweisen. CPAP schützt nicht vor Hypoventilation oder Apnoe. Daher wird regelhaft ein Backup-Modus (Apnoe-Beatmung, kontrollierte Beatmungsform, die einspringt, wenn die Apnoezeit überschritten wird) eingestellt. Ebenso muss regelmäßig die Sinnhaftigkeit dieser Einstellungen (Tidalvolumen, oberes und unteres Druckniveau, PEEP, FiO_2) mit Blick auf die aktuelle Patientensituation überprüft werden. Ziel eines solchen Backup-Modus ist es, bei einer Hypoventilation des Patienten ein adäquates Atemminutenvolumen mit einer invasiven Beatmungsform zu garantieren.

Vorteile:
* Spontanatmung bleibt erhalten
* Wenig bis keine Sedativa notwendig
* Erleichterung der Atemarbeit.

Nachteile:
* Durch intrathorakale Druckerhöhung kommt es zur Komprimierung der Lungenkapillaren mit erhöhter Rechtsherzbelastung
* Beeinträchtigung von Leber- und Nierenfunktion und Verminderung des venösen Rückstroms
* Gefahr der Lungenüberdehnung (Volu-/Barctrauma).

Pressure Support Ventilation (PSV)

Pressure Support Ventilation (PSV, oder auch Assisted Spontaneous Breathing, ASB) bezeichnet eine

CPAP-Variante, bei der die spontanen Atemzüge des Patienten durch den Respirator erkannt und unterstützt werden. Das Gerät erkennt die Atemanstrengungen des Patienten durch den sogenannten Trigger, der Flow- oder Druckveränderungen im Gasstrom des Respirators misst. Um den Trigger (engl. „Abzug") auszulösen, muss der Patient aber eine gewisse isovolumetrische Atemarbeit leisten. Dies ist vergleichbar mit einem Müller-Manöver (Inspiration gegen die geschlossene Glottis ➤ 4.9). Daher ist es zweckmäßig, die Triggerempfindlichkeit so gering wie möglich einzustellen, ohne allerdings eine Selbsttriggerung des Beatmungsgeräts auszulösen (➤ 4.10.1).

Wird die Maschine durch den Patienten angetriggert, appliziert diese zusätzlich und zeitgleich zur Inspiration ein über den Applikationsdruck einstellbares Tidalvolumen. Diesen Applikationsdruck nennt man **Druckunterstützung** oder „pressure support".

An modernen Geräten ist weiterhin die Latenz zwischen Triggerung und Beginn des Gasflusses der Druckunterstützung einstellbar. Hier ist eine individuelle Anpassung an den Patienten und seine Bedürfnisse notwendig.

Klinische Bedeutung

Klinisches Ziel der Anwendung einer **Druckunterstützung (DU)** ist es, die Atemarbeit des Patienten, die alleine schon durch das Vorhandensein eines Tubus erhöht ist, zu vermindern.
Manche Patienten, die zwar stabil spontan atmen, können aufgrund einer muskulären Dysfunktion (z. B. nach Langzeitbeatmung oder bei fortgeschrittenem Emphysemleiden) oder einer herabgesetzten Lungencompliance (z. B. bei Pneumonie) eine nicht ausreichende Ventilation zeigen. Diese Patienten können im PSV-Modus assistiert werden, um das zu geringe Tidalvolumen zu erhöhen/zu optimieren.

V O R S I C H T

Niemals einen Patienten spontan im reinen CPAP-Modus an einem Tubus atmen lassen. Es braucht mindestens 6–8 mbar Druckunterstützung, um die erhöhte Atemwegsresistance durch den langen Tubus zu kompensieren. Insbesondere längerfristig beatmete Patienten im Weaning sind so schnell erschöpft.

Eine Sonderform der Druckunterstützung (DU) ist die sogenannte **automatische Tubuskompensation (ATC)** Hier wird im Respirator der Tubusdiameter angegeben. Der Respirator kompensiert dann mittels einer dynamischen, flowabhängigen Druckunterstützung den durch den Tubus verursachten Atemwegswiderstand (Resistance). Patienten, die mit ATC beatmet werden, können als „elektronisch extubiert" angesehen werden.

ATC und DU können selbstverständlich miteinander kombiniert werden.

Wie bei CPAP schützt PSV nicht vor Hypoventilation oder Apnoe des Patienten. Es müssen also auch hier sinnvolle Alarmgrenzen und ein Backup-Modus am Gerät eingestellt werden.

Synchronized Intermittent Mandatory Ventilation (SIMV)

Bei der Beatmung im Synchronized Intermittent Mandatory Ventilation Modus (SIMV) handelt es sich um eine Mischform aus kontrollierter und assistierter Beatmung. Es wird eine fixe „Hintergrund-Atemfrequenz" vorgegeben, die pro Minute appliziert werden muss (intermittent mandatory). Wenn die Spontanatemfrequenz des Patienten nicht ausreicht, appliziert der Respirator analog zur kontrollierten Beatmung ein vorgegebenes Tidalvolumen (entweder volumen- oder druckkontrolliert). Triggert der Patient die Maschine in einem vorgegeben Zeitraum, wird ein assistierter Atemhub abgegeben (synchronized). Zwischen diesen vorgegebenen Atemzügen kann der Patient frei, allerdings ohne Assistenz durch den Respirator „dazuatmen".

SIMV-Beatmung wird in der Behandlung Erwachsener heutzutage nur noch sehr selten eingesetzt.

Biphasic Positive Airway Pressure (BiLevel, BiVent, BiPAP)

BiLevel bezeichnet eine relativ neue Mischform zwischen kontrollierter und assistierter Ventilation. Grundsätzlich wird in einer einstellbaren Frequenz und mit zwischen zwei frei wählbaren PEEP-Niveaus alterniert. Dadurch wird in Abhängigkeit der individuellen Lungencompliance des Patienten ein Tidalvolumen analog zu einer druckkontrollierten

4

Beatmung generiert. Weiterhin ist es dem Patienten unabhängig vom aktuellen Atemwegsdruck möglich, spontan zu atmen. Kombinationen mit PSV und/oder ATC sind möglich. Prinzipiell kann mit dieser Beatmung, abhängig von der maschinellen Atemfrequenz sowohl eine druckkontrollierte Beatmung als auch ein CPAP-Modus imitiert werden.

Vorteile:
- Erhalt der Spontanatemaktivität, dadurch Verringerung des Sedativabedarfs
- Vereinigt druckkontrollierte Beatmung mit Spontanatmung auf beiden Druckniveaus in jeder Phase des Atemzyklus
- Geringere Gefahr von Baro- bzw. Volutraumen
- Kann bei vielen Patienten von Beginn der Beatmung bis zum Ende der Entwöhnung eingesetzt werden, d.h. ein Wechsel des Beatmungsmodus ist nicht erforderlich.

Nachteile:
- Relative Volumeninstabilität
- Bei COPD besteht die Gefahr der dynamischen Überblähung unter Spontanatmung auf dem oberen Druckniveau.

Kontrollierte Beatmungsformen

Kontrollierte Beatmungsformen (Continuous Mechanical Ventilation, CMV) zeichnen sich durch eine vollständige Übernahme der Ventilation des Patienten aus. Bei der volumenkontrollierten Beatmung werden ein Tidalvolumen und eine Atemfrequenz vorgegeben und durch den Respirator appliziert. Entsprechend muss eine Kontrolle des Atemwegsplateaudrucks erfolgen, um gefährlich hohe transpulmonale Drücke und damit eine parenchymatöse Überdehnung der Lunge zu vermeiden.

Bei der druckkontrollierten Beatmung wird ein oberes Druckniveau und eine Atemfrequenz eingestellt, das resultierende Tidalvolumen ergibt sich dann aus der Compliance des respiratorischen Systems des Patienten. Entsprechend muss das Atemminutenvolumen überwacht werden.

Bei beiden Beatmungsformen ist selbstverständlich eine Kombination mit PEEP möglich.

Obwohl häufig propagiert, gibt es keine überzeugenden wissenschaftlichen Daten, die die Überlegenheit eines dieser beiden kontrollierten Beatmungsverfahren schlüssig darlegen.

Klinische Bedeutung

Es sei jedoch darauf hingewiesen, dass in den gängigen großen Untersuchungen, die die Verfahren zur Reduktion der Letalität eines akuten Lungenversagens (Reduktion des Tidalvolumens, initiale Muskelrelaxierung, PEEP) untersucht haben, eine volumenkontrollierte Beatmung durchgeführt wurde. ([2], [4], [5])

Nicht invasive Beatmung (NIV)

Die NIV (Noninvasive Ventilation, nicht invasive Beatmung) ist eine Beatmung ohne Endotrachealtubus oder Trachealkanüle. Das Atemgas wird dem Patienten bei NIV i.d.R. über eine dicht sitzende Maske (Nasen-, Mund oder Gesichtsmaske) verabreicht. Alternativ kann auch ein NIV-Helm verwendet werden. Über diese dicht abschließend sitzenden Beatmungshilfen wird entweder ein kontinuierlich positiver Beatmungsdruck (CPAP) oder eine BiVent-Beatmung appliziert.

NIV kann nur dann eingesetzt werden, wenn der Patient ausreichend vigilant und nicht aspirationsgefährdet ist, also keine Magenentleerungsstörung und keine Darmatonie hat. (Ileus-Einleitung!).

NIV hat sich klinisch insbesondere in der Behandlung der COPD und des kardialen Lungenödems durchgesetzt. Gut therapierbar sind auch Lungenkontusionen mit den begleitenden Atelektasen. Rippenserienfrakturen können mit NIV von innen „geschient" werden. Häufig werden Patienten auch frühzeitig extubiert und dann mittels NIV-Beatmung weiter vom Beatmungsgerät entwöhnt (Weaning).

Indikationen:
- Akute respiratorische Insuffizienz
- Hypoventilation
- Pneumonie
- Atelektasen
- COPD.

Kontraindikationen:
- Schutzreflexe nicht vorhanden
- Somnolente Bewusstseinszustände
- Ängstlicher, unruhiger Patient
- Hämodynamische Instabilität
- Nicht vorhandener Atemantrieb.

Komplikationen:
- Druckschäden durch die Maske
- Undichtigkeit mit nachfolgender insuffizienter Beatmung
- Unbehagen der Patienten
- Anstieg des intrathorakalen Drucks.

Die nicht invasive Beatmung führt andererseits zur Reduktion der mit einer invasiven Beatmung einhergehenden Komplikationen:
- Häufigkeit nosokomialer Pneumonien sinkt
- Erhaltenes Schluckvermögen mit Vermeidung der schleichenden Aspiration entlang des Tubus-Cuffs
- Bessere Sekretclearance durch physiologischen Hustenstoß
- Geringerer bzw. kein Bedarf an Sedativa
- Ermöglichung der intermittierenden Anwendung
- Orale Nahrungsaufnahme möglich.

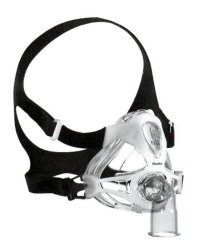

Abb. 4.13 NIV-Maske. [V081]

NIV in der häuslichen Beatmung

Die häusliche Beatmung gewann in den letzten Jahren an Bedeutung. Viele Patienten werden nach dem klinischen Aufenthalt mit einem Heimbeatmungsgerät versorgt und zu Hause weiter pflegerisch versorgt.

Die Heimbeatmung erfolgt je nach Schweregrad der Grunderkrankung entweder über eine einliegende Trachealkanüle oder über speziell dafür hergestellte Beatmungsmasken.

NIV-Masken
➤ Abb. 4.13
Unabhängig von der Anatomie jedes einzelnen ist eine ideale Passform der Nasen- und/oder Gesichtsmaske unabdingbar.

Folgende Masken stehen zu Auswahl:
- Nasenpillows
- Nasenmasken
- Silikon-Nasenmasken
- Gel-Nasenmasken
- Full-Face-Masken
- Total-Masken
- Mundmasken.

Welche Maske gewählt wird, hängt von der individuellen Patientensituation ab.

Klinische Bedeutung

Akuter Einsatz:
Bei Patienten mit einer Mundatmung bieten sich z. B. Full-Face-Masken und die NIV-Helme an.

Langzeiteinsatz:
Für den Langzeiteinsatz sind aufgrund der besseren Toleranz Nasenmasken anzustreben.

Bei dem Einsatz von NIV-Helmen und Full-Face-Masken kann es aufgrund der Enge und Begrenzung bei Patienten zu klaustrophobischen Angstzuständen kommen.

Die primäre Einstellung der notwendigen Beatmung erfolgt in dafür speziell ausgelegten Kliniken oder auf Weaningstationen.

Eine frühzeitige enge Zusammenarbeit mit dem Sozialdienst ist notwendig für eine erfolgreiche Heimbeatmung. Die häusliche Weiterversorgung und Überführung der Patienten muss genauestens vorbereitet werden, um einen komplikationslosen Ablauf zu gewährleisten.

Das Entlassungsmanagement ist analog zum Nationalen Expertenstandard „Entlassungsmanagement in der Pflege" klinikweit umzusetzen.

Eine gut geplante Patienten- und Angehörigenschulung vor der Entlassung könnte folgende **Inhalte vermitteln:**
- Verständnis der Grunderkrankung/Erklärung der Notwendigkeit einer intermittierenden oder kontinuierlichen außerklinischen Beatmung
- Motivation des Patienten, Abwehr von Ängsten und Abwehrverhalten
- Verhalten in Notsituationen

- Geräteeinweisung/Verhalten bei technischen Problemen
- Verhalten bei gesundheitlichen Problemen
- Maskenanpassung
- Schulung von Angehörigen.

(Standard der Thoraxklinik Heidelberg)

NIV: Initiierung und Anpassung

- Das Klinikpersonal übernimmt die Einstellung und Anpassung des Geräts
- Nach der Einstellung und Überprüfung des Geräts auf Funktionsfähigkeit, erfolgt die Patientenaufklärung, Befragung nach Verträglichkeit und Befinden
- Maskengröße wählen (mindestens zwei Größen bereitlegen)
- Adäquate Lagerung des Patienten vor dem Start der Therapie (aufrechte Sitzposition, kein Abknicken und/oder Einsinken des Thoraxes)
- Das betreuende Team sollte unbedingt für eine ruhige und angenehme Umgebung sorgen
- Die Pflegeperson passt die Maske dem Patienten an. Sie hält sie zu Beginn nur vor das Gesicht, da eine eng ansitzende Maske schnell beängstigend für den Patienten sein kann
- Maske wird noch nicht mit den Haltebändern fixiert
- Halteband bereitlegen.

Beatmungseingewöhnung

- NIV-Modus anderen Beatmungsformen vorziehen (Leckagekompensation möglich)
- Zusätzliche Totraumvergrößerungen können z. B. durch Gänsegurgeln auftreten. Gesichtsvollmasken bei ängstlichen Patienten bevorzugen
- Maske bei panischen Patienten nicht direkt auf das Gesicht setzen
- Nach Beginn der Therapie erfolgt eine erneute Kontrolle der Einstellungen des Beatmungsmodus
- Patient in dieser Phase nie alleine lassen
- Die Maske wird erst dann fixiert, wenn der Patient sowohl die Beatmungsmaske als auch die Beatmungseinstellung toleriert.

- Nach 15–20 Min. (spätestens 30 Min.) erfolgt eine Blutgasanalyse, um den Verlauf der NIV zu beobachten.

Klinische Bedeutung

Im Vergleich zur Ausgangs-BGA vor Beginn der NIV soll eine Verbesserung eingetreten sein:
- pH > 7,35
- pCO2 Abnahme
- SaO2 Zunahme.

Klinische Parameter, die beobachtet werden:
- Senkung oder Abnahme von Atemfrequenz und Herzfrequenz
- Bewusstseinslage
- Subjektive Besserung/Verschlechterung.

M E R K E

Atemfrequenz an die tatsächliche Atemfrequenz des Patienten angleichen, das bewirkt eine maximale Entlastung der Atempumpe.

Klinische Bedeutung

Zu große Masken:
- Schließen nicht richtig
- Luftzug führt zu Augenreizungen
- NIV wird insuffizient.

Zu fest sitzende Maske:
- Vermindert die Mitarbeit des Patienten
- Gefahr von Druckstellen.

4.11 Entwöhnung vom Respirator (Weaning)

Nicht jeder Patient kann problemlos nach überwundener Erkrankung vom Respirator getrennt werden. Zu erwarten ist die problemlose Entwöhnung bei jungen Patienten mit kurzem Krankheitsverlauf und ohne wesentliche, insbesondere pulmonale, Vorerkrankungen.

Besteht eine ausgedehnte Muskelatrophie aufgrund einer schweren Grunderkrankung mit ausgeprägter Katabolie (z. B. Sepsis), eine vorher existierende oder neue strukturelle Lungenerkrankungen

(z. B. Fibrose), so kann der Patient nicht einfach extubiert werden.

Vielmehr müssen durch geeignete therapeutische Schritte ideale Voraussetzungen geschaffen werden, die eine erfolgreiche Extubation wahrscheinlich machen. Dieser Prozess wird **Weaning** genannt.

Schon wenige Stunden bis Tage nach dem Erkrankungsbeginn mit Respiratorabhängigkeit beginnen in der Regel Weaningmaßnahmen, z. B.
- Zielgerichte Therapie der Grunderkrankung
- Verzicht auf übermäßige Analgosedierung
- Normothermie
- Negativbilanzierung, falls der Patient dies zulässt
- Ausreichende Kalorienzufuhr
- Ausgleich von Elektrolytstörungen.

Zweckmäßigerweise wird man zunächst versuchen, den Patienten in einen spontanen Atemmodus zu überführen. Mittels einer adäquat gewählten Druckunterstützung kann versucht werden, einer etwaigen Hypoventilation zu begegnen. Durch die Spontanatmung wird das Risiko ventilator-assoziierter Lungenschäden reduziert. Im Anschluss wird zunächst die Sauerstoffkonzentration im Atemgasgemisch und dann PEEP und PSV bedarfsadaptiert reduziert. Der dafür notwendige Zeitraum hängt individuell von den Bedürfnissen des Patienten ab. Relevante Atemfrequenzsteigerungen bzw. eine Hypokapnie sind erste Hinweise auf eine respiratorische Dekompensation und beginnende Erschöpfung des Patienten. In diesem Fall erhält der Patient durch entsprechend geänderte Einstellungen am Beatmungsgerät mehr Unterstützung.

Klinische Bedeutung

Die Bestimmung des sogenannten Rapid Shallow Breathing Index (RSBI) ist u. U. hilfreich. Man teilt hier die Atemfrequenz durch das Tidalvolumen (angegeben in Litern). Werte von 105 und kleiner weisen auf ein wahrscheinlich erfolgreiches Weaning hin. Gelingt es nicht, den Patienten ohne respiratorische Dekompensation in einen CPAP-Modus zu überführen, bietet sich ein Weaningversuch im BiVent-Modus an. Hier können im Laufe von Tagen nach und nach neben der Druckunterstützung auch die Frequenz der durch das Gerät applizierten Atemhübe reduziert werden.

Geräteseitige Extubationskriterien sind:
- Stabiler CPAP-Modus, RSBI < 105
- Ausreichender pulmonaler Gasaustausch
- Keine nennenswerte Druckunterstützung bzw. ausschließlich Tubuskompensation
- $FiO_2 \leq 30\,\%$
- PEEP ≤ 8mbar.

Klinische Bedeutung

Ist absehbar, dass der Patient diese Extubationskriterien nicht innerhalb von 7–10 Tagen erreicht, kann eine Tracheotomie erwogen werden.
Tracheotomierte Patienten können stundenweise vom Respirator getrennt und an ein T-Stück oder eine feuchte Nase überführt werden.

4.12 Pflegerische Aufgaben

Überwachung der Atmung

Die Atmung zählt – als Vitalfunktion – zu den zu überwachenden Funktionen. Dies geschieht:

Visuell:
- Atemfrequenz (➤ 4.3.3)
- Ablauf des Atemzyklus (pathologische Atmungsformen ➤ 4.3.3)
- Atembewegungen des Thorax (ein- oder beidseitig)
- Farbe der Haut und Schleimhäute (Zyanose).

Palpatorisch:
- Subkutanes Emphysem (evtl. Hinweis auf Spannungspneu- oder Pneumothorax).

Auskultatorisch:
- Lungenbelüftung (ein- oder beidseitig)
- Rasselgeräusche (Vorhandensein von Sekret)
- Bronchospastik.

Intensivmonitoring:
- Atemfrequenz und Sauerstoffsättigung (➤ 4.7.1)
- Blutgasanalyse (BGA, ➤ Kap. 7).

Beatmungsgerät:
Beispielsweise Atemfrequenz, Tidalvolumen, intrapulmonale Drücke.

Klinische Bedeutung

Es gibt nur sehr wenige Gründe, die Grenzen am Monitor und am Beatmungsgerät sehr großzügig einzustellen bzw. sogar auszuschalten. Hier muss man sich der Konsequenzen bewusst sein und genau wissen, wann und warum man dies tut!

4.12.1 Allgemeine pflegerische Aufgaben

Die Behandlung des Lungenkranken richtet sich nach dem Schweregrad der Erkrankung. Oft kann durch einfache Maßnahmen (O_2-Zufuhr, Anfeuchtung und Erwärmung der Inspirationsluft, Inhalation, Atemtherapie, Lagerung/Mobilisation oder Physiotherapie) der Zustand verbessert oder sogar eine Beatmungstherapie verhindert werden, denn die maschinelle Beatmung ist ein sehr invasives Verfahren und kann durch funktionelle Ausschaltung des oberen Respirationstrakts einige Komplikationen nach sich ziehen. Durch mangelnde Erwärmung, Anfeuchtung und fehlenden Schlag der Flimmerhaare wird das Trachealsekret visköser, dadurch wird dessen Mobilisation schwieriger, was die Bildung von Atelektasen und Pneumonien begünstigt. Außerdem erhöht sich der Atemwegswiderstand, was eine größere Anstrengung für den Patienten darstellt.

Klinische Bedeutung

Als **Atelektase** bezeichnet man den Kollaps von Alveolen. Dabei liegen die Wände der umgebenden Kapillaren aneinander und es kann dadurch keine Belüftung stattfinden.

Lagerung/Mobilisation

Positionswechsel (Seite – Rücken – Seite) sorgen durch Veränderungen des Ventilations-Perfusions-Verhältnisses der Lunge für eine bessere Belüftung der verschiedenen Bereiche. Sie beugen durch Sekretmobilisation der Entstehung von Atelektasen und Pneumonien vor und erfolgen in regelmäßigen Abständen (2–3-stündlich).

Nach neuesten Studien verbessert eine um 45° erhöhte Lagerung des Oberkörpers das Outcome des Patienten und wird daher empfohlen (📖 [6]).

Klinische Bedeutung

Es gibt nur wenige Kontraindikationen für eine adäquate Lagerung, wie z. B. erhöhte ICP-Werte bei neurochirurgischen Erkrankungen. Oft kann z. B. auch der kreislauf- oder pulmonalinstabile Patient zumindest mikrogelagert werden.

V-A-T-I-Lagerungen

Die V-A-T-I-Lagerungen (➤ 1.4) bezeichnet vier Lagerungsarten, die jeweils nach der Form der dazu benutzten Lagerungskissen benannt sind. Der Patient liegt dabei auf den buchstabenartig geformten Kissen. Die generelle 30–45°-Oberkörper-Hochlagerung zur Vermeidung von ventilator-assoziierten Pneumonien und zur Verbesserung der FRC ist auch während dieser Lagerung beizubehalten.

Klinische Bedeutung

Bei den V-A-T-I-Lagerungen werden bestimmte Lungenbereiche durch Hohllagerung gedehnt und dadurch besser belüftet:
• Die V-Lagerung verbessert die Belüftung der basalen Lungenabschnitte
• Die A-Lagerung verbessert die Belüftung der apikalen Lungenabschnitte
• Die T- und I-Lagerungen dehnen den gesamten Brustkorb, dadurch wird eine bessere Belüftung aller Lungenbereiche erzielt.
Diese Lagerungen sind für den Patienten relativ unangenehm und werden meist nicht länger als ca. 15–20 Minuten toleriert.

Basale Stimulation und Kinaesthetics

Die **basale Stimulation** ist ein Konzept zur Wahrnehmungsförderung des Patienten. Vor allem schwer beeinträchtigten Patienten (im Koma, Wachkoma, bei Desorientiertheit usw.) wird durch Anregung der verschiedenen Sinne das Bewusstsein für ihren Körper und die Umwelt geschult und ihnen eine Möglichkeit der Kommunikation zur Verfügung gestellt.
Als **Kinaesthetics** wird die Kunst/Wissenschaft der Bewegungswahrnehmung bezeichnet und auch sie setzt sich mit der Bewegungskompetenz des Pflegenden und des Patienten auseinander.
Beide Methoden fördern die Kommunikation und das Vertrauensverhältnis zwischen Patient und Pflegekraft. Durch Erhöhung der Patientencompliance können Pflegemaßnahmen und Prophylaxen effektiver durchgeführt werden und führen im besten Fall zu einer Beschleunigung des Heilungsprozesses.

Atemübungen (z. B. Lippenbremse, Triflow)

Atemübungen, wie z. B. Lippenbremse oder mithilfe eines Triflow, ermöglichen eine Sekretmobilisation und Aufdehnung der Alveolen und dienen damit der Pneumonieprophylaxe.

Bei der „Lippenbremse" wird gegen die locker aufeinander liegenden Lippen ausgeatmet. Durch den somit erhöhten Atemwegswiderstand erhöht sich der Druck in den Bronchien und es wird ein Alveolarkollaps vermieden.

Bei der inzentiven Spirometrie (z. B. Triflow) muss der Patient langsam und tief einatmen, die Kugeln im Gerät bieten hierfür eine optische Kontrolle. Durch das vergrößerte Atemzugvolumen wird die Lunge gedehnt, die Atemmuskulatur trainiert und eine Atelektasenbildung vermieden.

Physiotherapie der Lunge (Perkussion, Vibration)

Perkussion und Vibration dienen der Lockerung und Mobilisation des Trachealsekrets. Vor Beginn werden Kontraindikationen (Schäden an der Wirbelsäule, Frakturen im Thoraxbereich, akute Blutungen, Hirndrucksymptomatik etc.) ausgeschlossen und der Patient in leichte Kopftieflage gebracht (zum besseren Sekretabfluss). Danach wird er zum Abhusten aufgefordert/angeleitet bzw. wird abgesaugt. Der Patient verbleibt noch einige Zeit in dieser Position.

Perkussion

Der mit einem Tuch bedeckte Thorax wird mit den Händen abgeklopft. Die Hände formen hierfür mit geschlossenen Fingern Schalen und die Bewegung findet im Handgelenk statt und erfolgt regelmäßig über mehrere Minuten (mindestens 15 Minuten).

VORSICHT

Wirbelsäule und Nierenbecken müssen aufgrund der Verletzungsgefahr ausgespart werden.

Vibration

Hierbei wird der Thorax mit einem Vibrationsgerät während der Exspiration von unten nach oben und seitlich zur Mitte hin für mehrere Minuten (mindestens 15 Minuten) bearbeitet.

Klinische Bedeutung

Die Studienlage zum Nutzen der Vibration ist uneinheitlich und der Benefit für den Patienten nicht belegt.

Inhalation

Mit der Inhalation werden zwei Ziele verfolgt: die Erweiterung des Bronchialsystems und/oder die Verflüssigung des Sekrets.

Bronchodilatatoren werden als Inhalationslösung oder Aerosol verabreicht:
- Sympathomimetika (z. B. Adrenalin, zusätzlich Gefäßkonstriktion und damit abschwellend) **Cave:** Tachykardie, Blutdruckanstieg, Herzrhythmusstörungen, Angst
- Betasympathomimetika (z. B. Salbutanol, Bricanyl, Berotec) **Cave:** Tachykardie, Tremor
- Parasympatholytika/Anticholinergika (z. B. Atrovent) **Cave:** Tachykardie
- Bronchospasmolytika (z. B. Euphylong, Theophyllin) **Cave:** Tachykardie.

Expektorantien („Schleimlöser"):
- Sekretolytika → Stimulation eines dünnflüssigen Trachealsekrets
- Mukolytika → Reduktion der Viskosität des Schleims
- Sekretomotorika → Steigerung der Aktivität des Flimmerepithels.

Die Meinungen über die Wirksamkeit der Expektorantien gehen sehr weit auseinander. Ein weiteres, altbekanntes und ebenso kontrovers diskutiertes Rezept ist die **Sole-Inhalation:** Eine Kochsalzlösung mit einem Salzgehalt von 1,5–6 % wird als Sole bezeichnet. Je nach krankenhausspezifischem Standard (evtl. Rücksprache mit der Apotheke) wird diese zusammengemischt, auf Raumtemperatur angewärmt und dem Patienten für 10–15 Minuten zur Inhalation verabreicht. Im günstigsten Fall wird dadurch das Trachealsekret verflüssigt und leichter mobilisiert.

4

Cave: Bei Patienten mit hypersensiblem Bronchialsystem kann z. B. eine zu kalte oder zu salzhaltige Lösung zur Brochokonstriktion führen.

4.12.2 Pflege des beatmeten Patienten

Tubus- und Tracheostomapflege

Grundsätzlich steht bei der Tubus- und Tracheostomapflege die adäquate Sicherung dieses für den Patienten momentan lebensnotwendigen Atemwegs an erster Stelle. Hierzu zählt die sichere Fixierung, die regelmäßige Kontrolle auf eine korrekte Lage (auskultatorisch), die Überprüfung des Cuff-Drucks, Verhinderung der Sekretverlegung (Absaugen von vorhandenem Trachealsekret) des Lumens und eine regelmäßige Lageveränderung des oralen Endotrachealtubus, um das Entstehen von Druckstellen zu vermeiden.

MERKE
Bei der Pflege und Fixierung sind immer die krankenhausspezifischen Standards zu beachten.

Endotrachealer Tubus
Oral gelegen:
Um Druckstellen im Mund-Rachenraum zu vermeiden, ist es sinnvoll, den Tubus 2–3-mal täglich umzulagern. Nach der Mundpflege wird der Mund-Rachenraum und die Cuff-Pfütze abgesaugt (zur Reduktion der Keimbesiedelung im Mund-Rachenraum). Danach erfolgt die Umlagerung über den Zungengrund unter Berücksichtigung der Zahnreihe und erneute Fixierung mit Pflasterstreifen, Klettbändern oder einer Mullbinde. Dann wird die korrekte Lage des Tubus mit dem Stethoskop auskultiert und der Cuff-Druck überprüft. Bei Bedarf erfolgt nun ein endotracheales Absaugen.

Bei der Mundpflege ist eine gründliche Inspektion der Schleimhaut und Mundwinkel auf eventuelle Läsionen unerlässlich.
Nasal gelegen:
Hier ist eine Lageveränderung nicht möglich, also wird das Nasenloch nach Möglichkeit 2–3-mal täglich abgesaugt und mit einem sterilen Watteträger gereinigt. Außerdem können abschwellende Nasentropfen verabreicht werden und es wird Nasensalbe eingebracht. Danach wird die Fixierung erneuert, die korrekte Lage auskultiert und der Cuff-Druck überprüft. Bei Bedarf erfolgt nun ein endotracheales Absaugen.

VORSICHT
Bei Patienten nach neurochirurgischen Bypass-Operationen ist bei der Fixierung des Tubus darauf zu achten, dass der Bypassdurchfluss gewährleistet wird.

Trachealkanüle
Es erscheint eine 2–3-mal tägliche Reinigung der Tracheostomaumgebung sinnvoll, um das Infektionsrisiko zu verringern und die Tracheostomaumgebung regelmäßig inspizieren zu können. Nach der Reinigung wird die Schlitzkompresse erneuert, die Lunge auskultiert und der Cuff-Druck gemessen. Auch hier erfolgt ein endotracheales Absaugen bei Bedarf.

Klinische Bedeutung
Als Cuff wird der Ballon bezeichnet, der den Tubus/die Trachealkanüle gegen das Lumen der Trachea abdichtet. Damit wird verhindert, dass Luft entweicht oder Sekret/Speichel aus dem Mund-Rachen-Raum in die Lunge fließt. Allerdings sammelt sich dieses Sekret auf dem Cuff an und muss in regelmäßigen Abständen abgesaugt werden.
Der Cuffdruck wird mit einem speziellen Manometer („Cuffwächter") gemessen; Ziel ist ein Wert zwischen 15 und 25 mbar. Eine zu geringe Blockung birgt die Gefahr der Aspiration, eine Überblockung führt zu Druckschäden der Schleimhaut.
Cave: Ursachen für sehr hohe Cuffdrücke oder einen undichten Cuff können ein zu kleiner Tubus, Fehllagen (in der Glottis), hohe Beatmungsdrücke oder ein defekter Cuff sein.

Das offene oder geschlossene **Absaugen** wird bedarfsangepasst, aseptisch und atraumatisch durchgeführt. Besonders wichtig ist die Beobachtung des Patienten und seine Vitalparameter, vor allen die Herzfrequenz, wegen der Gefahr einer Bradykardie bis hin zur Asytolie, und der peripheren Sauerstoffsättigung. Außerdem darf der Vorgang nicht länger als 10–15 Sekunden dauern. Die früher empfohlene Präoxygenierung ist aufgrund der Sauerstofftoxizität in den Hintergrund gerückt.

Extubation

Die Extubation erfolgt, wenn der Patient über eine Spontanatmung mit gutem Gasaustausch und ausreichende Schutzreflexe verfügt.

Vorgehen:
- Patienteninformation
- Oberkörperhochlagerung
- Magensonde absaugen/ziehen oder vorherige ca. 4-stündige Nahrungskarenz
- Absaugen des Mund- und Rachenraums
- Cuff entblocken
- Tubus ziehen
- Sauerstoff verabreichen
- Zeitnahe Blutgasanalyse.

Alternativ kann die Extubation während des endotrachealen Absaugens oder während der Überblähung mit dem Beatmungsgerät stattfinden.

Cave: Reintubationsmaterial muss patientennah bereit liegen!

4.12.3 Die Tracheotomie

Die Tracheotomie (Luftröhrenschnitt) bezeichnet einen operativen Eingriff, bei dem unterhalb des Kehlkopfes ein Zugang durch die Halsweichteile zur Luftröhre geschaffen wird. Man unterscheidet die **perkutane Dilatationstracheotomie (PDT)** von der chirurgischen Tracheotomie. Bei der PDT wird die Luftröhre mittels Punktion und anschließender Dilatation eröffnet, bei der **chirurgischen Tracheotomie** wird die Luftröhre mittels Schnitt eröffnet und es entsteht somit ein größeres und stabileres Tracheostoma.

Davon abzugrenzen ist die **Koniotomie.** Sie gilt als lebensrettende Maßnahme bei Verlegung der oberen Atemwege, wobei der Kehlkopf zwischen Schild- und Ringknorpel eingeschnitten wird, um einen Zugang zur Luftröhre zu schaffen.

Perkutane dilatative Tracheotomie

Indikationen
- Zu erwartende Beatmungsdauer über 21 Tage
- Atemwegsobstruktion (Verletzungen, Tumoren)
- Vermeidung einer Larynxschädigung durch Langzeitintubation
- Größerer Patientenkomfort
- Erleichterte Kommunikation (Sprechkanülen, Mimik der Lippen und des Gesichts)

- Verbesserte Pflege des Nasen-Rachen-Bereichs
- Verbesserte Bronchialtoilette
- Verbesserte Schluckmöglichkeiten, schnellere orale Ernährung
- Geringerer Analgosedierungsbedarf.

Kontraindikationen
- Schwierige anatomische Bedingungen
- Notwendigkeit eines Tracheostomas für mehr als 8 Wochen
- Geplante Verlegung des Patienten innerhalb von 10 Tagen auf eine periphere Station, in eine Rehabilitations- oder Pflegeeinrichtung
- Schwere Gerinnungsstörungen (Quick-Wert < 50 %)
- Schwerste Gasaustauschstörungen.

Vorteile
- Keine OP notwendig
- Anlage bettseitig auf der Intensivstation
- Guter Heilungsverlauf nach Dekanülierung
- Geringe Früh- und Spätkomplikationen
- Fester Sitz der Kanüle.

Nachteile
- Blutungen aus dem Tracheostomabereich
- Instabile Verhältnisse in den ersten Tagen nach Anlage
- Schwieriger Wiederzugang (Gefahr des Spontanverschlusses).

Klinische Bedeutung

Bei einer PDT wird der Patient nicht direkt nach der Intervention bewegt bzw. in eine neue Position gebracht, da ansonsten die neu platzierte Trachealkanüle dislozieren könnte. Bei einer Dislokation epithelisiert das Tracheostoma binnen weniger Augenblicke zu. Sollte ein Patient nicht oral zu intubieren sein, entsteht ein klinischer Notfall. Aus diesem Grund werden immer Ersatzkanülen (eine Nummer größer, eine Nummer kleiner und die einliegende Größe), ein Trachealspreizer sowie ein Notfallintubationsset patientennah gelagert.

Permanente Tracheotomie

Indikationen
- Schwieriger Atemweg
- Extremer Kurzhals

4

- Struma III°
- Narbenbildung
- Tracheaverlagerung
- Instabile HWS Fraktur.

Komplikationen
- Blutungen
- Infektionen
- Verletzungen benachbarter Strukturen
- Narbenbildung
- Trachealstenosen.

Vorteile
- Problemloser Kanülenwechsel
- Sofortiges stabiles Tracheostaoma.

Nachteile
- Muss im OP angelegt werden
- Operativer Verschluss.

Trachealkanülen (➤ Abb. 4.14)

Kunststoffkanülen mit Cuff (ohne Fenster)
Verwendung:
- Zur Beatmung
- Bei erhöhter Aspirationsgefahr
- Bei vorhandener Spontanatmung, aber fehlenden Schutzreflexen
- Regelmäßige Überprüfung des Cuffdrucks (Gefahr von Druckstellen, Gefahr der Aspiration).

Kunststoffkanülen mit subglottischer Absaugung
Verwendung: Im klinischen Alltag zur Entfernung der Cuff-Pfütze.

Kanülen ohne Cuff
Verwendung:
- Bei Patienten ohne Aspirationsgefahr
- Häufig im häuslichen Bereich.

Kunststoffkanülen mit Cuff (mit Fenster)
Verwendung:
- Mit einliegender Innenkanüle Beatmung möglich
- Ohne Innenkanüle bei entblocktem Cuff als Sprechkanüle verwendbar.

Phonationskanüle
In der Inspiration öffnet sich das einliegende Sprechventil und in der Exspiration verschließt es sich, dadurch wird die Luft nach oben geleitet und der Patient kann einen Sprechversuch starten.

Sprechaufsatz
Verwendung:
- Ausreichende Spontanatmung muss vorhanden sein
- Cuff muss entblockt sein
- Vor Entblocken des Cuffs tracheal und subglottisch absaugen
- Beobachtung des Patienten.

Klinische Bedeutung

Sprechkanülen finden im klinischen Alltag häufige Anwendung. Beim Einsatz ist jedoch zu bedenken, dass die aufzubringende Atemarbeit des Patienten deutlich höher ist. Ein fehlgeschlagener Sprechversuch mit ggf. folgender Panikattacke des Patienten aufgrund subjektiver Atemnot kann die Genesungsphase nachträglich erheblich beeinflussen.

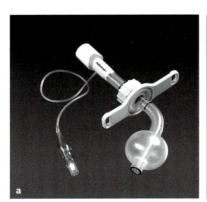
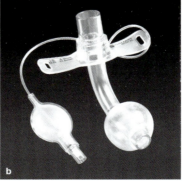

Abb. 4.14 Trachealkanülen. [U244]

Pflege bei einem liegenden Tracheostoma (➤ Abb. 4.15)

Ausstattung des Arbeitsplatzes
- Trachealkanülen
- Trachealspreizer
- Trachealkanülenband
- Blockerspritze
- Cuffdruckmesser
- Evtl. Einführhilfe/Führungsmandrin
- Sterile Handschuhe
- Absaugeinheit und Absaugkatheter.

Passive Anfeuchtung der Atemwege
- Feuchte Nase.

Aktive Anfeuchtung der Atemwege
- Aquatherm
- Befeuchtungszelt.

Spezielle Pflege des Tracheostomas

Pflegeziele
- Ungehinderte Belüftung der Atemwege
- Atemwege frei von Sekret, Schleim und Zellresten
- Vermeidung von Infektionen
  - Tracheostoma immer trocken halten
  - Reinigung mit Schleimhautdesinfektionsmittel oder sterilem Wasser
  - Saugfähige Kompressen einsetzen
  - Steriles Vorgehen

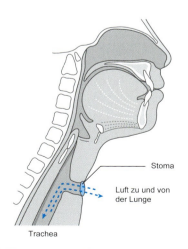

Abb. 4.15 Tracheostoma. [L157]

Trachealkanülenwechsel
- Bei chirurgisch angelegtem Tracheostoma frühestens nach 72 Stunden
- Bei dilatativ angelegtem Tracheostoma frühesten nach 7 Tagen
- Bei undichtem Cuff
- Bei Verlegung der Kanüle
- Bei Atemproblemen nach Aufsetzen eines Sprechventils
- **Gebrauchsanweisung des Kanülenherstellers beachten.**

Vorbereitung
- Überprüfen des Kanülencuffs auf Dichtigkeit
- Erster Kanülenwechsel mit Arztanwesenheit
- Durchführung immer mit zwei Pflegekräften.

Durchführung
- Fixierung der Trachealkanüle lösen
- Während des Absaugens die Trachealkanüle vom Helfer entblocken lassen und unter Absaugen Trachealkanüle entfernen.
- Das Tracheostoma mit Schleimhautdesinfektions-mittel (Octenisept®) reinigen und desinfizieren die neue Trachealkanüle entsprechend dem Öffnungsverlauf einführen.

Exkurs Pneumonie

Die Lungenentzündung (Pneumonie) ist eines der Krankheitsbilder, die besonders häufig zur respiratorischen Insuffizienz und damit zu einer maschinellen Respiratortherapie führen.

Mit dem Begriff „Pneumonie" wird zunächst einmal eine mehr oder weniger uniform ablaufende entzündliche Reaktion des Lungengewebes beschrieben. Sie bedingt unphysiologische Wassereinlagerungen (Ödeme) in der alveolokapillären Membran und im Alveolarraum mit daraus folgender Einschränkung des pulmonalen Gasaustausches. Weiterhin können in feingeweblichen Untersuchungen häufig auch eingewanderte weiße Blutkörperchen (Leukozyten bzw. Granulozyten und Makrophagen) nachgewiesen werden.

Im engeren klinischen Sinne wird die Pneumonie zudem als eine Krankheit angesehen, die unmittelbar durch mikrobiologische Erreger verursacht wird (Bakterien, Viren oder Pilze).

Dies steht im Gegensatz zum akuten Lungenversagen (ARDS), bei dem ebenfalls ödematöse Veränderungen und eine leukozytäre Infiltration nachweisbar sind, welche jedoch nicht immer durch einen Erreger in der Lunge verursacht sein muss.

Ein klassisches Beispiel wäre die entzündliche Mitreaktion der Lunge bei einer schweren Pankreatitis.

Klassifikation

Da eine Vielzahl von Erregern für eine Pneumonie verantwortlich sein können, haben sich in der Klinik beschreibende Klassifikationen durchgesetzt, die für die weitere Therapie relevant sind.

Zunächst kann die **Lokalisation** der Pneumonie beschrieben werden. Beschränkt sich die Entzündung auf einen Lungenlappen, wird von einer Lobärpneumonie gesprochen. Fleckförmige Verteilungen, die sich nicht anatomischen Landmarken zuordnen lassen, werden häufig als Bronchopneumonie oder einfach als Infiltrat bezeichnet.

Weiterhin werden sogenannte „ambulant erworbene" Pneumonien (Community Acquired Pneumonia, CAP) von im Krankenhaus erworbenen „nosokomialen" Pneumonien (Hospital Acquired Pneumonia, HAP) unterschieden.

Als nosokomial wird eine Pneumonie dann bezeichnet, wenn sie nach dem zweiten Krankenhausbehandlungstag oder bis zum 14. Tag nach Entlassung erworben wird.

Diese Unterscheidung ist deswegen wichtig, weil sich CAP und HAP fundamental im Erregerspektrum, im Patientenkollektiv und in der Prognose unterscheiden.

Von den nosokomialen Pneumonien sind die „ventilator-assoziierten" Pneumonien (VAP) abzugrenzen. Hiermit sind Pneumonien gemeint, die bei beatmeten Patienten auftreten, wobei es nicht relevant ist, ob der Patient invasiv oder nicht invasiv beatmet wird.

Zahlen, Daten, Fakten

Die Wahrscheinlichkeit eine Pneumonie zu erleiden, ist jedoch bei den invasiv beatmeten Patienten mit etwa 5,4 Ereignissen pro 1.000 Beatmungstagen im Vergleich zu etwa 1,6 Ereignissen pro 1.000 Beatmungstagen bei nicht-invasiv beatmeten Patienten deutlich erhöht. Patienten ohne Beatmung erkranken mit 0,6 diagnostizierten Pneumonien pro 1.000 Krankenhausaufenthaltstage nochmals deutlich seltener.

Die Wahrscheinlichkeit im Krankenhaus zu versterben, wird durch eine nosokomiale Pneumonie um etwa 10–15 % angehoben, wobei bei diesen Angaben die eigentliche Grunderkrankung unerheblich ist ([7]).

Diagnostik

Die Diagnose einer Pneumonie wird zunächst klinisch gestellt. Auffällig sind neben unspezifischen Zeichen wie Fieber, Husten, Auswurf und Thoraxschmerz (bei begleitender Entzündung der Pleura = Pleuritis), der auskultatorische und der radiologische Befund. Im Röntgenbild können regelhafte Dichteanhebungen, die in der klinischen Terminologie als „Verschattungen" oder „Infiltrate" bezeichnet werden, abgegrenzt werden (> Abb. 4.16).

Patienten, die neben solchen radiologischen Veränderungen eine erhöhte Anzahl oder eine relevante Verminderung von Leukozyten im Blut (Leukozytose), Fieber oder eitriges Trachealsekret aufweisen (es müssen zwei von drei Kriterien erfüllt werden), haben zu etwa 60–80 % tatsächlich eine Pneumonie. Weiterhin können sich Hinweise auf eine Pneumonie aus thorakalen computertomografischen Untersuchungen und einer etwaigen pulmonalen Dysfunktion heraus ergeben.

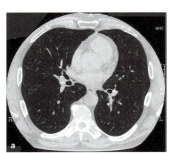 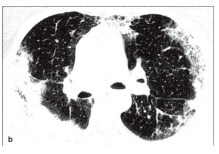

Abb. 4.16 Im Vergleich: Aufnahme einer gesunden Lunge (links) und Lunge eines Patienten mit Pneumonie (rechts). [G064, G065]

Da der Erreger der Pneumonie in den allermeisten Fällen zu Beginn der Erkrankung nicht bekannt ist, erfolgt die Therapie zunächst empirisch, das heißt, man wird zunächst die Erreger antibiotisch abdecken, die üblicherweise für eine nosokomiale Pneumonie (oder eine CAP) verantwortlich sind. Umso wichtiger ist es, frühzeitig und wiederholt Tracheal- oder Bronchialsekret zu gewinnen, um den oder die verursachenden Erreger mikrobiologisch zu erfassen.

Therapie

Neben der allgemeinen intensivmedizinischen und -pflegerischen Versorgung sowie der Sicherstellung eines ausreichenden Gasaustausches steht die medikamentöse antimikrobielle Therapie klar im Vordergrund.

Wie oben schon erwähnt ist der verursachende Erreger im Allgemeinen zunächst nicht bekannt, sodass die Initialtherapie mit einer breit wirksamen Antibiose begonnen wird (= kalkulierte antibiotische Therapie). Gelingt es, den ursächlichen Erreger zu isolieren (die Wahrscheinlichkeit steigt mit der Anzahl der eingesandten Proben an), kann dieser bezüglich seiner Empfindlichkeit gegen verschiedene Antibiotika getestet werden und dasjenige ausgewählt werden, welches das günstigste Wirkungs- und Nebenwirkungsprofil hat (= antibiogrammgerechte Therapie).

Pflegerische Aufgaben

Aufgrund des häufigen Auftretens der Pneumonie kommt ihrer Prophylaxe (➤ 1.4) eine große Bedeutung zu. Mangelnde Lungenbelüftung durch eine flache Atmung (durch Schmerzen, Immobilität, Atemdepression oder allgemeine Schwäche), Sekretstau durch visköses Sekret oder mangelnden Hustenstoß (vermehrte Sekretbildung, Intubation/Beatmung) und Atemwegsverengungen oder Aspirationsgefahr (durch mangelnde Schutzreflexe oder einliegende Magensonde) erhöhen das Risiko daran zu erkranken erheblich. Durch gezielte Maßnahmen kann dem entgegengewirkt werden:
- Schmerzbekämpfung (➤ 1.3)
- Frühzeitige Mobilisation (➤ 1.5)
- Atemübungen (➤ 1.4.4)
- Physiotherapie
- Sekretolytikagabe.

Mundpflege
- Zwei-dreimal täglich Zähne bürsten
- Anwendung von Schwämmen nur für den Komfort
- Kein Routineeinsatz von alkoholbasierenden Lösungen oder Wasserstoffperoxid
- Behandlung mit antibiotischen/antiseptischen Lösungen senkt die VAP-Rate signifikant.

Lagerung
- Oberkörperhochlagerung 30°–45°
- Rotationsbetten nur für Hochrisikopatienten
- Positionierungsintervall idealerweise 2-stündlich (auch mit Mikrobewegungen kann ein kurzfristiger Positionswechsel erreicht werden).

Hygiene
- Adäquate Händedesinfektion
- Einhaltung von Hygienestandards (➤ Kap. 2).

Vigilanz
- 3-C-Regel bewirkt einen positiven Einfluss auf die VAP. Die Sedierung soll calm (ruhig), comfortable (angenehm) und cooperative (kooperativ) sein
- Reduzierung der Beatmungsdauer → Senkung der Aspirationsrate
- Sedierungspausen (täglich)
- Durchführung des Assessments zur Extubationsbereitschaft (z. B. Spontaneous Awaking Trial [SAT], in Kombination mit dem Spontaneous Breathing Trial [SBT]).

Ernährung
- Überdehnung des Magens vermeiden
- Hausinternen Standard zur Ernährung beachten.

LITERATUR

1. Reinhard, M.; Eberhardt, E. Alfred Kirstein (1863–1922) – Pioneer of Direct Laryngoscopy. Anästhesiologische Intensivmedizin Notfallmedizin Schmerztherapie. 1995; 30 (4): 240–246.
   Bahns, E. Mit dem Pulmotor fing es an – Hundert Jahre maschinelle Beatmung. www.draeger.de/sites/assets/PublishingImages/Generic/Webinar/Booklet/rsp_it_began_with_pulmotor_booklet_9051424_de.pdf [11.10.2013].
2. The Acute Respiratory Distress Syndrome Network. Ventilation with Lower Tidal Volumes as Compared with Traditional Tidal Volumes for Acute Lung Injury and the Acute Respiratory Distress Syndrome. The New England Journal of Medicine 4/2000; 342 (18): 1.301–1.308.
3. Determann, R. M.; Royakkers, A.; Wolthuis, E. K.; Vlaar, A. P.; Choi, G.; Paulus, F. et al. Ventilation with lower tidal volumes as compared with conventional tidal volu-

4

mes for patients without acute lung injury: a preventive randomized controlled trial. In: Critical Care 2010: 14 (1).

4. Talmor, D.; Sarge, T.; Malhotra, A.; O'Donnell, C. R.; Ritz, R.; Lisbon, A. et al. Mechanical Ventilation Guided by Esophageal Pressure in Acute Lung Injury. The New England Journal of Medicine 11/2008 359 (20): 2.095–2.104.

5. Papazian, L.; Forel, J. M.; Gacouin, A.; Penot-Ragon, C.; Perrin, G.; Loundou, A. et al. Neuromuscular blockers in early acute respiratory distress syndrome. The New England Journal of Medicine 9/2010; 363 (12): 1.107–1.116.

6. Dellinger, R. P.; Levy, M. M.; Rhodes, A.; Annane, D.; Gerlach, H.; Opal, S. M. et al. Surviving Sepsis Campaign: International Guidelines for Management of Severe Sepsis and Septic Shock: 2012. http://www.sccm.org/Documents/SSC-Guidelines.pdf [11.10.2013].

Drakulovic, M. B.; Torres, A.; Bauer, T. T.; Nicolas, J. M.; Nogué, S.; Ferrer, M. Supine body position as a risk factor for nosocomial pneumonia in mechanically ventilated patients: a randomised trial. http://www.ncbi.nlm.nih.gov/pubmed/?term=PMID%3A+10584721 [11.10.2013].

7. S3-Leitlinie: Epidemiologie, Diagnostik und Therapie erwachsener Patienten mit nosokomialer Pneumonie. http://www.awmf.org/uploads/tx_szleitlinien/020-013l_S3_Nosokomiale_Pneumonie_Epidemiologie_Diagnostik_Therapie_2012-10.pdf [11.10.2013].

4

5

Anne Geisler und Tobias Knoche
Das Herz-Kreislaufsystem

5.1 Anatomie und Physiologie

Form und Lage

Das Herz ist ein Hohlmuskel, dessen Größe Ähnlichkeit mit der Faustgröße der jeweiligen Person hat. Das Gewicht ist abhängig von Geschlecht, Alter und Trainingszustand und liegt im Durchschnitt zwischen 250 und 400 g. Die Herzbasis, welche die Einmündungen bzw. die Ursprünge der großen Gefäße umfasst, hat einen größeren Umfang als die Herzspitze und liegt direkt hinter dem Brustbein. Die Herzachse verläuft diagonal von rechts oben nach links unten vorne. Durch eine zusätzliche Drehung der Herzachse, entstehen die Bezeichnungen „Vorderwand" und „Hinterwand", da die rechte Herzseite nach vorne und die linke Herzseite nach hinten zeigt (➤ Abb. 5.1).

Aufbau

Beide Herzhälften bestehen aus jeweils einem Vorhof und einer Kammer, die durch die Herzscheidewand, dem Septum, voneinander getrennt werden. Die Übergänge von den Vorhöfen in die Herzkammern und von den Kammern in das Gefäßsystem werden jeweils durch Klappen verschlossen. Das Myokard, also der eigentliche Herzmuskel, ist von einem Herzbeutel umgeben, dem Perikard. Dieser Beutel ermöglicht die Bewegungsfreiheit des Herzmuskels und reduziert die durch die Pumpbewegung entstehende Reibung. Auf der Außenseite des Myokards liegt das Epikard und auf der Innenseite ist der Herzmuskel mit dem Endokard ausgekleidet, aus dem sich die vier Herzklappen ausbilden. Die glatte Struktur des Endokards verhindert ein Anheften der Blutzellen und sorgt für einen gleichmäßigeren Blutfluss.

Herzklappen

Das Herz pumpt mit jeder Kontraktion etwa 70 ml bis 100 ml Blut, das sogenannte Schlagvolumen. Im klinischen Alltag bedeutender ist jedoch das Herzminutenvolumen (HZV), bei dessen Berechnung die Blutmenge je Herzschlag mit der Anzahl der Herzaktionen innerhalb einer Minute multipliziert wird.

Damit dieses Volumen überhaupt ausgeworfen werden kann, muss der Herzmuskel ausreichend Druck aufbauen, welcher den Druck im sich anschließenden Lungen- bzw. Körperkreislauf übersteigt. Zusätzlich muss der Blutfluss in nur eine Richtung sichergestellt sein, damit in der Anspannungsphase das Blut nicht in die Vorhöfe zurückströmen kann. Diese Funktionen übernehmen die Herzklappen.

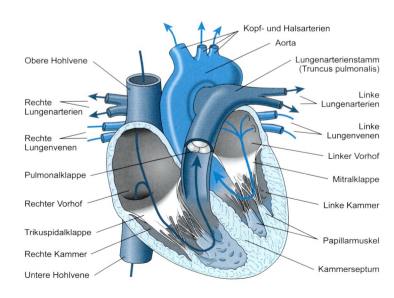

Kopf- und Halsarterien

Aorta

Lungenarterienstamm (Truncus pulmonalis)

Obere Hohlvene

Rechte Lungenarterien

Rechte Lungenvenen

Pulmonalklappe

Rechter Vorhof

Trikuspidalklappe

Rechte Kammer

Untere Hohlvene

Linke Lungenarterien

Linke Lungenvenen

Linker Vorhof

Mitralklappe

Linke Kammer

Papillarmuskel

Kammerseptum

Abb. 5.1 Schematische Darstellung des Herzens im Querschnitt. [L190]

Segelklappen

Trikuspidalklappe (dreizipflig): zwischen dem rechtem Vorhof und der rechten Kammer
Mitralklappe (zweizipflig): zwischen dem linkem Vorhof und der linken Kammer
• Werden durch Sehnenfäden und Papillarmuskel daran gehindert während der Diastole in die Vorhöfe umzuschlagen
• Verschließen die Kammern zu den Vorhöfen
• Verhindern während der Kontraktionsphase der Kammern einen Rückstrom des Blutes in die Vorhöfe.

Taschenklappen

Aortenklappe: zwischen der linken Kammer und der Aorta
Pulmonalklappe: zwischen der rechten Kammer und der A. pulmonalis
• Ringförmig, bestehen aus drei halbmondförmigen Taschen
• Bilden eine Barriere zwischen den großen Arterien und den Herzkammern
• Verhindern nach Beendigung der Auswurfphase den Rückstrom des Blutes aus dem Gefäßsystem in die Kammern.

5.1.1 Koronargefäße

Die Versorgung des Herzmuskels mit sauerstoffreichem Blut erfolgt durch die Herzkranzarterien, die auch Koronararterien genannt werden (➤ Abb. 5.2). Diese versorgen jeweils einen ganz bestimmten Be-

reich des Herzmuskels. Kommt es zu einem akuten Verschluss einer Koronararterie (Herzinfarkt), so hat dies einen dauerhaften Funktionsverlust der Herzmuskelzellen zur Folge. Die Ausbildung eines Umgehungskreislaufs (Kollateralgefäß), wie er für periphere Arterien typisch ist, entsteht am Herzen höchstens im Rahmen einer langsamen Verengung der Arterie, nicht aber bei einem akuten Verschluss.

Das Koronargefäßsystem entspringt aus der Aorta kurz oberhalb der Aortenklappe.

Die linke Koronararterie (Arteria coronaria sinistra) teilt sich in ihrem Verlauf in zwei Hauptäste. Bis zu dieser Bifurkation spricht man vom Hauptstamm (Truncus communis). Die abzweigenden Gefäße tragen die Bezeichnung Ramus circumflexus (RCX) und Ramus interventricularis anterior (RIVA). Bei manchen Menschen bildet sich zusätzlich ein dritter Gefäßast aus, der Ramus intermedius. Die rechte Koronararterie (Arteria coronaria dexter) besteht aus nur einem Hauptast. Dieser wird als Ramus interventricularis posterior (RIVP) bezeichnet. Im weiteren Verlauf der Hauptäste gehen weitere, deutlich kleinere Äste ab, welche den Herzmuskel kranzförmig umschließen.

Die linke Herzkranzarterie mit ihren jeweiligen Ästen versorgt:
• Den linken Vorhof
• Die Muskulatur des linken Ventrikels
• Den Großteil des Septums
• Einen Anteil der Vorderwand des rechten Ventrikels.

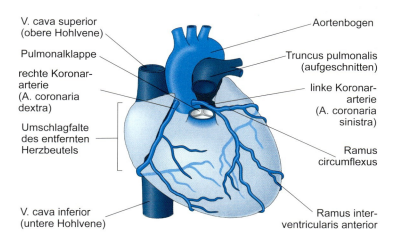

Abb. 5.2 Das koronare Gefäßsystem mit den wichtigsten Koronargefäßen. [L190]

V. cava superior (obere Hohlvene)
Pulmonalklappe
rechte Koronararterie (A. coronaria dextra)
Umschlagfalte des entfernten Herzbeutels
V. cava inferior (untere Hohlvene)
Aortenbogen
Truncus pulmonalis (aufgeschnitten)
linke Koronararterie (A. coronaria sinistra)
Ramus circumflexus
Ramus interventricularis anterior

Die rechte Herzkranzarterie mit ihren jeweiligen Ästen versorgt:

- Den rechten Vorhof
- Die Muskulatur des rechten Ventrikels
- Den hinteren Teil des Septums
- Den Sinusknoten
- Den AV-Knoten
- Einen Anteil der Hinterwand des linken Ventrikels.

5.1.2 Reizleitungssystem

Jeder Muskel benötigt für eine kontrollierte Anspannung eine elektrische Erregung.

Anders als bei der Skelettmuskulatur, bei der diese Erregung vom Gehirn erzeugt und vom peripheren Nervensystem weitergeleitet wird, arbeitet das Herz unabhängig davon (autonom). Speziell umgewandelte Herzmuskelzellen, die als Reizbildungs- und Leitungssystem zusammengefasst werden, erzeugen die Erregung und leiten diese fort. Dabei kann prinzipiell jede Herzmuskelzelle Ursprung einer Erregung und damit einer Herzaktion sein. Die hierfür erforderliche Überschreitung des Schwellenwertes erfolgt in den Schrittmacherzentren jedoch früher als im übrigen Myokard.

Alles-oder-Nichts-Gesetz

Die Muskelfasern des Herzens stehen untereinander in einer elektrischen Verbindung.
Entsteht ein elektrischer Impuls, breitet sich dieser von Muskelfaser zu Muskelfaser aus und erfasst stets das gesamte Herz, niemals nur Teile davon.

Klinische Bedeutung

Werden Muskelfasern im Rahmen eines Herzinfarkts durch Narbengewebe ersetzt, kann dieses System empfindlich gestört sein und es besteht die Gefahr von lebensbedrohlichen Rhythmusstörungen.

Reizbildung und Reizleitung

An der Reizbildung und Reizleitung des Herzens sind verschiedene Strukturen beteiligt (➤ Abb. 5.3). Die wichtigste Struktur für die Erregungsbildung am Herzen ist der Sinusknoten; von ihm gehen normalerweise alle Erregungen aus (➤ Tab. 5.1).

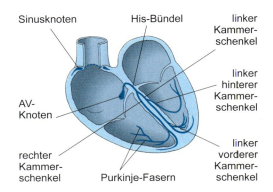

Abb. 5.3 Aufbau des Reizleitungssystems. [L190]

Tab. 5.1 Aufgabe- und Lagebeschreibung der einzelnen Abschnitte des Reizbildungs- und Reizleitungssystems

Struktur	Lage und Funktion
Sinusknoten	Der Sinusknoten liegt im oberen Teil des rechten Vorhofes und fungiert als primärer Schrittmacher. Ohne externe Beeinflussung produziert er im Schnitt 60–80 Aktionen pro Minute
AV-Knoten	Der AV-Knoten liegt im Bereich des unteren Vorhofseptums zwischen den beiden Vorhöfen. Er verzögert die Weiterleitung der elektrischen Impulse, um eine bessere Füllung der Ventrikel zu gewährleisten und eine Überleitung tachykarder Rhythmen aus dem Vorhof zu verhindern. Fällt der Sinusknoten als primärer Schrittmacher aus, arbeitet der AV-Knoten als sekundärer Schrittmacher und kann ca. 50 Aktionen pro Minute erzeugen
HIS-Bündel	Das HIS-Bündel liegt im oberen Bereich des Kammerseptums. Es leitet die Impulse zu den Tawara-Schenkeln weiter und erregt zudem die Papillarmuskeln der Segelklappen
Tawara-Schenkel	Die Tawara-Schenkel teilen sich aus dem HIS-Bündel innerhalb des Kammerseptums und aktivieren die Kammermuskulatur
Purkinje-Fasern	Die Purkinje-Fasern sind Verästelungen der Tawara-Schenkel und ziehen bis in die Herzspitze. Sie bilden die Endstrecke des Erregungsleitungssystems

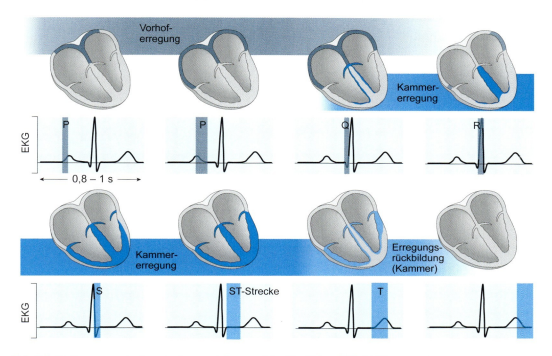

Abb. 5.4 Die Erregungsausbreitung im Herzen mit Bezug auf das Oberflächen-EKG. [L190]

Die Aktionen des Sinusknotens können sowohl vom stimulierend wirkenden sympathischen- und dem drosselnd wirkenden parasympathischen Nervensystem, als auch von Stresshormonen (Wirkung an den Alpha- und Betarezeptoren), Schilddrüsenhormonen (Aktivierung des sympathischen Nervensystems), Elektrolytverschiebungen (Kalium, Magnesium und Kalzium) und der Körpertemperatur beeinflusst werden.

Ab dem AV-Knoten bezeichnet man das Reizleitungssystem auch als tertiären Schrittmacher.

Klinische Bedeutung

Für den Fall, dass der Sinus- und AV-Knoten ausfallen, ist das tertiäre Schrittmachersystem in der Lage, etwa 30 Aktionen pro Minute zu erzeugen. Dies macht ein Überleben dieser schwerwiegenden Störung im Reizbildung- und Leitungssystems möglich.

Das Elektrokardiogramm (EKG)

Das EKG ermöglicht eine Darstellung der elektrischen Aktivität des Herzens über Elektroden, die auf

Tab. 5.2 Beschreibung eines EKG-Ausschlages in Bezug auf das Erregungsgebiet

EKG-Abschnitt	Beschreibung
P-Welle	Der Sinusknoten erzeugt einen Impuls, der eine Erregung der Vorhöfe zur Folge hat. Am Ende der P-Welle hat die Erregung den AV-Knoten erreicht
PQ-Strecke	Die PQ Strecke stellt die Überleitungszeit zwischen Vorhof und Kammer dar. Am Ende der P-Welle, wenn das Vorhofmyokard vollständig erregt ist, lassen sich keine Spannungsänderungen ableiten und es entsteht eine isoelektrische Linie. Die Erregung hat den AV-Knoten erreicht und wird nun verzögert
QRS-Komplex	Die Kammermuskulatur wird erregt. Die Größe der Muskelmasse spiegelt sich in der Höhe des Ausschlages wieder. Die Rückbildung der Vorhoferregung wird vom QRS-Komplex überlagert
ST-Strecke	Vollständige Erregung der Kammermuskulatur
T-Welle	Erregungsrückbildung der Kammermuskulatur. Die Rückbildung erfolgt langsamer und nicht an allen Stellen gleichzeitig, daher ist die T-Welle niedriger und breiter als der QRS-Komplex

5

der Haut befestigt werden (➤ Abb. 5.4). Nach Abgabe eines internen oder auch externen Impulses, kann die Erregungsausbreitung innerhalb des Herzens erfasst werden (➤ Tab. 5.2).

5.2 Kreislaufsystem

Das Kreislaufsystem setzt sich aus dem Lungenkreislauf (**„kleiner Kreislauf"**) und dem Körperkreislauf (**„großer Kreislauf"**) zusammen. Gefäße, die Blut vom Herzen wegführen, werden als Arterien bezeichnet und Gefäße, die Blut zum Herzen hinführen, werden Venen genannt. Dies gilt unabhängig davon, ob das durchströmende Blut mit Sauerstoff angereichert ist oder nicht.

Während die herznahen Gefäße noch einen großen Durchmesser aufweisen, nimmt ihr Kaliber im Verlauf immer weiter ab, bis sie sich schließlich in feinste Haargefäße, die Kapillaren, verästeln. Diese Kapillare bilden das sogenannte Endstromgebiet, also den Bereich eines Organs, in dem sauerstoffreiches Blut zugeführt bzw. sauerstoffarmes Blut abtransportiert wird. Dabei ist der Aufbau der Gefäßwand in Venen und Arterien nahezu gleich, ein wesentliches Unterscheidungsmerkmal ist jedoch die Dicke der Muskelschicht. Die Gefäßwand der Kapillaren besteht nur noch aus einer Schicht, dem Endothel (➤ Abb. 5.5).

Die stärker ausgeprägte Muskelschicht und der höhere Anteil an elastischen Fasern ermöglichen den Arterien eine bessere Widerstandsfähigkeit und Dehnbarkeit. So kann der höhere Druck im arteriellen System besser aufgefangen werden und es wird ein gleichmäßigerer Blutfluss gewährleistet. Im venösen System sind die Drücke niedriger, sodass keine ausgeprägte Muskelschicht erforderlich ist. Zudem sind die Venen so besser komprimierbar, was das Prinzip der Muskel-Venen-Pumpe unterstützt.

5.2.1 Hämodynamik

Das arterielle Gefäßsystem ist ein „Hochdrucksystem". Der in diesem System vorherrschende Druck, der arterielle Blutdruck, steht im relativen Verhältnis zu der Leistungskraft des Herzens und lässt Rückschlüsse auf die allgemeine Kreislaufsituation zu.

Windkesselfunktion

Die Muskulatur einer gesunden linken Herzkammer kontrahiert so lange, bis der Druck in der Kammer den Druck im Gefäßsystem übersteigt und das Blut in die Aorta ausgeworfen wird. Dieser Vorgang wird als **„Systole"** bezeichnet. Das ausgeworfene Blut führt zu einer aktiven Dehnung der Gefäßwand. Auf diese Weise kann ein möglichst großer Teil des Schlagvolumens durch das Gefäßsystem aufgenom-

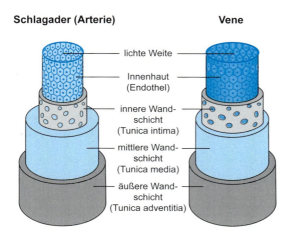

Schlagader (Arterie)   **Vene**

lichte Weite

Innenhaut (Endothel)

innere Wandschicht (Tunica intima)

mittlere Wandschicht (Tunica media)

äußere Wandschicht (Tunica adventitia)

Abb. 5.5 Der Gefäßwandaufbau von Vene und Arterie im Vergleich. [L143]

men werden. Der elastische Anteil der Arterien bewirkt, dass sich diese nach Abschluss der Systole, in der **Diastole,** wieder zusammenziehen und das Blut passiv ausgeworfen wird. Diese sogenannte Windkesselfunktion ermöglicht einen gleichmäßigeren Blutstrom (➤ Abb. 5.6).

Frank-Starling-Mechanismus

Der Frank-Starling-Mechanismus ermöglicht eine Anpassung der Herztätigkeit an kurzfristige Druck- und Volumenschwankungen. Er steuert das Zusammenspiel zwischen Füllung und Auswurfleistung des Herzens. Schwankungen können sowohl in der Vorlast, dem Füllungsvolumen der Kammer, als auch in der Nachlast, dem vorherrschenden Gefäßdruck nach der Kammer, entstehen. Grundsätzlich gilt, dass niemals das gesamte Blut, welches sich in den Ventrikeln befindet, ausgeworfen wird.

Kommt es zu einer Erhöhung des Widerstandes in der Aorta, also zu einer Erhöhung der Nachlast, muss das Herz während der Kontraktion einen stärkeren Druck aufbauen. Dadurch verringert sich das Schlagvolumen und die Restmenge an Blut im Ventrikel am Ende der Systole nimmt zu. Durch das erhöhte Füllungsvolumen in der Kammer (Anstieg der Vorlast des Herzens), kommt es zu einer stärkeren Vordehnung der Kammermuskulatur, die es bis zu einem gewissen Grad ermöglicht, auch mehr Schlagvolumen auszuwerfen.

Auf diese Weise verändert sich die am Ende der Systole in der Kammer verbleibende Restmenge an Blut nur geringfügig.

Dieses Wechselspiel gewährleistet, dass beide Herzkammern immer nahezu dasselbe Schlagvolumen auswerfen.

5.2.2 Parameter und Monitoring

Blutdruck

Im klinischen Alltag ist die Ermittlung des Blutdrucks für die Überwachung eines Patienten unerlässlich (➤ Abb. 5.7, ➤ Tab. 5.3). Der Blutdruck kann indirekt (unblutig, ➤ Tab. 5.6) mithilfe einer Manschette gemessen werden, oder er wird direkt (blutig, ➤ Tab. 5.5) mittels eines Katheters in einer Arterie abgeleitet.

Die Normwerte des Blutdrucks sind in ➤ Tab. 5.4 dargestellt.

Tab. 5.3 Erläuterung der Blutdruckbegriffe

Begriff	Beschreibung
Systolischer Blutdruck	Ist ein gemessener Wert und entspricht dem Druck im Gefäßsystem am Ende der Auswurfphase
Diastolischer Blutdruck	Ist ein Messwert und entspricht dem Druck im Gefäßsystem während der Entspannungs- bzw. Füllungsphase
Mitteldruck	Ist ein errechneter Wert. Er entspricht dem Druck, der kontinuierlich im Gefäßsystem herrscht und wird zur besseren Einschätzung der Versorgung der Organe mit sauerstoffreichem Blut herangezogen. Aus diesem Grund wird er auch als „Perfusionsdruck" bezeichnet. Eine Unterschreitung von 65 mmHg kann zu einer erheblichen Beeinträchtigung der Organversorgung führen. Ist der menschliche Körper jedoch an einen niedrigen Perfusionsdruck gewöhnt (z. B. bei Patienten mit chronischer Herzsuffizienz), können auch Werte um 50–55 mmHg toleriert werden. Letztlich sind die Auswirkungen auf die Organsysteme (Nieren- und Leberversagen, neurologische Ausfälle, etc.) entscheidend

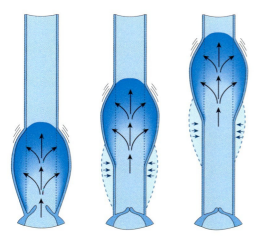

Abb. 5.6 Schematische Darstellung der Windkesselfunktion. [L190]

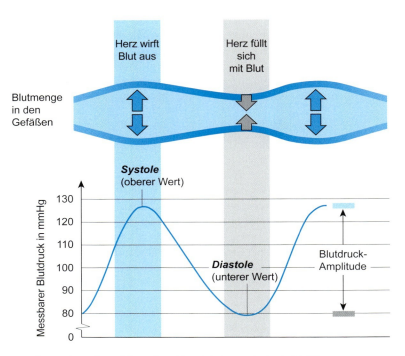

Abb. 5.7 Dilatation und Kontraktion der Gefäßwand in Abhängigkeit zum Blutdruck. [L143]

Beispielrechnung Mitteldruck

Die Rechenformel zur Ermittlung des arteriellen Mitteldrucks lautet:

$$\frac{\text{Diastole} + \text{Diastole} + \text{Systole}}{3} = \text{arterieller Mitteldruck}$$

Bei einem Blutdruck von 120/80 mmHg ergibt sich:

$$\frac{80 + 80 + 120}{3} = 93,33 \text{ mmHg}$$

Tab. 5.4 Diagnostische Bewertung der Blutdruckwerte gemäß der Einteilung durch die Weltgesundheitsorganisation (WHO)

Blutdruckwerte	
Systolischer Wert	Beurteilung
100–129 mmHg	Normaler Druck
130–139 mmHg	Hoch normaler Druck
140–159 mmHg	Leichte Hypertonie
160–179 mmHg	Mittelgradige Hypertonie
> 180 mmHg	Schwere Hypertonie
> 200 mmHg	Hypertensive Krise

Der Blutdruck wird durch viele Vorgänge im Körper beeinflusst: Schmerzen, Stress, Angst, Medikamente, Blutverlust.

Klinische Bedeutung

Der Blutdruck sollte nicht als alleiniger Faktor für die Beurteilung eines Patienten herangezogen werden. Stets wird die Gesamtsituation beachtet. Gemessene Blutdruckwerte, die erheblich von den bekannten Werten abweichen, gilt es zunächst zügig zu überprüfen. Ist sichergestellt, dass der erhobene Wert korrekt ist, muss schnell gehandelt werden.

Klinische Bedeutung

Bei einem systolischen Blutdruck über 200 mmHg und zusätzlichen Symptomen, wie Kopf- und/oder Brustschmerzen, Atemnot, neurologischen Ausfällen, usw., liegt ein hypertensiver Notfall vor, der schnellstens behandelt werden muss.

Ein gesundes Herz-Kreislaufsystem ist in der Lage, kurzfristigen Blutdruckschwankungen entgegenzuwirken. Zudem verfügen die Nieren (➤ Kap. 6) und das Gehirn (➤ Kap. 8) über Autoregulationsmechanismen.

Infolge einer chronischen Einschränkung der Pumpleistung des linken oder des gesamten Herzens, kann es im Rahmen von Blutdruckerhöhungen zu einer Erschöpfung dieser Kompensationsmechanismen kommen und das Herz ist nicht mehr in der Lage gegen den erhöhten Widerstand anzupumpen.

Dadurch ergeben sich zwei kritische Zustände:

1. Das Schlagvolumen sinkt und es wird keine ausreichende Menge Blut mehr ausgeworfen. Dadurch kommt es zu einer akuten Mangeldurchblutung der peripheren Organe und somit auch zu einem Sauerstoffmangel. Durch eine verminderte Leber- und Nierenfunktion kommt es zur Ansammlung von Stoffwechselprodukten, Enzyme werden freigesetzt und es fällt vermehrt Laktat an (entsteht bei Stoffwechselprozessen ohne die Zugabe von Sauerstoff, das Blut übersäuert → Azidose). Bei vorgeschädigten Herzkranzgefäßen kann die geringere Auswurfleistung auch zu einem Sauerstoffmangel am Herzen selbst führen, wodurch das Auftreten von Herzrhythmusstörungen, auch von lebensbedrohlichen, wahrscheinlicher wird

2. Das Restvolumen in den Herzkammern steigt an und es kommt zu einem zunehmenden Rückstau in das vorgeschaltete Gefäßsystem. Liegt ein Pumpversagen des linken Herzens vor, staut sich das Blut in die Lunge zurück, dadurch kommt es zu einem Übertritt von Flüssigkeit in die Alveolen (→ Lungenödem). Hierdurch kann der Gasaustausch erheblich beeinträchtigt werden. Zudem können Patienten in Panik geraten, was zu einer Ausschüttung von Stresshormonen und damit zu einer weiteren Erhöhung des Blutdrucks führt. Auch der rechte Ventrikel wird nun in Mitleidenschaft gezogen, da er für hohe Drücke im Lungenkreislauf nicht ausgelegt ist. Die Folge ist ein Rückstau des Blutes in die Peripherie. Die Halsvenen treten prall gefüllt hervor, die Leber wird in ihrer Funktion beeinträchtigt und es bilden sich Beinödeme aus.

Diese Zustände werden als **„Low-Output-Syndrom"** bezeichnet. In Abhängigkeit des Erkrankungsstadiums und der Gesamtkonstitution des Patienten, kann diese akute Verschlechterung rasch lebensbedrohlich werden und letztlich auch zum Tode führen. Ein rasches Einschreiten mit dem Ergreifen umfassender Maßnahmen (Sedierung, antihypertensive Therapie, Steigerung der Diurese) ist zwingend erforderlich.

Tab. 5.5 Erläuterungen zur direkten Blutdruckmessung über einen Katheter in einer Arterie

Direkte/blutige Messung	
Punktionsstellen	• Handgelenk → A. radialis (nur bei intakter A. ulnaris) • Leiste → A. femoralis • Fußrücken → A. dorsalis pedis • Oberarm → A. brachialis **Vorsicht:** Aus der Arteria brachialis teilen sich die beiden Unterarmarterien (A. radialis und A. ulnaris). Kommt es hier z. B. infolge einer Entzündung zu einem Verschluss, wird der Unterarm nicht mehr durchblutet!
Messintervall	Kontinuierlich ohne Intervall
Utensilien	• Arterieller Katheter • Drucksystem mit Druckaufnehmer • Druckbeutel mit Kochsalzlösung • Ggf. Druckleitung zur Bestimmung des Nullpunktes
Methode	• Sterile Anlage des Katheters durch einen Arzt • Drucksystem vollständig entlüften und mit Kochsalzlösung füllen • Druckbeutel auf 300 mmHg aufpumpen → hierdurch wird ein kontinuierlich geringer Fluss der Kochsalzlösung gewährleistet und somit ein Einströmen von Blut in das Drucksystem verhindert • Mithilfe einer Thoraxschublehre Nullpunkt bestimmen → dieser wird beim flach liegenden Patienten ermittelt. Der Nullpunkt entspricht der Herzhöhe • Drucksystem und Katheter verbinden → die im Drucksystem entstandene Wassersäule nimmt die am Katheterende auftreffende Pulswelle auf und leitet sie an den Druckaufnehmer weiter • Alarmgrenzen einstellen
Fehler-/Störquellen	• Falsche/fehlende Kabel- und/oder Schlauchverbindungen • Falscher Nullpunkt • Motorisch unruhiger Patient • Falsch gestellte Dreiwegehähne • Katheterfehlanlage

5

Tab. 5.6 Erläuterung zur indirekten Blutdruckmessung über eine Manschette am Oberarm

Indirekte/unblutige Messung	
Positionen für Manschette und Stethoskop	Oberarm → A. brachialis → keine Messung auf der gleichen Seite bei: Mamma-Karzinom, Lymphstau, Thrombose, Shuntanlage, Infusionszugang mit kreislaufregulierenden Medikamenten Unterschenkel → A. poplitea/A. tibialis posterior
Messintervall (automatische Messung)	Nicht kontinuierlich mit intermittierendem Intervall → nur in absoluten Ausnahmefällen ist eine kontinuierliche Messung zu empfehlen
Utensilien	Druckmanschette Stethoskop (nur manuelle Messung)

Methode	
Manuelle Messung	**Automatische Messung**
• Liegender Patient • Mindestens 15 Minuten nach körperlicher oder psychischer Anstrengung (Arztgespräch, Besuch von Angehörigen) • Manschette knitterfrei, am nackten Oberarm in Herzhöhe anlegen	
Manschette langsam bis 20 mmHg über die letzte tastbare Pulswelle aufpumpen Stethoskop knapp unterhalb der Manschette auf die Arterie aufsetzten → nicht mit dem Daumen festhalten Manschette langsam entlüften Beginn des „Klopfens" entspricht dem systolischen-, das Ende dem diastolischen Druck → dieses Klopfen ist ein Strömungsgeräusch. Es entsteht, wenn Blut durch ein Strömungshindernis fließt (Korotkoff-Geräusch). Manschette vollständig entlüften	Messung erfolgt über Druckpulsation in der Manschette
Fehler-/Störquellen	• Fehlende Schlauchverbindungen • Bekleideter Oberarm • Fingerreiben auf dem Kopf des Stethoskops • Eigener Pulsschlag • Schwere Gefäßverletzung/Gefäßverschluss

Klinische Bedeutung

Ein gesundes Herz-Kreislaufsystem ist in der Lage, kurzfristigen Blutdruckschwankungen entgegenzuwirken.

VORSICHT

Bei der blutigen Blutdruckmessung muss immer mindestens ein Alarmparameter der Blutdruckmessung aktiv sein. Ohne aktivierten Alarm kann ein offenes Drucksystem übersehen werden: der Patient verblutet unbemerkt!

Tipp

Im Notfall kann zur Bestimmung des systolischen Wertes und somit zum Nachweis eines ausreichenden Blutdrucks,auf ein Stethoskop verzichtet werden. Dabei wird die Manschette aufgepumpt und die Luft unter Tasten des Radialispulses am Handgelenk langsam wieder abgelassen. Der erste tastbare Pulsschlag entspricht dem systolischen Wert.

Zentraler Venendruck

Unter dem „zentralen Venendruck" (ZVD) versteht man den im rechten Vorhof des Herzens und in der oberen Hohlvene (V. cava superior) herrschenden Druck. Folglich erlaubt er eine ungefähre Einschätzung der Vorlast. Vor allem im Zusammenhang mit der Herzfrequenz und dem arteriellen Blutdruck, ist eine grobe Beurteilung des Füllungsvolumens im Gefäßsystem und damit den Druckverhältnissen im rechten Vorhof möglich. Dadurch stellt der ZVD ein wichtiges Element der intensivmedizinischen Überwachung dar (➤ Tab. 5.7).

Tab. 5.7 Erläuterungen zur Messung des zentralen Venendrucks (ZVD)

ZVD-Messung	
Vorbereitung	• Liegender ZVK im Strömungsbereich der oberen Hohlvene • Waagerecht liegender Patient • Bestimmung des Nullpunktes über die Thoraxschublehre • Entlüftetes und mit Kochsalz gefülltes Drucksystem • Laufende Infusionen am Messschenkel pausieren → der ZVD wird optimalerweise am distalen Schenkel des ZVK gemessen. • ZVK mit Kochsalz aus dem Drucksystem spülen → ZVK-Schenkel, über die kreislaufregulierende Medikamente verabreicht werden, sind für eine Messung absolut ungeeignet! • Informierter und kooperativer Patient (➤ Fehlerquellen)
Normalwert	3–8 mmHg bzw. 4–10 cm Wassersäule (cmH$_2$O)
Einflussfaktoren	• Volumenmangel oder Volumenüberschuss • Rechtsherz- oder Globalinsuffizienz • PEEP-Beatmung • Spannungspneumothorax • Lungenembolie • Lungenödem
Besonderheit	• Bei Patienten mit Spontanatmung darf der ZVK auch während der ZVD-Messung niemals zur Atmosphäre geöffnet sein! Durch die negativen Druckverhältnisse im Thorax während der Einatmung kann es zu einem Lufteinstrom in das Gefäßsystem über den ZVK kommen! • Bei beatmeten Patienten herrschen ausschließlich positive Drücke im Thorax. Hier ist das Risiko eines Lufteinstroms deutlich geringer, aber nicht zu 100 % auszuschließen
Fehlerquellen	• Fehlende und/oder falsche Kabelverbindung • Fehlende und/oder falsche Schlauchverbindung • Katheterspitze liegt an der Gefäßwand an • Falscher Nullpunkt • Patient liegt nicht waagerecht • Luft im Drucksystem • Patient presst während der Messung • Laufende Infusionsleitung über den Messschenkel • Offene Dreiwegehähne

5.3 Herzrhythmusstörungen

Um eine effiziente Herz-Kreislauffunktion zu gewährleisten, ist ein gut aufeinander abgestimmtes Reizbildungs- und Reizleitungssystem erforderlich. Bei Störungen innerhalb dieses Systems, können unterschiedliche Komplikationen auftreten:

• Unangenehme Missempfindungen (sogenannte Palpitationen, Herzrasen, Aussetzer)
• Eine Verminderung des Blutflusses mit der Ausbildung von Thromben
• Embolien mit nachfolgender cerebraler Ischämie (TIA oder Schlaganfall)
• Ohnmachtsanfälle (kardiale Synkope oder Adam-Stokes-Anfälle)

• Versagen der Pumpfunktion bis hin zum Kreislaufstillstand und akuter Lebensgefahr.

M E R K E

Kommt es während der Betreuung eines Patienten zu einer Veränderung des Monitor-EKGs, so ist auch ohne eine klare Zuordnung der Rhythmusstörung zunächst immer ein Arzt zu informieren!

Die im Folgenden aufgeführten Herzrhythmusstörungen wurden exemplarisch ausgewählt und zielen darauf ab, dass sie mithilfe des standardisierten Monitorings, also ohne ein gesondertes 12-Kanal EKG, erfasst werden können.

5.3.1 Bradykarde Herzrhythmusstörungen

Bradykarde Herzrhythmusstörungen (HRST) sind durch einen verlangsamten Herzschlag von unter 50 Aktionen pro Minute charakterisiert (➤ Abb. 5.8). Hiervon ist die Ursache zunächst unabhängig – ein bradykarder Rhythmus kann sowohl vom Reizbildungssystem, wie z. B. dem Sinus- oder AV-Knoten ausgehen, oder aber es liegt eine verzögerte Überleitung der Erregung (Reizleitungsstörung) vor (➤ Tab. 5.8; ➤ Tab. 5.9).

Klinische Bedeutung

Als Karotissinus-Reflex bezeichnet man eine gesteigerte reflektorische Antwort der Barorezeptoren auf einen mechanischen Druck (z. B. im Rahmen einer manuellen Kompression bei der Entfernung von Venenkathetern) im Bereich der Arteria carotis communis. Durch Reizung des N. vagus kann es neben einem Blutdruckabfall zur Bradykardie bis hin zur Asystolie kommen.

Tab. 5.8 Definition, Einteilung, Ursache und Behandlung eines Sinuatrialen Blocks (SA-Block)

Sinuatrialer Block (SA-Block)	
Definition	**SA-Block I°** Der SA-Block ersten Grades ist durch eine verzögerte Erregungsleitung vom Sinusknoten zum Vorhofmyokard gekennzeichnet. Trotz zeitlicher Verzögerung kommt es jedoch stets zu einer Herzaktion. Diese Form der Blockbildung ist am Monitor nicht sichtbar. **SA-Block II° Wenckebach-Periodik** Für den SA-Block II° mit Wenckebach-Periodik ist eine zunehmende Erregungsleitungsverzögerung charakteristisch, bis es schließlich zu einem kompletten Ausfall einer Herzaktion kommt. Die Ermüdung des Sinusknotens lässt sich an einer fortschreitenden Verkürzung der PP-Intervalle nachvollziehen, bis P-Welle und QRS-Komplex schließlich ganz ausbleiben. **SA-Block II° Mobitz-Periodik** Hier kommt es zu einer zeitweisen Leitungsunterbrechung zwischen Sinusknoten und Vorhofmyokard. Einer zunächst regelhaften Überleitung folgt schließlich ein kompletter Ausfall einer oder mehrerer Vorhofaktionen. **SA-Block III°** Diese Form der Blockbildung ist durch eine dauerhafte Unterbrechung der sinuatrialen Überleitung gekennzeichnet, die eine längerfristige Pause ohne Sinusknotenaktivität und Vorhofaktion zur Folge hat. Im EKG ist eine isoelektrische Linie vorhanden, die einer sogenannten Asystolie entspricht. In der Regel wird das Ausbleiben einer Vorhofaktion nach einem gewissen Zeitintervall durch Einsatz eines der sekundären oder tertiären Erregungsbildungszentren (z. B. dem AV-Knoten) überbrückt. Ein solcher „junktionaler Ersatzrhythmus" zeichnet sich durch ein verändertes Erscheinungsbild des QRS-Komplexes ab, der je nach Lage des stellvertretenden Reizbildungszentrums häufig verbreitert erscheint.
Ursachen	• Medikamentös (Überdosierung von Betarezeptorblockern, Digitalisglykosiden oder Antiarrhythmika) • Entzündlich (Myokarditis, Borreliose, Rheumatisches Fieber) • Strukturell/ischämisch (Sick-Sinus-Syndrom, KHK, Dilatative Kardiomyopathie) • Paraneoplastisch (im Rahmen einer Strahlentherapie) • Infiltrativ (Amyloidose, Sakoidose) • Autoimmun (Lupus Erythematodes) • Angeboren
Therapie	• Absetzen bradykardisierender Medikamente • Kurzfristiger Einsatz von frequenzsteigernden Medikamenten • Kurzfristiger Einsatz eines passageren Schrittmachers • Implantation eines permanenten Herzschrittmachers

SA-Block 2. Grades Typ Mobitz

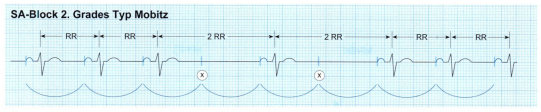

| Sinusknotenimpulse (im EKG nicht zu sehen)   ⊗ blockiert

SA-Block 2. Grades Typ Wenckebach

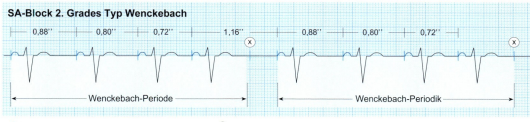

| Sinusknotenimpulse (im EKG nicht zu sehen)   ⊗ blockiert

SA-Block 3. Grades

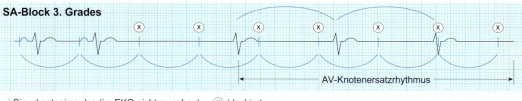

| Sinusknotenimpulse (im EKG nicht zu sehen)   ⊗ blockiert

Abb. 5.8 SA-Block 2. und 3. Grades im EKG. [L106]

Tab. 5.9 Definition, Einteilung, Ursache und Therapie eines Atrioventrikulären Blocks (AV-Block)
Atrioventrikulärer Block (AV-Block)
Definition   **AV-Block I° (➤ Abb. 5.9)**   Der AV-Block I° ist durch eine verlängerte Überleitungszeit zwischen Sinusknoten und AV-Knoten gekennzeichnet, die eine verzögerte Kontraktion der Herzkammern zur Folge hat. Im EKG ist diese Überleitungsverzögerung an einem verlängerten Intervall zwischen P-Welle und QRS Komplex von > 200 ms zu erkennen.   **AV-Block II° Wenckebach-Periodik (➤ Abb. 5.9)**   Charakteristisch für den AV-Block II° mit Wenckebach-Periodik ist eine zunehmende Überleitungsverzögerung zwischen dem Sinusknoten und Ventrikelmyokard, bis es schließlich zu einem kompletten Ausfall der auf Vorhofebene erzeugten Kammeraktion kommt. Im EKG lässt sich dieses Blockbild durch eine zunehmende Verlängerung des PQ-Intervalls nachvollziehen, bis der P-Welle schließlich kein QRS-Komplex mehr folgt.   **AV-Block II° Mobitz-Periodik (➤ Abb. 5.9)**   Hier wird, bei gleichbleibendem PQ-Intervall, lediglich jede zweite, dritte oder vierte vom Sinusknoten ausgehende Aktion auf die Herzkammern übergeleitet. Man spricht in diesem Kontext auch von einer 2:1, 3:1 oder 4:1 Überleitung.   **AV-Block III° (totaler AV-Block) (➤ Abb. 5.9)**   Ein AV-Block III°, auch totaler AV-Block genannt, ist durch eine komplette Unterbrechung der atrioventrikulären Überleitung gekennzeichnet. Die im Vorhof generierte Erregung wird nicht auf die Herzkammern übergeleitet, Vorhof und Kammer schlagen unabhängig voneinander (sog. AV-Dissoziation). Bleibt der Einsatz eines ventrikulären Ersatzzentrums aus, liegt eine Asystolie vor. Elektrokardiografisch lässt sich eine fehlende Koordination zwischen Vorhof (P-Welle) und Kammeraktion (QRS-Komplex bzw. junktionalem Ersatzrhythmus) nachvollziehen.

Tab. 5.9 Definition, Einteilung, Ursache und Therapie eines Atrioventrikulären Blocks (AV-Block) (Forts.)

Atrioventrikulärer Block (AV-Block)	
Ursachen	• Medikamentös (Überdosierung von Betarezeptorblockern, Digitalisglykosiden oder Antiarrhythmika) • Entzündlich (Myokarditis, Borreliose, rheumatisches Fieber) • Strukturell/ischämisch (KHK – insbesondere Myokardinfarkte der Hinterwand) • Paraneoplastisch (im Rahmen einer Strahlentherapie) • Infiltrativ (Amyloidose, Sakoidose) • Autoimmun (Lupus Erythematodes) • Angeboren • Mechanisch (nach operativen Eingriffen)
Therapie	• Absetzen bradykardisierender Medikamente • Kurzfristiger Einsatz von frequenzsteigernden Medikamenten • Kurzfristiger Einsatz eines passageren Schrittmachers • Implantation eines permanenten Herzschrittmachers

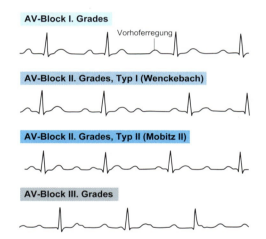

Abb. 5.9 AV-Block I., II. und III. Grades im EKG. [B152]

5.3.2 Tachykarde Herzrhythmusstörungen

Tachykarde Herzrhythmusstörungen zeichnen sich durch einen Herzschlag von über 100 Schlägen pro Minute aus. In Abhängigkeit vom Ursprung werden supraventrikuläre Tachykardien, die den Vorhöfen entspringen und durch einen schmalen QRS-Komplex gekennzeichnet sind, von ventrikulären Tachykardien mit Ursprung aus den Herzkammern und breitem QRS-Komplex unterschieden (➤ Tab. 5.10, ➤ Tab. 5.11).

Tab. 5.10 Definition, Ursache und Therapie des Vorhofflatterns

Vorhofflattern	
Definition	Diese Form der tachykarden HRST entsteht überwiegend im rechten Vorhof und ist durch kreisende Erregungen mit 240 bis 340 Aktionen pro Minute gekennzeichnet. Charakteristisch sind sog. „sägezahnartige" P-Wellen, die meist in regelmäßiger Abfolge (2:1, 3:1, selten 1:1) auf die Herzkammern übergeleitet werden. Bei typischem Vorhofflattern wird der sogenannte cavotrikuspidale Isthmus (Bindegewebsbrücke zwischen Vena cava inferior und Trikuspidalklappenring) mit in den Erregungskreislauf einbezogen. Untypisches oder auch dachabhängiges Vorhofflattern kreist in der Regel nicht um die Trikuspidalklappe. (➤ Abb. 5.10)
Ursachen	• Ischämisch (KHK, Herzinsuffizienz) • Entzündlich (Myokarditis, Sepsis) • Strukturell (Herzklappenerkrankungen, Kardiomyopathien) • Hormonell (Schilddrüsenüberfunktion) • Unbekannt (idiopathisch)
Therapie	• Selten medikamentös • Elektrische Kardioversion • Katheterablation (rechts-atriale/cavo-trikuspidale Isthmusablation)

Tab. 5.11 Definition, Ursache und Behandlung des Vorhofflimmerns

Vorhofflimmern	
Definition	Vorhofflimmern geht meist vom linken Vorhof aus, der genaue Ursprung liegt in der Regel im Mündungsbereich der vier Lungen- oder auch Pulmonalvenen. Im Gegensatz zum Vorhofflattern stellt Vorhofflimmern eine ungeordnetere Form der Rhythmusstörung dar, die meist unregelmäßig auf die Kammerebene übergeleitet wird. Es wird zwischen paroxysmalem (48 Stunden bis max. 7 Tage), persistierendem (Dauer über 7 Tage), lang persistierendem (> 1 Jahr, eine Rhythmisierung wird dennoch weiterhin angestrebt) und permanentem Vorhofflimmern unterschieden. Wichtig ist, dass Vorhofflimmern sowohl schnell (Tachyarrhythmia absoluta, effektive Kammerfrequenz > 100/Min.) als auch langsam übergeleitet werden kann. In diesem Falle spricht man von einer Bradyarrhythmia absoluta (effektive Kammerfrequenz < 50/Min.). Typisches Bild im EKG ist ein fein- (ohne erkennbare P-Wellen) oder auch grobgliedriges Flimmern (mit erkennbaren P-Wellen) auf Vorhofebene, welches in einer Vielzahl der Fälle in ungeordneter Weise auf die Kammern übergeleitet wird. Diese sogenannte absolute Arrhythmie ist im EKG durch unregelmäßige Abstände der RR-Spitzenintervalle sichtbar. (➤ Abb. 5.10)
Ursachen	• Strukturell (Herzklappenerkrankungen, insbesondere der Mitralklappe, Kardiomyopathien) • Ischämisch (KHK, Herzinsuffizienz) • Entzündlich (Myokarditis, Sepsis) • Hormonell (Schilddrüsenüberfunktion) • Elektrolytentgleisungen (Hypokaliämie) • Sinusknotensyndrom (Sick-Sinus-Syndrom) • Unbekannt (idiopathisch)
Therapie	• Antikoagulation • Ausgleich der Elektrolyte (die Serumkonzentration von Kalium und Magnesium sollte im hochnormalen Bereich liegen) • Medikamentös (Frequenz- und/oder Rhythmuskontrolle) • Elektrische Kardioversion • Katheterablation (Pulmonalvenenisolation)

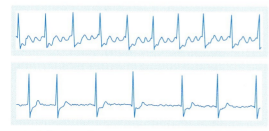

Abb. 5.10 Vorhofflattern und Vorhofflimmern im EKG. [L126]

M E R K E

Bei links- oder auch rechtsführender Herzinsuffizienz ist die Gefahr einer kardialen Dekompensation unter tachykard übergeleitetem Vorhofflattern/-flimmern deutlich erhöht. Deswegen ist eine möglichst rasche Frequenzkontrolle oder Wiederherstellung des Sinusrhythmus angezeigt. Auch thrombembolische Komplikationen (TIA, Schlaganfall) sind hier häufiger der Fall, sodass die Indikation zur therapeutischen Antikoagulation so früh wie möglich überprüft werden sollte.

5.3.3 Rhythmologische Notfälle

➤ Abb. 5.11, ➤ Tab. 5.12, ➤ Tab. 5.13, ➤ Tab. 5.14

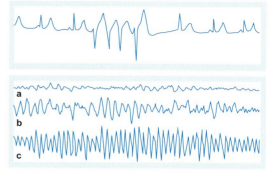

Abb. 5.11 Ventrikuläre Salven, Kammerflattern und Kammerflimmern im EKG. [L126]

Tab. 5.12 Definition, Ursache und Therapie einer ventrikulären Tachykardie

Ventrikuläre Tachykardie (VT)	
Definition	Bei ventrikulären Tachykardien handelt es sich um Herzrhythmen von > 100 Schlägen pro Minute, die der linken oder rechten Herzkammer entspringen und durch einen breiten QRS-Komplex gekennzeichnet sind. Die häufigste Form der ventrikulären Tachykardie findet sich bei Vorliegen einer myokardialen Ischämie, wie z. B. im Rahmen von Myokardinfarkten, oder nach einer abgelaufenen Herzmuskelentzündung (Myokarditis). Die Übergangszone zwischen vitalem Myokard und Narbengewebe stellt eine kritische Region für die Ausbildung ventrikulärer Tachykardien dar, da eine heranschreitende Erregung hier auf Gewebe mit einer verlangsamten Leitungskapazität und einer potenziell herabgesetzten Erregbarkeitsschwelle treffen kann. Auf diese Weise können sogenannte Kreiserregungen (Makro-Reentry-Tachykardien) ausgelöst werden. Ein anderer Mechanismus stellt das Vorhandensein eines sogenannten ektopen Reizbildungszentrums, d. h. einem außerhalb des normalen Reizleitungssystem befindlichen Areals der Herzkammern dar, aus dem letztlich ein eigenständiger Kammerrhythmus generiert wird. Diese Form der VT findet sich häufig bei nicht vorgeschädigtem Myokard, sodass man in diesem Falle auch von einer idiopathischen Kammertachykardie spricht. Im EKG finden sich typischerweise breite Kammerkomplexe, die ohne Zusammenhang zur Vorhofaktion (AV-Dissoziation) in Erscheinung treten. Bei gleichförmig geformten Kammerkomplexen spricht man von einer monomorphen Tachykardie, unterschiedlich geformte Komplexe werden polymorph genannt. Eine Sonderform der ventrikulären Tachykardie stellt die sogenannte Spitzenumkehrtachykardie (Torsade-de-Pointes-Tachykardie) dar, die sich durch eine wechselnde Amplitude um die Nulllinie herum auszeichnet.
Ursachen	• Ischämisch (KHK, Herzinsuffizienz) • Entzündlich (Myokarditis, Sepsis) • Strukturell/mechanisch (Herzklappenerkrankungen, Kardiomyopathien, Cor pulmonale, Lungenembolie) • Elektrolytentgleisungen (Hypokaliämie, Hypomagnesiämie) • Medikamentös (Überdosierung mit Digitalisglykosiden, proarrhythmische Wirkung durch Antiarrhythmika) • Genetisch (Long QT-Syndrom, arrhythmogene rechtsventrikuläre Dysplasie) • Unbekannt (idiopathisch)
Therapie	• Ausgleich der Elektrolyte (die Serumkonzentration von Kalium und Magnesium sollte im hochnormalen Bereich liegen) • Medikamentös • Elektrische Kardioversion (bei hämodynamischer Stabilität) • Sofortige Reanimation mit Frühdefibrillation bei bewusstlosen und kreislaufinsuffizienten Patienten • Katheterablation

Tab. 5.13 Definition, Ursache und Therapie einer Asystolie

Asystolie	
Definition	Als Asystolie wird ein Stillstand der elektrischen und mechanischen Herzaktion bezeichnet. Im EKG zeichnet sich eine minimal unebene isoelektrische Linie ab, die von einzelnen ventrikulären Aktionen durchbrochen sein kann. Unterbleibt ein suffizienter Ersatzrhythmus, sind eine unmittelbare medikamentöse/elektrische Stimulation und Kreislaufunterstützung einzuleiten.
Ursachen	• Vorausgehende Bradykardie oder Kammerflimmern (z. B. Hypoxämie getriggert) • Medikamentös (Überdosierung bradykardisierender Medikamente, Wechselwirkungen) • Strukturell/ischämisch (KHK – insbesondere Myokardinfarkte der Hinterwand) • SA/AV-Block III° • Elektrolytentgleisungen
Therapie	• Umgehende Einleitung von Reanimationsmaßnahmen • Sofortige Anlage eines passageren oder externen Schrittmachers • Medikamentös (Sympathomimetika, wie z. B. Orciprenalin, Epinephrin, oder Parasympatholytika, wie Atropin – keine Dauertherapie!)

MERKE
Zeigt der Monitor eine absolut isolelektrische Linie an, handelt es sich häufig nicht um eine Asystolie, sondern es liegt eher ein technischer Fehler vor (Ablösen der Klebeelektroden, Diskonnektion der Kabelverbindungen etc.). Zur Sicherung werden umgehend das Bewusstsein und/ oder der Puls überprüft.

5.3.4 Exkurs Elektrokardioversion

Bei der Elektrokardioversion handelt es sich um eine Therapiemaßnahme, durch die supraventrikuläre, oder auch ventrikuläre Rhythmusstörungen wieder in den Sinusrhythmus überführt werden können. Durch die Abgabe eines auf das Oberflächen-EKG abgestimmten (synchronisierten) elektrischen Impulses, kommt es zu einer kurzzeitigen Unterbrechung der elektrischen Aktivität am Herzen, sodass der Sinusknoten seine Funktion als primäres Schrittmacherzentrum wieder aufnehmen kann.

Der Defibrillator erfasst das EKG des Patienten und gibt den Energiestoß 200 ms nach dem Erkennen der R-Zacke ab, da die Herzmuskelzellen zu diesem Zeitpunkt noch nicht wieder erregbar sind. Auf diese Weise wird das Risiko einer Auslösung von höhergradigen Herzrhythmusstörungen/Kammerflimmern möglichst gering gehalten.

- Im Gegensatz zur Defibrillation, bei der die Energieabgabe unabhängig vom EKG erfolgt, ist die verwendete Energiemenge bei der Kardioversion mit 50–150 Joule (biphasisch) deutlich niedriger
- Wird eine Kardioversion als elektive (geplante) Maßnahme durchgeführt, müssen einige Vorbereitungen getroffen bzw. Grundvoraussetzungen erfüllt werden:
  - Vorhandensein eines aktuellen EKGs (vorzugsweise unmittelbar vor der Intervention geschrieben), welches die Indikation zur Kardioversion nochmals bestätigt
  - Durchführung eines ausführlichen Aufklärungsgespräches, das in schriftlicher Form fixiert wurde
  - Der Patient ist ausreichend antikoaguliert; bei einer Dauer von > 48 Stunden ohne begleitende therapeutische Antikoagulation ist der Ausschluss intrakardialer Thromben mittels transösophagialer Echokardiografie (TEE) indiziert
  - Der Patient ist mit einem sicheren venösen Zugang ausgestattet
- Der Ablauf einer Kardioversion kann in den Krankhäusern unterschiedlich organisiert sein. Grundsätzlich erhält der Patient eine kurzwirksame Narkose, die eine kurzfristige Unterstützung der Atmung mittels Beatmungsbeutel erfordern kann. Wichtig ist, dass alle Materialien für eine

Tab. 5.14 Definition, Unterscheidung, Ursache und Therapie von Kammerflattern/Kammerflimmern

Kammerflattern/Kammerflimmern	
Definition	Während Kammerflattern eine Form der schnellen Kammertachykardie mit Frequenzen von 250–300 Schlägen pro Minute darstellt, zeichnet sich Kammerflimmern durch eine ventrikuläre Tachyarrhythmie von > 350/Min. aus. Bei diesen als lebensbedrohlich einzustufenden Herzrhythmusstörungen ist das Herz nicht mehr in der Lage zu kontrahieren, d. h. es kommt zum Pumpversagen ohne effizienten Blutauswurf. Während das Kammerflattern meist durch relativ gut abgrenzbare, spitze Kammerkomplexe gekennzeichnet ist, zeichnet sich das Kammerflimmern durch niedrigere Amplituden mit wechselnder Morphologie aus.
Ursache	• Ischämisch (KHK, Herzinsuffizienz) • Entzündlich (Myokarditis, Sepsis) • Strukturell/mechanisch (Herzklappenerkrankungen, Kardiomyopathien) • Elektrolytentgleisungen (Hypokaliämie, Hypomagnesiämie) • Medikamentös (Überdosierung mit Digitalisglykosiden, proarrhythmische Wirkung durch Antiarrhythmika) • Genetisch (Long QT-Syndrom, arrhythmogene rechtsventrikuläre Dysplasie) • Unbekannt (idiopathisch)
Therapie	• Umgehende Einleitung von Reanimationsmaßnahmen und Frühdefibrillation • Medikamentöse Kreislaufunterstützung bei erfolgloser Defibrillation (Sympathomimetika, wie z. B. Epinephrin, Norepinephrin, Dobutamin)

Behandlung möglicher Komplikationen in unmittelbarer Nähe sind
- Während der Prozedur werden Herzfrequenz, Blutdruck und Sauerstoffsättigung erfasst
- Ist die Narkose vollständig abgeklungen, d. h. der Patient ist wach, orientiert und weist einen stabilen Kreislauf auf, sollte der Sinusrhythmus nicht nur mithilfe des Streifenausdrucks am Defibrillator, sondern ebenfalls auf einem 12-Kanal-EKG dokumentiert werden. Zudem schließt sich eine ausreichend lange postinterventionelle Beobachtungsphase an, um Rezidive der Rhythmusstörung und neurologische Komplikationen möglichst frühzeitig erkennen zu können.

5.3.5 Schrittmacher

Externer Schrittmacher

Die meisten neuen Defibrillatoren verfügen neben den Funktionen der Defibrillation und Kardioversion auch über eine Schrittmacherfunktion. Die Energieabgabe erfolgt transkutan über die Elektroden des Defibrillators. Bei modernen Geräten ist ein zusätzliches EKG-Monitoring nicht notwendig, da die elektrische Aktivität des Herzens über die Defibrillatorpaddels erfasst werden kann.

In der Regel wird die sogenannte „Demand-Funktion" verwendet, die sich dadurch auszeichnet, dass nur dann ein elektrischer Impuls abgegeben wird, wenn keine herzeigene Aktivität erfasst werden kann.

Nach Anlegen der Elektroden wird die angestrebte Herzfrequenz eingestellt. In der Regel liegt diese zwischen 60 und 80 Aktionen pro Minute. Im Anschluss wird die niedrigste Energie ermittelt, die gerade in der Lage ist, eine elektrische Aktivität auszulösen. Hierfür wird zunächst eine möglichst niedrige Stromstärke (Milliampere – mA) gewählt und langsam schrittweise erhöht. Der fest eingestellte Wert sollte schließlich ca. 5–10 % über der ermittelten Reizschwelle liegen, um eine sichere Stimulation zu gewährleisten.

MERKE
Die Erfassung eines elektrischen Impulses auf dem Monitor ist nicht mit der Auswurfleistung gleichzusetzen. Die Kontrolle des Blutdrucks entscheidet, ob die externe Stimulation tatsächlich effektiv ist.

Da die Wirkung des elektrischen Impulses nicht auf das Herz beschränkt ist, kommt es auch zu einer Kontraktion der umliegenden Muskeln. Dies führt zu einem (schmerzhaften) Muskelzucken, das den oberen Bereich des Brustkorbs, die Arme und den Halsbereich betreffen kann. Daher wird der externe Schrittmacher nur als Akutmaßnahme eingesetzt, die schnellstmöglich durch die Anlage eines passageren Schrittmachers ersetzt werden muss.

Pflegerische Aufgaben
- Der Einsatz eines externen Schrittmachers ist immer eine Notfallsituation, bei der die Anwesenheit der Pflegekraft erforderlich ist
- Das unkontrollierte Zucken der Arme kann zu Verletzungen führen. Daher werden alle Gefahrenquellen (Bettgitter, Nachttisch, usw.) entfernt. Der Defibrillator wird, außer zum Transport, nicht in das Bett gestellt
- Der Patient befindet sich in Narkose, was eine strenge Überwachung der Vitalzeichen erfordert. Insbesondere durch die zuckenden Bewegungen der Arme, kann es zu einem Ausfall der SpO_2-Messung kommen. Daher empfiehlt sich die Verwendung eines selbstklebenden Sensors
- Intubationsbereitschaft herstellen, falls noch nicht erfolgt
- Ein Versagen des externen Schrittmachers ist jederzeit möglich, daher sollte die Anlage eines passageren Schrittmachers vorbereitet werden
- Positionierungsmaßnahmen werden nicht durchgeführt.

Passagerer Schrittmacher

Der passagere Schrittmacher (➤ Abb. 5.12) wird über eine in der Vena femoralis, Vena jugularis interna oder Vena subclavia positionierten Schleuse (mindestens 5F) eingeführt und bis zum rechten Ventrikel vorgeschoben. Besteht eine intakte Überleitung im Bereich des AV Knotens, kann dieser auch im rechten Vorhof platziert werden. Auf diese Weise wird eine physiologischere Überleitung und verbesserte Auswurfleistung erzielt. Da der passagere Schrittmacher, aufgrund einer erhöhten Infektionsgefahr nicht dauerhaft eingesetzt wird, verwendet man in der Regel ein Einkammersystem. Aus diesem Grund wird er auch als „Einkammer-Schrittmacher" bezeichnet.

Die temporäre Schrittmachersonde besteht aus einem wenig biegsamen, isolierten Draht, der durch eine sterile Folienhülle geführt wird. Auf diese Weise wird eine Keimbesiedlung des Kabels verhindert und ermöglicht so eine hygienische Repositionierung des Schrittmacherkabels. Am unteren Ende befindet sich eine Elektrode, die sowohl die elektrische Aktivität des Herzens erfassen, als auch elektrische Impulse weiterleiten kann.

Einige Schrittmacherkabel sind deutlich flexibler aufgebaut und verfügen zusätzlich über einen kleinen Ballon, der das Einführen des Schrittmacherkabels erleichtert und gleichzeitig das Risiko einer Gefäßverletzung minimieren soll. Das obere Ende besteht aus einem Plus- und einem Minuspolanschluss, die jeweils mit dem Schrittmacher verbunden werden.

In Übereinstimmung mit den implantierbaren Modellen, verfügen auch die passageren Schrittmacher über verschiedene Stimulationsmodi. Der eingestellte Modus wird als Drei-Buchstaben-Code angegeben, der stets in der Patientenakte aufgeführt wird (➤ Tab. 5.15).

Während der erste Buchstabe den Ort beschreibt, an dem der Impuls abgegeben wird **(Pacing),** steht der zweite Buchstabe für den Ort, an dem die Herzaktion wahrgenommen wird **(Sensing).** Der dritte Buchstabe gibt die Betriebsart wieder.

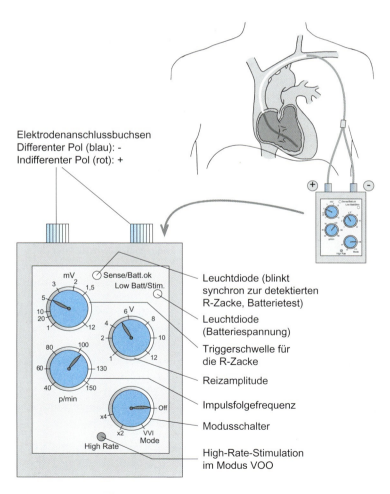

Elektrodenanschlussbuchsen
Differenter Pol (blau): -
Indifferenter Pol (rot): +

mV
Sense/Batt.ok
Low Batt/Stim.
V
p/min
High Rate
x4
x2
VVI
Mode
Off

Leuchtdiode (blinkt synchron zur detektierten R-Zacke, Batterietest)

Leuchtdiode (Batteriespannung)

Triggerschwelle für die R-Zacke

Reizamplitude

Impulsfolgefrequenz

Modusschalter

High-Rate-Stimulation im Modus VOO

Abb. 5.12 Passagerer Schrittmacher. [L157]

Tab. 5.15 Abkürzungen und Bedeutung der unterschiedlichen Schrittmachermodi

Bezeichnungen am Schrittmacher	
V	Ventrikel
A	Vorhof (Atrium)
I	Inhibiert (gehemmt). Der Schrittmacher ist in der Lage die herzeigene Aktion zu erkennen und gibt keinen Impuls ab
T	Triggered (auslösend). Wird ein herzeigener Impuls wahrgenommen, ohne dass eine Antwort durch nachgeordnete Reizleitungsabschnitte erfolgt, gibt der Schrittmacher einen entsprechenden Impuls ab

MERKE

Die gängigste Einstellung bei passageren Schrittmachern ist „VVI".

Im Vergleich zu einer externen Stimulation über die Elektroden des Defibrillators, ist die Stromstärke, die zur Erzeugung einer intrakardialen Stimulation angelegt werden muss, bei passageren Schrittmachern deutlich geringer. Dies hängt damit zusammen, dass der elektrische Impuls unmittelbar an das Myokard abgegeben wird und einen deutlich geringeren Widerstand überwinden muss als die externen Elektroden.

Bei einem passageren Schrittmacher bezeichnet man als Reizschwelle die geringste elektrische Stromstärke, durch die eine Stimulation des Myokards gerade noch möglich ist. Um diese zu ermitteln, wird zunächst eine hohe Stromstärke gewählt und so lange reduziert, bis es schließlich zu einem Stimulationsausfall kommt. Der eingestellte Wert sollte ca. doppelt so hoch sein, wie die zuvor ermittelte Reizschwelle, um eine sichere Stimulation zu gewährleisten.

VORSICHT

Komplikationen eines passageren Schrittmachers

• Infektion, Sepsis, Endokarditis
• Gefäßverletzung, Blutungskomplikationen
• Verletzung des Herzmuskels mit Ausbildung einer Perikardtamponade
• Beschädigung der Herzklappen.

Bei einem vorhandenen Eigenrhythmus, muss dem Schrittmacher zudem eine Empfindlichkeits- oder Wahrnehmungsschwelle vorgegeben werden. Diese entscheidet darüber, ab wann eine herzeigene Aktion auch als solche vom Schrittmacher erkannt wird. Die Signalamplitude, die von dem physiologischen Herzsignal überschritten werden muss, wird in Millivolt (mV) angegeben.

Pflegerische Aufgaben

Neben der Assistenz bei der Anlage des passageren Schrittmachers, sind darüber hinaus folgende Tätigkeiten wichtig:

• Sichere Fixierung des Schrittmacherkabels an allen Verbindungsstellen, die mindestens einmal pro Schicht kontrolliert werden
• Sichere Fixierung des Schrittmachers am Patienten oder einer dafür vorgesehenen Vorrichtung, die ebenfalls einmal pro Schicht kontrolliert werden
• Täglicher Verbandswechsel in „Non-Touch-Technik" (Ausnahme ist ein Folienverband)
• Streng hygienischer Umgang (Händedesinfektion, Handschuhe und ggf. Mundschutz) mit der Punktionsstelle und dem Schrittmacherkabel, Gefahr einer Endokarditis
• Aufklärung des Patienten z. B. über Kabellänge, Bettruhe, Monitorpflicht
• Aktivieren der Schrittmachererkennung am Monitor
• Strenge Kontrolle der Alarmgrenzen
• Mehrfache Kontrolle der Batteriewarnanzeige
• Ersatzbatterie direkt am Bettplatz deponieren
• Dokumentation der Schrittmachereinstellungen in der Patientenakte
• Erforderliche Positionierungswechsel werden umsichtig und immer mit zwei Pflegekräften durchgeführt
• Keine Mobilisation (ggf. anderslautenden Pflegestandard der Klinik berücksichtigen). In Einzelfällen ist ein Aufsetzen an die Bettkante möglich, erfordert aber die ausdrückliche Zustimmung des behandelnden Arztes.

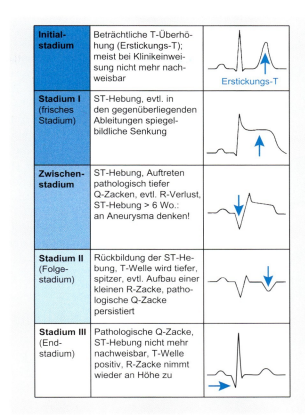

Initial- stadium	Beträchtliche T-Überhö- hung (Erstickungs-T); meist bei Klinikeinwei- sung nicht mehr nach- weisbar	
Stadium I (frisches Stadium)	ST-Hebung, evtl. in den gegenüberliegenden Ableitungen spiegel- bildliche Senkung	
Zwischen- stadium	ST-Hebung, Auftreten pathologisch tiefer Q-Zacken, evtl. R-Verlust, ST-Hebung > 6 Wo.: an Aneurysma denken!	
Stadium II (Folge- stadium)	Rückbildung der ST-He- bung, T-Welle wird tiefer, spitzer, evtl. Aufbau einer kleinen R-Zacke, patho- logische Q-Zacke persistiert	
Stadium III (End- stadium)	Pathologische Q-Zacke, ST-Hebung nicht mehr nachweisbar, T-Welle positiv, R-Zacke nimmt wieder an Höhe zu	

Abb. 5.13 Veränderungen und Stadieneinteilung des EKGs im Rahmen eines Herzinfarkts. [A300]

5.4 Akutes Koronarsyndrom (ACS)

5.4.1 Definition

Das **akute Koronarsyndrom (ACS)** entsteht auf dem Boden einer koronaren Herzerkrankung (KHK) und ist durch eine kritische Myokardischämie (Sauerstoff-Unterversorgung des Herzmuskels) gekennzeichnet. Eine weitere Differenzierung erfolgt anhand des 12-Kanal-EKGs (➤ Abb. 5.13) und durch Bestimmung der kardialen Biomarker (Troponin T bzw. I und CK-MB).

Ein STEMI (ST-Strecken-Elevationsmyokardinfarkt) wird in der Regel durch einen kompletten, thrombotischen Verschluss einer Koronararterie hervorgerufen und ist sowohl durch eine ST-Streckenhebung im Oberflächen EKG als auch eine Erhöhung der kardialen Biomarker gekennzeichnet.

Der STEMI entspricht am ehesten dem „klassischen" Myokardinfarkt.

Beim NSTEMI (Non-ST-Strecken-Elevationsmyokardinfarkt) kommt es hingegen nicht zu einer kompletten Verlegung der Blutstrombahn. Ein Myokardschaden bildet sich aber dennoch aus, sodass ein entsprechender Anstieg von Troponin und CK-MB beobachtet werden kann. Der EKG Befund ist weniger eindeutig und zeichnet sich durch intermittierende ST-Streckensenkungen, unspezifische Veränderungen der T-Welle oder auch unauffällige EKG Befunde aus.

Ein Anstieg des Troponins unterscheidet den NSTEMI weiterhin von der instabilen Angina pectoris (AP), der einfachsten Form des akuten Koronarsyndroms. Im Gegensatz zur stabilen Form der Angina pectoris, ist die instabile AP durch eine zunehmende Intensität und Anfallsdauer gekennzeichnet und geht mit einem deutlich höheren Myokardinfarktrisiko einher. Definitionsgemäß werden alle erstmalig in Erscheinung getretenen, pectanginösen

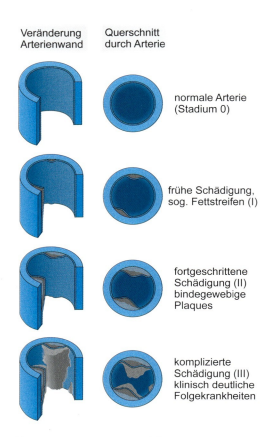

Veränderung Arterienwand	Querschnitt durch Arterie	
		normale Arterie (Stadium 0)
		frühe Schädigung, sog. Fettstreifen (I)
		fortgeschrittene Schädigung (II) bindegewebige Plaques
		komplizierte Schädigung (III) klinisch deutliche Folgekrankheiten

Abb. 5.14 Darstellung der Gefäßwandveränderungen bei Arteriosklerose. [L190]

Beschwerden als instabil bezeichnet, sowie jene, die in einem Intervall von zwei Wochen nach einem Myokardinfarkt auftreten.

5.4.2 Pathophysiologie

Die koronare Herzerkrankung zeichnet sich durch eine zunehmende arteriosklerotische Veränderung der arteriellen Gefäßwand aus und hat, auf längere Sicht gesehen, eine Versteifung und Einengung der Koronararterien zur Folge (➤ Abb. 5.14). Aus der entsprechenden Minderperfusion des Myokards resultiert ein relativer Sauerstoffmangel (Koronarinsuffizienz), der klassische pectanginöse Beschwerden (retrosternales Druckgefühl, dumpfe bis stechende Thoraxschmerzen, die sich gürtelförmig um die Brust legen und in den linken Arm, Kiefer oder

Rücken ausstrahlen) hervorrufen kann. Neben konstitutionellen Risikofaktoren, wie dem Alter, Geschlecht und einer genetischen Prädisposition spielen die Hypercholesterinämie und arterielle Hypertonie, der Nikotinabusus, Diabetes mellitus und Übergewicht eine zentrale Rolle in der Ausbildung arteriosklerotischer Plaques.

Die Ruptur einer solchen Plaque, stellt ein zentrales Geschehen im Rahmen des akuten Koronarsyndroms dar. Durch die raue Oberfläche kommt es zu einer Anhaftung aktivierter Thrombozyten, die eine fortschreitende Lumenminderung oder gar einen kompletten Verschluss der Herzkranzarterie zur Folge haben kann. Durch diese kritische Reduktion des koronaren Blutflusses droht ein Untergang von Herzmuskelgewebe, dem eine schnellstmögliche Therapie entgegengebracht werden sollte.

5.4.3 Symptome

> **MERKE**
> Spezifische Symptome, die einzig einem Herzinfarkt zugeordnet werden können, gibt es nicht!

- Thoraxschmerzen mit Ausstrahlung in den linken Arm, Oberbauch, Rücken und den Unterkiefer
- Stark ausgeprägtes Enge-/Druckgefühl hinter dem Sternum
- Kaltschweißigkeit
- Schwindel bis hin zu Synkopen
- Epigastrische Missempfindungen
- Übelkeit/Erbrechen
- Dyspnoe
- Herzrhythmusstörungen (Extrasystolen, Ventrikuläre Tachykardie, Kammerflimmern, Asystolie)
- Angst, oft auch als „Todesangst" beschrieben
- Körperliche Erschöpfung.

> **MERKE**
> Die Wahrscheinlichkeit für einen akuten Infarkt steigt mit der Länge der Beschwerdedauer, insbesondere wenn die Symptome länger als 20 Minuten bestehen und keine Besserung nach Gabe von Nitroglyzerin eintritt.

5.4.4 Diagnostik

- **EKG:** ST-Streckenveränderungen, ventrikuläre Extrasystolen/Tachykardie
- **Transthorakale Echokardiografie:** Wandbewegungsstörungen, Einschränkung der Pumpfunktion, neu aufgetretene Klappeninsuffizienzen, Papillarmuskelabriss
- **Labor:** Erhöhung der kardialen Biomarker (Troponin T, Troponin I, CK, CK-MB)
- **Koronarangiografie:** signifikante Stenosen einer der (oder mehrerer) Koronararterien, thrombotischer Verschluss.

5.4.5 Therapie

Anders als bei der stabilen koronaren Herzerkrankung, stehen im Rahmen des ACS antiischämische (gegen eine Minderdurchblutung wirkende) und antithrombozytäre (gegen die Funktion der Thrombozyten wirkende) Akutmaßnahmen im Vordergrund, die auf unterschiedliche Art und Weise erzielt werden können. In Abhängigkeit des zugrunde liegenden pathologischen Befundes, unterscheiden sich jedoch auch die therapeutischen Herangehensweisen voneinander. Während beim STEMI eine umgehende und vollständige Revaskularisierung des thrombotisch verschlossenen Koronargefäßes im Mittelpunkt steht – sei es durch eine perkutane Koronarintervention (PCI) oder fibrinolytische Therapie – so ist das Ziel bei Vorliegen eines NSTEMIs oder der instabilen Angina pectoris, eine zunehmende Myokardischämie oder Ausbildung zum STEMI zu verhindern. Dies kann sowohl durch eine primäre PCI, eine operative Myokardrevaskularisierung oder aber durch eine medikamentöse Therapie gewährleistet werden. Die endgültige Entscheidung wird letztlich in Abhängigkeit vieler Begleitfaktoren, wie z. B. der Lokalisation und dem Schweregrad der Stenose, dem Ischämieareal, dem klinischen Zustand des Patienten, der Anzahl der betroffenen Koronararterien und ggf. vorliegenden zusätzlichen Erkrankungen (z. B. Niereninsuffizienz, Diabetes mellitus), getroffen.

Allgemeine Maßnahmen
- Patienten nicht alleine lassen und beruhigen
- Beengende Kleidung öffnen
- Sofortige körperliche Schonung/Ruhe
- Oberkörper aufrichten (45°-Positionierung ➤ 1.5)
- Vitalzeichenkontrolle
- Sauerstoffgabe nur bei niedriger O$_2$-Sättigung (SpO$_2$).

Medizinische Maßnahmen
- 12-Kanal-EKG
- Blutentnahme (Blutbild, Herzenzyme, Elektrolyte, Nierenretentionsparameter, Gerinnungsstatus, Schilddrüsen- und Leberparameter)
- Medikamentengabe (Thrombozytenaggregationshemmung, Antikoagulation, Nitroglyzerin, Sedierung, Analgesie, Betablocker, ggf. Antiemetika)
- Transthorakale Echokardiografie
- Ggf. Röntgenaufnahme des Thorax.

Intervention
- Rasur beider Leisten
- Bei geplanter Stentimplantation: Gabe der Loading dose eines Thrombozytenaggregationshemmers
- Bettplatz für den Transport vorbereiten
- Zügiger und schonender Transport in das Herzkatheterlabor in Arztbegleitung
- Genaue Übergabe an das Interventionsteam
- Vorbereitung des Bettplatzes für die Rückübernahme.

Perkutane Koronarintervention (PCI)

Bei Vorliegen einer kritischen Lumeneinengung bzw. eines neu aufgetretenen Verschlusses eines oder mehrerer Koronargefäße, steht eine primäre Revaskularisierung des Gefäßes im Vordergrund. Diese kann mithilfe von kathetergestützten Verfahren erfolgen, oder aber operativ durch Anlage arterieller oder venöser Bypässe.

Liegt ein akuter, thrombotischer Verschluss des Gefäßes vor, so ist eine unmittelbare Revaskularisierung durch Beseitigung des Thrombus anzustreben. Falls der Transfer in das nächstgelegene Herzkatheterlabor jedoch mit einem relevanten Zeitverlust einhergeht, ist die Einleitung einer fibrinolytischen Therapie, d. h. einer Aktivierung der körpereigenen Fibrinspaltung mithilfe eines Plasminogenaktivators (Lysetherapie), indiziert.

Die perkutane Koronarintervention beschreibt eine kathetergestützte Wiedereröffnung (➤ Abb. 5.15)

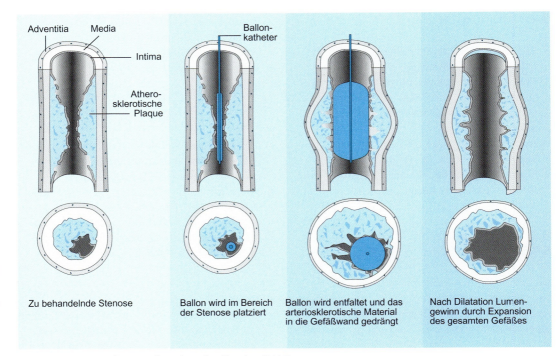

Abb. 5.15 Schematische Darstellung der Ballondilatation. [L115]

bzw. Erweiterung einer verengten Koronararterie mit nachfolgender Stabilisierung durch eine Stent-Einlage.

Prozedur

Es erfolgt zunächst die Anlage einer arteriellen Schleuse (in der Regel durch Punktion der A. femoralis oder A. radialis), über die ein Führungskatheter eingebracht und unter Röntgendurchleuchtung zum Herzen vorgeführt wird. Durch Applikation von jodhaltigem Kontrastmittel können sowohl potenzielle Engstellen der Herzkranzgefäße dargestellt werden (Koronarangiografie), als auch eine Abschätzung der linksventrikulären Pumpfunktion (Ventrikulografie) und der Schließfähigkeit von Mitral- und Aortenklappe erfolgen.

Bei Vorliegen einer interventionsbedürftigen Stenose, wird diese zunächst mithilfe eines Ballonkatheters dilatiert (PTCA – Percutaneous Transluminal Coronary Angioplasty) und in der Regel durch Einbringen eines Stents stabilisiert, um eine längerfristige Offenheitswahrscheinlichkeit zu erreichen. Hier kommen entweder nicht medikamentenbeschichtete Bare-Metal-Stents (BMS) zur Verwendung, oder aber sogenannte medikamentenbeschichtete Drug-Eluting-Stents (DES), die das Anhaften glatter Muskelzellen an der Gefäßwand verzögern, entzündliche Prozesse inhibieren und somit das Risiko der Ausbildung von Stentthrombosen minimieren. Den aktuellen Leitlinien der deutschen Gesellschaft für Kardiologie und der European Society of Cardiology entsprechend, wird ein Einsatz von DES zur Verminderung von Re-Stenosen empfohlen, wenn keine Kontraindikation gegenüber einer verlängerten Thrombozytenaggregationshemmung (z. B. bei bevorstehenden invasiven Eingriffen, einer erhöhten Blutungsneigung oder aber einer eingeschränkten Patienten-Compliance) besteht.

Am häufigsten erfolgt die Punktion der A. femoralis, prinzipiell können aber auch die A. radialis bzw. die A. brachialis punktiert werden.

Nach der Intervention

Unmittelbar im Anschluss an die Intervention kommen häufig Medikamente zum Einsatz, die einen dauerhaften Erfolg der Maßnahme sichern sollen.

Abciximab (ReoPro®) und Tirofiban (Aggrastat®) binden an Rezeptoren auf der Oberfläche der Thrombozyten und blockieren somit die Bindungsstellen des Fibrinogens, welches für das Aneinanderhaften der Thrombozyten verantwortlich ist.

Zur Vermeidung einer In-Stent-Thrombose ist zudem eine regelmäßige und konsequente Einnahme von Azetylsalizylsäure (Aspirin®) in Kombination mit Ticagrelor (Brilique®), Prasugrel (Efient®) oder Clopidogrel (Iscover®) erforderlich.

Komplikationen

Die Maßnahme zur Wiederherstellung der Durchblutung des Herzmuskels behebt das akute Problem, schließt jedoch Folgeerscheinungen der Ischämie nicht aus und erzeugt naturgemäß selbst gewisse Risiken. Ein Patient nach PCI gilt nicht als geheilt und stellt weiterhin einen hohen Anspruch an die verantwortungsvolle Pflegekraft. Obgleich die Mehrheit der Interventionen komplikationslos verläuft, gilt es ein besonderes Augenmerk auf Anzeichen einer der folgenden denkbaren Komplikationen zu legen.

Herzbeuteltamponade

Einströmen von Blut in den Herzbeutel infolge einer Verletzung des Koronargefäßes oder des Ventrikels:
- Engmaschige Überwachung des Blutdrucks und der Herzfrequenz
- Auf gestaute Halsvenen achten.

Re-Infarkt

Gelöste Thrombenreste oder ein erneutes Festsetzen von Thrombozyten im Stentgeflecht, bergen die Gefahr eines erneuten Verschlusses des betroffenen Koronargefäßes:
- EKG-Monitoring
- Auf Infarktsymptome achten (Wiedereinsetzten der Brustschmerzen, Kaltschweißigkeit, Veränderungen der Vitalzeichen).

Blutungen/Durchblutungsstörungen

Durch die Punktion der großen Leistenarterien und das Vorschieben der Interventionskatheter, kann es zu sichtbaren (aus der Punktionsstelle) und/oder nicht ersichtlichen Blutungen (retroperitoneales Hämatom) kommen. Solch eine unbemerkte Blutung kann bis zu einem hämorrhagischen Schock führen. Ferner besteht durch die meist noch liegende Schleuse im Leistenbereich bzw. durch den später angelegten Druckverband die Gefahr einer Durchblutungsstörung des jeweiligen Beines. Ein falsch

sitzender Druckverband kann darüber hinaus zu Nervenschäden führen.
- Kontrolle der Punktionsstelle und des jeweiligen Oberschenkels (Beinumfang)
- Kontrolle der Fußpulse
- Kontrolle der Hautfärbung und Sensibilität des betroffenen Beins
- Vitalzeichenwerte beachten
- Urinausscheidung beobachten.

> **Klinische Bedeutung**
>
> Das Abdomen zeigt meist keine akute Auffälligkeit. Erst sekundär kann sich ein paralytischer Ileus entwickeln.

Reperfusionsarrhythmien

Als Reperfusionsarrhythmien werden Rhythmusstörungen zusammengefasst, die nach Wiederherstellung der Koronardurchblutung auftreten können. Hintergrund ist eine ischämisch bedingte Abnahme von energiereichem ATP mit nachfolgender Ansammlung von sauren Metaboliten, die eine intrazelluläre Kalziumüberladung und somit eine erhebliche Störung der elektrischen Erregung auf Zellmembranebene bewirken. Möglich sind dabei einzelne und/oder gehäuft auftretende Extrasystolen unterschiedlicher Morphologie (Aussehen) bis hin zum Kammerflimmern:
- Ununterbrochenes Monitoring
- Kontrolle der Elektrolyte (Kalium, Magnesium und Kalzium).

5.4.6 Exkurs Aortenkoronarer Bypass

Ergibt sich in der Untersuchung der Herzkranzgefäße ein schwerwiegender Befund mit mehreren, komplexen Stenosen und ggf. einer Beteiligung des Hauptstammes, fällt die Entscheidung häufig zugunsten einer Bypass-Operation.

Bei den heutigen Operationen werden in der Regel Brustwandarterien zum Bypass präpariert und auf das betroffene Herzkranzgefäß aufgenäht. Liegen weitere Engstellen vor, die es zu umgehen gilt, so werden zusätzlich oberflächliche Venen aus den Unterschenkeln entnommen und als Gefäßbrücke verwendet.

Bei beiden Verfahrensweisen entsteht ein Umgehungskreislauf, der eine nahezu normale Blutversorgung des Herzmuskels wiederherstellen soll.

5

Präoperative Pflege

Überprüfen der Patientenakte:

- Untersuchungsbefunde vorhanden
- Blutkonserven angefordert
- Einwilligungen für OP und Narkose vorhanden und unterschrieben
- Aktuelle Laborergebnisse liegen vor
- Aktuelles EKG.

Vorbereitung des Patienten:

- Rasur der Operationsareale (Brustkorb, Achselhöhlen, beide Leisten bzw. Intimbereich, Innenseite Unter- und Oberschenkel)
- Identifikation des Patienten gewährleisten (Patientenarmband)
- Flüssigkeits- und Nahrungskarenz für mindestens 6 Stunden (außer im Notfall).

Postoperative Pflege

- Kontrolle und Regulation der Vitalzeichen, inkl. Körpertemperatur
- Kontrolle der Ausscheidung
- Regelmäßige Blutgasanalysen
- Kontrolle und Regulation des Flüssigkeitshaushalts (ZVD)
- Kontrolle von Blutungszeichen (Drainagesysteme und Wundverbände)
- Kontrolle des Drainagesysteme (Dichtigkeit, vorhandener Sog und Wasserschloss)
- Kontrolle der Neurologie (Pupillenreaktion)
- Patientenstimulation (Anfassen und Ansprechen)
- Psychosoziale Betreuung (Situation erklären, Maßnahmen erklären und planen)
- Auflagepunkte (Fersen, Ellenbogen, Hinterkopf und Gesäß) entlasten
- Frühestmögliche Wiederherstellung der Spontanatmung
- Frühmobilisation
- Infektionsquellen (alle Katheter) reduzieren
- Intensive prophylaktische Maßnahmen (Pneumonie, Thrombose und Sturz)
- Wundinspektion (zusammen mit ärztlichem Dienst)
- Verwendung von Schutz- und Prophylaxesystemen (z. B. Thoraxwesten).

Es gilt der Pflegegrundsatz „So viel Hilfe wie nötig, so wenig Hilfe wie möglich"!

Klinische Bedeutung

Durch die Eröffnung des Brustkorbes und durch mögliche Verletzungen der Lunge, kommt es zum Einströmen von Luft in die Brusthöhle. Zudem sammeln sich im OP-Gebiet Flüssigkeiten (Blut, Spülflüssigkeit, seröse Sekrete durch Gewebereizung). Dadurch ist es erforderlich, Drainagen in die Brusthöhle (lateral und substernal) einzulegen.

Bei abgeklemmter Drainage kann es zu einem Stau von Flüssigkeit und Luft im Thorax kommen. Der hierdurch entstehende Druck komprimiert die Lunge und kann zu einer erheblichen Funktionsstörung des Gasaustausches und, insbesondere bei Luft, zu einem Spannungspneu führen. Daher werden diese Drainagen auch für Transporte oder im Rahmen der Mobilisation des Patienten nicht abgeklemmt. Die Drainageboxen verfügen über ein sogenanntes Wasserschloss, welches ein Einströmen von Luft in den Brustkorb verhindert. Jedoch sollten die Drainageboxen gegen ein Umfallen gesichert werden, da hierbei die Funktion des Wasserschlosses aufgehoben werden kann.

Komplikationen im Rahmen eines Herzinfarktes

Herzrhythmusstörungen

Die häufigste Todesursache im Rahmen eines Herzinfarkts stellen ventrikuläre Tachykardien bzw. Kammerflimmern dar. Diese treten insbesondere in der Frühphase der Myokardischämie auf, weswegen eine kontinuierliche Monitorüberwachung durchgeführt wird. Neben einer medikamentösen Frequenzregulierung und einem Ausgleich der Elektrolyte, ist bei hämodynamischer Wirksamkeit eine frühzeitige Rhythmisierung durch eine elektrische Kardioversion bzw. Defibrillation anzustreben.

Da die arterielle Sauerstoffversorgung des Sinus- und des AV-Knotens in der Regel über die rechte Herzkranzarterie erfolgt, kann es besonders im Rahmen von Hinterwandinfarkten zu Sinusbradykardien, höhergradigen AV-Blockierungen oder auch Schenkelblockierungen kommen, was einen vorübergehenden (oder dauerhaften) Einsatz eines Herzschrittmachers erforderlich macht.

Ventrikelaneurysma

Die Ausbildung eines Ventrikelaneurysmas stellt eine weitere Komplikation im Rahmen eines Herzinfarkts dar. Kommt es zu einer relevanten myokardialen Sauerstoffunterversorgung, kann dies einen Untergang der Herzmuskelzellen zur Folge haben, die anschließend durch Narbengewebe ersetzt werden. In manchen Fällen kann diese strukturell veränderte Herzwand der vorherrschenden Druckbelastung nicht mehr standhalten und dehnt sich zunehmend aus. Eine solche Ventrikelaussackung hat häufig eine Verschlechterung der Pumpfunktion zur Folge. Zudem trägt der gestörte Blutfluss zu einer Ausbildung von Thromben bei, die eine Ursache möglicher arterieller Embolien sein kann. Unmittelbar nach einem Infarkt besteht darüber hinaus die Gefahr einer Ventrikelruptur mit Ausbildung einer Herzbeuteltamponade, die umgehend entlastet und in der Regel auch chirurgisch versorgt werden muss.

Septumperforation
Ähnlich wie bei einem Ventrikelaneurysma, kann es auch im Bereich der Herzscheidewand zu einem nekrotischen Zelluntergang mit anschließender Septumperforation kommen. Aufgrund des höheren arteriellen Drucks im Körperkreislauf, kommt es in der Regel zu einem sogenannten Links-Rechts-Shunt, d. h. einem Übertritt von Blut von der linken in die rechte Herzhälfte.

Klappeninsuffizienz
Akute Klappeninsuffizienzen sind häufig auf eine ischämisch bedingte Nekrose der Papillarmuskeln mit nachfolgendem Sehnenfadenabriss zurückzuführen. Eine akute Insuffizienz der Mitralklappe findet sich insbesondere bei Seiten- und Hinterwandinfarkten und kann eine rasante Verschlechterung der linksventrikulären Pumpfunktion zur Folge haben, die ggf. eine umgehende operative Rekonstruktion der undichten Herzklappe erforderlich macht.

MERKE
Eine plötzliche Verschlechterung der kardialen Hämodynamik in Kombination mit einem neu aufgetretenen Herzgeräusch kann immer Zeichen einer akuten Klappeninsuffizienz sein und unterstreicht die Notwendigkeit einer regelmäßigen Auskultation des Patienten.

Dressler-Syndrom
Das Dressler Syndrom stellt eine besondere Form der Herzbeutelentzündung (Perikarditis) dar, die sich sowohl im Rahmen eines Herzinfarkts, als auch im Anschluss an eine Herzoperation ausbilden kann. Ursache für das Dressler Syndrom ist vermutlich eine Autoimmunreaktion, die eine Ablagerung von Autoantikörpern, die sich gegen die Herzmuskelzellen richten, zur Folge hat. Charakteristischerweise tritt das Dressler Syndrom erst nach einer Latenzzeit von Wochen bis Monaten auf.

VORSICHT
Kardiogener Schock
In manchen Fällen lässt sich eine Myokardrevaskularisierung nur inkomplett oder mit einer zeitlichen Verzögerung erreichen. In Abhängigkeit vom Ausmaß des Infarkts und dem betroffenen Myokardareal, kann sich die Pumpleistung des Herzens so dramatisch verschlechtern, dass es zu einer bedeutsamen Reduktion des Herzzeitvolumens und somit zu einer kritischen Unterversorgung der peripheren Organe kommt. Wichtige Kennzeichen für das Vorliegen eines kardiogenen Schocks sind die arterielle Hypotonie mit einem systolischen Blutdruck von unter 90 mmHg und eine Tachykardie von über 100 Schlägen/Min. Durch die periphere Minderperfusion kommt es häufig begleitend zu einer Lactatazidose. Das klinische Bild zeichnet sich durch ein blass-bläuliches Hautkolorit, Kaltschweißigkeit und einer verminderten Urinausscheidung als Zeichen der Zentralisierung aus.
Nicht selten besteht ein relativer Volumenmangel und dem Herzen steht nicht genügend Vorlast zur Verfügung (dies gilt besonders für Hinterwandinfarkte, die eine Einschränkung der rechtsventrikulären Pumpfunktion nach sich ziehen). Bei einer Volumenüberladung besteht wiederum die Gefahr des Rückwärtsversagens mit einer zunehmenden Flüssigkeitsansammlung in der Lunge und den abdominellen Organen, sodass, bei eingeschränktem Monitoring, eine vorsichtige Volumenzufuhr indiziert ist. Um eine ausreichende Organperfusion zu gewährleisten, wird ein arterieller Mitteldruck von ca. 65–75 mmHg angestrebt. Typische Komplikationen im Rahmen des kardiogenen Schockes umfassen in erster Linie sowohl bradykarde, als auch tachykarde Herzrhythmusstörungen, insbesondere in der Frühphase.

5.4.7 Exkurs Intraaortale Ballongegenpulsation (IABP)

Im Rahmen eines akuten Myokardinfarkts lässt sich eine hämodynamische Stabilisierung trotz frühzeitiger Therapiemaßnahmen – inkl. einer kompletten Revaskularisierung – nicht immer erreichen. Insbesondere bei einem drohenden kardiogenen Schock wirkt der Einsatz mechanischer Unterstützungssysteme einer akuten Kreislaufinstabilität entgegen.

Die intraaortale Ballongegenpulsation (IABP) stellt ein Verfahren dar, das sowohl eine Steigerung der koronaren Durchblutung in der Diastole, als auch eine Verbesserung der Auswurfleistung in der Systole erzielt. Das Grundprinzip beruht darauf, einen mit Helium gefüllten Ballonkatheter in die Aorta descendens einzubringen und zeitgleich zur vorbestehenden Herzaktion mit Gas zu befüllen und wieder zu entleeren. Während die Ballonfüllung eine Erhöhung des diastolischen Perfusionsdrucks und somit eine Verbesserung der koronaren Durchblutung erzielt, bewirkt eine Ballonentleerung zu Beginn der Systole eine entsprechende Nachlastsenkung mit Erhöhung der linksventrikulären Auswurfleistung.

Die Anlage einer IABP erfolgt zumeist im Katheterlabor, da hier eine unmittelbare Lagekontrolle des Ballonkatheters unter Röntgen-Durchleuchtung erfolgen kann. Der Katheter wird mittels Seldinger Technik über eine der beiden Leistenarterien in die Aorta eingeführt und bis zum distalen Abschnitt des Aortenbogens vorgeschoben. Um eine Synchronisierung mit der körpereigenen Herzaktion gewährleisten zu können, verfügt die IABP sowohl über eine EKG-Registrierung, als auch über einen arteriellen Druckabnehmer, das heißt es besteht die Möglichkeit zwischen EKG- und pulsgetriggerter Aktion zu wählen.

Zudem muss das Verhältnis der jeweiligen Unterstützungsfrequenz vorgegeben werden:

Je nach Bedarf füllt und leert sich der Ballon bei jedem (1 : 1), jedem zweiten (1 : 2) oder nur bei jedem dritten (1 : 3) Herzschlag. Dabei gilt es zu beachten, dass die IABP bei einem Rhythmus von 1 : 3 nicht länger als 12 Stunden einliegen sollte, da hierunter ein deutlich erhöhtes Risiko für thromboembolische Komplikationen zu verzeichnen ist. Dies gilt ebenfalls für einen Stillstand von länger als 30 Minuten.

Neben der Heliumflasche verfügt die IABP über ein kleines Reservoir, das eine ausreichende Menge an Helium bereitstellt, auch wenn die Vorräte der Gasflasche zunehmend aufgebraucht sind. Das Schlauchsystem des Ballons besitzt kein Ventil, sodass es zu einem Gasaustritt kommt, falls die Verbindung getrennt wird. Im Falle einer Reanimation wird die Pumpe auf den Drucktrigger gestellt, um eine Unterstützung der Hämodynamik auch während der Thoraxkompression zu gewährleisten.

Auch eine Defibrillation ist bedenkenlos möglich, da das System über eine elektrische Isolierung verfügt.

M E R K E

Ob die Verwendung der intraaortalen Ballonpumpe tatsächlich mit einem Benefit verbunden ist, wird derzeit noch diskutiert. Sie ist zwar weiterhin Bestandteil der aktuellen Leitlinien der deutschen Gesellschaft für Kardiologie, ein Nutzen bzw. die Effektivität eines Einsatzes wird durch aktuelle Daten jedoch weniger gut belegt und richtet sich nach Einzelfallentscheidungen.

Pflegerische Aufgaben

- Sicherstellung eines adäquaten Monitorings
- Zweistündliche Kontrollen des Druckbeutels und Spülung des Drucksystems der IABP
- Keine Blutabnahmen über den IABP-Katheter
- Täglicher Wechsel der EKG-Elektroden des IABP-EKGs,
  Cave: Umstellen auf Drucktrigger
- Bei Transporten des Patienten EKG-Elektroden zusätzlich mit Klebestreifen sichern
- Stündliche Kontrolle der Diurese und der Darmtätigkeit (durch eine Ballondislokation besteht die Gefahr einer Verlegung der Nierenarterien oder Mesenterialgefäße)
- Zweistündliche Überprüfung der Vigilanz, Pupillenreaktion und Motorik (Schlaganfallrisiko)
- Zweistündliche Kontrollen zur Detektion von Blutungen aus der Punktionsstelle (Wundinspektion, Messung des Oberschenkelumfangs) oder Leckagen (Blut innerhalb des Schlauchsystems vorhanden)
- Stündliche Kontrollen des Hautkolorits auf Ischämiezeichen (Blässe, Marmorierung)
- Kontrollen der Fußpulse und der Pulse beider Arme (Emboliersisko)
- Verbandswechsel bei Bedarf unter Maßgabe der „Non-Touch-Technik"
- Haut vor Druckstellen schützen
- Bremsen der Bedienungskonsole feststellen
- Beachtung des jeweiligen Pflegestandards bzgl. Mobilisation, Oberkörperlagerung und Beugen der Leiste.

5.5 Pflegerische Aufgaben

Jeder Patient ist anders – das gilt auch in der Kardiologie: den standardisierten, klassischen kardiologischen Patienten gibt es nicht. Junge, sportlich aktive und gesundheitsbewusste Menschen können ebenso wie ältere Personen an Erkrankungen des Herz- und Kreislaufsystems leiden.

Wie bei vielen anderen Erkrankungen liegt die Schwierigkeit in der Früherkennung. Mit nur wenigen Ausnahmen kann die Medizin meist nur Schadensbegrenzung betreiben oder ein Voranschreiten verzögern. Wohl kaum ein Mensch in jungem Lebensalter käme auf die Idee, sich regelmäßig einer invasiven Untersuchung der Herzkranzgefäße zu unterziehen. Bei älteren Menschen ist ein unauffälliger Untersuchungsbefund eher unwahrscheinlich.

Geht man von einem Ruhepuls um die 60 Schläge pro Minute aus, hat das Herz eines 60-Jährigen bereits 1.892.160.000 Mal geschlagen und das, ohne Berücksichtigung der höheren Frequenz im Säuglings- bzw. Kleinkindalter oder bei körperlicher Belastung. Diese Leistung spielt im Körper eine zentrale Rolle. Trotz der enormen Fähigkeit des Herzens, Abweichungen zu kompensieren, bewirkt das Zusammenspiel aller Organe, dass die Erkrankung eines Organsystems immer auch Auswirkungen auf alle anderen hat.

Dies erfordert von der Pflege einen umfassenden Blick auf den Patienten, der sich nicht auf eine einzelne Auswirkung beschränken darf, sondern die Gesamtheit aller Effekte berücksichtigen muss. Nur in Akut- oder Notfällen ist das Fokussieren auf offensichtliche Auswirkungen ratsam. Das Wahrnehmen der eigentlichen Ursache, also der auslösenden Umstände, ist Maßgabe professioneller Pflege. Wie häufig eine akute Verschlechterung abgemildert oder sogar verhindert werden kann, lässt sich jedoch nicht in Zahlen benennen.

Bewegung und Mobilität
In der Betreuung kardiologischer Patienten gilt:
- Die **Intensität der körperlichen Belastung** muss immer an die Leitungsfähigkeit des Patienten angepasst sein
- Eine moderate **sportliche Betätigung** trainiert das Herz-Kreislaufsystem und hat auch auf andere Organe einen positiven Einfluss (Herz-Sportgruppen, Koronarsport, usw.).
- Bei allen akuten Erkrankungen oder Zustandsverschlechterungen steht jedoch körperliche Schonung bis hin zur Bettruhe im Vordergrund (➤ Abb. 5.16).

Häufig belastet die Patienten die Unfähigkeit, den Alltag (z. B. Treppen steigen) körperlich zu bewältigen. Es gilt die Patienten zu motivieren und ihnen unterstützende Maßnahmen aufzuzeigen, z. B. Gehhilfen, Treppenlifte. **Immobile Patienten** benötigen regelmäßige, individuell festzulegende Positionswechsel, (➤ 1.5) sofern keine entsprechenden Matratzensysteme verwendet werden. Aufgrund der schlechteren peripheren Durchblutung ist das Risiko eines Dekubitus (➤ 1.4) hier deutlich erhöht.

> **VORSICHT**
> Ein zusätzliches Dekubitusrisiko entsteht im Rahmen einer Therapie mit Katecholaminen, da die periphere Durchblutung weiter reduziert wird.

Körperpflege
Die **Ganz- und Teilkörperpflege** trägt erheblich zum subjektiven Wohlbefinden und damit zur Motivation bei und sollte unter allen Umständen ermöglicht werden. Die Körperpflege (➤ 1.6) muss vor allem bei Akutzuständen (Infarkt, Low-Output-Syndrom) gut geplant und vorbereitet werden. Zwischen der Körperpflege und anderen therapeutischen Maßnahmen, z. B. Physiotherapie, müssen ausreichende Ruhephasen liegen.

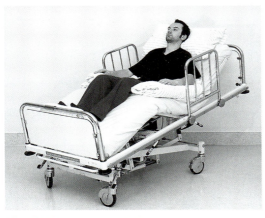

Abb. 5.16 Herzbettlage. [K115]

- Grundsätzlich empfiehlt es sich, Teile der Körperpflege (Beine, Füße, Rücken) zu übernehmen, um den Patienten zu entlasten
- In Folge der Herzschwäche kann es zu einer **peripheren Ödembildung** kommen. Diese Ödeme können im Verlauf zu einer massiven Stauungsdermatitis führen, die eine sorgfältige Hautpflege notwendig macht. Generell erfolgt eine behutsame Mobilisation, um die Gefahr einer potenziellen Verletzung möglichst gering zu halten (z. B. Perfusoren nicht im Bett platzieren)
- **Kein Ausstreichen der Venen!** Insbesondere bei einer massiv beeinträchtigten Pumpfunktion, kann diese relativ geringe Volumenerhöhung bereits zum Erliegen der Kompensationsmechanismen führen. Dies gilt auch für die Verwendung von Anti-Thrombosestrümpfen. Der Einsatz erfolgt ausschließlich auf ärztliche Anordnung
- Patienten mit Atembeschwerden neigen zur Mundatmung, die zu einem schnellen **Austrocknen der Mundschleimhaut** beiträgt. Dieses unangenehme Gefühl kann durch Mundpflege, z. B. unter Verwendung von Zitronenstäbchen oder

Eiswürfel (trotz der geringen Flüssigkeitsmenge in größerer Menge vermeiden) abgemildert werden.

Ernährung und Flüssigkeitszufuhr

Bei den meisten Patienten ist eine umsichtige Dokumentation der zugeführten **Flüssigkeitsmenge** wichtig (➤ Abb. 5.17). Im Verhältnis zur Ausscheidung ergibt sich dabei ein Hinweis darauf, mit welcher Volumenlast das Herz arbeiten muss. Die tägliche Bestimmung des Körpergewichts, die auf den meisten kardiologischen Normalstationen zum Standard gehört, entfällt aufgrund der aufwendigen praktischen Umsetzung (Monitorkabel, Infusionsschläuche, Urinableitung, etc.) auf der Intensivstation.

Wurde dem Patienten eine **Trinkmengenbeschränkung** verordnet, ist diese auf jeden Fall einzuhalten. Eine Abweichung ist nur bei einem unkalkulierbaren Flüssigkeitsverlust (Schwitzen im Sommer, Fieber, Durchfall, usw.) denkbar und erfolgt ausschließlich in Absprache mit dem behandelnden Arzt. Alle verabreichten Infusionen, auch Kurzinfusionen, müssen auf jeden Fall berücksichtigt werden.

Bilanzbogen	Datum: 16.05.	Zimmer: 733	Patient: KNOCHE, TOBIAS

tägliche Flüssigkeitszufuhr: ☐ frei ☒ **beschränkt auf** 1,5ℓ /Tag

Einfuhr enteral		Einfuhr parenteral		Ausfuhr Ausscheidungen		Ausfuhr Drainagen	
Kaffee	200	Antibiose	100	DK	500	Redon	50
Wasser	500	NaCl	250		750	THX-Drain	300
Tee	200	Schmerzen	100		300		
Saft	200						

Gesamt Einfuhr in 24 Stunden	1550	Gesamt Ausfuhr in 24 Stunden	1900

Tagesbilanz	– 350

Abb. 5.17 Beispiel eines Bilanzbogens mit ausgewiesener bzw. markierter Trinkmengenbeschränkung. [M659]

Wichtig ist: Das Durstgefühl gehört zur Homöostase, der Fähigkeit des Körpers ein Gleichgewicht zu erhalten. Durst stellt also einen Mangel an Flüssigkeit und/oder Elektrolyten dar. Wird der Patient durch das Durstgefühl erheblich beeinträchtigt und lässt sich dies durch Eiswürfel nicht kompensieren, muss Rücksprache mit dem Arzt gehalten werden.

Bei der Nahrungsaufnahme wird auf eine **ausgewogene, fett- und salzarme Kost** geachtet (Salz bindet Wasser).

Grundsätzlich gilt jedoch: In Stresssituationen ernährt sich der Körper selbst (kataboler Stoffwechsel), d.h. er bezieht Energie aus dem Abbau von energiereichen Stoffwechselprodukten. Ob in dieser Phase eine Zufuhr von Nährstoffen erfolgen soll, ist in der Fachwelt umstritten und hängt eher von der Überzeugung des verantwortlichen Arztes ab. Klar ist jedoch: Die Gabe von Ernährungsflüssigkeit über eine Magensonde, auch in geringer Menge, ist zur Aufrechterhaltung der Funktion der Darmzotten erforderlich. Dies wird häufig mit dem Begriff „Zottenpflege" beschrieben. In der Regenerationsphase ist der Körper jedoch von der Zufuhr von Nährstoffen von außen zwingend angewiesen. Alle Maßnahmen, die den Patienten zur Nahrungsaufnahme motivieren bzw. eine ausreichende Kalorien- und Nährstoffzufuhr gewährleisten (mitgebrachtes Essen von Angehörigen, Lieblingsspeisen, Pepsinwein, Trinknahrung) sind zu ergreifen. Dabei müssen jedoch Stoffwechselerkrankungen (z.B. Diabetes) berücksichtig werden. Reicht die Energiezufuhr nicht aus, wird zunächst hochkalorische Trinknahrung als Ergänzung zu den Mahlzeiten angeboten. Wird auch hierdurch keine ausreichende Kalorien- und Nährstoffzufuhr erreicht, kann über eine ergänzende parenterale Ernährung diskutiert werden. Aus Gründen des Wohlbefindens und der Motivation des Patienten, aber auch aus Aspekten des Aspirationsschutzes, ist eine parenterale Nahrungsergänzung immer einer Ernährung über eine Magensonde vorzuziehen.

Pflegende beachten außerdem:
- Viele Lebensmittel enthalten natürliche Substanzen, die Arzneimittel beeinflussen können. So enthalten z.B. Zwiebeln, grünes Gemüse (wie Kohl, Spinat, Kohlrabi, Salat, Mangold) und tierische Produkte (wie Milch bzw. Milchprodukte, Eier, Fleisch) Vitamin K, welches die Wirkung von Marcumar© beeinträchtigen kann. Es gilt also auf eine therapiekonforme Ernährung zu achten
- Nach aktuellen Richtlinien der Deutschen Gesellschaft für Ernährung gilt bezüglich einer Zufuhr von **Koffein,** dass Kaffee mit in die Flüssigkeitsbilanz eingerechnet wird. Bei Patienten, die einen regelmäßigen Kaffeegenuss gewohnt sind, sind die Effekte auf Herzfrequenz, Blutdruck und Ausscheidung zu vernachlässigen. Dennoch sollte eine übermäßige Zufuhr vermieden werden
- In die **tägliche Flüssigkeitsbilanz** eingerechnet werden alle Getränke, Suppen, Joghurts, Ernährungsflüssigkeiten, Dauerinfusionen (inkl. Perfusoren), Kurzinfusionen und Trägerlösungen für die Gabe von Medikamenten über Magensonde
- In Bezug auf **Urin und Stuhlgang** gilt der Grundsatz „Alles was den Körper verlässt, belastet ihn nicht."
- Eine genaue **Bilanzierung** der Urinausscheidung stellt keine Indikation für die Anlage eines Blasenkatheters dar
- Neben einem Überblick über die Nierenfunktion, ermöglicht die Bilanzierung der Urinausscheidung auch die Erfolgskontrolle der diuretischen Therapie
- Herzinsuffiziente Patienten leiden häufig an einer Nykturie, einem vermehrten Harndrang in der Nacht. Bei Patienten, welche nachts die Toilette aufsuchen, ist eine gute **Sturzprophylaxe** (entfernen von Stolperfallen, Nachtlicht einschalten) erforderlich
- Um eine Beeinflussung der Druckverhältnisse im Thorax während der Defäkation zu minimieren, sollten kardiologische Patienten nicht nur auf einen regelmäßigen Stuhlgang achten, sondern auch Medikamente einnehmen, die den Stuhlgang weicher machen (z.B. Lactulose)
- Das Auftreten von **Durchfall bzw. Durchfallerkrankungen** stellt einen nur sehr schwer berechenbaren Verlust an Flüssigkeit dar. Dieser muss, wie bereits erwähnt, bei der täglichen Trinkmengenbeschränkung berücksichtigt werden. Zudem stellt sich auch ein Verlust von Elektrolyten ein, der insbesondere in Verbindung mit den gängigen Diuretika zu einem kritischen Absinken des Kaliumspiegels führen kann.

Atmung und Sauerstoffverabreichung

Um diversen Komplikationen entgegenzuwirken, ist eine gute **Pneumonieprophylaxe** erforderlich. Dies gilt insbesondere für beatmete Patienten. Belastungen wie z. B. eine Infektion des Respirationstrakts, können zumeist von einem stark eingeschränkten Herz-Kreislaufsystem nicht adäquat kompensiert werden. Der Anwendung gängiger prophylaktischer Maßnahmen (atemstimulierende Einreibung, Perkussion, Vibration, Übungen mit einem Atemtherapiegerät, usw.) steht in der Regel nichts entgegen.

Die **Gabe von Sauerstoff** erfolgt nicht grundsätzlich und automatisch. Der Einsatz ist nur bei einer messbaren Unterversorgung (SpO$_2$ und/oder pO$_2$) angezeigt und zwar primär über eine Nasensonde. Dabei wird der Sauerstoff durch steriles Wasser angefeuchtet. Wird eine sogenannte „künstliche (oder feuchte) Nase" verwendet, bedarf es keiner zusätzlichen Befeuchtung des zugeführten Sauerstoffs. Dadurch wird verhindert, dass das spezielle Papier in der künstlichen Nase durchnässt wird und sich eine Erhöhung des Atemwiderstandes ergibt.

Sauerstofftherapie:
- Die Verwendung von erwärmter Atemluft ist umstritten, da die Frage diskutiert wird, ob die künstlich erwärmte Luft eine Keimbesiedelung der verwendeten Materialien fördert bzw. die Entstehung von pulmonalen Infekten begünstigt
- Bei bestimmten Herzerkrankungen liegt bereits eine **chronische Zyanose** vor, sodass nicht von einer akuten Verschlechterung auszugehen ist. Bei diesen Patienten gibt die Messung der peripheren Sauerstoffsättigung Aufschluss
- Zur Krankenbeobachtung gehört die Beurteilung der Atmung, insbesondere, ob eine Dyspnoe vorliegt. Pflegemaßnahmen müssen an das Bild der Atembeschwerden (z. B. Belastungsdyspnoe) angepasst werden
- Das subjektive Empfinden von **Dyspnoe** erzeugt häufig Angst und Panik. In diesem Zustand wird eine Sauerstoffmaske meist nicht toleriert. Insbesondere bei einem akuten Lungenödem, kann sich der Umgang mit dem Patienten kompliziert gestalten.
  Folgende Maßnahmen können die Situation positiv beeinflussen:
  - Enge Kleidung entfernen

- Fenster öffnen
- Patienten aufsetzen lassen (hängende Beine können zudem die Vorlast senken)
- Keine „Menschenmauer" um das Bett bilden
- Beruhigendes Zureden
- Alle Maßnahmen erklären
- Sauerstoffmaske nicht auf dem Gesicht festzurren, sondern locker vorhalten.

Patienten mit einer schwerwiegenden kardiologischen Erkrankung sind, wie auch bei vielen anderen Erkrankungen, auf die Kompensationsfähigkeit des Körpers angewiesen. Im Falle einer maschinellen Beatmung, werden physiologische Grundsätze (➤ Kap. 4) umgekehrt. Insbesondere der positive Atemwegsdruck stellt eine Belastung für das Herz dar. In Abhängigkeit von dem Ausmaß der Erkrankung und dem verabreichten Druck, kann es leichter zu einem Pumpversagen des Herzens kommen, als bei einem spontan atmenden Patienten.

Psychische Betreuung und Beratung

Bei Vorliegen einer Herzerkrankung werden Untersuchungen, Eingriffe und Maßnahmen sorgfältig geplant. Insbesondere das Abschätzen von denkbaren Komplikationen erfordert ein hohes Maß an Voraussicht. So kann z. B. das Absinken des Blutdrucks im Rahmen einer Narkose bei Patienten mit einer Verengung der Aortenklappe oder bereits hochgradig eingeschränkten Pumpfunktion zu einem völligen Pumpversagen führen. Wiederum kann ein hoher Blutverlust bei Patienten mit einer ausgeprägten Stenose der Koronargefäße zu einem Infarkt führen. Es ist daher für verantwortungsvoll Pflegende unerlässlich, auf das Gesamtbild eines Patienten zu achten und sich nicht nur auf die durchzuführende Maßnahme zu konzentrieren.

Patienten reagieren auf den ersten intensivstationären Aufenthalt sehr unterschiedlich. Ungeduld, Unhöflichkeit und Aggressionen können ebenso wie übertriebener Humor, Herunterspielen der Situation und vollkommendes „in sich gekehrt sein" Ausdruck von Unsicherheit und Angst darstellen. Es empfiehlt sich, dies in einem ruhigen Moment gezielt anzusprechen.

Bei der Patientenberatung beachten Pflegende folgende Aspekte:
- Eine angemessene Aufklärung trägt zur Beruhigung der Patienten bei. Es ist sinnvoll diese bei

Aufnahme sowohl über die Monitoranlage, Alarmsignale als auch über allgemeine Pflegemaßnahmen aufzuklären. Dabei vermitteln die Pflegenden sowohl Ruhe als auch Professionalität

- Patienten dürfen nicht unnötig in Unwissenheit gelassen werden. Zumeist haben sich diese mit ihrer Erkrankung bereits ausführlich auseinandergesetzt und sind sich über die Möglichkeit eines plötzlichen Lebensendes bewusst. Zudem wird am Bett eines wachen Patienten mit ihm und nicht über ihn gesprochen
- Falls Bedarf besteht, werden die Patienten über die Möglichkeit einer Patientenverfügung informiert. Auch die Bereitstellung von entsprechenden Informationen oder Formularen ist Teil der pflegerischen Aufgabe
- Patienten müssen in ihrer jeweiligen Verfassung erst genommen werden. Pflegende unterlassen Aussagen wie „Anderen geht es noch viel schlechter"
- Manche Patienten sind über die Zeit, die nach dem Krankenhausaufenthalt folgt, besorgt und beschäftigen sich mit Fragen, wie: Kann ich wieder nach Hause? Werde ich noch Einkaufen gehen können? Werde ich einen Pflegedienst brauchen? Was ist, wenn ich alleine zu Hause bin und es mir schlecht geht? Diese Fragen können während des Aufenthalts auf der Intensivstation nicht immer beantwortet werden, jedoch kann den Patienten in Aussicht gestellt werden, Kontakt mit dem Sozialdienst aufnehmen zu können, wenn eine Verlegung auf die Normalstation in Sicht ist
- Persönliche Meinungen, Ansichten und Erfahrungswerte der Pflegenden finden keinen Einfluss in die Kommunikation mit dem Patienten. Auch nicht, wenn dieser konkret danach fragt. Oberstes Ziel ist es, den Patienten zu motivieren und ihm zu verdeutlichen, das kein Fall wie der andere ist
- Einige Patienten, vor allem jene mit langer Krankheitsgeschichte, haben den Glauben in eine Besserung des Krankheitszustands verloren. Häufig ist es schwer als Außenstehender motivierend auf den Patienten einzuwirken und die Schweigepflicht verbietet ein Gespräch mit den Angehörigen, sofern nicht explizit die Erlaubnis hierfür erteilt wurde. Eine Möglichkeit diesen Konflikt zu umgehen, besteht darin, den Angehö-

rigen in Anwesenheit des Patienten Fragen zu stellen, sodass diese in die Unterhaltung integriert werden können

- Vor einer Herztransplantation werden die Patienten routinemäßig psychologisch und psychiatrisch untersucht. Selbst wenn diese Untersuchungen unauffällig verlaufen, beschäftigen sich die meisten Patienten irgendwann mit der Tatsache, dass ein anderer Mensch sterben wird, und sie letztlich davon profitieren. Diese Gedankengänge sind so komplex, dass hier eine professionelle psychologische Betreuung vonnöten ist
- Oftmals zählen kardiologische Patienten zu der Gruppe der sogenannten „Langliegerpatienten" bzw. werden häufig wiederaufgenommen. Hierdurch können persönliche Bindungen entstehen, die auf Dauer eine professionell-distanzierte Betreuung erschwert. Ein entsprechendes Mitgefühl ist nur natürlich und in der Regel unvermeidbar. Jedoch sollte das eigene Verhalten stets den beruflichen Standards entsprechen und eine Gleichbehandlung aller Patienten sicherstellen.

LITERATUR

Achenbach, S.; Szardien, S.; Zeymer, U.; Gielen, S.; Hamm, C. W. Kommentar zu den Leitlinien der Europäischen Gesellschaft für Kardiologie (ESC) zur Diagnostik und Therapie des akuten Koronarsyndroms ohne persistierende ST-Streckenhebung. Kardiologe. 2012; 6: 283–301.

Darius, H.; Bosch, R.; Hindricks, G.; Hoffmeister, H. M.; Hohnloser, S.; Israel, C. W.; Kirchhof, P.; Willems, S. Kommentar: Fokus Update der Leitlinien der Europäischen Gesellschaft für Kardiologie (ESC) zum Management des Vorhofflimmerns. Kardiologe. 2013; 7: 171–180.

European Heart Rhythm Association; European Association for Cardio-Thoracic Surgery, Camm, A. J. et al. Guidelines for the management of atrial fibrillation: the Task Force for the Management of Atrial Fibrillation of the European Society of Cardiology (ESC). European Heart Journal. 2010; 31(19): 2.369–429.

Herold, G. Innere Medizin, Herold, 2004.

Huppelsberg, W. Kurzlehrbuch Physiologie. 2. A., Stuttgart: Thieme Verlag, 2005.

Minha, S.; Fatemi, O.; Torguson, R.; Waksman, R. Overview of the 2012 Food and Drug Administration circulatory system devices panel meeting on the reclassification of external counterpulsation, intra-aortic balloon pump, and non-roller-type cardiopulmonary bypass blood pump devices. American Heart Journal 2013;166(3): 414–420.

Pflege Heute: Lehrbuch und Atlas für Pflegeberufe. München: Elsevier Urban & Fischer Verlag, 2004.

Speckmann, E.-J.; Hescheler, J.; Köhling, R. Physiologie. 5. A. München: Elsevier Urban & Fischer Verlag, 2008.

5

Schwegler, J. S. Der Mensch – Anatomie und Physiologie. Stuttgart: Thieme Verlag, 1998.

Task Force Members, Montalescot G et al., ESC Committee for Practice Guidelines (CPG), Zamorano J. L. et al. 2013 ESC guidelines on the management of stable coronary artery disease: The Task Force on the management of stable coronary artery disease of the European Society of Cardiology. European Heart Journal 2013;34(38): 2.949–3.003.

Ullrich, L.; Stolecki, U.; Grünewald, M. (Hrsg.). Intensivpflege und Anästhesie. Stuttgart: Thieme Verlag, 2010.

5

6

Andrea Brock, Nikolaus Wirtz

Die Nieren

Die Nieren sind für den Gesamtorganismus von zentraler Bedeutung. Sie sind wesentlich an der Erhaltung des Gleichgewichts der Blutzusammensetzung (Homöostase) beteiligt. Dazu gehören neben der Entfernung der harnpflichtigen Substanzen (Harnstoff, Harnsäure, Kreatinin), der Wasser-, Elektrolyt- und Säure-Basen-Haushalt, die Blutdruckregulation, die Blutbildung, der Kalzium-Phosphat- und Vitamin-D-Stoffwechsel sowie die Immunabwehr. Andererseits sind die Nieren zum Erhalt ihrer Funktionsfähigkeit von einer sehr konstanten Durchblutung abhängig. Daher müssen die Nieren bei allen intensivpflichtigen Krankheitsbildern berücksichtigt werden, insbesondere bei Zuständen mit Hypotonie bis hin zum Schockgeschehen.

Klinische Bedeutung

Da es sich bei den Nieren um ein paarig angelegtes Organ handelt, sind anatomisch betrachtet zwei Organe vorhanden – mit jeweils eigenständiger Blutversorgung und Urinableitung. Physiologisch betrachtet erfüllen beide Organe die Nierenfunktion gemeinsam und müssen daher als ein Organ verstanden werden. Das bedeutet anatomische Probleme, wie z. B. ein Nierenstein, können einer einzelnen Niere zugeordnet werden und beeinträchtigen auch nur diese eine Niere. Physiologische Probleme, wie z. B. ein Schockgeschehen mit Hypotonie, betreffen dagegen immer beide Nieren.

6.1 Anatomie und Physiologie der Nieren

Anatomische Grundlagen

Die **Nieren liegen paarig im Bauchraum hinter dem Bauchfell (retroperitoneal)** in der Nierenkapsel und sind eingebettet in Fettgewebe. Die durchschnittliche Größe der Nieren ist 12 × 6 × 3 cm. Die äußere Schicht bildet die ca. 2 cm starke Nierenrinde. Darunter liegt das Nierenmark. Zentral findet sich das Nierenbecken. Zur Körpermitte hin (medial) reicht das Nierenbecken dann aus der Niere heraus (Nierenhilus) und geht in den Harnleiter über. Die Harnleiter beider Nieren verlaufen retroperitoneal nach unten ins kleine Becken und münden am

Blasenboden jeweils einzeln in die Blase (Vesica urinaria).

Die Blutversorgung erfolgt für jede Niere über eine eigene Nierenarterie, die direkt aus der Bauchaorta entspringt. Die Nierenarterie tritt von medial am Nierenhilus in die Niere ein. Als Besonderheit können sich gelegentlich zusätzliche Nierenarterien finden. In der Niere verteilt sich das Blut über ein Netz von Bogenarterien, welches das Nierengewebe ungefähr zwischen Nierenrinde und Nierenmark durchzieht (Mark-Rinden-Grenze). Der Blutabfluss verläuft parallel zu den Bogenarterien und zur Nierenarterie über die Nierenvene, die in die Vena cava inferior mündet (➤ Abb. 6.1).

Kernelement bzw. **Kernbaustein der Nieren ist das Nephron** bestehend aus dem Nierenkörperchen (Glomerulum) und der nachfolgenden Urinkapillare (Tubulus). Jede Einzelniere besteht aus ca. 0,5 bis 1 Million Nephronen. Das einzelne Nephron ist sehr ähnlich einer Haarnadel geformt, an deren freien Ende das zugehörige Nierenkörperchen sitzt. Alle Nephrone liegen in paralleler Ausrichtung nebeneinander. Durch die Zusammenlagerung der Glomeruli entsteht die anatomische Struktur der Nierenrinde. Die Zusammenlagerung der Tubuli oder der „Haarnadelbiegungen" bildet das Nierenmark. Die aus dem Nierenmark wieder aufsteigenden Tubuli münden in Sammelrohre, die durch das Nierenmark hindurch in das Nierenbecken münden.

Jedes Nierenkörperchen wird von einer eigenen Arteriole versorgt, die aus den Bogenarterien abgeht. Diese zuführende Arteriole wird als „Vas afferens" bezeichnet. Im Nierenkörperchen selbst entsteht daraus ein Gefäßknäuel (Glomerulum) mit vielen kleinen Kapillaren, die sich anschließend zum abführenden Gefäß „Vas efferens" zusammenlegen. Dieses Vas efferenz folgt dem zugehörigen Tubulus in das Nierenmark hinein und bildet ein Kapillarnetz um den Tubulus. Schließlich steigt ein venöses Gefäß wieder aus dem Nierenmark auf und mündet letztlich in die Bogenvenen.

Durch Nervenfasern entlang der Nierenarterie ist die Niere an das autonome Nervensystem angeschlossen.

Physiologische Grundlagen

Die **Kernaufgabe der Niere ist die Entgiftung** des Körpers. Giftstoffe sind in diesem Zusammenhang

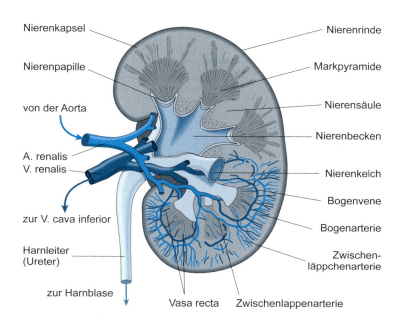

Nierenkapsel

Nierenpapille

von der Aorta

A. renalis
V. renalis

zur V. cava inferior

Harnleiter
(Ureter)

zur Harnblase

Nierenrinde

Markpyramide

Nierensäule

Nierenbecken

Nierenkelch

Bogenvene

Bogenarterie

Zwischen-
läppchenarterie

Vasa recta   Zwischenlappenarterie

Abb. 6.1 Längsschnitt durch die Niere. [L190]

stickstoffhaltige Verbindungen, vor allem Harnstoff, Harnsäure und Ammoniak-Verbindungen. Um diese Entgiftung zu erreichen, ist die Ausscheidung von Flüssigkeit, in der die löslichen Giftstoffe transportiert werden können, erforderlich. Hierfür sind ein konstanter Blutfluss sowie ein ausgeklügeltes System an Wasser- und Stoffausscheidung und aktivem und passivem Stofftransport erforderlich.

Für die konstante Durchblutung sorgt die Perfusion mit 20 % des Herzminutenvolumens. Dies bedeutet (vereinfacht) bei einem Herzminutenvolumen (HMV) von fünf Litern bei durchschnittlichen Erwachsenen einen Liter renalen Blutfluss pro Minute. Bei einem normalen Hämatokrit mit ca. 48 % an festen Blutbestandteilen (Zellen) bedeutet dies ca. 500 ml renalen Plasmafluss pro Minute. Hiervon werden wiederum 25 % (= 125 ml) in den Glomeruli abfiltriert. Hochgerechnet auf den Tag ergibt sich damit ein „Primärharn" von 200 Litern. Effektiv ausgeschieden werden jedoch nur rund 1,5 Liter Urin. Also werden weniger als 1 % des Primärharns als Endharn ausgeschieden.

Auf dem Weg vom Glomerulum durch das Tubulussystem findet eine Wasser- und Stoffrückresorption aus dem Primärharn statt. Das Ergebnis ist ein Urin in dem die Giftstoffe, z. B. Harnstoff, konzentriert sind und die im Körper benötigten Stoffe nur in geringer Menge vorhanden sind bzw. ganz fehlen, wie z. B. Natrium, Glukose.

Aus dieser Notwendigkeit erklären sich auch die weiteren Funktionen der Niere, die letztlich diesen Vorgang der Blutreinigung gewährleisten.

6.1.1 Nierenrinde und Nierenmark

Die Unterteilung des Nierengewebes in Rinde und Mark ermöglicht eine anatomische Gliederung des Organs. Gleichzeitig unterscheiden sich diese beiden Abschnitte aber auch durch ihre Funktionen.

In der **Nierenrinde** finden sich von den einzelnen Nephronen die Nierenkörperchen, zusammen mit der zu- und abführenden Arteriole sowie bestimmte Abschnitte des Tubulussystems (proximaler und distaler Tubulus, Anteile der Sammelrohre). In der Rinde wird der Primärharn gebildet. Gleichzeitig erfolgen hier im proximalen Tubulus der wesentliche Anteil der Wasser-, Elektrolyt- und Nährstoff-Rückgewinnung sowie die Pufferung. Im distalen Tubulus und dem Sammelrohr erfolgt dann die Feineinstellung des Wasser- und Elektrolyt-Haushalts. Gleichzeitig ist die „Macula densa", der Punkt, an dem jeder distale Tubulus das Glomerulum des gleichen Nephrons nochmals kurz berührt. Dies ist für die Blutdruckregulation (Reninbildung, Wirkort von Katecholaminen) bedeutend. Die Vorgänge in der Nierenrinde sind meist passiv und verbrauchen nur ca. 10 % der Sauerstoffreserven aus dem arteriellen Blut.

Im **Nierenmark** verlaufen im Wesentlichen die schmalen Anteile des Tubulussystems, die sogenannte Henlesche Schleife (harnnadelförmiger Tubulusanteil) begleitet vom Kapillarnetz des Vas efferens. Im Mark erfolgt die Konzentrierung des Harnstoffs auf ein Vielfaches der Serumkonzentration. Parallel dazu wird hier – durch aktiven Transport – dem Urin weiter vor allem Natrium und Wasser entzogen. Dadurch werden an dieser Stelle die übrigen ca. 90 % der Sauerstoffreserven verbraucht. Das Nierenmark hat also einen hohen Sauerstoffbedarf und reagiert sehr empfindlich auf einen Mangel. Logisch erscheint daher, dass in endokrinen Zellen des Nierenmarks Erythropoetin (EPO) hergestellt wird, das durch die Anregung der roten Blutbildung eine verbesserte Sauerstoffversorgung erreichen kann.

> **Klinische Bedeutung**
>
> Das Nephron ist der Grundbaustein der Niere. Es besteht zum einen aus dem Nierenkörperchen (Glomerulum) und daran anschließend dem Tubulussystem. Jede Niere besteht aus ca. 0,5 bis 1 Million Nephronen.

6.1.2 Das Nierenkörperchen

Das Glomerulum (**>** Abb. 6.2) entsteht durch ein feines „Gefäßknäuel" (die Aufteilung der zuführenden Arteriole in mehrere Kapillaren). Dieser Kapillarknoten ragt in eine Art Becher, der den Anfang des Tubulussystems bildet. Dieser Becher wird als Bowmansche Kapsel bezeichnet und dient dazu, den Primärharn aufzunehmen. Im Glomerulum trifft das Vollblut mit einem sehr konstanten Druck von ca. 60–65 mmHg auf den glomerulären Filter. Dieser Filter besteht, von der Innenseite der Kapillare aus gesehen, aus dem Gefäßendothel, der Basalmembran (Kollagenfasermatrix) und Fußfortsatzzellen (Podozyten), die die Basalmembran mit einem feinen Netz aus Fußfortsetzen bedecken. Der intakte glomeruläre Filter hält sämtliche corpusculären Bestandteile (Blutkörperchen und Blutplättchen) sowie

größere Eiweißpartikel im Gefäßsystem zurück. Kleinere Eiweiße, Elektrolyte, Glukose, Aminosäuren, harnpflichtige Subtanzen und Wasser werden als Primärharn frei filtriert. Die nicht abfiltrierten Blutbestandteile verlassen das Glomerulum über die abführende Arteriole.

6.1.3 Das Tubulussystem

Der im Glomerulum abfiltrierte Primärharn fließt durch das Tubulussystem und wird auf dem Weg zum Nierenbecken zu Endharn verarbeitet, durch Rückgewinnung benötigter Substanzen (vor allem Wasser, Kochsalz, Glukose, Aminosäuren etc.) und Konzentrierung von Abfallstoffen (harnpflichtige Substanzen, Kalium, H^+-Ionen etc.).

Diese Prozesse erfolgen über das Tubulusepithel (einzellige Epithelschicht), das die Tubuli von innen auskleidet. Das Tubulusepithel sitzt flächendeckend der bindegewebigen Tubuluswand auf. Die Tubuluszellen sind kubisch geformt mit drei unterschiedlichen Oberflächen. Eine Seite ist dem Tubuluslumen zugewandt. Die gegenüberliegende Seite liegt der Tubuluswand (Basalmembran) an. Mit den übrigen Seiten lagern sich die Tubuluszellen aneinander.

Die tubuluszugewandte Seite des Endothels ist mit Enzymen, Poren, Rezeptoren etc. ausgestattet, die die Aufnahme oder den Austausch von Einzelsubstanzen entweder mittels Konzentrationsgefälle (passiv) oder durch energieabhängige Prozesse (aktiv) ermöglichen. In den Tubuluszellen werden die aufgenommenen Substanzen verarbeitet. Elektrolyte, Aminosäuren und Glukose werden für den Eigenbedarf genutzt oder über die Basalmembran ins Blut freigesetzt. Eiweißpartikel werden verdaut und die dabei anfallenden Aminosäuren von der Tubuluszelle selbst genutzt oder ins Blut freigesetzt. Medikamente und wasserlösliche Vitamine werden entsorgt oder aber aktiviert. Die recycelten Stoffe werden an der Seite der Tubuluszellen, die der Basalmembran zugewandt ist, wieder ins Blut freigesetzt. Parallel dazu wird aktiv Natrium aus der Zelle ins Blut gepumpt, mittels der Natrium-Kalium-ATPase. Im Gegenzug wird dem Blut Kalium entzogen. Dem aktiv vom Primärharn ins Blut transportierten Natrium folgt passiv durch das Konzentrationsgefälle Wasser.

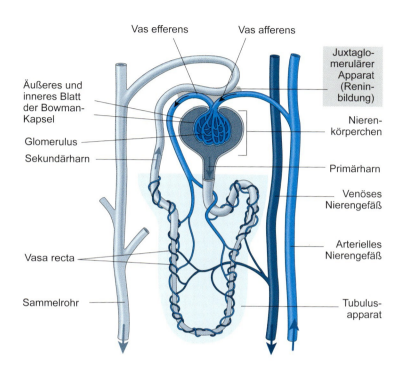

Vas efferens

Vas afferens

Juxtaglo-
merulärer
Apparat
(Renin-
bildung)

Äußeres und
inneres Blatt
der Bowman-
Kapsel

Nieren-
körperchen

Glomerulus

Sekundärharn

Primärharn

Venöses
Nierengefäß

Arterielles
Nierengefäß

Vasa recta

Sammelrohr

Tubulus-
apparat

Abb. 6.2 Vollständiges Glomerulum mit Tubulussystem. [L190]

6

Natrium-Kalium-ATPase

Ein grundlegender Vorgang an den Tubuli ist die Rückresorption von Natrium. Dieser Prozess hängt im Wesentlichen von der Natrium-Kalium-ATPase ab, die auf der Tubulus abgewandten Seite der Tubuluszelle liegt und aktiv 3 Natrium-Ionen gegen 2 Kalium-Ionen austauscht. Dabei wird Energie (ATP – AdenosinTriPhosphat) verbraucht. Das Enzym findet sich im gesamten Verlauf des Tubulus vom Glomerulum bis zum Sammelrohr. Es ist für den Großteil des Energieverbrauchs in der Niere verantwortlich.

Harnstoff-Clearance-System

Anders als die anderen Substanzen, die in der Niere filtriert, ausgeschieden, resorbiert werden, zeichnet den Harnstoff aus, dass er sich frei über alle Barrieren bewegen kann. Er ist daher im gesamten Körper bzw. in allen Geweben prinzipiell gleich verteilt. Eine besondere Situation ergibt sich allerdings in der Niere, da hier der Harnstoff aus dem Körper entfernt werden muss.

Unter anderem durch die Rückresorption fast aller osmotisch wirksamen Substanzen außer dem Harnstoff, durch die Wasserundurchlässigkeit in Teilen der Henleschen Schleife und durch ihre anatomische Anordnung steigt die Osmolarität (Konzentration gelöster Stoffe) im Nierenmark im Vergleich zum übrigen Körper von 300 auf bis zu 1.200 mosmol/l an. Den wesentlichen Anteil dieser gelösten Stoffe bildet der Harnstoff. Die Konzentration ist im gesamten Nierenmark daher erhöht, das heißt nicht nur im Gewebe sondern auch in den Blutkapillaren, im Tubulus und im Sammelrohr und damit auch im Endharn. Dieser osmotische Gradient kann durch eine Anurie oder durch eine Polyurie gestört, jedoch bei normalem renalen Plasmafluss reguliert bzw. wiederhergestellt werden.

Insulin/Glukose-Regulation (Glukoneogenese)

Die Niere greift auf drei Arten in die Blutzuckerregulation lokal in der Niere und im gesamten Körper ein.

1. Glukose wird frei im Glomerulum filtriert. Anschließend nehmen die Tubuli diese Glukose wieder auf. Wird allerdings ein bestimmter Blutzuckerwert überschritten, so ist das Tubulussystem überfordert und Glukose gelangt in den Endharn.

Dieser Schwellenwert – auch Nierenschwelle genannt – liegt bei ca. 180–200 mg/dl Blutzucker. D. h. ein Zuviel an Glukose wird ausgeschieden. Diese Regulation kann gestört sein, z. B. durch Schädigung des Tubulussystems, sodass bereits bei normalen Blutzuckerwerten Glukose über den Urin verloren wird. Das Überschreiten der Nierenschwelle ist namensgebend für den Diabetes mellitus, denn in diesem Fall wird der Urin süß, was zu der Bezeichnung „honigsüßer Harnfluss" (Diabetes mellitus) führte

2. Insulin wird als kleiner Eiweißpartikel frei glomerulär filtriert und anschließend im Tubulus aufgenommen, verdaut und so inaktiviert. Bei eingeschränkter Nierenfunktion ist daher mit einer verlängerten Insulinwirkung zu rechnen, da es langsamer ausgeschieden und abgebaut wird. Bei Diabetikern sinkt deshalb meist mit fortschreitender Niereninsuffizienz der Insulinbedarf

3. Am Tubulussystem im Nierenmark kommt es zur Glukoneogenese. Aus Abbauprodukten von Eiweißen, Fetten und Glukose wird Glukose neu hergestellt und gespeichert. Nur die Leber ist ebenfalls zur Glukoneogenese in der Lage. Insgesamt werden 80 % in der Leber und 20 % in den Nieren erzeugt. In der Niere trägt diese Glukoneogenese zu Deckung des hohen Energiebedarfs im Nierenmark bei. Auch dieser Prozess kann bei Nierenerkrankungen gestört werden.

Proximaler Tubulus

Der proximale Tubulus schließt sich unmittelbar an das Glomerulum an bzw. entspringt aus der Bowmanschen Kapsel. Er verläuft von dort gewunden von der Nierenrinde bis an das Nierenmark, wo er dann in die Henlesche Schleife übergeht. Im proximalen Tubulus findet das Gros der Rückgewinnung von Wasser (⅔ des Primärharns), Nährstoffen, Elektrolyten, Bikarbonat, etc. statt. Wesentlicher Antrieb ist hier das passive Konzentrationsgefälle für viele Einzelsubstanzen sowie der aktive Natrium-Kalium-Austausch durch die Na-K-ATPase. Zusätzlich sitzt hier die Carboanhydrase auf beiden Seiten der lumenseitigen Tubuluszellwand. Sie sorgt letztlich für die Ausscheidung von H⁺-Ionen und die Regulation der Bikarbonaterzeugung (Pufferfunktion). Die aus-

geschiedenen H⁺-Ionen (Protonen) werden im proximalen Tubulus von Phosphat-Ionen gebunden und können so mit dem Endharn ausgeschieden werden.

Die Aufnahme von Nährstoffen und Elektrolyten erfolgt über eine Vielzahl von speziellen Poren bzw. Transportern in der Zellwand. Um den Stoffaustausch zu maximieren besitzen die Tubuluszellen einen kräftigen Bürstensaum zum Tubuluslumen hin und überlappen sich gegenseitig stark miteinander, wodurch große Austauschflächen entstehen (Oberflächenvergrößerung).

Carboanhydrase

Bei der Carboanhydrase handelt es sich um ein Enzym, das aus Wasser und Kohlendioxid (Kohlensäure) Bikarbonat und Protonen (H⁺-Ionen) erzeugt.

$$H_2O + CO_2 \leftrightarrow H_2CO_3 \leftrightarrow H^+ + HCO_3-$$

Wasser + Kohlendioxid ↔ Kohlensäure ↔ Protonen + Bikarbonat

Diese Reaktion läuft je nach Konzentration der Einzelsubstanzen in beide Richtungen ab. Parallel sorgt ein Natrium/Protonen-Austauscher für die Ausfuhr von Protonen ins Tubuluslumen und die Aufnahme von Natrium in die Tubuluszelle. Die Carboanhydrase sorgt dafür, dass immer wieder Protonen freigesetzt werden, die in den Tubulus ausgeschieden werden können.

Bei Störungen der Carboanhydrase kommt es zur metabolischen Azidose des Blutes (renal-tubuläre Azidose). In bestimmten Situationen kann beim anurischen oder oligurischen Patienten ein Carboanhydrasehemmer (Azetacolamid) zur Diureseförderung eingesetzt werden, da hierbei die Natrium-Aufnahme im proximalen Tubulus gehemmt wird.

Henlesche Schleife

In der Henleschen Schleife werden die Tubuluszellen sehr schmal, verlieren den Bürstensaum und das Tubuluslumen wird enger. In diesem Abschnitt findet praktisch kein passiver Stoffaustausch mehr statt. Es wird unter hohem Energieaufwand Natrium ins Blut zurückgewonnen und damit dem Natriumgefälle folgend weiter Wasser rückresorbiert (ca. 20 % des Primärharnvolumens). Verantwortlich hierfür ist ein Natrium-Kalium-Chlorid-Co-Transporter-Enzym. Das resorbierte Kalium wird dabei durch eine spezielle Pore wieder in den Urin zurückgeführt.

Klinische Bedeutung

Dieser Na-K-Cl-Transporter kann durch Schleifendiuretika gehemmt werden. Durch die Verhinderung der Natriumrückgewinnung entsteht der diuretische Effekt dieser Präparate (Furosemid, Torasemid).

Parallel dazu wird, wie oben beschrieben, durch die Henleschen Schleifen Harnstoff im Nierenmark nach dem Gegenstromprinzip konzentriert.

Distaler Tubulus

Im distalen Tubulus wird das Tubuluslumen wieder etwas weiter, die Zellen werden wieder etwas dicker, jedoch ohne Bürstensaum. Hier erfolgt eine weitere Harnkonzentrierung. Maßgeblich hierfür ist der Natrium-Chlorid-Co-Transporter. Hier werden nochmals etwa 5 % des filtrierten Wassers mit dem Natrium rückresorbiert. Auch hier findet kein nennenswerter Austausch von Nährstoffen mehr statt.

Klinische Bedeutung

Auf dieser Tubulusebene können sogenannte Thiazid-Diuretika zum Einsatz kommen. Sie hemmen den Natrium/Chlorid-Co-Transporter und können so die Wasserrückresorption verringern.

Sammelrohre

Die Sammelrohre stellen einen Zusammenfluss mehrerer Tubuli dar. Dort und auch bereits im hinteren Abschnitt des distalen Tubulus arbeitet die Natrium-Kalium-ATPase abhängig von Aldosteron. Aldosteron sorgt für eine vermehrte Aktivierung dieses Enzyms. Dadurch wird mehr Natrium rückresorbiert und somit auch mehr Wasser (erneut ca. 5 % des Primärharns) zurückgewonnen. Zu diesem Prozess gehören am Sammelrohrlumen gelegene Poren für Natrium (passive Aufnahme ins Epithel) und Kalium (passive Ausfuhr von Kalium in den Urin).

Klinische Bedeutung

Auch auf dieser Ebene können harntreibende Substanzen eingesetzt werden. Zum einen kann die Aldosteron abhängige Natriumrückgewinnung durch einen direkten Aldosteron-Antagonisten (Spironolacton) gehemmt werden. Zum anderen kann die Natriumpore im Sammelrohr-Epithel durch die Wirkstoffe Triamteren bzw. Amilorid blockiert werden.

Parallel dazu findet sich ebenfalls im distalen Tubulus und im Sammelrohr der Angriffspunkt des Anti-Diuretischen-Hormons (ADH). Dieses Hormon sorgt durch Einbau von sogenannten „Wasserporen" (Aquaporinen) in die lumenseitige Tubuluszellwand für eine vermehrte bzw. vereinfachte Wasserrückaufnahme.

In Bezug auf den Säure-Basen-Haushalt kommt es in den Sammelrohren und schon im distalen Tubulus zur Ausscheidung von Ammoniak, welches sich mit ebenfalls hier ausgeschiedenen Protonen zu Ammonium-Ionen aneinander lagert und so ausgeschieden wird. Nach dieser letzten Stufe des Tubulussystems bleibt der Endharn übrig, der dann in das Nierenbecken und von dort in die ableitenden Harnwege abfließt.

Kaliumsparende Diuretika

Diuretika, die in die Wirkung der Aldosteron abhängigen Na-K-ATPase eingreifen (Spironolacton, Triamteren, Amilorid) werden auch als „kaliumsparende" Diuretika bezeichnet. Wie oben beschrieben gehört zum System der Sammelrohr-Epithelzelle eine Kalium-Pore, die Kalium in den Urin entweichen lässt.
Wird nun die Na-K-ATPase gehemmt, so wird auch kein oder weniger Kalium in den Urin ausgeschieden. Im Gegensatz dazu sorgen Schleifen- und Thiaziddiuretika durch Blockade des Na-K-Cl-Transporters und durch die Menge des abgegebenen Urins für einen Kalium-Verlust. Ist also der Einsatz von Diuretika nicht zu vermeiden, so kann durch Einsatz kaliumsparender Diuretika ein zu großer Kaliumverlust verringert bzw. vermieden werden.

Serielle Nephronblockade

Wie oben beschrieben kann von drei wesentlichen Ebenen der diuretischen Therapie ausgegangen werden. Die erste Ebene bildet dabei die Henlesche Schleife und die Schleifendiuretika. Die zweite Ebene stellen der distale Tubulus und die Thiaziddiuretika dar. Die dritte Ebene ist die Aldosteron abhängige Na-Resorption im Sammelrohr. Man kann diese Ebenen durch die Wahl der Medikamente gezielt zur diuretischen Therapie nutzen. Allerdings muss man davon ausgehen, dass bei Therapie nur auf einer Ebene (meist Schleifendiuretika) die anderen Ebenen diese Wirkung wieder kompensieren (z. B. durch vermehrte Natrium- und Wasserresorption). Um einen maximalen diuretischen Effekt zu erreichen, kann es notwendig sein, eine Kombination aus allen Wirkstoffgruppen einzusetzen („serielle Nephronblockade"). Dies kann zum einen bei einem akuten oligurischen Nierenversagen sinnvoll sein, um die Diurese wieder in Gang zu bringen, zum anderen bei chronischer Nieren- oder Herzinsuffizienz, um eine ausreichende Eigendiurese zu gewährleisten.

Diabetes insipidus

Diabetes insipidus oder „unstillbarer Harnfluss" ist ein Krankheitsbild, das zu einer Endharnbildung von bis zu 20 Litern pro Tag und unstillbarem Durst führen kann. Ursache hierfür ist das völlige Fehlen von ADH (Anti-Diuretischem Hormon). ADH wird in der Hirnanhangsdrüse (Hypophyse) gebildet und abhängig vom Wasserbedarf und Natrium-Gehalt des Blutes ausgeschüttet, um dann im Sammelrohr der Niere für vermehrte Wasserrückgewinnung zu sorgen. Ist die Produktion von ADH in der Hypophyse gestört, kommt es zum sogenannten „zentralen Diabetes insipidus" (Diabetes insipidus zentralis). Ursache hierfür kann z. B. ein Schädelbasisbruch mit Zerstörung der Hypophyse sein, ein Schlaganfall oder Tumore im Bereich der Hypophyse. Therapiemöglichkeit in diesem Fall ist die Gabe von ADH als Nasenspray.
Ist die Wirkung des ADH in der Niere gestört, kommt es zum „Diabetes insipidus renalis". Ursache hierfür kann eine angeborene genetisch-fehlerhafte Bildung der Aquaporine im Sammelrohr sein. Die Störung kann aber auch erworben werden, z. B. durch eine Überdosierung von Lithium in der Therapie der Schizophrenie.

6.1.4 Die Blutversorgung der Nieren

Grundlage der normalen Nierenfunktion ist eine konstante Durchblutung mit einer konstanten Blutmenge und einem konstanten Blutdruck in den Glomeruli. Die arterielle Versorgung der Nieren entspringt direkt aus der Bauchschlagader (Aorta). Die Nierenarterien teilen sich in der Niere in Bogengefäße auf, die die Niere wie ein Netz zwischen Mark und Rinde durchziehen. Hieraus gehen Arteriolen ab, von denen wiederum Kapillaren als zuführende

Gefäße (Vas afferens) in die glomerulären Kapillarschlingen münden, aus denen schließlich die abführende Arteriole (Vas efferens) entsteht. Dieses abführende Gefäß wird zum Kapillarnetz, das die Tubuli umgibt und abschließend als venöses Kapillarnetz wieder zu den Bogenvenen führt. Dort wird das venöse Blut in der Nierenvene gesammelt, welches später in die untere Hohlvene abfließt.

Die Nieren eines gesunden Erwachsenen werden in Ruhe mit 20 % des Herzminutenvolumens (HMV = 5 Liter) durchblutet. Dieser eine Liter Blut pro Minute bedeutet annähernd 500 ml renalen Plasmafluss, wovon wiederum ca. 25 % (125 ml) als Primärharn pro Minute abfiltriert werden. Um diese Primärharnfiltration konstant zu gewährleisten ist ein glomerulärer Filtrationsdruck (glomerulärer Blutdruck) von > 50 mmHg erforderlich. Ist der Druck höher kommt es zu einer Überfiltration, ist der Druck niedriger so wird der onkotische und hydrostatische Druck im Primärharn der Bowmannschen Kapsel unterschritten und die Ultrafiltration kommt zum Erliegen.

Die Aufrechterhaltung des glomerulären Drucks wird zum einen von der Aktivität des sympathischen Nervensystems (Sympathikotonus) und zum anderen vom niereneigenen Renin-Angiotensin-Aldosteron-System (RAAS ➤ Abb. 6.4) gewährleistet.

Mittlerer arterieller Druck (MAD)

Im Rahmen der intensivmedizinischen Überwachung, sollte zur Gewährleistung der Nierenperfusion, ein mittlerer arterieller Druck (MAD) von ca. 60 mmHg konstant aufrechterhalten werden.

MAD = Diastolischer Druck + ⅓ (Systolischer Druck − Diastolischer Druck)

6.2 Allgemeine Funktion der Nieren

Aus der Physiologie der Niere bzw. des Nephrons lassen sich die einzelnen Funktionen der Niere ableiten:
- Regulierung des Wasserhaushalts
- Entfernung harnpflichtiger Substanzen (Kreatinin, Harnstoff, Harnsäure) aus dem Körper/Blut

- Regulierung des Säure-Basen-Haushalts durch die Ausscheidung von Protonen, Phosphat und Ammoniak (Pufferfunktion)
- Regulation des Hormonhaushalts durch Abbau von Eiweißpartikeln mit Hormonfunktion, z. B. Insulin, Interferone
- Blutdruckregulation durch das Renin-Angiotensin-Aldosteron-System und den Sympathikotonus
- Rückgewinnung von Nährstoffen (Glukose, Fette, Aminosäuren)
- Aufrechterhaltung des Elektrolyt-Gehalts des Blutes (Na, K, Cl, Ca)
- Beteiligung an der Blutzuckerregulation durch Ausscheidung überschüssiger Glukose und Inaktivierung von Insulin
- Regulation des Kalzium-Phosphat-Haushalts durch Aktivierung von Vitamin D und in der Folge vermehrte Kalzium-Rückgewinnung sowie vermehrte Phosphat-Ausscheidung
- Blutbildung durch Freisetzung von Erythropoetin aus dem Nierenmark bei Sauerstoffmangel.

Begrifflich lassen sich die Funktionen der Niere in eine **exkretorische- und inkretorische Funktion** einteilen:

- Exkretorisch (Ausscheidung). Alle Funktionen, die durch Entfernung von Stoffen aus dem Organismus gekennzeichnet sind wie z. B.
  - Wasserentfernung
  - Entgiftung
- Inkretorisch. Abgabe von Wirksubstanzen in den Organismus wie z. B.
  - Abgabe von aktiviertem Vitamin D oder
  - Abgabe von Erythropoetin.

Alle diese Funktionen müssen bei eingeschränkter Nierenfunktion, insbesondere im Bereich der intensivmedizinischen Versorgung, bedacht und ggf. unterstützt oder ersetzt werden.

6.3 Bestimmung der Kreatinin-Clearance

Bei der Vielzahl an Funktionen der Niere dient die Bestimmung der „Reinigungsleistung" oder „Clearance" der Nieren, zusammen mit der Urinbilanzie-

rung, als maßgebliche Orientierung. Sie gibt an, wie viel Blutvolumen pro Zeit von einem bestimmten Stoff (z. B. Kreatinin oder Harnstoff) befreit wird. Üblicherweise ist der bestimmte Stoff das Kreatinin (ml/Min.).

Die klassische Form der Nierenfunktionsbestimmung ist der 24-Stunden-Sammelurin. Benötigte Angaben sind die Urinsammelmenge in Milliliter, die Zeit in Minuten (24 Stunden = 1.440 Minuten), der Serum-Kreatinin-Spiegel in Milligramm/Deziliter und der Urin-Kreatinin-Spiegel in Milligramm/Deziliter. Aus diesen Angaben lässt sich nach folgender Formel die Kreatinin-Clearance bestimmen:

$$\text{Krea - Clearance (ml/min)} = \frac{\text{Urin-Kreatinin (mg/dl)} \times \text{Urinvolumen (ml)}}{\text{Serum - Kreatinin (mg/dl)} \times \text{Zeit (min)}}$$

Auch bei noch „normalen" Kreatininwerten kann die Nierenfunktion schon deutlich eingeschränkt sein (➤ Abb. 6.3).

Die 24h-Kreatinin-Clearance ist ein sehr genauer Marker bei der Einschätzung der Nierenfunktionseinschränkung. Kommt es jedoch zu einer sehr starken Einschränkung (dialysepflichtiger Bereich), so wird die noch vorhandene Funktion überschätzt. Daher wird in diesem Fall eine Kombination mit der Harnstoff-Clearance erfolgen. Die Harnstoff-Clearance wird nach der gleichen Formel wie die Kreatinin-Clearance bestimmt. An Stelle von Kreatinin im Serum und Urin wird lediglich die jeweilige Harnstoffkonzentration eingesetzt. Aus beiden Werten kann die kombinierte Kreatinin-Harnstoff-Clearance bestimmt werden.

$$\text{komb. Krea/Hst-Clearance} = \frac{\text{Krea - Clearance (ml/min)} +}{2} \frac{\text{Harnstoff - Clearance (ml/min)}}{2}$$

Ein typischer Wert wäre z. B. eine Kreatinin-Clearance von 20 ml/Min. und eine Hst-Clearance von 8 ml/min. Die kombinierte Clearance beträgt in diesem Fall 14 ml/Min.

Nicht immer steht die Zeit oder Möglichkeit eines Sammelurins zur Verfügung. Dann kann man zum einen über kürzere Zeiträume sammeln, wobei man

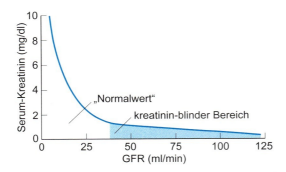

Abb. 6.3 Clearance: Schematische Darstellung des Serum-Kreatininspiegels bei steigendem Nierenfunktionsverlust. [L143]

allerdings die tageszeitlichen Schwankungen nicht mehr ausgleicht. Einfacher sind Näherungsformeln, die aus dem Serumkreatinin des Patienten zusammen mit weiteren Angaben wie Alter, Größe, Gewicht, Geschlecht etc. Näherungswerte berechnen. Ein Beispiel ist die MDRD-Formel, nach der viele Labore die Clearance berechnen und mittlerweile automatisch mit dem Kreatininwert angeben. Ob 24h-Sammelurin oder Näherungsformel: die angenommene Kreatinin-Clearance wird mit der Glomerulären-Filtrations-Rate (GFR) gleichgesetzt.

Einteilung der Niereninsuffizienz nach GFR

Die (chronische) Niereninsuffizienz wird nach der GFR/Kreatinin-Clearance in fünf Stadien eingeteilt.
- Stadium I = GFR > 90 ml/Min. = normale Nierenfunktion
- Stadium II = GFR 60–89 ml/Min. = milde Funktionseinschränkung
- Stadium III = GFR 30–59 ml/Min. = moderate Funktionseinschränkung
- Stadium IV = GFR 15–29 ml/Min. = schwere Funktionseinschränkung
- Stadium V = GFR < 15 ml/Min. = chronisches Nierenversagen.

Diese Einteilung gilt für die Beurteilung der längerfristigen Nierenfunktion. Sie spielt bei der Beurteilung des akuten Nierenversagens keine Rolle.

6.4 Renin-Angiotensin-Aldosteron-System

In jedem Nephron berührt der distale Tubulus nochmals auf einer kurzen Strecke das Nierenkörperchen aus dem es entspringt. Dies geschieht am sogenann-

ten Gefäßpol, also am Vas afferens und am Vas efferens. In diesem Abschnitt des distalen Tubulus, der als Macula densa oder auch juxtaglomerulärer Apparat bezeichnet wird, sitzen neuroendokrine (hormonbildende) Zellen, die im Wesentlichen in Abhängigkeit vom glomerulären Blutdruck und vom Natriumgehalt des Urins im distalen Tubulus Renin ins Blut ausschütten. Dies erfolgt bei zu niedrigem Blutdruck bzw. zu niedriger glomerulärer Durchblutung und bei zu geringem Natriumgehalt im Urin des distalen Tubulus.

Die Reninausschüttung kann außerdem durch einen erhöhten Sympathikotonus (z. B. Stress) angeregt werden. Das freigesetzte Renin ist ein Enzym, das Angiotensinogen in Angiotensin I aktiviert. Dieses Angiotensinogen wird regelmäßig in der Leber neugebildet und ins Blut abgegeben. Angiotensin I wird in einem weiteren Schritt in der Lunge vom Enzym ACE (Angiotensin-I-Convertierendes-Enzym) in Angiotensin II aktiviert. Angiotensin II führt dann über vielfältige Mechanismen letztlich zur Erhöhung des Blutdrucks und so zur Verbesserung der glomerulären Durchblutung. Es bewirkt unter anderem eine Verengung der Arteriolen im gesamten Organismus, insbesondere aber des Vas efferens am Glomerulum. Es erhöht die Ausschüttung von Aldosteron aus der Nebennierenrinde und damit die Natriumrückresorption im distalen Tubulus und im Sammelrohr. Es steigert die Adrenalin-Freisetzung aus dem Nebennierenmark, erhöht die Natriumresorption im proximalen Tubulus, fördert das Wachstum der glatten Gefäßwandmuskulatur und der Myokardzellen. Außerdem steigert Angiotensin II das Durstgefühl und die Ausschüttung von ADH (Anti-Diuretisches-Hormon). Dieser Gesamtmechanismus läuft aber nicht nur im gesamten Organismus als endokriner Regelkreis ab, sondern kann auch als sogenannter parakriner Mechanismus nur örtlich begrenzt im einzelnen Nephron oder lokal in der Niere ablaufen.

Diese Regulations-Kaskade ist kurzfristig hocheffektiv und erhält die glomeruläre Durchblutung. Bei einer langfristigen Überaktivierung kann es jedoch insbesondere durch ein zu starkes Wachstum der glatten Muskulatur und des Myokards zu Entwicklung einer arteriellen Hypertonie und zu einer Verdickung des Herzmuskels (linksventrikuläre Hypertrophie) kommen.

Klinische Bedeutung

Das RAAS wird als **Angriffspunkt für blutdrucksenkende Medikamente** genutzt. Wichtigste Wirkstoffe hierbei sind die Hemmer des Angiotensin-Convertierenden-Enzym (ACE-Hemmer). Durch die Hemmung der Angiotension-Konvertierung wird die Wirkung des RAAS sehr effektiv geblockt. Effekt ist die Blutdrucksenkung, Nebenwirkung ist in der Regel eine milde Verschlechterung der Nierenfunktion (Rückgang der GFR) bei vorbestehender Niereninsuffizienz.

Eine zweite Gruppe bilden die Angiotensin-II-Rezeptor-Blocker (AT-II-Blocker), die an der glatten Muskulatur der Arteriolen den AT-II-Rezeptor blockieren. Effekt und Nebenwirkung sind dem ACE-Hemmer vergleichbar.

Ebenfalls in diese Gruppe von Medikamenten gehört das Spironolacton, da es die Aldosteronwirkung blockiert und durch vermehrte Diurese auch blutdrucksenkend wirkt.

Als neueres Medikament steht Aliskiren zur Verfügung, welches ein direkter Renin-Inhibitor ist und die Aktivierung von Angiotensinogen durch Renin verhindert. Auch dieses Medikament ist in Effekt und Nebenwirkung dem ACE-Hemmer vergleichbar.

Wichtig ist, dass diese vier Medikamentengruppen nicht unbedacht miteinander kombiniert werden dürfen da es zu Nierenversagen und schwerer Hyperkaliämie kommen kann.

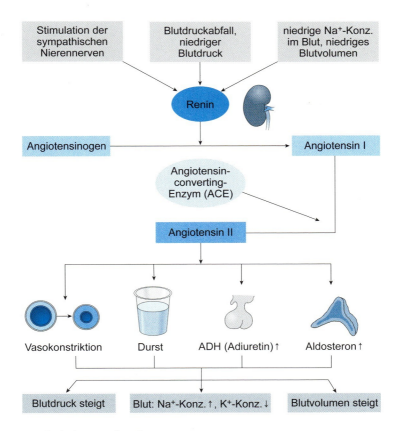

Abb. 6.4 Regulations-Kaskade des RAAS. [L190]

6.5 Nierenerkrankungen

In der Intensivmedizin wird man sehr häufig mit Störungen der Nierenfunktion konfrontiert. Es kann sich dabei um eine chronische Niereninsuffizienz, die die Behandlung jedes Krankheitsbildes kompliziert, oder aber um ein akutes Nierenversagen, bedingt durch eine schwerwiegende andere Erkrankung, handeln. Selbstverständlich kann auch eine akute Erkrankung der Niere selbst vorliegen.

Grundlinie der Diagnostik und Therapie jedweder Art von Nierenfunktionsstörung ist es, die Ursache zu erkennen und möglichst zu beheben. Parallel dazu kann es erforderlich werden, die Funktionen der Niere (insbesondere Diurese, Entgiftung und Pufferung) medikamentös oder maschinell zu unterstützen oder zu ersetzen. Kann die normale Nierenfunktion dennoch nicht wiederhergestellt werden, muss dafür Sorge getragen werden, dass der Patient in die nephrologische Betreuung übergeleitet wird, um dauerhaft medikamentös und/oder durch die Nierenersatztherapie die Nierenfunktion zu unterstützen.

Die Ursache einer Nierenerkrankung oder Nierenschädigung wird häufig nach dem Entstehungsort in Bezug zur Niere eingeteilt:
- Prärenal
- Renal
- Postrenal.

Prärenale Nierenschädigungen beruhen auf einer Störung der Nierendurchblutung letztlich durch Volumenmangel oder zu niedrigen Blutdruck.

Renale Schädigungen beruhen auf Störungen am Nephron (Glomerulum oder Tublulussystem) durch fehlerhafte oder gestörte Ultrafiltrations- oder Rückresorptionsprozesse.

Postrenale Schädigungen beruhen auf allem, was zu einer Harnabflussstörung führt.

In der Intensivmedizin ist die Frage relevant, ob die Nierenfunktionsstörung eine eher einfache Ursache hat, die dann gut behandelbar ist. Beispiele hierfür sind z.B. ein Volumenmangel, der durch entsprechenden Ersatz rasch behebbar ist. Ein weiteres Beispiel wären Nierensteine oder anderweitig verlegte Harnwege oder auch ein verstopfter Blasendauerkatheter. Diese postrenalen Probleme können durch eine gezielte urologische Intervention beseitigt werden.

Ist eine solche „rasche" Therapie nicht möglich, so stellt sich als zweites die Frage, ob eine akute, behandlungswürdige Störung der Niere selbst vorliegt. Hier sind die akute Glomerulonephritis, die tubulointerstitielle Nephritis oder auch die akute Tubulusnekrose zu nennen. Dabei sind teils hoch akute nephrologische-intensivmedizinische Therapien erforderlich, auf die nachfolgend eingegangen werden soll.

Liegt weder eine „einfache" noch eine „akut-nephrologische" Störung vor, so muss von einer nur mäßig beeinflussbaren chronischen Niereninsuffizienz ausgegangen werden, die nicht spezifisch therapiert werden kann, aber in der weiteren intensivmedizinischen Therapie berücksichtigt werden muss.

Ursachen von Nierenschädigungen

Prärenale Ursachen
- Effektiver Volumenmangel:
  - Blutung bzw. Blutverlust
  - Volumenmangel
  - Herzinsuffizienz (kardio-renales Syndrom)
  - Sepsis
  - Leberzirrhose (hepato-renales Syndrom)
- Arterielle Perfusionsstörung:
  - Nierenarterien-Stenose/Verschluss
  - Aorten-Isthmus-Stenose
- Gefäßverengende Wirkstoffe:
  - Nicht-Steroidale-Anti-Rheumatika (NSAR)
  - ACE-Hemmer, AT-II-Blocker, Renin-Blocker.

Renale Ursachen
- Gefäßveränderungen:
  - Autoimmune Vaskulitis (z. B. Morbus Wegener)
  - Thrombotische Mikroangiopathie (z. B. HUS)
  - Hypertensive Krise (maligne Hypertonie)
- Glomerulonephritis
- Tubulo-interstitielle Nephritis
- Tubulus-Nekrose:
  - Ischämisch
  - Nephro-toxisch (endogen = Hämoglobinurie, Myoglobinurie, Plasmozytom; exogen = Medikamente, Röntgen-Kontrastmittel).

Postrenale Ursache
- Obstruktion der Harnwege:
  - Blasenentleerungsstörung
  - Prostatahypertrophie
  - Tumoren mit Kompression der Harnleiter
  - Nierensteine, Nierenpapillen-Nekrose
  - Verstopfter Blasendauerkatheter (DK) oder suprapubischer Katheter (SPK).

6.5.1 Glomerulonephritis

Die Entzündung der Nierenkörperchen, die sogenannte Glomerulonephritis (GN), ist eine eher seltene Erkrankung. Sie kann klinisch sehr unterschiedlich in Erscheinung treten. Es kann sich zum einen ein langsam verlaufendes Krankheitsbild mit einem renalen Eiweiß-Verlust-Syndrom (nephrotisches Syndrom) entwickeln, das nur selten eine intensivmedizinische Behandlung erfordert. Zum andern kann es aber auch zu einer schnell auftretenden akuten Glomerulonephritis (Rapid Progressive Glomerulonephritis, RPGN) mit akutem Nierenversagen und Ausscheidung von roten Blutkörperchen im Urin (nephritisches Syndrom) kommen. Auch entzündliche Veränderungen der oberen und unteren Atemwege bis hin zu blutigem Auswurf (Hämoptysen) können damit verbunden sein. Ein solches sogenanntes „pulmo-renales Syndrom" stellt ein hoch akutes, lebensbedrohliches Krankheitsbild dar, das intensivmedizinisch-nephrologisch behandelt werden muss.

Nephrotisches Syndrom

Ein renales Eiweißverlust-Syndrom/nephrotisches Syndrom ist definiert als Verlust von mehr als 3,5 g Eiweiß in 24 Stunden. Klinisch äußert es sich durch deutliche Ödembildung vor allem der unteren Extremitäten, aber auch der gesamten Haut und insbesondere der Augenlider. Zusätzlich kann sich im Rippenfell und im Bauchfell Erguss bzw. Aszites absetzen. Passend zum Eiweißverlust finden sich erniedrigte Eiweißwerte im Blut. Um den Eiweißverlust auszugleichen erhöht sich im Blut der Cholesterin- und Triglyceridspiegel.

Ein nephrotisches Syndrom tritt auf bei bestimmten Formen der Glomerulonephritis (membranöse GN, minimal-change GN, fokal-segmentale Glomerulosklerose, mesangio-proliferative GN), bei renaler Amyloidose (Eiweißablagerung in den Glomeruli, z. B. bei Rheumapatienten oder bei chronischen Entzündungen), bei Plasmozytom (Antikörper produzierende Leukämieform), bei bestimmten Autoimmunerkrankungen (z. B. Lupus erythematodes). Häufigste Ursache ist aber ein langjähriger Diabetes mellitus mit chronischer Nierenschädigung.

In der Regel entwickelt es sich langsam über Wochen oder länger, seltener entsteht es sehr akut innerhalb von wenigen Tagen.

Nephritisches Syndrom

Das nephritische Syndrom ist Ausdruck einer akut-entzündlichen Veränderung oder Zerstörung der Basalmembran im Glomerulum. Es äußert sich klinisch durch eine (meist) mikroskopische Hämaturie, eine Proteinurie (nicht so ausgeprägt wie beim nephrotisches Syndrom), Blutdruckentgleisung, Rückgang der Diurese (Oligurie), Ödembildung und Rückgang oder Verlust der glomerulären Filtrationsrate (GFR).

Die Hämaturie besteht typischerweise aus deformierten roten Blutkörperchen (sog. Akanthozyten). Diese verformten Erythrozyten sind rote Blutkörperchen, die durch die geschädigte glomeruläre Basalmembran gepresst werden. Ein Nachweis dieser Akanthozyten ist beweisend für eine glomeruläre Schädigung.

Die schwerste Form des nephritischen Syndroms ist die Rapid Progressive Glomerulonephritis (RPGN), bei der die Glomeruli teilweise durch Entzündungszellen zerstört werden.

Grundlage aller Glomerulonephritiden sind autoimmunologische Entgleisungen des körpereigenen Immunsystems mit der Folge, dass die glomeruläre Basalmembran angegriffen, verändert oder sogar zerstört wird. Damit ergibt sich auch die grundlegende Stoßrichtung möglicher Therapieoptionen: die Hemmung bzw. Unterdrückung des Immunsystems.

Sehr häufig ist mit einer solchen Therapie der Einsatz von hohen Kortisondosen verbunden. Es können aber auch Immunsuppressiva aus der Krebstherapie (Chemotherapie, z. B. Endoxan) oder der Transplantationsmedizin (z. B. Ciclosporin, Azathioprin) zum Einsatz kommen. Diese Therapien sind teils sehr langfristig und werden ambulant oder auf der Normalstation durchgeführt, können teils aber auf der Intensivstation begonnen werden. In der akuten Phase, bei Erstdiagnose auf der Intensivstation, muss man mit dem raschen Einsatz einer Hochdosis-Steroidgabe und ggf. Plasmaseparation rechnen.

6

Die Diagnose einer Rapid Progressiven Glomerulonephritis bzw. eines pulmo-renalen Syndroms ergibt sich aus den Symptomen des Patienten:

- Akutes Nierenversagen
- Hypertensive Entgleisung
- Ggf. Hämoptysen
- Laborchemische Veränderungen mit Anstieg insbesondere der Nierenwerte, des Kaliums und einer metabolischen Azidose
- Im Urin-Stix nachgewiesene Erythrozyturie.

Bei entsprechendem Verdacht müssen umgehend eine Erythrozyten-Morphologie im Urin sowie die Bestimmung von ANA (Anti-Nukleäre-Antikörper) und ANCA (Anti-Neutrophile-Cytoplasmatische-Antikörper) erfolgen. Gegebenenfalls kann auch eine Nierenbiopsie erforderlich werden. Diese wird mitunter erst nach Einleitung der Akut-Therapie durchgeführt, da die exakte Klärung der Frage welche GN dem akuten Krankheitsbild zugrunde liegt, erst für die längerfristige Therapie nach Stabilisierung des Patienten wichtig wird.

Pulmo-renales Syndrom

Das pulmo-renale Syndrom ist eine Kombination aus RPGN und alveolärer Hämorrhagie der Lunge. Klassisch ist hierbei das **Goodpasture-Syndrom,** bei dem durch Autoantikörper gegen Strukturen der glomerulären sowie der alveolären Basalmembran (Anti-GBM-Antikörper) die Alveolen und die Glomeruli angegriffen werden. Dieses Krankheitsbild ist potenziell tödlich und kann nur durch eine massive Unterdrückung des Immunsystems mittels Kortisongabe und Plasmaseparation gestoppt werden.

Andere Ursachen können jede Art der Glomerulonephritis sowie autoimmune Entzündungen der Adern wie z. B. ANCA-positive Vaskulitis (z. B. Morbus Wegener, Panarteriitis, Churg-Strauss-Syndrom) oder auch der systemische Lupus erythematodes sein.

6.5.2 Tubulo-interstitielle Nephritis

Eine tubulo-interstitielle Nephritis ist, im Gegensatz zur Glomerulonephritis, eine Störung im Bereich der Tubuli und dem umgebenden Bindegewebe. Es kann zu akuten oder chronischen Schädigungen in diesem Bereich kommen. Klassisches Beispiel für eine chronische Schädigung ist dabei die Schmerzmittel-Nephropathie. Ein langfristiger, regelmäßiger Gebrauch von nicht-steroidalen Antirheumatika kann zu einer Niereninsuffizienz führen. Dies geschieht durch eine Anreicherung dieser Substanzen im Tubulusbereich und deren hemmende Wirkung auf Teile des parakrinen RAAS.

Andererseits kann es zu akuten Störungen kommen. Als Ursachen hierfür kommen ebenfalls Medikamente infrage, wie z. B. der hochdosierte Einsatz von NSAR, allergische Reaktionen auf bestimmte Antibiotika (z. B. Penicillin, Cephalosporine, Rifampicin, Sulphoamide), hochdosierte Diuretika-Gabe, Allergie auf Allopurinol oder Protonenpumpenhemmer oder Virustatika (Hepatitis- oder HIV-Therapie). Außerdem können Infektionen ursächlich sein, hier besonders die langsam verlaufenden, chronischen Infekte wie Tuberkulose, Legionellose, Leptospirose. Letztlich führen auch Auto-Immunerkrankungen mitunter zur tubulo-interstitiellen Nephritis, insbesondere z. B. eine Sarkoidose. Eine akute Infektion, die zur interstitiellen Nephritis führen kann, ist die Hanta-Virus-Nephritis.

Klinisch zeigt sich eine solche tubulo-interstitielle Nephritis meist durch ein Nierenversagen begleitet von Allergiesymptomen wie Fieber, Ausschlag und Gelenkschmerzen (Arthralgien). Es kann wie bei der Glomerulonephritis zur Proteinurie und Erythrozyturie kommen. Diese unterscheiden sich jedoch dadurch, dass eher kleine Proteine und normalgeformte Erythrozyten ausgeschieden werden. Eine tubulo-interstitielle Nephritis kann so schwerwiegend verlaufen, dass eine intensivmedizinische Versorgung notwendig wird. Manchmal kann es jedoch auch, z. B. bei einer Antibiotika-Allergie, zu einer akuten Nephritis bei einem bereits aus anderen Gründen intensivpflichtigen Patienten kommen. Die Therapie besteht in der Regel im Absetzen des auslösenden Medikaments und im Anpassen der übrigen Medikation an die reduzierte Nierenfunktion. Die Erholung der Nierenfunktion kann durch den Einsatz von Steroiden beschleunigt werden. Kommt es nach mehr als einer Woche zu keiner Befundbesserung, muss an eine Nierenbiopsie gedacht werden. Meist kann sich die Niere erholen, manchmal bleibt allerdings eine Funktionseinschränkung bestehen. In seltenen Fällen kann es zu einer dauerhaften Dialysepflichtigkeit kommen.

Sarkoidose

Die Sarkoidose ist eine potenzielle Ursache einer tubulo-interstitiellen Nephritis. Die Ursache bleibt letztlich unklar, man geht aber von einer durch virale Infekte getriggerten autoimmunen Granulombildung aus. Klinisch äußert sie sich neben der Nierenbeteiligung durch Hautveränderungen, Lymphknotenschwellungen vor allem im Thorax, Augenveränderungen, neurologische Symptome oder auch Herzrhythmusstörungen bzw. Herzmuskelschwäche. Diagnostisch wegweisend sind Lymphknotenschwellungen und eine Hyperkalzämie bzw. Hyperkalzurie. Therapiert wird die Sarkoidose nur bei Symptomen mittels Kortisonstoßtherapie.

Hanta-Virus-Nephritis

Das Hanta-Virus wird durch Nagetiere weitergegeben, genauer durch ihren Urin ausgeschieden. Die Viren werden als Aerosol mit Staubpartikeln aufgewirbelt und vom Menschen eingeatmet. Dies geschieht typischerweise im Frühjahr und Herbst beim Aufräumen in Scheunen, Ställen oder Kellerräumen. Die Hanta-Virusinfektion löst grippeartige Symptome aus, befällt zusätzlich aber in einem Teil der Fälle die Nieren und führt häufig zu einem anurischen Nierenversagen. In den meisten Fällen erholt sich jedoch die Nierenfunktion vollständig, nur manche Patienten werden kurzzeitig dialysepflichtig.

6.5.3 Akute Tubulusnekrose

Die akute Tubulusnekrose (ATN) beschreibt das akute Absterben von Tubulusepithelzellen.

Während die Glomerulonephritis und die tubulo-interstitielle Nephritis entzündliche Veränderungen durch fehlgeleitete Immunreaktionen sind, ist die Tubulus-Nekrose nicht-entzündlich und bedingt durch eine akute Mangel- oder Fehlversorgung des Tubulusepithels. Die Ursachen hierfür liegen zum einen in einem akuten Sauerstoffmangel (Ischämie) bei Hypotonie, Volumenmangel (Schock, Sepsis etc.) oder akutem Verschluss in der Nierendurchblutung. Zum anderen besteht ein relativer Sauerstoffmangel durch Überlastung der Rückresorptions- und Abbaumechanismen der Tubuluszellen. Typische Ursachen für eine solche Überlastung sind:

- Myoglobinurie im Rahmen einer Rhabdomyolyse
- Hämoglobinurie bei ausgeprägter Hämolyse
- Überdosierung von Aminoglycosid-Antibiotika oder Amphotericin-B

- Gabe von jodhaltigem Röntgenkontrastmittel
- Gabe platinhaltiger Chemotherapeutika (z. B. Cisplatin).

Hier kommt zum Tragen, dass das Nierenmark einen hohen Sauerstoffbedarf hat und gleichzeitig durch den Aufbau der Nierendurchblutung keine relevanten Durchblutungsreserven aufweist. Die Folge dieses Sauerstoffmangels im Tubulus ist das Absterben eines Teils der Tubuluszellen. Das Risiko einer akuten Tubulusnekrose kann durch Beachtung vorbeugender Maßnahmen (Ursachenvermeidung) minimiert werden. Die Vermeidung einer akuten Tubulusnekrose muss bei der intensivmedizinischen Therapie immer mitbedacht werden. Oft können vergleichsweise einfache Maßnahmen, wie z. B. ein ausreichendes Flüssigkeitsangebot (Vorwässerung) vor Kontrastmittelgabe, die Prognose des Patienten deutlich verbessern.

Die Therapie der akuten Tubulusnekrose entspricht der des akuten Nierenversagens. Nephrotoxische Medikamente werden in der Dosis angepasst oder abgesetzt, auf einen ausreichenden Volumenstatus und Blutdruck wird geachtet. Bei Ausscheidung von Eiweißstoffen wie Myoglobin, Hämoglobin etc. muss der Harn alkalisch gehalten werden. Gegebenenfalls muss der Patient bei Oligo- oder Anurie passager dialysiert werden. Bis zur Erholung der Tubulusepithelien können mehrere Tagen oder selten auch Wochen vergehen.

Zahlen, Daten, Fakten

Die akute Tubulusnekrose (ATN) ist mit Abstand die häufigste Ursache für ein im Krankenhaus erworbenes Nierenversagen. Ein akutes Nierenversagen mit akuter Tubulusnekrose erhöht die Krankenhaus-Mortalität um ca. 20–40 %. Nur 60 % der Patienten mit ATN erholen sich vollständig, ca. 30 % entwickeln eine chronische Niereninsuffizienz, ca. 5–10 % werden dauerhaft dialysepflichtig.

6.5.4 Thrombotische Mikroangiopathie

Die thrombotische Mikroangiopathie (TMA) ist ein ebenso seltenes wie lebensbedrohliches Krankheitsbild. Es stellt, neben dem pulmo-renalen Syndrom, den akuten nephrologischen Notfall dar, der fast immer bei Erstdiagnose eine intensivmedizinische Versorgung erfordert. Charakterisiert ist die thrombotische Mikroangiopathie durch die **Symptom-Trias** aus

- Hämolyse
- Thrombopenie durch Thrombozytenverbrauch
- Gewebeischämie (Nierenversagen, Darmischämie, zerebrale Ischämie etc.) durch Mikrothromben in den Kapillaren.

Die **Ursachen** für eine TMA sind vielfältig:

- Thrombotisch-thrombozytische Purpura (TTP)
- Hämolytisch-urämisches Syndrom (HUS)
- HELPP-Syndrom oder Prä-Eklampsie bei Schwangeren
- Disseminierte intravasale Gerinnung (DIC)
- Maligne Hypertonie
- Rheumatologische Krankheitsbilder (Lupus erythematodes, Systemische Sklerose, Rheumatoide Arthritis, systemische Vaskulitis etc.)
- Metastasierende Tumoren
- HIV-Infektion.

Auffällig werden Patienten mit thrombotischer Mikroangiopathie neben eingeschränktem Allgemeinbefinden durch hypertensive Blutdrücke, Blässe, Punktblutungen (Petechien) vor allem an den Unterschenkeln, häufig auch vorausgehende Diarrhö-Episoden, Hämaturie und Proteinurie. Diagnostisch wegweisend sind der Nachweis von Erythrozyten-Bruchstücken (Fragmentozyten) im Blutbild, erniedrigte Haptoglobin- und erhöhte LDH-Werte sowie erhöhte Nierenwerte und ein negativer Coombs-Test.

Zur initialen Therapie im intensivmedizinischen Setting gehören:

- Blutdrucksenkung
- Hochdosierte Kortisongabe (> 1 mg/kg KG)
- Plasmaseparation, um ursachenunabhängig den Krankheitsprozess zu unterbrechen.

Eine rasche Therapieeinleitung kann die Nierenfunktion retten. Leider bleibt bei manchen Patienten eine terminale Niereninsuffizienz bestehen.

Hämolytisch-Urämisches Syndrom (HUS)

Im Jahr 2011 kam es in mehreren europäischen Ländern zu einem epidemieartigen Auftreten von HUS-Erkrankungen. Das Hämolytisch-Urämische Syndrom wurde dabei durch EHEC-Bakterien auf Rohkost (Sprossen) verbreitet. EHEC ist eine Untergruppe von E. coli-Bakterien, die ein entero-hämolytisches Toxin produzieren. Dieses Toxin löst die Hämolyse durch eine Überaktivierung des Komplementsystems (Plasmaproteine des Immunsystems) aus.

Das klassische HUS ist die häufigste Ursache einer thrombotischen Mikroangiopathie. Normalerweise kommt das EHEC-bedingte HUS sporadisch mit ca. 1/100.000 pro Jahr vor. Parallel dazu existiert daneben das noch seltenere atypische HUS durch Gen-Mutationen im Komplementsystem.

6.5.5 Chronische Niereninsuffizienz

Die chronische Niereninsuffizienz (CNI) beschreibt eine dauerhafte Funktionseinschränkung der Nieren. Die Schwere der Insuffizienz wird mittels der Kreatinin-Clearance (GFR) eingeschätzt. Die häufigsten Ursachen für die CNI sind:

- Langjähriger Diabetes mellitus (ca. 20 %)
- Glomerulonephritis (ca. 15 %)
- Reflux-Nephropathie (ca. 10 %)
- Reno-vaskuläre Erkrankungen, vor allem Nierenarterienstenose (ca. 7 %)
- Arterielle Hypertonie (ca. 7 %)
- Polyzystische Nierenerkrankung (ca. 7 %).

Grundsätzlich kann aber jedes Krankheitsbild mit akutem Nierenversagen zu einer chronischen Niereninsuffizienz führen.

Es gibt mehrere Krankheitsmechanismen, die eine chronische Niereninsuffizienz verursachen bzw. unterhalten. So werden zum einen bei Verlust von Glomeruli durch eine akute Erkrankung die übrigen Glomeruli stärker durchblutet, der Filtrationsdruck im einzelnen Glomerulum steigt unphysiologisch hoch an. Zum anderen ändert sich durch Schädigung der glomerulären Basalmembran die Filtereigenschaft. Des Weiteren kommt es durch die glomeruläre Schädigung zu vermehrtem Eiweißverlust sowie zu tubulo-interstitiellen Schäden mit zunehmendem Verlust der Tubulusfunktionen.

Eine chronische Niereninsuffizienz entsteht einerseits durch die genannten Ursachen. Andererseits wird sie durch viele Einflussfaktoren verschlimmert. Wichtig sind dabei die beeinflussbaren Faktoren, durch deren Behandlung das Fortschreiten der Schädigung gebremst werden kann.

Wesentliche, beeinflussbare Faktoren sind:
- Blutdruck
- Grad des Eiweißverlustes (Proteinurie)
- Nephrotoxische Medikamente
- Aktivität der Grunderkrankung, z. B. GN
- Volumenmangelsituationen
- Fettstoffwechselstörungen
- Phosphatspiegelerhöhungen
- Nicht-kompensierte metabolische Azidose
- Ausmaß der renalen Anämie
- Fortgesetzter Nikotingebrauch
- Blutzuckereinstellung.

Durch eine optimale Einstellung der genannten Faktoren kann ein Fortschreiten der chronischen Niereninsuffizienz lange hinausgezögert werden.

Bei der Blutdruckeinstellung ist eine langfristige Senkung auf Werte < 140/90 mmHg entscheidend. Die Proteinurie wird durch eine eiweißarme oder eiweißbewußtere Ernährung und den Einsatz von ACE-Hemmern minimiert. Je stärker eine Proteinurie ist, desto mehr werden die tubulären Rückresorptionsmechanismen überfordert und Tubuli gehen unter.

Bei der chronischen Niereninsuffizienz müssen die einzelnen Funktionen der Niere z. T. bereits spezifisch unterstützt werden, auch wenn noch keine Dialysepflicht besteht. Die Behandlung der renalen Anämie besteht in der Gabe von Eisen und von Erythropoetin. Die Störung des Kalzium-Phosphat-Haushalts macht mitunter die Gabe von aktivem Vitamin D_3 (1,25-OH-D_3), Phosphatbindern (Ca-Acetat etc.) erforderlich, um eine vorzeitige Arteriosklerose zu verzögern und einen unkontrollierten Hyperparathyreoidismus zu vermeiden. Manchmal lässt sich eine Parathyreoidektomie (operative Nebenschilddrüsen-Entfernung) dennoch nicht verhindern. Bei der metabolischen Azidose kommt Natrium-Bikarbonat (oral) zum Einsatz.

Die langfristige Betreuung eines Patienten mit chronischer Niereninsuffizienz geschieht durch einen Nephrologen. Allerdings muss in der akuten Situation die Schonung einer eingeschränkten Nierenfunktion auch in der Intensivmedizin berücksichtigt werden.

Bei der fortschreitenden chronischen Niereninsuffizienz kann es zu schwerwiegenden Entgleisungen der Nierenfunktion durch Überwässerung, Hyperkaliämie und/oder ausgeprägten Harnstoff-Erhöhung (Urämie) kommen. Dieses Bild tritt bei stark erniedrigter GFR < 15 ml/Min. auf und macht die Einleitung einer Nierenersatztherapie erforderlich.

Urämie

Die Urämie beschreibt eine Erhöhung des Serum-Harnstoff-Spiegels auf im Schnitt > 200 mg/dl. Klinisch äußert sie sich durch
- Müdigkeit
- Appetitlosigkeit
- Gewichtsverlust
- Juckreiz.

Das subjektive Empfinden der Urämie kann von Person zu Person sehr unterschiedlich sein. Es gibt Patienten, die mit Harnstoffwerten > 300 mg/dl keine Symptome haben und noch nicht dialysiert werden müssen, während ein anderer Patient bereits bei 100 mg/dl symptomatisch wird und dialysiert werden muss.

6.5.6 Akutes Nierenversagen

Das akute Nierenversagen (ANV) beschreibt im Gegensatz zur chronischen Niereninsuffizienz (CNI) einen raschen Verlust an Nierenfunktion innerhalb von wenigen Stunden oder Tagen. Der Schädigungsmechanismus ist hierbei sehr vielfältig. Auch hier gilt die Ursachen-Einteilung in prärenal, intrarenal und postrenal.

Von einem akuten Nierenversagen spricht man einerseits ab einer Kreatinin-Erhöhung um > 0,3 mg/dl absolut bzw. einem Kreatinin-Anstieg auf das 1,5- bis 2-Fache des Ausgangswertes innerhalb von 24–48 Stunden.

Andererseits kann auch ein Rückgang der Diurese auf < 0,5 ml/kg KG/Stunde (z. B. Stundenportionen von < 40 ml Urin beim 80 kg schweren Patienten) über wenigstens sechs Stunden das akute Nierenversagen definieren. Das Ausmaß des akuten Nierenversagens und das Risiko einer langfristigen Nierenschädigung lassen sich nach dem Ausmaß des Kreatininanstiegs oder der Dauer der Oligo-/Anurie abschätzen. Auf eine detaillierte Einteilung soll aber an dieser Stelle bewusst verzichtet werden, da sich in der Regel im Akutfall an der intensivmedizinische Therapie letztlich nichts ändert.

Eine rasche Diagnose der Ursache ist im Fall eines akuten Nierenversagens für eine wirksame Therapie maßgeblich. Eine postrenale Störung mit Aufstau der Harnwege kann sonografisch rasch festgestellt werden, und durch das Freimachen der Harnwege (z. B. Steinentfernung, Urin-Katheter-Anlage, Harnleiter-Schienung) erholt sich die Nierenfunktion meist rasch.

Die Diagnose einer prärenalen Störung stellt sich durch eine Hypotonie bis hin zum Schock z. B. bei erkennbarem Volumenverlust (z. B. Blutung, Diarrhö), einer sonografisch erkennbaren Hypovolämie, einem erniedrigten ZVD oder einem septischen Krankheitsbild. Ein gezielter Volumenersatz und die Behandlung des Schock-Auslösers führen auch in diesem Fall zu einer zeitnahen Erholung der Nierenfunktion.

Kann man ein prä- oder postrenales Nierenversagen ausschließen, so muss nach Zeichen eines intrarenalen Nierenversagens gesucht werden. Klinisch kann dabei unter anderem ein nephrotisches oder nephritisches Syndrom oder auch ein pulmo-renales Syndrom auffallen. Bei Verdacht auf ein intrarenales Nierenversagen erfolgt umgehend die nephrologische Mitbetreuung.

Diagnostisch entscheidend sind eine Urinuntersuchung mit Bestimmung der Kreatinin und Harnstoff-Konzentration, der Konzentration an Elektrolyten (Natrium, Kalium, Kalzium), der Ausscheidung von Gesamteiweiß und Albumin, sowie der Bestimmung von Erythrozyten bzw. Akantozyten. Eine Blutuntersuchung mit Differenzialblutbild, den Standard-Serumwerten im Aufnahmelabor und Gewinnung von zusätzlichen Serumproben für spezielle Laborwerte wie z. B. ANA, ANCA, Haptoglobin gehören weiterhin zum Diagnoseprozess. Aus diesen Werten und dem klinischen Krankheitsbild des Patienten wird die nephrologische Diagnose gestellt (z. B. ANCA-Vaskulitis, HUS, Hanta-Nephritis), die teils sehr unterschiedliche Therapien nach sich zieht: vom konservativen Zuwarten über z. B. die Gabe von Kortison bis hin zur akuten Dialyse oder Plasmaseparation.

Nach der Diagnosestellung und der Einleitung einer adäquaten Therapie bleibt der Verlauf abzuwarten. Üblicherweise verläuft ein akutes Nierenversagen in vier Phasen:

- **Phase 1:** entspricht dem akuten schädigenden Ereignis, z. B. Schockgeschehen, Nierenkolik, Nephritis

- **Phase 2:** beschreibt die Oligo-Anurie in der die ausreichende Urinproduktion (GFR) zum Erliegen kommt
- **Phase 3:** ist der Übergang in die Polyurie, d. h. die glomeruläre Filtration von Primärharn wird wieder aufgenommen, aber die Rückresorptionsmechanismen in den Tubuli funktionieren noch nicht wieder
- **Phase 4:** beginnt mit dem Rückgang der Polyurie auf Normalmaß und der wieder normalisierten Konzentrierung des Urins, die Nierenfunktion wird wieder hergestellt.

DEFINITION
Anurisch: < 100 ml Urin tgl.
Oligurisch: < 500 ml Urin tgl.
Polyurisch: > 2.000 ml Urin tgl.

Nicht immer kommt es zum idealtypischen Verlauf in diesen vier Phasen und zur vollständigen Erholung der Nierenfunktion. So kann das Nierenversagen zum einen in der Oligo-Anurie stecken bleiben und es kommt zur Dialysepflichtigkeit. Oder es kann zum anderen die Konzentrationsfähigkeit durch eine eingeschränkte Funktion der Tubuli nicht wieder vollständig hergestellt sein, sodass dann eine chronische Niereninsuffizienz zurückbehalten wird, die das Risiko einer späteren Dialysepflichtigkeit deutlich erhöht. Entscheidend für die Chance auf vollständige Erholung der Nierenfunktion ist die rasche Diagnosestellung und Therapieeinleitung bei Verdacht auf ein akutes Nierenversagen. Schon eine Verzögerung der Therapieeinleitung um wenige Stunden verschlechtert die langfristige Prognose deutlich.

6.6 Nierenersatztherapien

Bei einer Schädigung der Nierenfunktion kann es erforderlich werden, die Nierenfunktion künstlich zu ersetzen. Im weiteren Sinne bedeutet dies, dass die einzelnen Funktionen der Niere so gut als möglich ersetzt oder ergänzt werden müssen. Dazu gehört z. B. auch die Gabe von Erythropoetin bei einer renalen Anämie oder die Gabe von aktiviertem Vitamin

D bei renal bedingtem Vitamin-D-Mangel oder die Verabreichung von Bikarbonat bei zunehmender renal bedingter metabolischer Azidose. Im engeren Sinne meint Nierenersatztherapie jedoch den **Ersatz der Wasserausscheidung** und/oder der **Entgiftung** durch die Dialyse oder die Nierentransplantation. In der intensivmedizinischen Akutsituation geht es zunächst immer um die akute Indikation zur Dialyse.

Es stehen verschiedene Formen an Blutreinigungsverfahren zur Verfügung, die je nach Ursache der Nierenschädigung ausgewählt werden. Einerseits gibt es die Hämodialyse-Verfahren, die mittels Filtration und/oder Dialyse an einem extrakorporalen Filter funktionieren. Andererseits besteht auch die Möglichkeit der Peritonealdialyse, die das Bauchfell als Filter nutzt. Auf die einzelnen Verfahren soll nachfolgend eingegangen werden.

> **Nierenersatzverfahren**
>
> Unter dem Begriff Nierenersatzverfahren sind alle Therapiemaßnahmen zusammengefasst, die die Funktion der Nieren ganz oder teilweise, vorübergehend oder dauerhaft ersetzen, um
> - Anurie
> - Schwere Elektrolytstörungen
> - Metabolische Azidose
> - Diuretikaresistente Flüssigkeitsüberladungen zu behandeln.
>
> **Grundprinzipien der Nierenersatztherapie:**
> - Diffusion (Teilchenbewegung vom Ort der hohen zum Ort der niedrigen Konzentration)
> - Konvektion (Teilchenbewegung in Lösung, z. B. Serum oder Wasser, die abfiltriert wird)
> - Osmose (Bewegung des Lösungsmittels vom Ort der niedrigen zum Ort der hohen Konzentration)
> - (Ultra-)Filtration (Wasseraustritt entlang des Druckgefälles).

6.6.1 Die extrakorporalen Verfahren

Zu den extrakorporalen Verfahren zählen die Hämofiltration und die Hämodialyse.

Hämofiltration
Bei der Hämofiltration steht die Entwässerung im Vordergrund. Das Blut des Patienten (ca. 150 bis 300 ml/Min.) wird über einen Dialysefilter (Dialysator) geleitet und durch einen Druckgradienten im Filter wird Blutplasma abfiltriert. Dieses Plasma nimmt die in ihm enthaltenen gelösten Stoffe – vor allem Elektrolyte, Harnstoff, Kreatinin – mit. Es wird das Prinzip der Konvektion („Mitnahmeeffekt") wirksam.

Auf diese Art können dem Köper Wasser und Giftstoffe entzogen werden. Die abfiltrierte Flüssigkeit wird durch Zufuhr einer Elektrolytlösung (Substituat) ersetzt. Die Negativbilanzierung des Patienten wird durch eine verringerte Substituat-Zufuhr bewirkt. D. h. wenn pro Stunde 100 ml weniger ersetzt werden als abfiltriert wurden, hat man eine Ultrafiltration von 100 ml erreicht.

Hämodialyse
Dagegen steht bei der Hämodialyse die Entgiftung im Vordergrund (➤ Abb. 6.5). Das Blut wird über einen Dialysefilter geleitet, in dem die Dialyse-Kapillaren mit Dialysierflüssigkeit umspült werden, die mit etwa gleicher Geschwindigkeit wie auch das Blut durch den Dialysator strömt. Vor allem Harnstoff wechselt dabei entsprechend dem Konzentrationsunterschied in die Dialysierflüssigkeit und das Blut wird so entgiftet.

> **Voraussetzungen für extrakorporale Verfahren**
>
> Um ein extrakorporales Verfahren durchführen zu können müssen bestimmte Voraussetzungen gewährleistet sein. Zunächst muss ein großlumiger Zugang zum Blutkreislauf geschaffen werden da ein effektiver Blutfluss von bis zu > 300 ml/Min. notwendig ist. Dazu wird ein Doppellumen-Katheter (Shaldon-Katheter) in der Regel in die Vena jugularis rechts platziert.
> Alternativ kann für den Zugang auch die V. subclavia oder V. femoralis genutzt werden, allerdings steigt dadurch das Risiko von Komplikationen (z. B. Pneumothorax, Exit-Infekt).
> Ein Kreislauf-Monitoring ist nicht nur für die intensivmedizinische Therapie sondern speziell auch für das extrakorporale Verfahren notwendig, da es teils zu gravierendem Blutdruckabfall, Elektrolyt-Verschiebungen mit Herzrhythmusstörungen oder zu allergischen Reaktionen auf das Dialysematerial oder Blutprodukte (FFP, EK) kommen kann.
> Zur eigentlichen Therapie ist ein Dialyse-Gerät, entsprechend dem gewünschten Therapieverfahren ausgerüstet, notwendig. Dieses wird in der Regel von einem Dialyse- oder Intensivfachpfleger vorbereitet und während der Therapie kontrolliert.

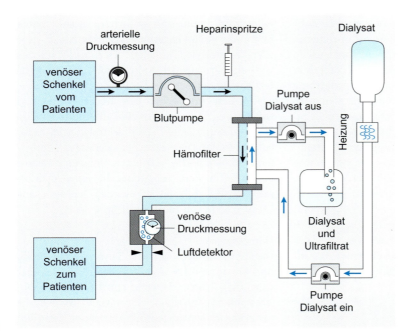

Abb. 6.5 Prinzip der Dialyse. Aus dem Shuntgefäß wird Blut entnommen, durch das Dialysegerät geleitet und über einen zweiten Gefäßzugang dem Körper wieder zugeführt. [L217]

Da während der Dialyse eine Antikoagulation erforderlich ist, um ein Verstopfen des Filters mit Gerinnseln zu vermeiden, muss im Vorfeld geklärt werden, ob der Patient Heparin erhalten darf bzw. ob eine alternative Antikoagulation erforderlich ist.

Da die Dialysegeräte für verschiedene Patienten genutzt werden, muss eine mögliche Hepatitis oder HIV-Infektion ausgeschlossen werden. Andernfalls muss das Gerät für diesen Patienten reserviert werden.

Für die Planung der Versorgung des Patienten muss mit einkalkuliert werden, dass während der Dialyse in der Regel ein Transport (z. B. zur CT-, oder MR-Diagnostik) nicht möglich ist.

Kontinuierliche Verfahren

Als kontinuierlich werden Filtrationsverfahren bezeichnet, die über 24 Stunden konstant angewandt werden können. Ihr Vorteil ist das kreislaufschonende Vorgehen mit niedrigen Blutflüssen. Ihr Ziel ist vorrangig die Regulation des Wasserhaushalts.

Kontinuierliche veno-venöse Hämofiltration (CVVH)

Das Prinzip der Hämofiltration (➤ Abb. 6.6) kommt in Reinform bei der kontinuierlichen veno-venösen

Hämofiltration (CVVH) zur Anwendung. Dabei werden bis zu > 40 Liter Flüssigkeit in 24 Stunden abfiltriert und je nach gewünschter Ultrafiltration (UF) durch Substituat ersetzt. Die CVVH ist besonders geeignet bei Hypotonie (z. B. kardiogener oder septischer Schock ➤ 9.4) mit Katecholaminpflichtigkeit durch den schonenden, kontinuierlichen Volumenentzug. Als eine Art Nebeneffekt findet dabei auch eine gewisse Entgiftung und Pufferung des Blutes statt.

Mögliche Komplikationen der veno-venösen Hämofiltration

- Clotting (Verklumpen) der Erythrozyten, dadurch teilweiser oder kompletter Verschluss des Filters (Dialysator)
- Gerinnungsstörungen, HIT (heparininduzierte Thrombozytopenie)
- Kreislaufinstabilität bei zu großen Blutflussraten
- Elektrolytstörungen (Hyper- oder Hypokaliämie).

Komplikationen bei Antikoagulation mit Heparin:
- Heparinüberdosierung (PTT-Anstieg)
- AT III-Mangel (Antithrombin III, natürlicher Hemmstoff der Blutgerinnung, ein Mangel kann die Unwirksamkeit des Heparins oder einen deutlich erhöhten Heparinbedarf hervorrufen)
- Gerinnungsstörungen, HIT (heparininduzierte Thrombozytopenie).

Kontinuierliche veno-venöse Hämodialyse (CVVHD)

Die kontinuierliche veno-venöse Hämodialyse (CVVHD) verbindet die Methoden der Hämofiltration und der Hämodialyse. Im Dialysefilter (Dialysator) wird durch einen Trans-Membran-Druck (TMP) eine Ultrafiltration in Höhe des gewünschten Volumenentzuges bewirkt. Die Gabe eines Substituates ist nicht erforderlich. Gleichzeitig wird auch Dialysierflüssigkeit durch den Dialysator gespült und so eine Dialyse durchgeführt. Diese Methode kommt in der Regel bei katecholaminpflichtiger Hypotonie und gleichzeitiger Hyperurikämie oder Hyperkaliämie in Betracht.

Kontinuierliche veno-venöse Hämodiafiltration (CVVHDF)

Bei der kontinuierlichen veno-venöse Hämodiafiltration (CVVHDF) werden ebenfalls beide Prinzipien angewandt. Zusätzlich wird im gleichen Ausmaß wie bei der CVVH ultrafiltriert und das Ultrafiltrat durch Subsituat ersetzt. Dabei bestehen grundsätzlich zwei mögliche Anordnungen zur Verfügung.
- Zum einen kann schon vor dem Filter das Substituat zugeführt werden (Prädilution), das dann vollständig wieder ultrafiltriert wird

- Zum anderen kann das Substituat nach dem Filter zugesetzt werden (Postdilution). Die Ultrafiltration fällt dabei insgesamt geringer aus.

Neben der Dialyse und der Regulation des Wasserhaushalts kann durch die erhöhte UF-Menge eine wesentlich höhere Clearance erfolgen (Mittelmolekulare Eiweiß-Elimination).

> **DEFINITION**
> **Kontinuierliche Verfahren**
>
> - CVVH (kontinuierliche veno-venöse Hämofiltration): Konvektions- und Ultrafiltrationsprinzip mit Druckgradient zwischen Blut und Filtratseite
> - CVVHD (kontinuierliche veno-venöse Hämodialyse): Konzentrationsgradient zwischen den Flüssigkeiten, Diffusion über semipermeable Dialysatormembrane
> - CVVHDF (kontinuierliche veno-venöse Hämodiafiltration): Kombination von kontinuierlicher veno-venöser Hämodialyse und Hämofiltration.

Im Rahmen des Flüssigkeitsentzugs muss ein Substituat zugeführt werden, welches in der Regel kaliumarm bzw. kaliumfrei ist, allerdings der physiologischen Zusammensetzung des Plasmawassers ähnelt.

Den Substituat- und Dialysatlösungen sind entweder direkt wirkende Pufferlösungen (Bikarbonat) oder indirekt wirkende Pufferlösungen (Laktat) beigefügt.

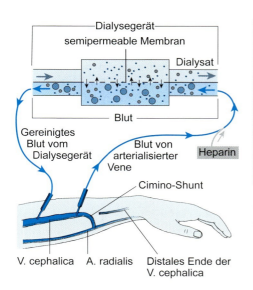

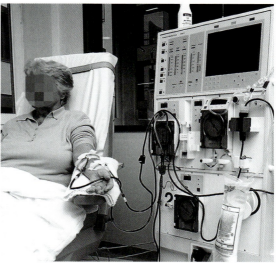

Abb. 6.6 Grundprinzip der extrakorporalen Hämofiltrationsverfahren. [L190; K115]

Die medikamentöse Therapie des Patienten sollte unter diesen Verfahren immer kontrolliert werden, d.h. es ist eine Bestimmung von Medikamentenspiegeln und ggf. eine Dosisanpassung nötig. Je nach molekularer Stoffgröße können Medikamente oder Zusätze abfiltriert werden. Eine gute Aussage darüber, welche Stoffgrößen abfiltriert werden können, geben der Siebkoeffizient (S) und der Cut off point der Hämofiltrationsmembrane.

Plasmaseparation

Die Plasmaseparation stellt im Grunde eine Filtration ähnlich der CVVH dar. Hierbei wird versucht möglichst viel körpereigenes Plasma zu entfernen und durch Spenderplasma (FFP) oder Humanalbumin zu ersetzen. Dabei werden ca. 2,5 bis 3,0 Liter Plasma abfiltriert und dann durch die gleiche Menge FFP oder Humanalbuminlösung ersetzt. Da hierbei 2,5 statt 40 Liter Plasma entfernt werden, dauert dieses Verfahren nur ca. 2 Stunden. Sie ist somit kein kontinuierliches Verfahren.

Sinn der Plasmaseparation ist der Austausch des körpereigenen Plasmas, um eine überschießend aktivierte humorale Abwehrreaktion (Autoantikörper, aktiviertes Komplementsystem) auszuschalten.

Typische Indikationen für die Plasmaseparation:
- Pulmo-renales Syndrom
- Hämolytisch-urämisches Syndrom
- Schwere Verlaufsformen anderer Autoimmunerkrankungen wie z.B. der Multiplen Sklerose.

Intermittierende Verfahren

Die intermittierenden Verfahren werden jeweils nur für wenige Stunden angewandt. Sie entsprechen dem Prinzip der Dialyse. Ihr wesentliches Ziel ist die Entgiftung (Elimination harnpflichtiger Substanzen). Beim kreislaufstabilen Patienten ist zusätzlich eine Regulation des Wasserhaushalts möglich.

Intermittierende Hämodialyse (HD)

Die intermittierende Hämodialyse ist „das" Verfahren des chronischen Dialysepatienten. In der Regel wird 3-mal pro Woche für ca. 4–5 Stunden hämodialysiert. Diese Zeit reicht aus, um den Harnstoffspiegel immer wieder soweit abzusenken, dass auf die Dauer eine Harnstoffkonzentration von 200 mg/dl im Serum nicht überschritten wird. Zusätzlich kann beim oligurischen oder anurischen Patienten bis zu maximal 1.000 ml Wasser dem Blut entzogen werden. Durch Pufferung der Dialysierflüssigkeit kann auch eine metabolische Azidose behandelt werden. Während einer Routine-Hämodialyse fließen Blut und Dialysierflüssigkeit in entgegengesetzter Richtung durch den Dialysefilter (Gegenstromprinzip). So kann ein maximaler Stoffaustausch (Entgiftung) erreicht werden. Der Blutfluss beträgt dabei ca. 300 ml/Min., die Dialysierflüssigkeit fließt mit ca. 500 ml/Min. Eine Routine-Dialyse von chronischen Dialyse-Patienten kann auch auf der Intensivstation notwendig werden, wenn der Patient mit einer anderen intensivpflichtigen Erkrankung behandelt werden muss.

Besondere Bedingungen herrschen bei einer Erst-Dialyse. Diese kann bei kreislaufstabilen, urämischen Patienten in der Akut-Situation notwendig werden. Da häufig hohe Harnstoffwerte vorliegen und der Kreislauf noch nicht an die Dialyse gewöhnt ist, kann es zu Hypotonien oder anderen Unverträglichkeiten kommen. Daher werden üblicherweise die ersten drei Dialysetherapien vorsichtig durchgeführt. Man lässt Blut und Dialysierflüssigkeit in gleicher Richtung durch den Filter fließen (Gleichstromprinzip). Der Blutfluss beträgt dabei maximal 150 ml/Min., die Kalium-Konzentration in der Dialysierflüssigkeit beträgt dabei 4 mmol/l, um einen zu raschen Abfall des Kaliumspiegels und daraus resultierende Herzrhythmusstörungen zu vermeiden. Um ein Dysäquilibrium zu vermeiden wird zum Ausgleich des Harnstoff-Verlustes z.B. Osmosteril während der Therapie gegeben. Auch wenn der Kreislauf stabil ist muss eine Überwachung der Vitalparameter (EKG, Blutdruck, Sauerstoffsättigung) vorgenommen und dokumentiert werden.

Dysäquilibriumsyndrom

Im Blut bzw. im Plasma lösliche Elektrolyte verteilen sich mit einer gewissen zeitlichen Verzögerung in der gesamten extrazellulären Flüssigkeit gleich. Zur extrazellulären Flüssigkeit gehört auch der Liquor, der durch die Blut-Hirn-Schranke vom übrigen extrazellulären Raum getrennt ist. Substanzen wie Glukose, Natrium oder eben Harnstoff liegen daher auf beiden Seiten der Blut-Hirn-Schranke in gleicher Konzentration vor. Bei sehr schneller Änderung der Serumkonzentrationen dieser Substanzen ergibt sich ausnahmsweise ein osmotisch wirksames Konzentrationsgefälle an der Blut-Hirn-Schranke und Wasser strömt an den Ort der höheren Osmolarität, in diesem Fall den Liquor. Hierdurch kann es rasch zu einer kritischen Erhöhung des Hirndrucks mit lebensbedrohlichen neurologischen Komplikationen vom Kopfschmerz bis zur Hirnstamm-Einklemmung kommen. Daher muss bei der Dialyse eines Patienten mit sehr hohen Harnstoffwerten auf einen Ausgleich der Osmolarität geachtet werden.

Kontinuierliche Hämodialyse

Der Begriff der kontinuierlichen Hämodialyse ist nach den bisherigen Erklärungen etwas irreführend. Durch eine gezielte Anpassung der Dialyse kann das Verfahren jedoch auf eine Dauer von 24 Stunden ausgedehnt werden. Eine solche Abwandlung des Verfahrens kann anstelle der CVVH eingesetzt werden. Dabei macht man sich das Prinzip der SLEDD- bzw. Genius-Dialyse zu nutze.

Sustained Low Efficient Daily Dialysis (SLEDD)

Genius-Dialyse

Die Genius-Dialyse ist eine Sonderform der Hämodialyse. Sie verfügt über ein eigenes Dialysat-Reservoir und ist nicht auf eine Dialysatringleitung oder den Austausch von Dialysatbeuteln angewiesen. Das Reservoir umfasst 75 bis 90 Liter Dialysierflüssigkeit. Frisches Dialysat wird von oben aus dem Reservoir von der Dialysatpumpe angesaugt und durch den Dialysefilter geleitet. Das verbrauchte Dialysat wird dann wieder von unten in das Reservoir zurückgegeben. Frisches und verbrauchtes Dialysat/Dialysierflüssigkeit vermischen sich nicht, da die verbrauchte Flüssigkeit durch den aufgenommenen Harnstoff eine höhere Dichte hat und so immer nach unten sinkt.
Die Dialysatpumpe dient auch gleichzeitig als Blutpumpe und kann durch die Wahl der Schlauchsysteme Blut und Dialysat im Verhältnis 1:1 oder 2:1 fördern. Die Ultrafiltration wird durch eine zusätzliche Pumpe gesteuert, die einen Unterdruck im Dialysat erzeugt. Das zusätzlich abgezogene Wasser (Ultrafiltrat) wird in einem eigenen Behälter aufgefangen.
Diese Form der Dialyse wird auch als reguläres Verfahren bei chronischen Dialysepatienten eingesetzt.

Für die Durchführung der Genius-Dialyse ist grundsätzlich ein Doppellumen-Zugang oder ein funktionierender BC-Shunt erforderlich. Single-Lumen-Katheter (z. B. Demerskatheter) können nicht benutzt werden, da ein kontinuierlicher Blutfluss erforderlich ist.

Eine kontinuierliche Hämodialyse wird erreicht durch den Einsatz einer Genius-Dialyse mit sehr niedrigem Blutfluss von ca. 100 ml/Min. Das Verfahren wird auch als SLEDD (Sustained-Low-Efficient-Daily-Dialysis = Anhaltende-Niedrig-Effizienten-Tägliche-Dialyse) bezeichnet. Bei einem Flussverhältnis von 1 : 1 zwischen Blut und Dialysierflüssigkeit werden so in 12 Stunden 72 Liter Dialysat umgesetzt und das Reservoir ist verbraucht. Bei einem Flussverhältnis von 2 : 1 fließt das Dialysat nur mit 50 ml/Min. und das Reservoir reicht für eine über 24 Stunden andauernde, langsame Dialyse aus.

Zitrat-Dialyse (CiCa)

Eine weitere Sonderform der Hämodialyse stellt die Dialyse mit Zitrat-Antikoagulation (CiCa) dar. Grundprinzip ist die Hämodialyse mit niedrigem Blutfluss wie auch bei der SLEDD. Die Antikoagulation erfolgt nur regional außerhalb des Patienten. Dies wird erreicht durch Zugabe von Zitrat in den arteriellen Schenkel der Dialyse. Dadurch werden sämtliche freie Kalzium-Ionen im Plasma gebunden. Kalzium ist jedoch für das Funktionieren der Gerinnungsfaktoren unerlässlich (Faktor IV der Gerinnungskaskade). Das bedeutet: kein Kalzium, keine Gerinnung. Nach dem Durchlaufen des Filters wird dem Blut im venösen Schenkel kurz vor Wiedereintritt in den Patienten soviel Kalzium wieder zugeführt, dass im Körper die Gerinnung wieder normalisiert ist. Aus diesem Grund sind engmaschige pH-Wert- und Kalziumspiegelmessungen prä- und post-Filter erforderlich, um einen Kalziummangel bzw. ein Zitratüberladung des Patienten zu vermeiden.

Vorteil dieser Methode ist die Einsatzmöglichkeit bei Patienten mit hohem Blutungsrisiko oder schweren Verletzungen und eine mögliche Laufzeit von bis zu 72 Stunden, wobei die Dialysemaschine regelmäßig mit Dialysierflüssigkeit nachgerüstet werden muss.

6

Klinische Bedeutung

Die Antikoagulation mittels Zitrat-Kalzium (CiCa) kann auch im Rahmen der kontinuierlichen Hämofiltrationsverfahren im Intensivbereich (CVVHD, CVVHDF) eingesetzt werden.

Antikoagulation kontinuierlicher und intermittierender Verfahren

Eine wichtige Voraussetzung für eine Hämofiltrations- oder Hämodialysebehandlung ist die Antikoagulation des Patientenblutes. Am häufigsten werden dafür unfraktionierte Heparine verwendet. Zur sicheren Einstellung der Heparindosierung, wird regelmäßig die ACT (activated-clotting-time) und die aPTT (aktivierte partielle Thromboplastinzeit) bestimmt.

Die Bestimmung der ACT kann im Gegensatz zur aPTT bettseitig erfolgen (ohne hohen technischen Aufwand und in kurzen Zeitintervallen). Somit kann die Heparindosis zeitnah angepasst werden.

Allerdings erfolgt die Bestimmung der ACT meist nur im Rahmen der intensivmedizinischen Versorgung.

Zur Antikoagulation stehen folgende Medikamente zur Verfügung:

- Heparin (fraktioniert und unfraktioniert), Antidot: Protamin (bei unfraktionierten Heparinen)
- Hirudin (kein Antidot verfügbar)
- Zitrat (Wirkung kann durch Kalziumsubstitution aufgehoben werden)
- Prostazykline (Inhibition der Thrombozytenaggregation, laborchemisch nicht steuerbar)
- Kumarinähnliche Antikoagulanzien (nur wenn aus anderen Gründen indiziert), Antidot: Vitamin K, PPSB (Faktorkombination II, VII, IX, X).

Komplikationen

Komplikationen unter Antikoagulation mit Heparin

- Zu hohe Dosierung: Gefahr von Blutungskomplikationen,
- Zu geringe Dosierung: Gefahr der Gerinnselbildung im extrakorporalen System.

Heparininduzierte Thrombozytopenie (HIT)

Eine der häufigsten diagnostizierten Nebenwirkungen beim Einsatz von Heparinen, ist die Entwicklung einer heparininduzierten Thrombozytopenie (HIT). Man unterscheidet dabei zwei Formen:

- **HIT Typ I** zeigt sich innerhalb der ersten Behandlungstage als ein mäßiger Abfall der Thrombozytenkonzentration mit einem milden klinischen Bild. Außer einer engmaschigen Überwachung bedarf es keiner besonderen Therapie
- **HIT Typ II** wird aufgrund einer Antikörperbildung und immunologischen Reaktion bedingt. Es zeigt sich ein ausgeprägter Thrombozytenabfall innerhalb von 5–10 Tagen nach Behandlungsbeginn. Dieser kann zu schweren thromboembolischen Komplikationen führen, welche letal verlaufen können.

Äußert sich der klinische Verdacht eines HIT, ist das Heparin sofort abzusetzen. Alternativ können bzw. müssen andere Antikoagulanzien verabreicht werden.

6.6.2 Die Peritonealdialyse

Als Grundlage dieses Verfahrens dient die Nutzung des Peritoneums (Bauchfell) als Dialysemembran. Der wesentliche Unterschied zur intermittierenden Hämodialyse bei chronischen Dialysepatienten, ist eine kontinuierliche Entgiftung über 24 Stunden pro Tag an sieben Tagen die Woche, wodurch starke Schwankungen im Wasserhaushalt oder im Harnstoffspiegel vermieden werden.

Zahlen, Daten, Fakten

In Deutschland kommt bei etwa 5–10 % aller dialysepflichtigen Patienten die Peritonealdialyse zur Anwendung. In großen Flächenstaaten, wie z. B. Kanada oder die skandinavischen Länder, oder aber auch in Schwellenländer wie Mexiko oder Brasilien werden bis zu 25 % der Patienten mit diesem Verfahren therapiert.

Aufbau und Funktion des Peritoneums

Die natürliche Funktion des Bauchfells ist das Auskleiden der Bauchhöhle und die freie Verschieblichkeit der abdominalen Organe (insbesondere der Darmschlingen). Das Bauchfell produziert daher einen feinen Flüssigkeitsfilm, der das problemlose Gleiten der Bauchorgane ermöglicht. Überschüssige Flüssigkeit wird dabei wieder resorbiert. Das Bauchfell selbst hat drei Bestandteile:

- ein sehr feines Kapillarnetz mit einer sehr guten Durchblutung,
- eine dünne Bindegewebsschicht und
- ein einschichtiges Epithel.

Außerdem besitzt das Bauchfell einen Anteil, der von innen die Bauchwand auskleidet (parietales Blatt) und einen Anteil, der die Organe überzieht (viszerales Blatt). Die gesamte Fläche beträgt im Durchschnitt bei Erwachsenen ca. 1,5 bis 2,0 m². Sowohl diese Oberfläche als auch die Menge an Kapillaren entspricht ziemlich genau der Oberfläche und Kapillarmenge eines durchschnittlichen Hämodialysefilters.

Stofftransporte

Das Peritoneum ist durchlässig für Wasser, Elektrolyte sowie kleinere und größere Eiweißpartikel. Diese Durchlässigkeit beruht auf drei verschiedenen Typen von Poren („3-Poren-Model"):
1. Aquaporine (häufigste Pore, freier Durchgang für Wassermoleküle)
2. Kleine Poren (häufig vorkommend, Durchtritt von Elektrolyten und Wassermolekülen)
3. Große Poren (selten, Durchtritt kleinerer und größerer Eiweißpartikel sowie Wasser und Elektrolyte).

> **Klinische Bedeutung**
>
> Für den Stofftransport bedeutet dieses „3-Poren-Modell":
> • einen sehr raschen Transport von Wasser,
> • einen vergleichsweise langsameren Transport von Elektrolyten und
> • einen trägen Transport von Eiweißen.

Funktionsprinzip der Peritonealdialyse

Aus den anatomischen Gegebenheiten und den physikalischen Transport-Eigenschaften des Bauchfells ergibt sich das Funktionsprinzip der Bauchfelldialyse (➤ Abb. 6.7). Über einen in die Bauchwand eingepflanzten Dialysekatheter („Tenkhoff-Katheter") wird mehrmals am Tag (3- bis 4-mal) 1,5 bis 2,0 Liter Dialysierflüssigkeit in den Bauch eingefüllt und vor dem nächsten Einlauf wieder abgelassen. Die Zusammensetzung dieser hoch gereinigten, sterilen Dialysierflüssigkeit besteht aus einer physiologischen Konzentration von Natrium, Chlorid und Kalzium sowie ca. 150 mg/dl Glukose und 32 mmol/l Laktat als Puffersubstanz. Sie enthält jedoch kein Kalium. Durch

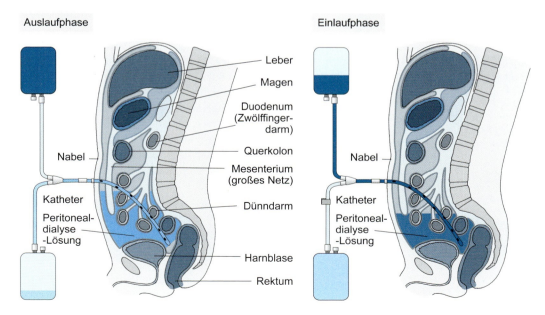

Abb. 6.7 Grundprinzip der Peritonealdialyse. [V133]

Auslaufphase

Einlaufphase

Leber

Magen

Duodenum (Zwölffinger- darm)

Querkolon

Mesenterium (großes Netz)

Dünndarm

Harnblase

Rektum

Nabel

Katheter

Peritoneal- dialyse -Lösung

Nabel

Katheter

Peritoneal- dialyse -Lösung

die überphysiologische Glukosekonzentration wird ein osmotischer Gradient erzeugt, der für eine Ultrafiltration von freiem Wasser über die Aquaporine in die Bauchhöhle sorgt. Gleichzeitig wandern Kreatinin, Harnstoff und Kalium durch Diffusion ins Dialysat. Kreatinin und Kalium müssen dabei die kleinen Poren passieren, während der Harnstoff frei ins Dialysat wechseln kann. Mit einer zeitlichen Verzögerung von 1–3 Stunden beginnt dann das Peritoneum, die Glukose aus dem Dialysat langsam zu resorbieren und das Dialysat aufzunehmen. Daher wird das Dialysat in der Regel nach 4–6 Stunden wieder abgelassen und durch frisches ersetzt. Würde man das Dialysat im Bauchraum belassen würde es nach etwa 48 Stunden vollständig resorbiert sein.

Peritonealdialyse

Allgemeine Indikationen: Grundsätzlich kann die Peritonealdialyse bei allen Formen der terminalen Niereninsuffizienz eingesetzt werden. Der Patient sollte allerdings in der Lage sein entweder alleine oder zusammen mit seinen Angehörigen die Therapie zu Hause durchzuführen.

Spezielle Indikationen: Die chronische Herzinsuffizienz mit Rechtsherzbelastung und Stauungsleber mit Aszitesbildung stellen spezielle Indikationsformen dar. Hier kann sich eine deutliche Entlastung und Stabilisierung der Herz- und Leberfunktion einstellen. Ebenso beim hepato-renalen Syndrom.

Kontraindikationen: Große Hernien, abdominale Vor-Operationen mit Verwachsungsbauch oder eine stark eingeschränkte Lungenfunktion.

Vorteil: Von Vorteil ist der kreislaufschonende Dauereinsatz ohne Unterbrechung. Dadurch wird die Eigendiurese des Patienten geschont.

Komplikationen: Stellen vor allem die Dialyse-assoziierte Peritonitis, Infekte am Dialyse-Katheter-Exit in der Bauchwand und Leisten- sowie Nabelbrüche dar.
Ein PD-Patient entwickelt durchschnittlich etwa alle zwei Jahre eine Peritonitis. Diese Komplikationen erfordern jedoch nur selten eine intensivmedizinische Versorgung.
Verliert ein Patient im Laufe der Jahre nach und nach seine Diurese und wird anurisch, so muss er in der Regel auf eine Hämodialyse umgestellt werden.
Die Peritonealdialyse ist bei Anurie nur in Einzelfällen möglich.

Arten der Peritonealdialyse

Leider variieren die Transporteigenschaften des Peritoneums zwischen den Menschen stark. So kann es zu einem eher raschen Beginn der Glukose-Aufnahme kommen, während gleichzeitig auch das Kreatinin sehr rasch im Dialysat ansteigt („Schnell-Transporter"). Im Gegensatz dazu kann der Stoffaustausch auch sehr träge ablaufen („Langsam-Transporter"). Ein Schnelltransporter würde nach 3 Stunden schon wieder mehr Wasser resorbiert haben als er vorher ultrafiltriert hat, während der Langsamtransporter noch nach 5 oder 6 Stunden mehr Dialysat im Bauch hat als ursprünglich eingefüllt wurde. Es erscheint logisch, dass daher die Austausch-Frequenz je nach Transporterstatus unterschiedlich sein muss.

Chronische ambulante Peritonealdialyse (CAPD)

Bei der CAPD (chronische ambulante Peritoneal-Dialyse) erfolgt in der Regel 4-mal täglich ein Dialysat-Wechsel. Diesen Wechsel führt der Patient selbstständig innerhalb von ca. 20–30 Minuten durch. Nach ca. 4–6 Stunden wird die Dialysierflüssigkeit wieder gewechselt. Über Nacht verbleibt das Dialysat für ca. 8–12 Stunden im Bauch. Bei erhaltener Eigendiurese kann überschüssig aufgenommenes Wasser renal ausgeschieden werden. Bei eingeschränkter Diurese muss ggf. nachts eine spezielle Dialysierflüssigkeit (enthält Icodextrin statt Glukose) angewandt werden, die praktisch nicht resorbiert werden kann. Ist eine noch stärkere Ultrafiltration erforderlich, müssen eventuell auch tagsüber Dialysierflüssigkeiten mit einer höheren Glukosekonzentration (250 oder 350 mg/dl) eingesetzt werden.

Die CAPD ist vor allem für Langsam- oder Intermediär-Transporter geeignet.

Automatisierte Peritonealdialyse (APD)

Die APD (automatisierte Peritonealdialyse) wird in der Regel nur nachts angewandt. Dabei tauscht ein sogenannter Cycler je nach Bedarf 10 bis 25 Liter Dialysat pro Nacht aus. Der Patient bereitet die Maschine mit der notwendigen Menge an Dialysierflüssigkeit (Anschluss von mehreren Beuteln) vor und schließt sich beim Zu-Bett-Gehen an den Cycler an. Dieser tauscht dann über Nacht automatisch in kurzen Abständen das Dialysat aus. Durch die kurzen Verweilzeiten eignet sich dieses Verfahren besonders für Schnelltransporter. Tagsüber ist das Peritoneum entweder leer oder es wird Icodextrinlösung eingefüllt, die dann über den gesamten Tag belassen werden kann.

M E R K E
Das Bauchfell wird bei der Peritonealdialyse als Dialysemembran genutzt, es herrscht ein Konzentrationsgradient zwischen den Flüssigkeiten. Somit erfolgt der Stoffaustausch hauptsächlich mittels Diffusion.

Peritonealdialyse und Intensivmedizin

Ein Kontakt mit der Peritonealdialyse in der Intensivmedizin kann sich ergeben, wenn ein PD-Patient aus anderen Gründen behandelt werden muss. Prinzipiell ist aber auch eine notfallmäßige Einleitung der PD auf der Intensivstation möglich, wenn der Patient nicht katecholaminpflichtig ist. Dieses Vorgehen ist in Deutschland jedoch die Ausnahme. Vom Grundprinzip wäre diese Maßnahme mit einer CVVH oder SLEDD vergleichbar.

Wird ein PD-Patient mit Zeichen der Pertionitis (Bauchfellentzündung) auf die Intensivstation aufgenommen, muss umgehend eine Zellzahlbestimmung im Dialysat (Leukozyten) durchgeführt werden. Es sollte eine nephrologische Mitbetreuung erfolgen. Außerdem müssen mikrobiologische Kulturen aus dem Dialysat sowie Abstriche von Nase und PD-Katheter-Exit erfolgen. Dann wird umgehend eine kalkulierte intraperitoneal Antibiose begonnen. Zusätzlich kann zur Schmerztherapie Carbostesin in die Dialyse gegeben werden. Je schneller eine Peritonitis behandelt wird, desto besser erholt sich das Peritoneum und eine Sepsis wird vermieden.

Anzeichen einer Peritonealdialyse-assoziierten Peritonitis

• Bauchschmerz
• Übelkeit
• Trüber Dialysatauslauf
• (Exit-Katheterinfektionen).

Etwa 70 % der Peritonitiden entstehen durch Hautkeime. Etwa 30 % beruhen jedoch auf Darmkeimen. Daher sollte im Akut-Fall auch an einen Hohlorganinfekt oder -perforation (Cholecystitis, Appendizitis, Sigmadiverticulitis) gedacht werden.

6.6.3 Die Nierentransplantation

Die Nierentransplantation ist das langfristig beste Nierenersatzverfahren. Eine akute Nierentransplantation als Therapie eines intensivpflichtigen Patienten mit Nierenversagen ist praktisch unmöglich und keine realistische Therapieoption.

Nierentransplantierte Patienten können dagegen häufiger intensivpflichtige Krankheitsbilder entwickeln. Grund hierfür ist die teils sehr starke Immunsuppression, die insbesondere in den ersten Monaten nach Transplantation eingenommen werden muss. Es kann daher zu teilweise schwerwiegenden opportunistischen Infektionen kommen. Zum Beispiel können Pneumocystis-Pneumonien, Herpesvirusreaktivierungen (Herpes zoster, Herpes simplex oder Cytomegalie) oder aber auch Pilzinfektionen auftreten.

Ist die Immunsuppression zu schwach, kann es auch zur akuten oder chronischen Transplantat-Abstoßung kommen, sodass die Patienten ein akutes Transplant-Nierenversagen entwickeln können. Bei jedem transplantierten Patienten auf der Intensivstation muss der Nephrologe hinzugezogen werden.

6.7 Pflegerische Aufgaben

Zu den Hauptaufgaben der Intensivpflegenden gehören:
• Übliche Laborwertbestimmungen (Gerinnung, Nierenwerte, Blutbild, CRP usw.)
• Zusätzlich wenigstens eine Blutbild- und zwei Serummonovetten asservieren
• Urinprobe mit Bestimmung von Kreatinin, Harnstoff, Elektrolyten, Gesamteiweiß und Albumin sowie ein Urinstix
• Ermittlung des Volumenstatus durch eine Ein- und Ausfuhrdokumentation

- ZVD-Bestimmung
- Pflegerische Anamnese, z. B. Medikamenten-Einnahme, Vorerkrankungen
- Regelmäßige Kontrolle der Zugänge (Shaldon-Katheter, Shunt) auf Infektionen und Lage, unter aseptischer Vorgehensweise und Verbandswechsel
- Überwachung und Dokumentation der Vitalparameter (Blutdruck, Herzfrequenz, Sauerstoffsättigung)
- Klinische Beurteilung des Patienten (Vigilanz) erheben und dokumentieren.

Aufgaben bei extrakorporalen Nierenersatzverfahren

- Überwachung und Dokumentation von
  - Ein- und Ausfuhr
  - Vitalparameter
  - Elektrolythaushalt (➤ Kap. 7)
- Überwachung der Blutgerinnung (➤ 9.5)
- Überwachung der Wirkung von Medikamenten
- Kontrolle des Schlauchsystems und der Filter des Dialysegeräts
- Überwachung der Temperaturregulation (Gefahr der Hypothermie)
- Prävention von Infektionen (Gefahr der katheterinduzierten Infektion ➤ Kap. 2)
- Durchführung von Prophylaxen, z. B. Positionswechsel (➤ 1.5).

Psychische Betreuung, Beeinträchtigung während PD und HD

Patienten in intensivmedizinischer Versorgung befinden sich in einer Ausnahmesituation. Durch die Hospitalisierung und ein oder mehrere schwerwiegende gesundheitliche Probleme verlieren sie akut ihre Selbstbestimmung und Selbstkontrolle. Diesen Verlust muss das intensivmedizinische Team möglichst ersetzen oder wenigstens auffangen. Wesentlich sind dabei die Vermittlung einer kompetenten medizinischen Versorgung und das Ernstnehmen des Patienten über das medizinische Problem hinaus.

Durch die Dialysepflichtigkeit ergeben sich nochmals spezielle Aspekte. Bei einer akuten erstmaligen Dialyse ist der Patient zusätzlich verunsichert, insbesondere da ein Nierenversagen in der Regel ohne konkrete Schmerzen der Nieren einhergeht und so für den Patienten schwer zu verstehen ist. Anders verhält es sich bei chronischen Dialysepatienten, die teilweise eine sehr detaillierte medizinische Vorbildung besitzen. Wichtig ist es, den Patienten in seiner individuellen Situation ernst zu nehmen und in die Therapie ein zu beziehen.

LITERATUR

Grabensee, B. Checkliste XXL Nephrologie. Stuttgart: Thieme Verlag, 2002.

Kuhlmann,U.; Walb, D.; Böhler, J.; Luft, F. Nephrologie: Pathophysiologie – Klinik – Nierenersatzverfahren. Stuttgart: Thieme Verlag, 2008.

Levy, J.; Brown, E.; Daley, C. Oxford Handbook of Dialysis (Oxford Handbooks). Oxford: Oxford Universitiy Press, 2009.

Steddon, S.; Ashman, N.; Cunningham, J.; Chesser, A. Oxford Handbook of Clinical Nephrology and Hypertension (Oxford Handbooks). Oxford: Oxford University Press, 2006.

KAPITEL

7

Christina Bauer

Der Stoffwechsel

Um einen physiologischen, ungestörten Ablauf der Organfunktionen zu gewährleisten, müssen verschiedene Voraussetzungen erfüllt sein. Hierzu gehört z. B. die Aufrechterhaltung eines möglichst konstanten pH-Werts. Aber auch ein ausgeglichener Flüssigkeitshaushalt und der Elektrolythaushalt spielen hierbei eine ausschlaggebende Rolle.

7.1 Der Säure-Basen-Haushalt

Zu den zentralen Aufgaben des Säure-Basen-Haushalts (SBHH) gehören:
- Neutraler Transport der Säuren durch den Körper
- Elimination der „flüchtigen" Säure CO_2
- Elimination der „fixen" Säure H^+
- Konstanthaltung des Plasma pH-Werts bei 7,4.

7.1.1 Definitionen und Grundlagen aus der Chemie

Säuren

Säuren sind Substanzen, die in wässriger Lösung Wasserstoffionen (H^+) abgeben. Die **Kohlensäure (H_2CO_3)** ist eine der wichtigsten Säuren des menschlichen Körpers. Sie bildet sich aus Kohlendioxid (CO_2) und Wasser (H_2O). Die Kohlensäure ist eine schwache Säure, die Wasserstoffionen abgeben kann.

Basen

Basen sind Substanzen, die in wässriger Lösung Wasserstoffionen (H^+) aufnehmen. Eine der wichtigsten Basen im Körper ist das **Bikarbonat (HCO_3^-).**

Klinische Bedeutung

Der Nachweis einer Säure bzw. Base geschieht mithilfe von Lackmuspapier:
- Säuren geben Protonen ab. Protonendonatoren, färben sich auf Lackmuspapier rot
- Basen nehmen Protonen auf. Protonenakzeptoren, färben sich auf Lackmuspapier blau.

pH-Wert

Der pH-Wert (lat. pondus hydrogenii oder potentia hydrogenii) ist das Maß für die H^+-Ionenkonzentration. Ziel des Organismus ist es, den pH-Wert des Extrazellulärraums in sehr engen Grenzen zu halten, da die meisten Zellen, Gewebe bzw. Organe nur in diesem Rahmen optimal funktionieren. Der Normalwert für den pH-Wert des Extrazellulärraums beträgt 7,35–7,45.

Im Stoffwechsel entstehen fortlaufend Säuren und Basen, die den physiologischen pH-Wert gefährden. Hierbei kommt es entweder zu einer zu niedrigen Wasserstoffionenkonzentration, einer Alkalose (pH > 7,45) oder zu einer zu hohen Wasserstoffionenkonzentration, einer Azidose (pH < 7,35). Beide Veränderungen beeinträchtigen die Organfunktionen.

Der intrazelluläre pH-Wert ist, je nach Organsystem, sehr viel heterogener.

MERKE

Der pH-Wert ist der negativ dekadische Logarithmus der Wasserstoffionenkonzentration (pH = $-\log H^+$).
Bei einem pH-Wert < 7 überwiegt der Wasserstoffionenanteil und es handelt sich um eine Azidose.
Bei einem pH-Wert > 7 ist der Wasserstoffionenanteil reduziert und es handelt sich um eine Alkalose.
Ein pH von 7,0 wird als neutral bezeichnet.

Herkunft der Wasserstoffionen

Durch Stoffwechselaktivitäten entstehen die meisten Säuren, ein Teil stammt aus der Nahrung. Der Abbau der Kohlenhydrate erzeugt sehr große Mengen an Kohlendioxid (CO_2) (ca. 20.000 mmol/Tag). Bei körperlicher Aktivität kann die CO_2-Entstehung sogar 10-mal höher sein. Daraus resultiert eine Verschiebung des Säure Basen Milieus zur sauren Seite:

$$CO_2 + H_2O \leftrightarrow H_2CO_3 \leftrightarrow H^+ + HCO_3^-$$
(Kohlendioxid + Wasser $\leftrightarrow$ Kohlensäure
$\leftrightarrow$ Wasserstoffion + Bikarbonat)

Die Kohlensäure wird über die Lunge als sogenannte flüchtige Säure abgeatmet. Die entstehenden nichtflüchtigen (fixen) Säuren müssen über die Nieren eliminiert werden. Täglich entstehen ca. 40–60 mmol H^+ (fixe Säuren).

Des Weiteren werden auch mit der Nahrung saure Substanzen (H^+-Ionen) aufgenommen und bei körperlicher Arbeit in den Muskelzellen saure Stoffwechselprodukte (besonders Milchsäure = Laktat) abgegeben.

MERKE

Patienten im Weaning erhalten weniger Kohlenhydrate und das Kaloriendefizit wird durch Fett ausgeglichen, um die CO_2-Produktion zu reduzieren.

Puffersysteme

Der pH-Wert nimmt in den unterschiedlichen Körperflüssigkeiten sehr ungleiche Werte an. Innerhalb bestimmter Körperflüssigkeiten wird der pH-Wert jedoch konstant gehalten. Dies gewährleisten die Puffersysteme.

Puffersysteme sind in der Lage überschüssige H^+-Ionen zu binden oder bei basischem Milieu H^+-Ionen abzugeben. Hierbei spielt der Kohlendioxid-Bikarbonat-Puffer (HCO_3)die größte klinische Rolle, da er ca. 75 % der Gesamtpufferkapazität ausmacht.

Beispiel

Bei einer Azidose entsteht aus der Pufferbase (HCO_3^-) die Puffersäure (H_2CO_3). Diese dissoziiert in H_2O und CO_2. Das CO_2 kann rasch als flüchtige Säure über die Lunge abgeatmet werden. Je mehr saure Valenzen im Körper anfallen, z. B. im ketoazidotischen Koma, desto mehr Protonen (H^+) müssen gebunden werden und umso mehr CO_2 wird abgeatmet. Der Patient atmet tief und schnell → Kussmaulatmung.
Bei einer Alkalose jedoch kann durch verminderte Atmung die Abgabe von CO_2 reduziert werden. Die Puffersäure H_2CO_3 gibt H^+ ab. Dies ist jedoch nicht unbegrenzt möglich → Hypoxiegefahr!

Anhand der Henderson-Hasselbalch-Gleichung wird die Bedeutung des Bikarbonat-Kohlendioxid-Puffersystems deutlich:

$$pH = 6,1 + \log_{10}\left(\frac{cHCO_3^-}{pCO_2 \times 0,0304}\right)$$

Die Gleichung enthält die Variablen pH, Bikarbonatkonzentration, CO_2 Partialdruck und die zwei Konstanten 0,0304 (Umrechnungsfaktor von mmHg in mmol/l des pCO_2-Werts) und 6,1, (Dissoziationskonstante pK der Kohlensäure).

Ergänzt man nun die Formel durch die physiologischen Werte, so wird deutlich, dass bei einem Bikarbonat/CO_2 Verhältnis von 20:1 ein pH-Wert von 7,4 erhalten bleibt. Das Bikarbonat-Kohlendioxid-Puffersystem hat also zum Ziel, die Konzentration zwischen Bikarbonat und CO_2 immer im Verhältnis von 20:1 (24 mmol/L: 1,2 mmol/L) konstant zu halten.

$$pH = 6,1 + \log 10\left(\frac{24 \text{ mmol} / l}{40 \text{ mmHg} \times 0,0304}\right) = 7,4$$

Weitere Puffersysteme:
- Hämoglobin-Puffersystem
- Protein-Puffersystem
- Phosphat-Puffersystem.

Diese machen gemeinsam ca. 25 % der Pufferkapazität aus.

Durch diese Puffersysteme wird der pH-Wert im Blut durch den Transport von H^+-Ionen an Hämoglobin und Plasmaproteinen und den Transport von Ammoniumionen nach Umwandlung in Harnstoff zur Niere konstant gehalten. Die endgültige Ausscheidung der H^+-Ionen erfolgt unter Nutzung des Phosphatpuffers über die Niere im Austausch gegen Bikarbonat.

MERKE

Für die Regulation des Säure-Basen-Haushalt sind drei Organe von besonderer Bedeutung:
- Lunge
- Leber
- Niere.

Elimination von Kohlensäure über die Lunge

Die flüchtige Säure CO_2 kann sehr schnell über den respiratorischen Schenkel des Säure-Basen-Haushalts ausgeschieden, d. h. über die Lunge abgeatmet werden. Bei einer pH-Verschiebung (z. B. einer Azidose), kann die alveoläre Ventilation kurzfristig auf das 10-Fache gesteigert werden. Jedoch können auch bei maximaler Hyperventilation die pCO_2-Werte nur bis 10–15 mmHg gesenkt werden. Hier sind die Grenzen der Kompensation erreicht.

7

Metabolische Alkalosen können durch respiratorische Kompensation nur in weitaus geringerem Maße ausgeglichen werden als Azidosen, da eine starke Verringerung der alveolären Ventilation zur Hypoxämie führen würde.

Elimination der fixen Säuren durch die Leber und die Nieren

Für die neutrale Entsorgung der fixen Säuren, welche ebenfalls am Ende des Stoffwechsels entstehen, ist der metabolische Schenkel des Säure-Basen-Haushalts (Leber und Niere) verantwortlich.

Die Leber ist in der Lage, im Rahmen des Milchsäure-Metabolismus die fixe Säure H^+ zu eliminieren und dem Körper Bikarbonat als Pufferbase zur Verfügung zu stellen. Die Leber ist z. B. mit 50–70 % am physiologischen Laktatabbau beteiligt und kann so täglich ca. 1.500–15.000 mmol H^+-Ionen eliminieren und dabei 1.500–15.000 mmol Bikarbonat freisetzen.

Die Leber ist jedoch nicht nur in der Lage Bikarbonat zu bilden, sondern kann im Rahmen der Harnstoffsynthese Bikarbonat auch eliminieren. Innerhalb von 24 Stunden ist die Leber in der Lage, über die Harnstoffsynthese bis zu 1.000 mmol Bikarbonat zu eliminieren, d. h. den entstehenden Harnstoff über die Niere auszuscheiden. Die Harnstoffsynthese ist jedoch pH-Wert abhängig. Bei einer metabolischen Azidose wird Ammonium dann über die Glutaminsynthese eliminiert.

Die Leistung der Niere im Rahmen des Säure-Basen-Haushalts liegt bei der Bikarbonatrückresorption und der aktiven Ausscheidung von fixen Säuren.

V O R S I C H T
Da die Leber in der Lage ist Laktat umzubauen und Bikarbonat freizusetzen, sollte vor dem Einsatz von laktathaltigen Substituatlösungen (im Rahmen von Blutreinigungsverfahren) eine ausreichende Leberfunktion festgestellt worden sein, sonst drohen lebensbedrohliche Azidosen.

7.1.2 Blutgasanalyse

Im Jahr 1955 wurde der erste Blutgasanalysator durch Poul Bjørndahl Astrup und der Firma Radiometer entwickelt. Astrup engagierte sich für die bestmögliche Behandlung junger dänischer Poliopatienten, die aufgrund einer Lähmung der Atemmuskulatur auf die Beatmung angewiesen waren.

Bei der Beurteilung der Blutgasanalyse bewährt sich ein Vorgehen nach folgender Reihenfolge:

Bestimmung des pH-Werts

Im Extrazellulärraum des Organismus ist der pH-Wert in sehr engen Grenzen gehalten (7,35–7,45), da die Organe, Gewebe bzw. Zellen nur unter diesen Verhältnissen optimal funktionieren können.

Bei Werten > 7,45 liegt eine Alkalose vor, bei Werten < 7,35 eine Azidose.

Der pH-Wert alleine erlaubt noch keine Aussage darüber, ob eine metabolische oder respiratorische Störung vorliegt. Hierzu benötigt man die Werte pCO_2, $cHCO_3^-$ und BE.

Klinische Bedeutung
Massive Veränderungen des pH Wertes, d. h. pH Werte < 7,1 bzw. > 7,6 werden meist nur bei schwerkranken Patienten beobachtet. Solche Abweichungen sind klinisch wichtige Zeichen für das Bestehen einer potenziell lebensbedrohlichen Situation.

Beurteilung des respiratorischen Schenkels

Die Normwerte für das arterielle pCO_2 liegen zwischen 35 und 45 mmHg. Eine respiratorische Azidose liegt bei einem pCO_2 von über 45 mmHg (Hyperkapnie) vor, z. B. bei einer Hypoventilation. Liegt der pCO_2 unter 35 mmHg spricht man von einer Hypokapnie, die z. B. durch eine Hyperventilation verursacht sein kann.

Beurteilung des metabolischen Schenkels

Bikarbonatkonzentration ($cHCO_3^-$)

Wie oben beschrieben wird die aktuelle Bikarbonatkonzentration nach der Henderson-Hasselbalch-Gleichung mittels der gemessenen Parameter pCO_2 und pH errechnet.

Um den metabolischen Schenkel des Säure-Basen-Haushalts zu bewerten, wurde der Standard-Bikarbonatwert eingeführt. Hier wird unter standardisierten Bedingungen bei einem pCO_2 von 40 mmHg und einem pO_2 von 100 mmHg sowie einer Temperatur von 37 °C der Wert bestimmt. Die Standard-Bikarbonatkonzentration beträgt normalerweise 22–26 mmol/l.

Basenabweichung (BE)

Der Base Excess (BE) oder die Basenabweichung gibt an, wie viel mmol/l Säure oder Base benötigt werden, um den Blut pH-Wert bei einem CO_2 von 40 mmHg bei 7,4 konstant zu halten.

Der BE ist der beste Marker, um den metabolischen Schenkel des Säure-Basen-Haushalts zu bewerten. Der Normwert liegt bei +/– 2 mmol/l.

Bei einer metabolischen Azidose sind BE und Bikarbonatkonzentration erniedrigt und bei einer metabolischen Alkalose erhöht.

Anionenlücke

Um metabolische Azidosen differenzierter zu klassifizieren, wurde vor ca. 30 Jahren der Begriff der Anionenlücke (AL) eingeführt.

Unter der Anionenlücke versteht man die Differenz zwischen den laborchemisch routinemäßig erfassten Kationen (Ionen positiver Ladung) und Anionen (Ionen negativer Ladung).

$$AL = \left(Na^+ + K^+\right) - \left(Cl^- + cHCO_3^-\right)$$

$$\text{Normal } 8 - 16 \text{ mmol/l}$$

7.1.3 Störungen des Säure-Basen-Haushalts

Es gibt verschiedene Ursachen warum es zu Störungen des Säure-Basen-Haushalts kommt:
- Veränderte alveoläre Ventilation
- Veränderter Anfall von Bikarbonat oder H^+ Ionen
- Reduzierte Elimination von Bikarbonat oder H^+ Ionen
- Verlust von Bikarbonat oder H^+ Ionen.

Parallel zur primären Störung des Säure-Basen-Haushalts kommt es immer zu einer kompensatorischen Gegenregulation, um die Abweichung der

H^+-Ionen-Konzentration möglichst gering zu halten. Respiratorische Störungen werden mit einer metabolischen Gegenregulation (Änderung des Bikarbonats) beantwortet und metabolische Störungen mit einer Veränderung des pCO_2 (respiratorische Reaktion in Form von Hyper- oder Hypoventilation).

Wenn die Kompensationsmechanismen des Körpers nicht mehr ausreichen, um ein zu viel oder zu wenig an Säuren oder Basen auszugleichen, verschiebt sich der pH-Wert. Reichen die Kompensationsmechanismen des Körpers noch aus, um einen normalen pH aufrechtzuerhalten, so handelt es sich um eine kompensierte Störung des Säure-Basen-Haushalts.

Bei den Störungen des Säure-Basen-Haushalts können je nach zugrunde liegender Ursache respiratorische und metabolische Störungen unterschieden werden.

Mögliche Störungen des Säure-Basen-Haushalts sind (➤ Tab. 7.1):
- Respiratorische Azidose
- Respiratorische Alkalose
- Metabolische Azidose
- Metabolische Alkalose.

Metabolische und respiratorische Störungen können auch kombiniert auftreten.

Respiratorische Azidose

Zu einer respiratorischen Azidose kommt es bei einer unzureichenden Ausscheidung von CO_2 über die Lungen, hierbei liegt die Ursache immer bei einer Störung der pulmonalen Ventilation.

Typische BGA-Veränderungen
- pCO_2: > 45 mmHg
- pH: < 7,36

Tab. 7.1 Veränderung der blutchemischen Parameter

	pH-Wert	pCO2	Standard-bikarbonat	BE
Resp. Azidose	↓	↑	±	±
Resp. Alkalose	↑	↓	±	±
Metabol. Azidose	↓	±	↓	↓
Metabol. Alkalose	↑	±	↑	↑

Ursachen

Pulmonale Ursachen:

- Verlegung der Atemwege z. B. Aspiration, Laryngo-/Bronchospasmus
- Lungenerkrankungen z. B. Lungenfibrose, Pneumonie, ARDS, COPD
- Lungenemphysem
- Schwerer Asthmaanfall (Status asthmatikus).

Extrapulmonale Ursachen:

- Verletzungen/Erkrankungen der Thoraxwand
- Erkrankungen/Störungen des zentralen oder peripheren Nervensystems z. B Guillain-Barré-Syndrom, Poliomyelitis, Tetanus
- Störungen der Atemmuskulatur
- Erkrankungen der Pleura, z. B. Erguss, Pleuritis
- Fehleinstellung des Respirators
- Zentrale Atemdepression durch Intoxikationen, z. B durch Opioide, Sedativa
- Schädigung des Hirnstamms mit Atemregulationsstörungen, z. B. SHT, Apoplex.

Symptome

- Meist durch zugrunde liegende Erkrankung bestimmt
- Dyspnoe (bei akuten Zuständen)
- Mögliche Folgen des erhöhten pCO_2:
  - Zyanose
  - Motorische Unruhe
  - Tachykardie
  - Blutdruckanstieg
  - Pulmonale Hypertonie
  - Vasodilatation (Gesichtsrötung)
  - Bewusstseinsstörungen mit Verwirrtheit bis zur CO_2-Narkose.

Therapie

Die Therapie der respiratorischen Azidose richtet sich nach der zugrunde liegenden Ursache.

Die Sicherstellung einer ausreichenden Oxygenierung (ggf. Beatmungstherapie) muss dabei immer im Vordergrund stehen.

Respiratorische Alkalose

Bei einer respiratorischen Alkalose ist die pulmonale Ausscheidung von CO_2 größer als die CO_2-Produktion im aeroben Stoffwechsel. Es liegt eine alveoläre Hyperventilation vor.

Typische BGA-Veränderungen

- pH: > 7,45
- pCO_2: < 35 mmHg

Ursachen

- Reaktion auf eine Hypoxämie (kompensatorische Hyperventilation)
- Psychogene Hyperventilation
- Fehleinstellung des Beatmungsgeräts
- Kontrollierte Hyperventilation
- Sepsis
- Schwangerschaft
- Störungen des zentralen Nervensystems, z. B. Schädigung des Hirnstamms, Infarkt, Enzephalitis.

Eine respiratorische Alkalose ohne Hypoxämie hat ihre Ursache meist in einer zerebralen Störung, Angst oder Schmerzen.

Symptome

- Bei hypoxiebedingter respiratorischer Alkalose → ausgeprägte Dyspnoe
- Mögliche Folgen durch Abfall des ionisierten Kalziums
  - Parästhesien
  - Schwindel
  - Tetanische Manifestationen (Pfötchenstellung).

Therapie

Die Therapie der respiratorischen Alkalose richtet sich nach der zugrunde liegenden Ursache. Ist die Hyperventilation hypoxiebedingt, so ist eine adäquate Oxygenierung zu gewährleisten. Liegt die Ursache der respiratorischen Alkalose bei einem Hyperventilationssyndrom, profitieren die Patienten von einer leichten Sedierung und Rückatmung.

M E R K E

Kompensation respiratorischer Störungen

Treten respiratorische Störungen auf, so setzen die metabolischen Kompensationsmechanismen innerhalb von Minuten ein. Hierbei wird Bikarbonat aus den Zellen freigegeben bzw. aufgenommen, wobei pro mmHg pCO_2-Anstieg bzw. -Abfall die Standard-Bikarbonatkonzentration um 0,1 mmol/l ansteigt bzw. abfällt.

Zusätzlich setzt der renale Kompensationsmechanismus ein, der jedoch sehr langsam reagiert und erst nach 3–5 Tagen abgeschlossen ist.

Metabolische Azidose

Bei einer metabolischen Azidose liegt entweder ein Bikarbonatverlust (renal oder gastrointestinal) oder vermehrter Anfall saurer Stoffwechselprodukte bzw. eine verminderte Ausscheidung von fixen Säuren vor.

Die metabolischen Azidosen müssen etwas differenzierter betrachtet werden. Hierbei werden je nach Ursache der Störung drei Formen unterschieden:

Additionsazidose
Die Additionsazidose ist gekennzeichnet durch einen erhöhten Anteil an H^+-Ionen. Diese können entweder endogen z. B. durch ein Schockgeschehen (Lactatazidose) oder durch ein diabetisches Koma (Ketoazidose) auftreten, aber auch exogen durch eine Vergiftung mit z. B. Methylalkohol verursacht sein.

Die Anionenlücke (➤ 7.1.2) ist bei einer Additionsazidose meist vergrößert (> 20 mmol/l).

Retentionsazidosen
Diese Form der metabolischen Azidose entsteht z. B. durch eine Niereninsuffizienz oder eine distale tubuläre Azidose (➤ 6.5), bei der die H^+-Ionen und Ammonium-Ausscheidung vermindert ist.

Im akuten Nierenversagen fällt der BE pro Tag um ca. 3 mmol/l ab.

Subtraktionsazidosen
Hierbei handelt es sich um einen Verlust von Bikarbonat. Diese Bikarbonatverluste können z. B. verursacht sein durch Diarrhöen, Pankreas- oder Dünndarmdrainagen oder durch eine gestörte Bikarbonatrückresportion im proximalen Tubulus der Niere.

Die Anionenlücke ist bei einer Subtraktionsazidose im normalen Bereich, d. h. die Chlorid-Konzentration im Serum ist erhöht. Diese Form der metabolischen Azidose wird auch als hyperchlorämische Azidose bezeichnet.

Typische BGA-Veränderungen
- pH < 7,36
- BE < −2 mmol/l

Symptome
Typische Symptome fehlen bei der Azidose häufig. Das Auftreten einer kompensatorischen Hyperventilation (Kussmaulatmung) kann ein Hinweis auf das Vorliegen einer metabolischen Azidose sein.

Bei ausgeprägter Azidose können folgende Symptome auftreten:
- Blutdruckabfall
- Herzrhythmusstörungen
- Verwirrtheit
- Koma
- Hyperkaliämie (Shift H^+ nach intrazellulär und K^+ aus der Zelle).

Therapie
Im Vordergrund steht zunächst die kausale Therapie. Liegt z. B. ein Schockgeschehen vor, muss dieses primär therapiert werden. Liegt die Ursache bei einem schlecht eingestellten Diabetes mellitus mit extrem hohen BZ-Werten, so wird dieser sofort mit Insulin behandelt.

Die Indikation zur Pufferung der metabolischen Azidose wird eher eng gestellt. Meist wird sie ab einem pH < 7,2 und einem BE < −7 mmol/l angedacht, da unter diesen Werten der portalvenöse Blutfluss und somit die metabolische Funktion der Leber stark reduziert wird.

Die wichtigsten Puffersubstanzen sind Natriumbikarbonat 8,4 % und TRIS-Puffer 0,3 %.

Zwingende Voraussetzung einer erfolgreichen Bikarbonattherapie ist die ausreichende Perfusion des Gewebes mit CO_2-Auswaschung und CO_2-Abatmung über die Lunge.

Bei der Therapie der metabolischen Azidose muss besonders auf den Kaliumhaushalt geachtet werden, da bei der Korrektur der Azidose, durch Aufnahme von Kalium in die Zelle, erhebliche Hypokaliämien resultieren können.

Berechnung des Bikarbonatpufferbedarfs

neg. BE-Abweichung × 0,3 × kg KG

= mmol Natriumbikarbonat

= ml 8,4-prozentiges Natriumbikarbonat

Es wird nur die Hälfte der errechneten Menge an Bikarbonat infundiert, um eine iatrogen verursachte metabolische Alkalose durch Überkorrektur zu vermeiden.

Die Pufferung einer metabolischen Azidose erfolgt unter engmaschiger Kontrolle der Blutgase.

Bei einer Hypernatriämie ist die Gabe von Natriumbikarbonat kontraindiziert, da hierdurch große Mengen von Natrium zugeführt werden würden. Alternativ könnte man dann auf TRIS-Puffer zurückgreifen. Diese jedoch dürfen bei einer Niereninsuffizienz nicht zur Anwendung kommen.

Klinische Bedeutung

Da es bei der Pufferung von Azidosen mit Bikarbonatlösungen zu einer erhöhten CO_2-Produktion kommt, muss ggf. die Einstellung der Beatmung angepasst werden, um die ausreichende Elimination von CO_2 gewährleisten zu können.
Die erhöhte CO_2-Produktion erklärt sich wie folgt:
Aus Bikarbonat (HCO_3^-) und H^+-Ionen entsteht Kohlensäure (H_2CO_3), die wiederum in H_2O und CO_2 zerfällt, das über die Lunge abgeatmet wird.
Die gesamte Reaktion wird, auch in umgekehrter Richtung, vom Enzym Carboanhydrase katalysiert.

Metabolische Alkalose

Bei einer metabolischen Alkalose liegt entweder eine renale Bikarbonatretention und/oder ein Verlust von Magen-Darm-Sekret, z.B. schweres rezidivierendes Erbrechen, vor.

Eine metabolische Alkalose mit einem Überschuss an Bikarbonat und einem positiven BE kommt klinisch eher selten vor.

Typische BGA-Veränderungen
- pH > 7,45
- BE > + 2 mmol/l

Ursachen
- Diuretikatherapie: Bei einer länger angewandten forcierten Diurese kommt es nicht nur zu einem Natrium- und Wasserverlust, sondern auch zu einem renalen Kalium- und Chloridverlust. Hierbei verantwortet der renal bedingte Kaliummangel die vermehrte H^+-Elimination über die Nieren. Um die elektrische Neutralität zu erhalten, führt die renale Cl-Ausscheidung zu einer vermehrten Rückresorption von HCO_3^-. Die Folge ist eine metabolische Alkalose
- Volumenmangel: Unter Volumenmangel kommt es in der Niere zu einer gesteigerten Natriumretention mit vermehrter Ausscheidung von H^+ Ionen
- Übereifrige Pufferung einer metabolischen Azidose
- Verlust von saurem Magensaft (Erbrechen, Magensonde)
- Übermäßige Gabe von Mineralokortikoiden → Stimulation der renalen Elimination von Kalium und H^+ Ionen.

Symptome
- Hypokaliämie bedingte Symptome
  - Parästhesien
  - Muskelschwäche
  - Herzrhythmusstörungen (z.B. Extrasystolen)
- Pfötchenstellung bei ausgeprägter metabolischer Alkalose.

Therapie
Die kausale Therapie steht im Vordergrund:
- Korrektur der Diuretikatherapie
- Korrektur der Hypovolämie
- Korrektur der Hypokaliämie.

Primäres Ziel ist es, den Volumenmangel durch die Gabe von isotoner NaCl-Lösung zu beheben, sowie das Kaliumdefizit auszugleichen.

Bei liegender Magensonde und kontinuierlichem HCl-Verlust kann dieser durch die Gabe von Protonenpumpeninhibitoren reduziert werden.

Liegen sehr schwere metabolische Alkalosen mit einem pH von > 7,55 und einem BE > + 10 mmol/l vor, so werden diese korrigiert.

Klinische Bedeutung

Metabolische Alkalosen mit einem pH-Wert über 7,6 führen durch eine Verminderung der ionisierten Ca^{++}-Fraktion zu Herzrhythmusstörungen und tetanischen Krämpfen.
Außerdem kommt es bei einer Alkalose, durch die Verschiebung der K^+-Ionen von extrazellulär nach intrazellulär (im Austausch zu H^+-Ionen), zu einer Hypokaliämie.
Schwere metabolische Alkalosen können mittels Säurezufuhr therapiert werden.
Berechnung des Säurebedarfs:

$$\text{pos. BE-Abweichung} \times 0,3 \times kg\ KG$$

Kompensation metabolischer Störungen

Metabolische Störungen werden respiratorisch kompensiert. Die respiratorische Kompensation beginnt sofort mit dem Ziel, das Verhältnis zwischen der Bikarbonatkonzentration und dem CO_2 bei 20:1 konstant zu halten (vgl. von Hasselbalch-Gleichung ➤ 7.1.1). Nach spätestens 6–12 Stunden ist die Kompensation maximal erreicht.

Auswirkungen einer Azidose oder Alkalose

Das Auftreten einer Azidose oder Alkalose hat Auswirkungen auf verschiedene Organsysteme (➤ Tab. 7.2).

Grundsätzlich gilt:
- Metabolische Störungen werden primär metabolisch therapiert und respiratorische Störungen primär respiratorisch. Ausnahmen stellen die Mischformen dar
- Bei der respiratorischen Azidose steht die Verbesserung der alveolären Ventilation im Vordergrund
- Die respiratorische Alkalose wird mittels kontrollierter Beatmung bzw. Optimierung der Rückatmung therapiert
- Bei Katecholamintherapie ist zu beachten, dass bei einer Azidose die Wirksamkeit von Katecholaminen sinkt
- Metabolischen Störungen erkennt man schnell daran, dass sich in der BGA pH, pCO_2 und HCO_3^- immer gleichsinnig verändern („metabolisches Miteinander")!

7.2 Der Wasserhaushalt

Der Körper des Menschen besteht zu fast zwei Dritteln aus Wasser. Jedoch ist der Wassergehalt alters- und geschlechtsabhängig und schwankt zwischen 50–70 % des Körpergewichts, so hat ein Säugling noch einen Wasseranteil von ca. 75 % und ein alter Mann einen Anteil von 53 %. Bei Frauen ist aufgrund des geringeren Muskelanteils die Gesamtflüssigkeitsmenge im Körper etwa 5 bis 10 % niedriger als beim erwachsenen Mann. Der menschliche Organismus ist bestrebt den Wasserhaushalt relativ konstant zu halten, daher schwankt der Wassergehalt eines Erwachsenen nur um ca. +/− 150 ml.

Verteilung des Körperwassers

Die Gesamtkörperflüssigkeit wird in verschiedene Kompartimente unterteilt, welche durch semipermeable Membranen voneinander getrennt sind. Man unterscheidet zum einen das Flüssigkeitsvolumen in einer Zelle, den so genannten **intrazellulären Raum** (IZR ca. 65 % der Gesamtkörperflüssigkeit) und zum anderen das Flüssigkeitsvolumen außerhalb der Zelle, den **extrazellulären Raum** (EZR = 35 % der Gesamtkörperflüssigkeit). Der extrazelluläre Raum unterteilt sich nochmal in das Interstitium, das Blutplasma und die epithelialen Lumina. Das Interstitium ist ein Flüssigkeitsraum, der alle

7

Tab. 7.2 Auswirkungen von Störungen des Säure-Basen-Haushalts auf verschiedene Organsysteme

	Azidose	Alkalose
Herz und Kreislauf	Herzrhythmusstörungen Vasodilatation Katecholaminresistenz Hypotonie	Herzrhythmusstörungen Koronarer Blutfluss ↓
Lunge	Pulmonalvaskulärer Widerstand ↑	
Stoffwechsel	Insulinresistenz Hemmung der Glykolyse Proteinabbau ↑	Stimulation der anaeroben Glykolyse
ZNS	Hyperkapnie führt zur zerebralen Vasodilatation Zerebraler Stoffwechsel ↓	Hypokapnie führt zur zerebralen Vasokonstriktion Zerebrale Perfusion ↓
Elektrolythaushalt	K^+-Shift nach extrazellulär → Hyperkaliämie	K^+-Shift nach intrazellulär, tubulär → Hypokaliämie Ionisiertes Kalzium ↓ (→Tetanie)
Hämoglobin	Sauerstoffabgabe an Gewebe verbessert	Sauerstoffabgabe an Gewebe verschlechtert

menschlichen Zellen unmittelbar umgibt. Das Blutplasma ist der flüssige und zelllose Anteil des Blutes. Die zwischen den Zellen gelegene (transzelluläre) Flüssigkeit befindet sich in den sogenannten epithelialen Lumina.

Hormonale Kontrolle des Wasser-Elektrolythaushalts

D E F I N I T I O N

Natrium ist das häufigste Ion im **Extrazellulärraum** und hat eine wichtige Funktion für den osmotischen Druck. Der osmotische Druck reguliert die Wasserbewegungen innerhalb des Körpers. Hierbei wird per definitionem zwischen Osmolarität und Osmolalität unterschieden.
- **Osmolarität** = Menge aller osmotisch wirksamen Teilchen **pro Volumeneinheit** des Lösungsmittels (mosml/l)
- **Osmolalität** = Menge aller osmotisch wirksamen Teilchen **pro Masse** eines Lösungsmittels (mosm/kg).

Bis auf wenige Ausnahmen haben die extra- und intrazellulären Körperflüssigkeiten eine Osmolalität von ca. 290 mosm/kg H_2O (Normbereich 280–300 mosm/kg). Nach NaCl-Aufnahme oder nach Wasserverlust steigt die Osmolalität im Extrazellulärraum an. Ein Wasserausstrom aus dem Intrazellulärraum wäre die Folge, da diese beiden Kompartimente im osmotischen Gleichgewicht stehen. Um nun die Zellen vor enormen Volumen- und Osmolaliätsschwankungen zu bewahren, wird die Osmolaliät des Extrazellulärraums mithilfe bestimmter Mechanismen geregelt. Hieran sind die Osmorezeptoren, vor allem im Hypothalamus, das Hormon Adiuretin (ADH) und die Nieren beteiligt.

Beim oben genannten Beispiel, der zu hohen NaCl-Aufnahme, würde dies bedeuten, dass der Körper durch Wasserretention die Osmolarität wieder normalisiert. Die Folge davon ist ein vergrößerter Extrazellulärraum. Daraus ist abzuleiten, dass der NaCl-Gehalt des Körpers, die Größe des Extrazellulärraums bestimmt. Aldosteron regelt die NaCl-Ausscheidung und somit auch das Volumen des Extrazellulärraums.

Klinische Bedeutung

Ungleichmäßigkeiten im Wasserhaushalt entstehen entweder durch Differenzen zwischen der Wasseraufnahme und -ausscheidung oder durch Verteilungsstörungen von Elektrolyten.
Ziel ist es, das intravasale Flüssigkeitsvolumen im Gleichgewicht zu halten. Eine ständige Rückkopplung über Baro-, Volumen- und Osmorezeptoren erlaubt die direkte Einwirkung auf die renale Natrium- und Wasserausscheidung, Anpassung des Gefäßtonus und die Überwachung des subjektiven Durstgefühls über die Reizung des Durstzentrums im Hypothalamus. Bei einem Verlust von ca. 0,5 % des Gesamtwassergehalts entsteht Durstgefühl.
Ausgeprägte Hyperglykämien und Harnstoffkonzentrationen können die Osmolarität deutlich steigern, da Glukose und Harnstoff osmotisch wirksam sind.

Flüssigkeitsbilanz

Der Wassergehalt des Körpers ist das Ergebnis einer ausgeglichenen Flüssigkeitsbilanz. Ein Erwachsener von 70 kg/KG hat im Durchschnitt einen täglichen Wasserumsatz von ca. 2.400 ml, dies entspricht ca. 1/30 des Körpergewichts (> Tab. 7.3). Ein Säugling mit 7 kg KG hat einen Wasserumsatz von ca. 700 ml, dies entspricht 1/10 des Körpergewichts, was ihn für eine Störung der Wasserbilanz auch deutlich empfindlicher macht.

Der Wasserumsatz ist von verschiedenen Einflussfaktoren abhängig. So können z. B. durch starke körperliche Anstrengung, hohe Umgebungstemperaturen oder andere zusätzliche Flüssigkeitsverluste (z. B. bei Diarrhö, Erbrechen, Aszites) ohne entsprechenden Ausgleich erhebliche Defizite entstehen.

M E R K E

Steigt die Körpertemperatur > 37,0 °C benötigt der Organismus pro 1 °C ca. 500–1.000 ml/Tag Flüssigkeit zusätzlich.

Tab. 7.3 Übersicht über die tägliche Flüssigkeitsbilanz eines Erwachsenen

Wasserzufuhr	(ml)	Wasserverlust	(ml)
Trinkmenge	1.200	Urin	1.400
Feste Nahrung	900	Perspiration	900
Oxidationswasser	300	Fäzes	100
Gesamt	**2.400**	**Gesamt**	**2.400**

7

Störungen des Wasserhaushalts

Bei Störungen des Wasserhaushalts (➤ Tab. 7.4) kommt es meistens auch zu einer Veränderung der Serumosmolalität, die auf einer Abweichung der Natriumkonzentration beruht. Dies führt u. a. zu einer Flüssigkeitsverschiebung zwischen Intrazellulärraum und Extrazellulärraum. Man unterscheidet Wasserüberschuss (Hyperhydratation) und Wasserdefizit (Dehydratation), die sich je nach unterschiedlichen Osmolalitätszuständen differenzieren lassen:

- **Hypoton** (verminderte Plasmaosmolalität)
- **Isoton** (unveränderte Plasmaosmolalität) und
- **Hyperton** (erhöhte Plasmaosmolalität).

Tab. 7.4 Übersicht über Entgleisungen des Wasserhaushalts

Störung	Ursachen	Symptome	Diagnostik und Therapie
Hypotone Dehydratation	Natriummangel, Volumenverschiebung zum IZR bei: • Niereninsuffizienz • Nebennierenrindeninsuffizienz • Diuretika	• Müdigkeit Bewusstseinsstörungen • Schwindel • Hypotonie • Oligurie • Fieber • Krämpfe	• Blutbild, Elektrolyte • NaCl 0,9 % • Na$^+$-Substitution (langsam infundieren! Gefahr der pontinen Demyelinisierung ➤ 7.3.1) • Symptomatisch nach Grunderkrankung
Isotone Dehydratation	Volumendefizit im EZR bei: • Erbrechen/Diarrhö • Fisteln/Drainagen • Verbrennungen • Ileus/Pankreatitis • Peritonitis • Diuretika/Polyurie • Mangelnde Flüssigkeitszufuhr	• Schwindel • Hypotonie • Oligurie • Fieber • Krämpfe	• Blutbild, Elektrolyte, Urinosmolarität • Vollelektrolytlösung • Symptomatisch nach Grunderkrankung
Hypertone Dehydratation	Volumendefizit im IZR und EZR durch: • Mangelnde Flüssigkeitszufuhr • Schwitzen/Fieber • Diabetes insipidus • Osmotische Diuretika	• Exsikkose • Durst • Oligurie • Fieber • Krämpfe • Delirium	• Blutbild, Elektrolyte • 2/3 bis Vollelektrolytlösung • Symptomatisch nach Grunderkrankung
Hypotone Hyperhydratation	Volumenverschiebung vom EZR zum IZR bei: • Zufuhr „freien Wassers" • Hohe ADH-Ausschüttung • Einschwemmung nach TUR-OP	• Hypertonie • Verwirrtheit • Krämpfe • Koma • Lungenödem	• Blutbild, Elektrolyte • Flüssigkeitsrestriktion • Diuretika • Symptomatisch nach Grunderkrankung
Isotone Hyperhydratation	Volumenüberschuss im EZR bei: • Herz-/Niereninsuffizienz • Hypoproteinämie • Leberinsuffizienz • Übermäßige Zufuhr isotoner Infusionen • Das Interstitium ist besonders betroffen.	• Gewichtszunahme • Generalisierte Ödeme • Pleuraergüsse • Dyspnoe	• Blutbild, Elektrolyte • Flüssigkeitsrestriktion • Diuretika • Symptomatisch nach Grunderkrankung
Hypertone Hyperhydratation	Volumenverschiebung vom IZR zum EZR bei: • Salzwasserintoxikation • Iatrogen • Pufferung mit Natriumbikarbonat	• Diarrhö • Erbrechen • Hyperthermie • Koma • Lungenödem	• Blutbild, Elektrolyte • Flüssigkeitsrestriktion • Salzrestriktion • Diuretika • Dialyse • Symptomatisch nach Grunderkrankung

7

Klinische Bedeutung

- **Hypotone Dehydratation:** Verringerte Plasmaosmolarität mit Verkleinerung des extrazellulären Raums durch Wasserverluste und intrazellulärer Überwässerung
- **Isotone Dehydratation:** Plasmaosmolarität normal im Extrazellulärraum (280–300 mosmol/l), mit Defizit an Wasser und Elektrolyten
- **Hypertone Dehydratation:** Erhöhung der Plasmaosmolarität bei Wassermangel im Intra- und Extrazellulärraum
  Hypotone Hyperhydratation: Abfall der Osmolarität bei (massivem) Wasserüberschuss
- **Isotone Hyperhydratation:** Plasmaosmolarität normal (280–300 mosmol/l), (massive) Volumenzunahme des Extrazellulärraums durch isotone Flüssigkeiten
  Hypertone Hyperhydratation: Erhöhte Plasmaosmolarität bei intrazellulärem Wasserentzug durch Wasserüberschuss.

7.3 Der Elektrolythaushalt

Die Konzentration der Elektrolyte und die Verteilung im Organismus bilden ein empfindliches Gleichgewicht, das für viele biologische Steuermechanismen, Enzymaktivitäten, Übertragung von Aktionspotentialen über Nervenfasern etc. wichtig ist.

Der Elektrolyt- und der Wasserhaushalt sind untrennbar miteinander verbunden.

Klinisch relevante Störungen des Elektrolythaushalts betreffen neben dem Natriumhaushalt vor allem den Kalium-, Kalzium- und Phosphathaushalt.

Die Auswirkungen der Störungen des Elektrolythaushalts auf den Körper sind abhängig vom zeitlichen Verlauf ihrer Entstehung. Sich langsam entwickelnde Verschiebungen zeigen häufig keine Symptome.

Die Ursachen für Störungen im Elektrolythaushalt sind vielfältig. Manchmal sind sie auch Folge therapeutischer Maßnahmen (z. B. forcierter Diuresetherapie mit Diuretika). Ältere Menschen bzw. Patienten mit ernsthaften Erkrankungen sind besonders betroffen.

7.3.1 Natrium

Natrium ist das Hauptkation der Osmoregulation und befindet sich zu 98 % im Extrazellulärraum. Die häufigste Ursache einer Hypo- bzw. Hypernatriämie ist nicht ein absolutes Natriumdefizit bzw. ein Natriumüberschuss, sondern ist durch Störungen des Wasserhaushalts begründet.
Norm: 135–145 mmol/l

Hyponatriämie

Natrium im Serum < 135 mmol/l

Ursachen
- Erbrechen
- Diarrhö
- M. Addison
- Niereninsuffizienz
- Herzinsuffizienz
- Leberinsuffizienz
- Inadäquate ADH-Sekretion
- Iatrogen, z. B. Thiaziddiuretika, Neuroleptika, Infusionstherapie mit natriumarmen Lösungen.

Symptome
- Übelkeit
- Erbrechen
- Neurologische Zeichen
  - Pathologische Reflexmuster
  - Zerebrale Krampfanfälle
  - Verwirrtheitszustände
  - Bewusstseinseintrübung.

Therapie
Die Therapie einer Hyponatriämie wird in der Literatur kontrovers diskutiert. Im Vordergrund stehen:
- Therapie der Grunderkrankung
- Wasserrestriktion
- Diuretika.

Bei Serumnatriumwerten < 120 mmol/l besteht die Gefahr von neurologischen Komplikationen, sie werden deshalb langsam (< 0,5 mmol/l/h bzw. 6–12 mmol/l/d) ausgeglichen. Wird der Natriumwert zu schnell angehoben, so besteht die Gefahr der Demyelinisierung im Stammhirnbereich (zentrale pontine Myelinolyse).

Klinische Bedeutung

Entwickelt sich die Hyponatriämie sehr schnell, so kommt es zu einem Hirnödem mit Kopfschmerzen, Übelkeit, Tremor und epileptischen Anfällen.
Bei einer Entstehung über einen Zeitraum von mehreren Tagen zeigen sich Symptome wie Müdigkeit, Verwirrtheit, Veränderung in der Persönlichkeit.

Hypernatriämie

Natrium im Serum > 145 mmol/l

Ursachen
- Unzureichende Flüssigkeitszufuhr
- Fieber
- Diarrhö
- Hyperglykämie
- Hyperaldosteronismus
- Verbrennungen
- Diabestes insipidus
- Erworbene ADH Resistenz
- Iatrogen (Natriumbikarbonat, hypertone NaCl-Lösung, Mineralokortikoide, Schleifendiuretika).

Symptome
- Durst
- Verwirrtheit
- Bewusstseinseintrübung
- Muskelzuckungen
- Zerebrale Krampfanfälle.

Klinische Bedeutung

Eine akute Hypernatriämie (> 160 mmol/l) birgt die Gefahr einer zerebralen Blutung durch osmotischen Wasserentzug der Hirnzellen.

Therapie
- Infusion mit isotonen NaCl-Lösungen
- Halbelektrolytlösungen
- Glukose 5 %

M E R K E
Um einem Hirnödem vorzubeugen, erfolgt die Korrektur der chronischen Hypernatriämie schrittweise. Eine Serumnatriumkonzentration von 145 mmol/l wird angestrebt.

7.3.2 Kalium

Kalium ist das Hauptkation im Intrazellulärraum und für die Aufrechterhaltung des zellulären Ruhemembranpotentials verantwortlich.
Norm: 3,6–4,8 mmol/l

Hypokaliämie

Serumkaliumwert < 3,6 mmol/l

Ursachen
- Polyurie
- Conn-, Cushing-Syndrom
- Erbrechen, Fisteln, Magensonde
- Diarrhö
- Laxanzien
- Iatrogen: Infusion kaliumarmer Lösungen
- Alkalose
- Pharmaka, z. B. Kortison, Diuretika, Insulin.

Symptome
- Schwäche der Skelettmuskulatur
- Darmatonie
- Obstipation
- EKG Veränderungen (➤ Abb. 7.1)
- Tachykarde Rhythmusstörungen (➤ 5.3.2)
- Gehäufte Extrasystolen
- Kammerflimmern
- Asystolie.

Therapie
Kaliumsubstitution oral oder i. v.

M E R K E
Bei der intravenösen Gabe von Kalium wird eine Dosis von 20 mmol/h nicht überschritten. Die Verabreichung erfolgt ausschließlich über einen zentralvenösen Zugang (ZVK), da Kalium stark venenreizend wirkt.

Hyperkaliämie

Serumkaliumwert > 4,8

7

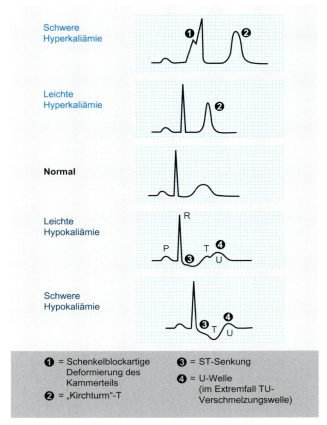

Abb. 7.1 EKG-Veränderungen bei Hyper- und Hypokaliämie. [A400]

Ursachen
- M. Addsion
- Niereninsuffizienz
- Pharmaka: Aldosteronantagonisten, kaliumsparende Diuretika, ACE Hemmer
- Azidose
- Verbrennungen
- Hämolyse
- Trauma
- Rhabdomyolyse
- Diabetes mellitus
- Zufuhr kaliumhaltiger Infusionslösungen
- Massivtransfusion von Erythrozytenkonzentraten.

Symptome
- Zunehmende Muskelschwäche
- Parästhesien
- Herzrhythmusstörungen (➤ 5.3)
- EKG Veränderungen (➤ Abb. 7.1).

Therapie
- Kaliumarme Diät
- Schleifendiuretika
- Natriumbikarbonat
- Glukose-Insulin-Lösung
- Kationenaustauscher
- Forcierte Diurese
- Dialyse.

7.3.3 Kalzium

Vom Gesamtkörperkalzium befinden sich 99 % des Kations in den Knochen, ca. 1 % verteilt sich auf den Extra- und Intrazellulärraum.

Kalzium hat eine wichtige Aufgabe bei der elektromechanischen Koppelung in der Zelle und steuert die Membranpermeabilität von Natrium und Kalium. Die Blutgerinnung (Faktor IV), Enzymaktivitäten und die Ausschüttung von Hormonen (z. B. Adrenalin) werden durch Kalzium beeinflusst.

- Gesamtkalzium: 2,2–2,65 mmol/l
- Ionisierte oder freie Form: 1,15–1,35 mmol/l (physiologisch aktiv).

Hypokalziämie

- Gesamtkalzium im Serum < 2,2 mmol/l
- Ionisiertes Kalzium < 1,15 mmol/l

Ursachen
- Zustand nach Strumaresektion
- Radiojodtherapie
- Akute Pankreatitis
- Störungen im Vitamin-D-Stoffwechsel
- Malabsorptionssyndrom
- Magnesiummangel
- Osteoplastische Metastasen
- Pharmaka, z. B. Furosemid, Carbamazepin, Fluorid
- Alkalose
- Verminderte Kalziumzufuhr/Mangelernährung
- Massivtransfusion.

Symptome
- Tetanie
- Periorale oder periphere Parästhesien
- Generalisierte Hyperreflexie
- Psychische Veränderungen
- Verwirrtheitszustände
- Zerebrale Krampfanfälle
- EKG-Veränderungen.

Therapie
- Beheben der auslösenden Ursache
- Ausgleich des Säure-Basen-Haushalts
- Kalziumzufuhr oral oder i. v. (Cave bei digitalisierten Patienten – Gefahr der Herzrhythmusstörungen)
- Vitamin D.

Hyperkalzämie

- Gesamtkalzium im Serum > 2,65 mmol/l
- Ionisiertes Kalzium > 1,35 mmol/l

Symptome
- Müdigkeit
- Übelkeit, Erbrechen
- Obstipation
- Verwirrtheit bis Koma
- Polyurie
- Herzrhythmusstörungen, EKG-Veränderungen
- Erhöhte Digitalisempfindlichkeit.

Therapie
- Forcierte Diurese
- Glukokortikoide
- Therapie der Grunderkrankung
- Hämodialyse.

7.3.4 Chlorid

88 % des Chlorids im menschlichen Organismus befinden sich im Extrazellulärraum. Chlorid nimmt den größten Anionenanteil der Extrazellulärflüssigkeit ein und gilt als wichtiges Gegenion zum Natrium für die Erhaltung der Elektronenneutralität.
Norm: 95–105 mmol/l

Hypochloridämie

Serumwert < 95 mmol/l

Symptome
- Allgemeine körperliche Schwäche
- Metabolische Alkalose
- Hypokaliämie.

Therapie
- Natriumchlorid Infusion
- Kaliumchloridgabe.

Hyperchloridämie

Serumwert > 105 mmol/l

Symptome
- Gestörter Säure-Basen-Haushalt
- Verstärkte Atemtätigkeit
- Hyperkaliämie.

7

Ursachen

- Übermäßige Zufuhr
- Chronische Hyperventilation (ZNS Erkrankungen)
- Fieber
- Bikarbonatverluste, z. B. bei Diarrhö, Darmfisteln.

Therapie

Ausgleich der metabolischen Azidose.

MERKE

Überwachung des Patienten bei vorliegender oder drohender Störung des Wasser- oder Elektrolythaushalts:
- Bewusstsein
- Atmung: Frequenz, Tiefe, Zyanose, Rasselgeräusche, Atemnot
- Puls, RR, EKG, Temperatur
- Volumenstatus, ZVD, Flüssigkeitsbilanzierung, Durstempfinden
- Kontrolle und Überwachung der Laborparameter: Elektrolyte, BB, BGA
- Beobachtung der Haut und der Schleimhäute (Turgor, Ödeme, Feuchtigkeit).

LITERATUR

Burckhard, G. Säure-Basen-Haushalt. In: Klinke, R.; Pape, H.-C.; Kurtz, A.; Silbernagl, S. Physiologie. 6. Aufl. Stuttgart: Thieme Verlag, 2010: 315–326.

Kany, A.; Brock, A. Lernkarten Intensivpflege. München: Elsevier Urban & Fischer Verlag, 2012.

Klinke, R.; Pape, H.-C.; Kurtz, A.; Silbernagl, S. Physiologie. Stuttgart: Thieme Verlag, 2009.

Knichwitz, G. Der Säure-Basen-Haushalt. In: Intensivmedizin up2date 1, Stuttgart: Thieme Verlag, 2005: 206–223.

Lang, F.; Lang, P. Basiswissen Physiologie. 2. Aufl., Heidelberg: Springer Verlag, 2007.

Luft, F. C. (1998): Salz- und Wasserhaushalt für den klinischen Alltag. Der Internist 1998;39(8): 804–809.

Oberleithner, H. Salz- und Wasserhaushalt. In: Klinke, R. et. al.: Physiologie. Stuttgart: Thieme Verlag, 2010: 383–413.

Renner, R.; Haller, M. Wasser-Elektrolythaushalt. In: Rossaint, R.; Werner, C.; Zwißler, B. (Hrsg.). Die Anästhesiologie. Heidelberg: Springer Verlag, 2012: 115–128.

Schaefer, R. M.; Schaefer, L. Störungen des Säure-Basen-Haushalts. Der Internist 1998;39(8): 820–824.

Schmitz, M.; Heering, P. J. Intensivmedizinisch relevante Störungen des Säure-Basen-Haushalts. Intensivmedizin und Notfallmedizin 7/2010; 47: 507–512.

Striebel, H.-W. Anästhesie, Intensivmedizin, Notfallmedizin. 6. Aufl., Stuttgart: Schattauer Verlag, 2005: 375–383.

Anke Kany und Jérôme Manville
Das Nervensystem

Das Nervensystem ist das **Steuerungsorgan** des Organismus und ermöglicht die Kommunikation mit der Umwelt. Es dient der Regulation und Anpassung des Körpers an die sich stets verändernden Bedingungen sowohl der Außenwelt als auch des Körperinneren.

Um seine Aufgaben entsprechend den Anforderungen erfüllen zu können, nimmt das Nervensystem **Reize** aus der Umgebung und aus dem Körperinneren auf. Hierbei dienen zur Reizaufnahme spezialisiert konstruierte Rezeptoren.

Die dem Nervensystem zugeleiteten Signale (Afferenz) werden verarbeitet und anschließend zu den Erfolgsorganen weitergeleitet (Efferenz), welche die gewünschte Funktion ausführen.

Das Nervensystem wird in **zentrales, peripheres und vegetatives Nervensystem** unterteilt.

Zum Zentralnervensystem (ZNS) gehören das Gehirn und das Rückenmark mit sämtlichen sie umgebenden Hüllen.

Alle Teile außerhalb des zentralen Nervensystems (ZNS) sind Bestandteil des peripheren Nervensystems. Diejenigen peripheren Nerven, die direkt vom Gehirn ausgehen, werden Hirnnerven genannt, jene, die dem Rückenmark entspringen, werden als Spinalnerven bezeichnet.

Zum vegetativen Nervensystem werden alle Bestandteile des zentralen und peripheren Nervensystems gezählt, welche hauptsächlich der Steuerung der inneren Organe dienen. Es arbeitet überwiegend unbewusst.

Hierbei gilt zu beachten, dass die Unterteilung rein didaktischen Zwecken dient. Funktionell sind alle Bestandteile dieser Nervensysteme untrennbar miteinander verflochten. Die erregungsleitenden Strukturen (Nervenfasern) ziehen ohne Beachtung einer Grenze vom zentralen zum peripheren Nervensystem und umgekehrt. Alle Anteile des Nervensystems beeinflussen sich gegenseitig.

8.1 Anatomie und Physiologie

8.1.1 Aufbau des Gehirns

Das menschliche Gehirn kann man in vier Teile untergliedern. Diese unterscheiden sich hinsichtlich ihrer Morphologie und in ihrer Funktion:

Großhirn

Das **Großhirn** (➤ Abb. 8.1) besteht aus zwei Hälften (Hemisphären). Diese sind über mehrere Querverbindungen verbunden. Die größte Querverbindung bildet der sog. Balken (Corpus callosum). Er erstreckt sich nahezu über die Hälfte der Längsausdehnung beider Hemisphären. Er gehört zu den sog. Kommissurenfasern. Diese Fasern dienen der Kommunikation zwischen der linken und rechten Großhirnhemisphäre. Dies ist notwendig, um eine Informationsübertragung von der einen auf die andere Seite zu ermöglichen und damit einen koordinierten Verarbeitungsablauf zu gewährleisten.

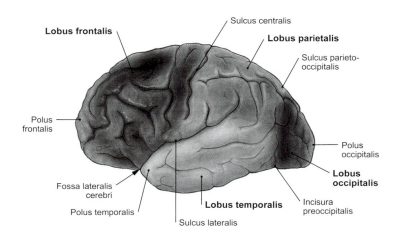

Abb. 8.1 Lappen des Großhirns von seitlich (lateral). [S007-3-23]

Die äußerste oberflächliche Schicht des Großhirns bezeichnet man als **Großhirnrinde (Cortex).** Hier liegen die Zellkörper der Nervenzellen. Im anatomischen Präparat färbt sich die Großhirnrinde grau, weshalb sie auch als graue Substanz bezeichnet wird.

Unter dem Cortex verlaufen die Nervenfasern in die Tiefe. Diese färben sich im anatomischen Präparat weiß, weshalb der Bereich unter dem Cortex als weiße Substanz bezeichnet wird.

Der Cortex ist stark gefaltet, wodurch sich seine Oberfläche wesentlich vergrößert. Die Einziehungen der Oberfläche werden **Furchen (Sulci)** genannt, dazwischen liegen die **Windungen (Gyri).** Einige besonders tiefe Sulci unterteilen jede Hirnhälfte in **fünf verschiedene Hirnlappen (Lobi):**
- Stirnlappen = Lobus frontalis = Frontallappen
- Scheitellappen = Lobus parietalis = Parietallappen
- Schläfenlappen = Lobus temporalis = Temporallappen
- Hinterhauptslappen = Lobus occipitalis = Okzipitallappen
- Insel = Lobus insularis.

Der Stirnlappen und der Scheitellappen werden durch den sog. **Zentralsulcus (Sulcus centralis)** voneinander getrennt. Dieser Sulcus hat auch für die funktionelle Zuordnung der Gehirnoberfläche eine große Bedeutung, da die vor ihm liegende Hirnwindung (Gyrus praecentralis) die kortikale Region für die Steuerung der Motorik enthält. Die hinter dem Zentralsulcus liegende Windung (Gyrus postcentralis) enthält die kortikalen Zentren für die Steuerung der Sensibilität.

Der **Schläfenlappen** wird durch die Sylvische Fissur vom **Stirn- und Scheitellappen** getrennt. Im **Temporallappen** liegt auf der linken Seite u. a. ein Teil des Sprachzentrums. Der **Hinterhauptslappen** enthält das Sehzentrum und wird durch den Sulcus parietooccipitalis vom Scheitellappen getrennt.

Die **Insel** ist von der seitlichen Oberfläche aus nicht einsehbar, da sie in der Tiefe liegt und von Stirn-, Schläfen- und Scheitellappen bedeckt wird.

Diese verschiedenen Sulci und Gyri sind in der Schnittbilddiagnostik des Gehirns (z. B. im MRT) erkennbar und abgrenzbar und erlauben daher das Erkennen und die Zuordnung von funktionellen Zentren.

Zwischenhirn

Das Zwischenhirn liegt zwischen den Großhirnhemisphären und dem Hirnstamm. Es besteht aus mehreren Anteilen:
- Der **Thalamus** ist ein großes Integrations- und Umschaltzentrum aller zum Cortex aufsteigenden Fasern. Diese müssen den Thalamus passieren, bevor sie die Hirnrinde erreichen (mit Ausnahme der Impulse aus dem Riechsystem)

Klinische Bedeutung

Der Thalamus wirkt modulierend auf diese Informationen und hat damit immensen Einfluss auf unsere bewusste Wahrnehmung.
Er wird deshalb auch „Tor zum Bewusstsein" genannt.

- Der **Hypothalamus** mit seinen Verbindungen zur Hypophyse (Hirnanhangsdrüse) liegt an der Basis des Zwischenhirns im Bereich der Sehnervenkreuzung. Er ist ein unverzichtbares Kontroll- und Steuerungszentrum des Gehirns. Er empfängt und verarbeitet Signale aus dem Körperinneren und aus der Umwelt. Diese Signale werden mit den Zentren, welche für Gefühle und Emotionen verantwortlich sind, abgestimmt. Der Hypothalamus sorgt dann für eine Aufrechterhaltung und Konstanthaltung des inneren Körpermilieus, z. B. Temperaturregulation, Trinkverhalten, Essverhalten, Anpassung des Biorhythmus. Der Hypothalamus übermittelt seine Signale an das autonome Nervensystem und an das endokrine System und arbeitet vollständig unbewusst. Der Hypothalamus produziert zwei Arten von Hormonen: Effekthormone und Steuerungshormone.

Effekthormone wirken auf Zielorgane in der Peripherie
- **ADH (antidiuretisches Hormon/Vasopressin):** es reguliert zum einen das Volumen der Körperflüssigkeit, indem es die Wasserrückresorption in der Niere steuert, zum anderen erhöht es den peripheren Gefäßwiderstand und damit den Blutdruck
- **Oxytocin:** initiiert die Wehen bei der Geburt und führt zur Milchejektion beim Stillen.

8

Klinische Bedeutung

Bei einem Diabetes insipidus kommt es zu einer überschießenden Urinausscheidung (Polyurie) bei den Patienten.
Diese entsteht durch eine verminderte Bildung des ADH →
es muss zugeführt werden.
Da Urinstundenportionen von > 800 ml/h keine Selten-
heit sind, entsteht ein akuter Verlust von Elektrolyten z. B.
Kalium. Eine adäquate Volumenzufuhr sowie der Ausgleich der verlorenen Elektrolyte ist essenziell und lebens-
notwendig.

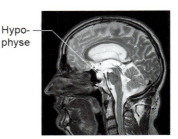

Abb. 8.2 Hypophyse im MRT. [M663]

Steuerungshormone wirken auf die endokrinen Zellen des Hypophysenvorderlappens

Für die Hormone des Hypophysenvorderlappens
(> unten) gibt es jeweils spezielle hypothalamische
Hormone (sog. Releasing Hormone), welche die
Ausschüttung der Hypophysenhormone regulieren.

- **Subthalamus:** er liegt unterhalb des Thalamus;
  funktionell gehört er zu den sog. extrapyramidal-
  motorischen Systemen. Diese üben regulatori-
  schen Einfluss auf den Bewegungsablauf aus
- **Epithalamus:** er beinhaltet u. a. die sog. Epiphyse
  oder Zirbeldrüse (Glandula pinealis). Diese produziert das Hormon Melatonin und ist damit an der
  Regulation des Schlaf-Wach-Rhythmus beteiligt.

Hypophyse (Hirnanhangsdrüse)

Die **Hypophyse** (> Abb. 8.2) liegt in der sog. Sella
turcica des Keilbeinkörpers der Schädelbasis und ist
über den Hypophysenstiel mit dem Hypothalamus
verbunden.

Sie besteht aus der **Neurohypophyse (Hypophy-
senhinterlappen)** und **Adenohypophyse (Hypo-
physenvorderlappen).**

Die Neurohypophyse dient als Speicher für die im
Hypothalamus gebildeten Hormone ADH und Oxytocin (> oben), welche sie bei Bedarf in die Blutbahn abgibt.

Die Adenohypophyse bildet verschiedene Hormone, die sich funktionell in zwei Gruppen teilen lassen
(> Tab. 8.1):

- **Glandotrope Hormone:** sie kontrollieren andere
  „periphere" endokrine Drüsen; hierzu zählen
  ACTH, TSH und die Gonadotropine FSH und LH
- **Adenohypophysäre Effekthormone:** sie wirken
  direkt auf den Stoffwechsel anderer Organe; hierzu
  zählen Prolaktin, Wachstumshormon und MSH.

Tab. 8.1 Hypophysenhormone

Hormon	Funktion
Prolaktin	Stimuliert die Milchbildung in der Brustdrüse
Wachstumshormon (Soma-totropes Hormon = STH)	Stimuliert Wachstum
Adrenocorticotropes Hormon (ACTH)	Stimuliert die Nebennieren-rinde zur Cortisolproduktion
Melanozytenstimulierendes Hormon (MSH)	Stimuliert die Melanozyten
Thyreoideastimulierendes Hormon (TSH)	Stimuliert die Schilddrüse zur Produktion der Hormone T_3 und T_4
Follikelstimulierendes Hormon (FSH) und Luteini-sierendes Hormon (LH)	FSH stimuliert die Östrogen-bildung, LH die Progesteron- und Testosteronbildung

Klinische Bedeutung

Gutartige Tumoren der Adenohypophyse werden **Hypophysenadenome** genannt. Diese können auf verschiedene Art und Weise symptomatisch werden. Zum einen
kann es durch die Verdrängung der gesunden hypophysä-
ren Zellen zu einem Mangel an Hypophysenhormonen
kommen. Es resultiert eine Hypophyseninsuffizienz (Hy-
popituitarismus). Die Symptome sind vielfältig und eher
unspezifisch, u. a. Adynamie, Blässe, Amenorrhoe, Verlust der Libido. In Extremfällen kann es zu Bewusstseinsstörungen bis hin zum Koma kommen.
Zum anderen können die Tumorzellen selbst vermehrt
Hormone produzieren. Dann resultieren Symptome durch
einen Hormonüberschuss und sind abhängig vom produ-
zierten Hormon:

- **Morbus Cushing** (ACTH-produzierendes Hypophysenadenom). Hieraus resultiert eine übersteigerte
  Kortisol-Produktion in der Nebennierenrinde. Symptome sind Stammfettsucht, Stiernacken, Gewichtszunahme, rundes Mondgesicht, Osteoporose, arterielle
  Hypertonie

8

- **Akromegalie** (STH-produzierendes Hypophysenadenom). Bei Kindern mit offenen Wachstumsfugen resultiert ein hypophysärer Riesenwuchs (Gigantismus). Bei bereits geschlossenen Wachstumsfugen entsteht die Akromegalie mit Vergrößerung der Akren (u. a. Hände, Finger, Füße, Nase, Kinn). Typischerweise berichten die Patienten darüber, dass ständig neue Schuhe gekauft werden müssen, da die Füße wachsen oder dass die Handschuhe nicht mehr passen. Aufgrund der begleitenden Organomegalie mit Vergrößerung des Herzens sind die Patienten vital gefährdet und behandlungsbedürftig, da sie sonst an Organkomplikationen versterben (z. B. Herzinsuffizienz)
- **Prolaktinom.** Hierbei handelt es sich um ein Adenom, das von den Prolaktin-bildenden Zellen ausgeht. Die Symptomatik besteht aus einer sekundären Amenorrhoe, Verlust der Libido, Milchfluss aus der Brustdrüse (auch beim Mann). Das Prolaktinom nimmt eine Sonderstellung ein, da die Behandlung primär medikamentös mithilfe von Dopaminagonisten erfolgt. Dopamin ist der physiologische Gegenspieler des Prolaktins. In den meisten Fällen gelingt die Heilung. Nur bei Versagen der medikamentösen Therapie oder bei akuten Sehstörungen durch die Größe des Prolaktinoms ist eine Operation erforderlich. Prolaktinome können riesige Ausmaße entwickeln.

Hypophysenadenome können auch dann symptomatisch werden, wenn sie eine gewisse Größe überschreiten und einen Druck auf das direkt benachbarte Chiasma opticum ausüben. Es kommt im Verlauf zu Sehstörungen, typischerweise zu einem beidseitigen Ausfall des temporalen Gesichtsfeldes (bitemporale Hemianopsie). Dann besteht in den meisten Fällen eine dringliche Operationsindikation, um den Patienten vor einer Erblindung zu schützen. Die Therapie besteht in einer operativen Entfernung des Hypophysenadenoms (Ausnahme Prolaktinom). Hierbei wählt man einen transnasalen transsphenoidalen operativen Zugangsweg. Man gelangt durch die Nase in die Keilbeinhöhle. Nach Eröffnen der Hinterwand der Keilbeinhöhle gelangt man zur Sella turcica und damit zur Hpyophyse.

Hirnstamm

Der **Hirnstamm** (➤ Abb. 8.3) ist entwicklungsgeschichtlich der älteste Teil des Gehirns und bildet den untersten Gehirnabschnitt. Er besteht aus:
- Mesencephalon (Mittelhirn)
- Pons (Brücke)
- Medulla oblongata (verlängertes Mark).

In diesen Bereichen liegen die Zentren für die autonome Regulation der lebensnotwendigen Steuerungsmechanismen wie Atmung, Blutdruckregulati-

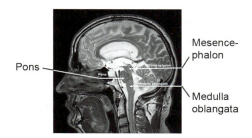

Abb. 8.3 Hirnstamm im MRT. [M663]

on, Schlaf und die Kerngebiete der Hirnnerven III–XII (➤ 8.1.5).

Des Weiteren verlaufen durch den Hirnstamm die absteigenden Bahnen vom Gehirn zum Rückenmark und die aufsteigenden Bahnen vom Rückenmark in Richtung Gehirn. Der Übergang von der Medulla oblongata ins Rückenmark ist fließend. Es besteht eine enge Kommunikation mit dem Kleinhirn über vielfältige Bahnverbindungen. Die Funktionen des Hirnstamms laufen vollständig unbewusst ab und finden auch bei einem Ausfall des Großhirnes statt.

Der Aufbau des Hirnstamms ist komplex und die räumlichen Verhältnisse sehr eng. Daher gehen Veränderungen oder Erkrankungen in diesem Bereich fast immer mit neurologischen Ausfallserscheinungen einher.

Kleinhirn

Das **Kleinhirn (Cerebellum)** besteht ebenfalls aus zwei Hemisphären (➤ Abb. 8.4). Diese sind durch den sog. Kleinhirnwurm (Vermis cerebelli) miteinander verbunden. Die Oberfläche des Kleinhirns wird durch zahlreiche Furchen und schmale Windungen unterteilt. Auf jeder Seite besitzt das Cerebellum drei Kleinhirnstiele, die das Kleinhirn mit dem Hirnstamm verbinden. Das Kleinhirn füllt den größten Teil der hinteren Schädelgrube aus. Die obere Fläche wird durch das Tentorium cerebelli, ein Blatt der Dura mater (➤ 8.1.3), vom Okzipitallappen getrennt.

Es reguliert und koordiniert Bewegungen des Körpers und hält zusammen mit dem Gleichgewichtsorgan des Innenohrs das Körpergleichgewicht aufrecht. Es steuert, reguliert und koordiniert den Muskeltonus und die zeitliche Abfolge von Bewegungen, ohne diese jedoch selbst auszulösen. Hierfür steht es mit allen motorischen Zentren des Zent-

8

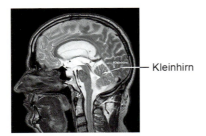

— Kleinhirn

Abb. 8.4 Kleinhirn im MRT. [M663]

ralnervensystems in Verbindung und erhält zudem Informationen aus der Sehrinde und vom Gleichgewichtsorgan.

8.1.2 Wirbelsäule, Rückenmark und Spinalnerven

Wirbelsäule

Bei den meisten Menschen besteht die **Wirbelsäule** aus 33 Wirbeln. Diese sind durch zahlreiche Bänder und Gelenke miteinander verbunden. Alle Wirbel haben einen gemeinsamen Grundbau, unterscheiden sich aber in ihrer Form und bilden auf diese Weise die **fünf Wirbelgruppen:**

* 7 Halswirbel (C1–C7) → Halswirbelsäule (HWS). Der erste Halswirbel wird Atlas, der zweite Halswirbel wird Axis genannt
* 12 Brustwirbel (Th1–Th12) → Brustwirbelsäule (BWS)
* 5 Lendenwirbel (L1–L5) → Lendenwirbelsäule (LWS)
* 5 Kreuzbeinwirbel; diese sind miteinander zum Kreuzbein (Os sacrum) verschmolzen
* rudimentäre Steißwirbel (Steißbein, Os coccygis). Jeder Wirbel besteht aus:
* Dem Wirbelkörper
* Dem Wirbelbogen, der das Wirbelloch (Foramen vertebrale) umgibt
* Den Wirbelfortsätzen
  – Dornfortsatz nach hinten
  – Querfortsätze zur Seite
  – Obere und untere Gelenkfortsätze nach oben bzw. nach unten.

Die Wirbel werden durch die Bandscheiben (Disci intervertebrales), Gelenke und Bänder miteinander verbunden.

Die Bandscheiben liegen zwischen den Wirbelkörpern und bestehen aus einem äußeren derben Faserring und einem innen liegenden gallertigen Kern. Sie tragen zur Federung der Wirbelsäule bei.

Die Zwischenwirbelgelenke werden jeweils durch einen oberen und unteren Gelenkfortsatz gebildet. Die Bewegungen in den einzelnen Gelenken sind relativ gering, die Gesamtbeweglichkeit wird durch Summation der Einzelbeweglichkeiten erreicht.

Der Bandapparat besteht aus Längsbändern an der Vorder- und Rückseite der Wirbelkörper, aus Einzelbändern zwischen den verschiedenen Wirbelfortsätzen und Bändern zwischen benachbarten Wirbelbögen. Eine Sonderstellung und besondere Architektur besitzen die Bänder zwischen dem Schädel und der Wirbelsäule. Die Bänder machen aus der Wirbelsäule eine geschlossene Einheit.

Zwischen benachbarten Wirbeln liegen seitlich die Zwischenwirbellöcher (Foramina intervertebralia), durch die die Spinalnerven den Wirbelkanal nach außen verlassen, um zu ihren Zielorganen zu gelangen.

Die Wirbelsäule ist nicht gerade, sondern weist eine doppelt s-förmig geschwungene Form auf. Hierbei bestehen nach vorne konvexe Krümmungen (Lordose) in der HWS (➤ Abb. 8.7) und LWS (➤ Abb. 8.5) und nach hinten kovexe Krümmungen (Kyphose) in der BWS (➤ Abb. 8.6) und im Sakralbereich. Hierdurch kann die Wirbelsäule zusätzlich durch Federung Stöße abfangen.

Rückenmark und Spinalnerven

Die Wirbelsäule umschließt den Wirbelkanal, der von den Wirbelkörpern und den zwischen den Wirbelkörpern liegenden Bandscheiben gebildet wird (➤ Abb. 8.8).

Der Wirbelkanal beginnt am großen Hinterhauptsloch (Foramen magnum) und endet im Kreuzbein. Im Wirbelkanal liegt das Rückenmark.

Während beim Embryo das Rückenmark noch den gesamten Wirbelkanal ausfüllt, wächst die Wirbelsäule in den nachfolgenden Entwicklungsmonaten schneller als das Rückenmark. Beim Neugeborenen reicht das Rückenmark noch bis zum 3. Lendenwirbel, beim Erwachsenen nur noch bis zum 1. bis 2. Lendenwirbel, was man auch als Ascensus des Rü-

8

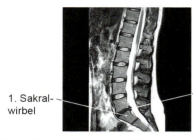

Abb. 8.5 MRT LWS sagittal. [M663]

1. Sakral-
wirbel

Band-
scheiben-
vorwölbung

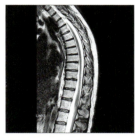

Abb. 8.6 MRT BWS sagittal. [M663]

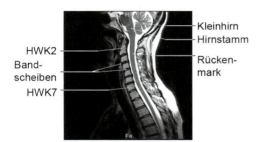

Abb. 8.7 MRT HWS sagittal. [M663]

HWK2
Band-
scheiben
HWK7

Kleinhirn
Hirnstamm

Rücken-
mark

- 5 Lendennervenpaare
- 5 Kreuzbeinnervenpaare
- 1 (manchmal 2) Steißnervenpaar.

In Höhe des 1. bis 2. Lendenwirbelkörpers verjüngt sich das Rückenmark kegelförmig zum sog. Conus medullaris, welcher das Ende des Rückenmarks bildet. Aus ihm geht als langer Endstrang das Filum terminale hervor, das an der dorsalen Seite des Steißbeines befestigt ist und funktionell keine Bedeutung hat. Nach dem Ende des Rückenmarks laufen nur noch die Wurzeln der Spinalnerven im Wirbelkanal abwärts und bilden die pferdeschweifähnlich aussehende Cauda equina, zwischen der das Filum terminale liegt.

Das Rückenmark leitet efferente und afferente Informationen vom Gehirn zur Peripherie und umgekehrt. Außerdem ist es in der Lage – aufgrund eines Eigenapparats – eingehende Signale zu verarbeiten (Reflexe) und vor Weiterleitung an das Gehirn zu modulieren.

Klinische Bedeutung

Die Rückenmarkssegmente spiegeln sich in der Peripherie im Rahmen der Hautinnervation wider, welche als Segmentfelder (Dermatome) vorliegt. Hierdurch ist es möglich, eine neurologische Störung (z. B. Taubheitsgefühl) einem Dermatom zuzuordnen und damit auf das betroffene Rückenmarkssegment rückzuschließen.

Das **Rückenmark** besteht aus einer zentral gelegenen schmetterlingsförmigen grauen Substanz. Diese enthält die Zellkörper der Neurone. Umgeben wird die graue Substanz von der weißen Substanz, welche die **Nervenfortsätze (Axone)** der Nervenzellen enthält. Diese ziehen entweder als sog. Eigenapparat zu anderen Gebieten des Rückenmarks oder als sog. Verbindungsapparat zum Gehirn (afferente Bahn) oder zur Peripherie (efferente Bahn). Diese Verbindungen sind zu Faserbündeln zusammengefasst und liegen entsprechend ihrer Leitungsqualitäten im sog. Hinterstrang, Vorderstrang oder Seitenstrang.

ckenmarks bezeichnet. Das Rückenmark wird in ein Hals-, Brust-, Lenden-, Kreuz- und Steißmark unterteilt, wobei die Unterteilung aufgrund des Ascensus jedoch nicht der tatsächlichen Lage des jeweiligen Rückenmarkabschnitts in der Wirbelsäule entspricht.

Aus dem Rückenmark treten an der Vorder- und Rückseite Wurzelfäden aus, die sich zur Vorder- bzw. Hinterwurzel vereinigen, die beide wiederum zusammen den N. spinalis (Spinalnerv) bilden.

Klinische Bedeutung

Die Spinalnerven verlassen den Wirbelkanal durch die Zwischenwirbellöcher. Entsprechend dem Rückenmarksbereich, aus dem die Spinalnerven austreten, werden sie unterteilt in:
- 8 Halsnervenpaare
- 12 Brustnervenpaare

Klinische Bedeutung

Die aufsteigenden Bahnen für die Berührungssensibilität befinden sich vor allem im Hinterstrang, die Pyramidenbahn, welche die Erregungsleitung für die willkürliche Muskelbewegung vom Gehirn in die Peripherie leitet, im Seitenstrang.

8

8.1.3 Hüllen des zentralen Nervensystems

Schützende **Hirnhäute (Meningen)** umgeben das Zentralnervensystem:
- Dura mater
- Arachnoidea mater
- Pia mater.

Die Meningen bestehen alle aus Bindegewbe, unterscheiden sich aber in Aufbau und Festigkeit. Aus diesem Grund bezeichnet man die **Dura mater als harte Hirnhaut** und **Arachnoidea und Pia mater zusammen als weiche Hirnhaut.**

Alle drei Blätter der Hirnhäute umhüllen gemeinsam das Gehirn. Die Dura mater besteht aus zwei Lagen festen Bindegewebes. Sie bildet große Duplikaturen, in denen große venöse Blutleiter, die sog. Sinus verlaufen.

Die Arachnoidea ist dünn und zellreich. Sie umschließt den Subarachnoidalraum, in dem sich der Liquor befindet (siehe unten). In der Nähe der Sinus bildet die Arachnoidea kleine gestielte Fortsätze (Pacchioni-Granulationen). Diese stehen mit dem Sinusendothel in Verbindung, wodurch an diesen Stellen die Liquorresorption erfolgen kann.

Die Pia mater liegt der Oberfläche des Gehirns direkt an und begleitet die Blutgefäße ins Gehirn hinein.

Die drei Hirnhäute ziehen durch das Foramen magnum in den Wirbelkanal und umhüllen ebenfalls das Rückenmark und die Anfangsteile der Spinalnerven.

8.1.4 Ventrikelsystem und Liquor

Ventrikelsystem

Gehirn und Rückenmark umgeben einen flüssigkeitsgefüllten Raum, der **Liquorraum** genannt wird. Der Liquor wird im Plexus choroideus gebildet, ein Gefäßkonvolut, das in den Ventrikeln liegt (**>** Abb. 8.9). Man unterscheidet einen äußeren und einen inneren Liquorraum. Der äußere Liquorraum entspricht dem Subarachnoidalraum.

Der innere Liquorraum wird gebildet aus:
- 1. und 2. Seitenventrikel
- 3. Ventrikel
- Aquaeductus cerebri
- 4. Ventrikel
- Zentralkanal.

Seitenventrikel: der 1. und 2. Ventrikel zieht bogenförmig durch alle Lappen des Großhirns und ist mit dem 3. Ventrikel über die paarigen Foramina interventricularia (Monroi) verbunden.

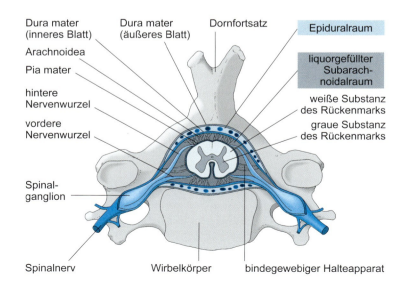

Dura mater (inneres Blatt)
Arachnoidea
Pia mater
hintere Nervenwurzel
vordere Nervenwurzel
Spinalganglion
Spinalnerv

Dura mater (äußeres Blatt)
Dornfortsatz
Wirbelkörper
bindegewebiger Halteapparat

Epiduralraum
liquorgefüllter Subarachnoidalraum
weiße Substanz des Rückenmarks
graue Substanz des Rückenmarks

Abb. 8.8 Inhalt des Wirbelkanals, Querschnitt auf Höhe des 5. Halswirbels, von oben. [L190]

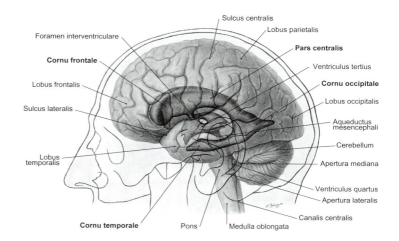

Sulcus centralis
Lobus parietalis
Foramen interventriculare
Pars centralis
Cornu frontale
Ventriculus tertius
Lobus frontalis
Cornu occipitale
Sulcus lateralis
Lobus occipitalis
Aqueductus mesencephali
Cerebellum
Lobus temporalis
Apertura mediana
Ventriculus quartus
Apertura lateralis
Canalis centralis
Cornu temporale
Pons
Medulla oblongata

Abb. 8.9 Ventrikel des Gehirns, Projektion auf Gehirn- und Schädeloberfläche von lateral. [S007-3-23]

Externe Ventrikeldrainage

Innerhalb des **1. und 2. Seitenventrikels** befindet sich die korrekte Lage der extrenen Ventrikeldrainage. Das bedeutet, man versucht die Spitze der Drainage nicht tiefer als bis in den Seitenventrikel zu platzieren, um eine Verletzung tieferliegender Hirnstrukturen zu vermeiden.

3. Ventrikel: er ist ein unpaarer spaltförmiger Raum; er ist mit den beiden Seitenventrikeln über die Foramina interventricularia (Monroi) und über den Aquaeductus cerebri mit dem 4. Ventrikel verbunden.
4. Ventrikel: er ist zeltförmig angelegt; er ist über die Foramina Magendi und Luschkae mit der Cisterna cerebellomedullaris, einer Ausstülpung des Subarachnoidalraums, verbunden, hier fließt also der Liquor vom inneren in den äußeren Liquorraum ab.

Liquor cerebrospinalis

Bildungsort ist der Plexus choroideus, der sich in allen Ventrikeln befindet. Der Liquor ist klar und sowohl eiweiß- als auch zellarm. Er füllt die inneren und äußeren Liquorräume mit einem Gesamtvolumen von etwa 150 ml aus. Dieses Volumen wird dreimal täglich ausgetauscht, sodass pro Tag ca. 500 ml Liquor produziert werden.

Hauptfunktionen des Liquors:

1. Physikalischer Schutz des Gehirns durch kissenartiges Abpolstern

2. Transport, Aufnahme und Ausscheidung von Substanzen (z. B. Neurotransmitterabbauprodukte) sowohl passiv über Diffusion als auch über aktive Transportmechanismen.
Er ist für Proteine, polare Substanzen (z. B. Aminosäuren), Hormone und auch viele Medikamente nicht frei zugänglich, sondern wird durch die sog. Blut-Liquor-Schranke abgeschirmt. Der gesunde Liquor ist wasserklar, proteinarm und enthält nur vereinzelte Zellen (bis zu 3 Leukozyten pro ml). Veränderungen von Farbe oder Zusammensetzung deuten auf Erkrankungen im Bereich des ZNS hin.

Liquorfluss

Der Liquor fließt von den beiden Seitenventrikeln über die beiden Foramina Monroi in den 3. Ventrikel. Von dort gelangt er über den Aquaeduct in den 4. Ventrikel. Von hier fließt der Liquor über die Foramina Luschkae und Magendi vom inneren Liquorraum in die Cisternen (➤ Abb. 8.10). Von hier aus umfließt er das Cerebellum und um die Medulla oblongata in den Subarachnoidalraum, welcher das gesamte Gehirn und das Rückenmark umgibt.

Liquorgewinnung

Bei klinischem Verdacht auf eine Entzündung der Hirnhäute (Meningitis) wird mithilfe einer Lumbalpunktion die Diagnose gesichert. Hierbei macht man sich die freie Kommunikation des Liquors zwischen Gehirn und Spinalkanal zu Nutze. Bei der Lumbalpunktion gewinnt man durch eine Punktion des Duralschlauches, meist zwischen dem 4. und 5. Lendenwirbel, Liquor, um ihn laborchemisch und

8

von der Seite

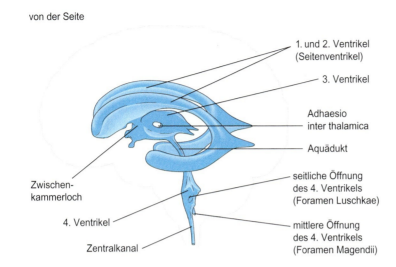

1. und 2. Ventrikel
(Seitenventrikel)

3. Ventrikel

Adhaesio
inter thalamica

Aquädukt

seitliche Öffnung
des 4. Ventrikels
(Foramen Luschkae)

Zwischen-
kammerloch

4. Ventrikel

mittlere Öffnung
des 4. Ventrikels
(Foramen Magendii)

Zentralkanal

Abb. 8.10 Ventrikelsystem.
[L190]

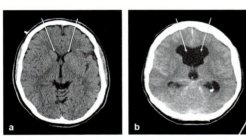

Abb. 8.11 a. Normales Ventrikelsystem (links) und b. Hydrocephalus (rechts) im CT. [M663]

mikrobiologisch zu untersuchen. Da in dieser Höhe kein Rückenmark mehr vorhanden ist, sondern lediglich die Nervenfasern der Cauda equina, kann es zu keiner Verletzung des Rückenmarks kommen. Bei der Liquoranalyse weist eine Erhöhung der Zellzahl auf eine Entzündung hin, Blut oder Blutabbauprodukte lassen eine Blutung im Bereich des ZNS (z. B. Subarachnoidalblutung) vermuten. Kommt es zu einem Missverhältnis zwischen Liquorproduktion und Resorption (z. B. nach Meningitis oder nach Subarachnoidalblutung durch Verklebung der Resorptionsstellen) oder sind die Abflusswege des Liquors verlegt (z. B. durch einen Tumor) kommt es zu einem Aufstau des Liquors. Dies bezeichnet man als Hydrocephalus (➤ Abb. 8.11). In vielen Fällen bedarf es entweder der vorübergehenden Ableitung des Liquors nach außen über eine sog. externe Ventrikeldrainage (➤ Abb. 8.15) oder einer permanenten Ableitung des Liquors vom Seitenventrikel in den Bauchraum (sog. ventrikuloperitonealer Shunt).

8.1.5 Hirnnerven und Neurotransmittersysteme

Hirnnerven

Als Hirnnerven bezeichnet man die zwölf paarigen aus dem Gehirn austretenden Nerven. Die Nummerierung erfolgt mit römischen Ziffern von oben nach unten, entsprechend der Austrittsstellen im Hirnstamm. Einige besitzen im Gegensatz zu den Spinalnerven nur eine Faserqualität (z. B. rein motorisch bzw. rein sensorisch). Viele Hirnnerven haben Spezialfunktionen.

I. Nervus olfactorius (Riechnerv): leitet die Signale von der Nase zum Gehirn.

Beim Ausfall des N. olfactorius kommt es zu Geruchsstörungen bis hin zum Komplettausfall des Geruchssinnes (Anosmie).

II. Nervus opticus (Sehnerv): leitet die Signale von der Netzhaut zum Gehirn.

Beim Ausfall des N. opticus kommt es zu Sehstörungen bis hin zur Erblindung (Amaurosis).

III. Nervus oculomotorius: versorgt (bis auf zwei) alle Augenmuskeln für die Bewegungen des Augapfels, den Lidheber und reguliert die Pupillenweite.

Beim Ausfall des N. oculomotorius kommt es zur:
• Ptosis (Augenlid hängt herunter)

8

- Mydriasis (weite, nicht lichtreagible Pupille) → Warnsignal bei erhöhtem Hirndruck!
- Auswärtsschielen durch einen Ausfall der Augenmuskeln; der Patient sieht Doppelbilder, weil das erkrankte Auge dem gesunden Auge nicht mehr folgen kann.

IV. Nervus trochlearis: versorgt den schrägen oberen Augenmuskel (M. obliquus superior) für die Augenbewegung.

Beim Ausfall des N. trochlearis kommt es zu einer Fehlstellung des Augapfels nach innen/oben mit schräg stehenden Doppelbildern.

V. Nervus trigeminus: er teilt sich auf in seine drei Äste (N. ophthalmicus, Nervus maxillaris, Nervus mandibularis), welche die Kaumuskulatur versorgen und sensibel das gesamte Gesicht und die Hirnhäute.

Beim Ausfall des N. trigeminus kommt es zu einem Sensibilitätsverlust im Gesichtsbereich, zu einem Ausfall der Kaumuskulatur, zu einer Abschwächung des Cornealreflexes; häufiger ist jedoch die Trigeminusneuralgie, die sich aufgrund einer Überempfindlichkeit des Nervens in Form attackenartig und blitzartig einsetzender Schmerzen im Bereich des Gesichts äußert.

VI. Nervus abducens: innerviert den lateralen Augenmuskel (M. rectus lateralis).

Beim Ausfall des N. abducens kommt es zu einem Einwärtsschielen des Auges mit Doppelbildern.

VII. Nervus facialis: steuert die mimische Muskulatur des Gesichtes, den Musculus stapedius (dies ist der kleinste Muskel des Menschen; er setzt an der Gehörknöchelchenkette hinter dem Trommelfell an und kann durch seine Kontraktion sehr laute Geräusche abdämpfen), den Geschmackssinn der vorderen zwei Drittel der Zunge und die Speicheldrüsen mit Ausnahme der Ohrspeicheldrüse.

Facialisparese

Bei einer Facialisparese unterscheidet man die zentrale von der peripheren Facialisparese.
Die Ursache einer zentralen Facialisparese ist eine Schädigung der Nervenzellen, die vom motorischen Cortex zum Kerngebiet des N. facialis im Hirnstamm ziehen, z. B. im Rahmen eines Schlaganfalls. Die periphere Lähmung entsteht durch eine Schädigung des N. facialis in seinem Verlauf vom Hirnstamm bis zu seiner Aufzweigung im Bereich der Ohrspeicheldrüse. Ursachen können z. B. Infektionen, Verletzungen oder Tumoren

sein. Viel häufiger ist jedoch die sog. idiopathische Facialisparese, bei der keine erklärende Ursache gefunden werden kann.
Klinisch kann man die zentrale von der peripheren Lähmung dadurch unterscheiden, dass die motorische Versorgung der Stirnmuskulatur bei der zentralen Parese erhalten bleibt, da die Nervenfasern zwischen den Kerngebieten ausgetauscht werden (Doppelversorgung der Stirnmuskulatur), sodass bei der zentralen Parese zwar die mimische Muskulatur der dem Schädigungsort gegenüberliegenden Gesichtsseite ausfällt, aber die Stirn dennoch gerunzelt und die Lidspalte geschlossen werden kann.
Die Symptome einer peripheren Lähmung hängen vom Ort des Ausfalls ab, z. B.:
- Verminderte Tränen- und Speichelsekretion
- Störung der Geschmacksempfindung an den vorderen zwei Dritteln der Zunge
- Hyperakusis durch Ausfall des M. stapedius
- Ausfall der mimischen Muskulatur mit hängendem Mundwinkel
- Verminderter Lidschluss, wodurch die Gefahr besteht, dass das Auge austrocknet und es zu Hornhautschäden kommt.

VIII. Nervus vestibulocochlearis: leitet die Informationen aus dem Ohr für das Hören und für das Gleichgewicht.

Beim Ausfall des vestibulären Anteils (vom Gleichgewichtsorgan) kommt es zu Gleichgewichtsstörungen mit Fallneigung, Schwindel, Übelkeit und Erbrechen. Beim Ausfall des cochleären Anteils (vom Innenohr) kommt es zu Hörstörungen bis hin zur Taubheit (Anakusis).

IX. Nervus glossopharyngeus: Geschmackssinn aus dem hinteren Drittel der Zunge, innerviert die Muskeln des Rachens für den Schluckakt und versorgt die Ohrspeicheldrüse.

Beim Ausfall des N. glossopharyngeus kommt es u. a. zum Geschmacksverlust im Bereich des hinteren Drittels der Zunge und das Gaumenzäpfchen ist zur gesunden Seite hin verschoben

X. Nervus vagus: er ist der Hauptnerv des Parasympathikus und reguliert die Tätigkeit der inneren Organe; motorisch versorgt er die Stimmbänder.

Beim Ausfall kommt es durch eine Stimmbandlähmung zu Heiserkeit, bei doppelseitigem Ausfall zu Atemnot. Zusätzlich resultieren Dysregulationen im Bereich der inneren Organe (z. B. Tachykardie, Spasmen im Bereich des Oesophagus und Magens).

XI. Nervus accessorius: versorgt den Musculus trapezius und den Musculus sternocleidomastoideus.

Beim Ausfall des N. accessorius kann der Kopf nicht mehr zur gesunden Seite hin gewendet werden (Parese des M. sternocleidomastoideus) und die Schulter hängt herab (Parese des M. trapezius).

XII. Nervus hypoglossus: steuert die Zungenbewegung.

Beim Ausfall des N. hypoglossus kommt es zu Schluck- und Sprechstörungen; bei der einseitigen Parese weicht die Zunge beim Herausstrecken zur gelähmten Seite hin ab.

Neurotransmittersysteme

Transmitter sind chemische Botenstoffe, die an der Erregungsübermittlung wesentlich beteiligt sind, indem sie nach ihrer Ausschüttung durch spezialisierte Zellen an selektiven Rezeptoren ansetzen und damit die Information von einer Zelle zur nächsten oder auch an ein Erfolgsorgan übertragen.

Neurotransmittersysteme haben einen erheblichen und unverzichtbaren Einfluss auf das Gleichgewicht und die Verlässlichkeit der Funktionen des ZNS. Sie sind allerdings nur aufwendig mit histochemischen Methoden erfassbar und nachweisbar.

Der wichtigste erregende Transmitter im ZNS ist **Glutamat** und die wichtigsten hemmenden sind **Gamma-Aminobuttersäure (GABA) und Glycin.** Weitere Neurotransmitter sind Serotonin, Dopamin, Acetylcholin und Noradrenalin. Zusätzlich wird ihre Wirkung häufig noch durch sog. **Neuromodulatoren** reguliert.

> **Klinische Bedeutung**
>
> Wie wichtig Neurotransmitter für das Funktionieren des ZNS sind zeigt sich darin, dass ein Mangel an Neurotransmittern zu neurologischen Erkrankungen führt. So kommt es z. B. durch einen Mangel an Dopamin zur Parkinson-Erkrankung.

8.1.6 Blutversorgung des Gehirns

Die Versorgung des Gehirns mit Blut ist ein Teil des Gesamtblutkreislaufs des Organismus mit dem Ziel, dem Gehirn Sauerstoff, Glukose und andere notwendi-

ge Nährstoffe zuzuführen und gleichzeitig die Abbauprodukte des Hirnstoffwechsels abzutransportieren (> Abb. 8.12). Das Gehirn ist auf eine gleichmäßig hohe Durchblutung angewiesen. Etwa 20 % des vom Blutstrom transportierten Sauerstoffes werden vom Gehirn verbraucht. Die Konstanz der Hirndurchblutung wird durch komplizierte Adaptationsmechanismen, auch bei sehr unterschiedlichen peripheren Blutdruckwerten, gewährleistet. Werden die vorgegebenen Grenzen dieser sog. Autoregulation verlassen, z. B. bei Hypoxie oder bei erhöhtem Hirndruck, so kann diese automatische Anpassung gestört sein und dann die Hirndurchblutung linear vom Blutdruck abhängen.

Das Gehirn benötigt neben Sauerstoff für seine Energieversorgung fast ausschließlich Glukose als Energiesubstrat und verfügt gleichzeitig nur über geringe Sauerstoff- und Glukosereserven. Daher sind die Nervenzellen des Gehirns sehr anfällig für eine Minderversorgung und besitzen nur eine geringe Ischämietoleranz.

Das Gehirn wird von vier Hauptschlagadern versorgt. Zwei dieser bilden den sogenannten vorderen Hirnkreislauf, die beiden anderen den hinteren Hirnkreislauf.

Vorderer Kreislauf

Die Zuflüsse zum vorderen Kreislauf bilden die beiden inneren Halsschlagadern (A. carotis interna). Diese entspringt aus der A. carotis communis, die sich in die A. carotis interna und A. carotis externa (versorgt den äußeren Teil des Kopfes) teilt. Die A. carotis communis wiederum entspringt dem Aortenbogen. Der Puls der A. carotis communis kann im Bereich des M. sternocleidomastoideus leicht durch die Haut getastet werden.

Nach dem Eintritt ins Gehirn an der Schädelbasis teilt sich die A. carotis interna in ihre Hauptäste zur Versorgung des Gehirns. Hierbei versorgen die verschiedenen Arterien mit ihren Ästen bestimmte Hirnregionen, sodass eine neurologische Ausfallserscheinung bei einem Schlaganfall auf das betroffene Gefäß Rückschluss geben kann.

> **Hauptäste der A. carotis interna:**
> - A. ophthalmica: versorgt den Inhalt der Orbita
> - A. cerebri anterior (vordere Schlagader): versorgt den Stirnlappen, einen Teil des Scheitellappens, einen Teil

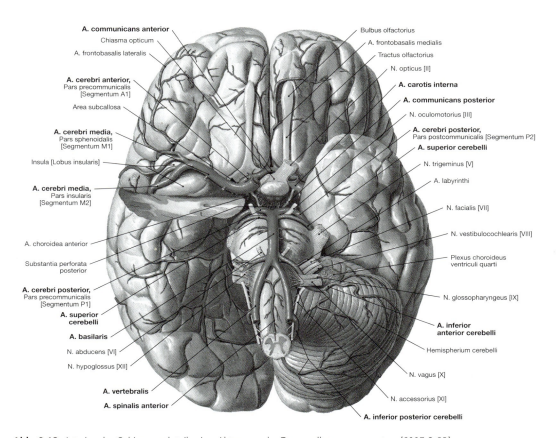

A. communicans anterior
Chiasma opticum
A. frontobasalis lateralis
A. cerebri anterior,
Pars precommunicalis
[Segmentum A1]
Area subcallosa
A. cerebri media,
Pars sphenoidalis
[Segmentum M1]
Insula [Lobus insularis]
A. cerebri media,
Pars insularis
[Segmentum M2]
A. choroidea anterior
Substantia perforata
posterior
A. cerebri posterior,
Pars precommunicalis
[Segmentum P1]
**A. superior
cerebelli**
A. basilaris
N. abducens [VI]
N. hypoglossus [XII]
A. vertebralis
A. spinalis anterior

Bulbus olfactorius
A. frontobasalis medialis
Tractus olfactorius
N. opticus [II]
A. carotis interna
A. communicans posterior
N. oculomotorius [III]
A. cerebri posterior,
Pars postcommunicalis [Segmentum P2]
A. superior cerebelli
N. trigeminus [V]
A. labyrinthi
N. facialis [VII]
N. vestibulocochlearis [VIII]
Plexus choroideus
ventriculi quarti
N. glossopharyngeus [IX]
**A. inferior
anterior cerebelli**
Hemispherium cerebelli
N. vagus [X]
N. accessorius [XI]
A. inferior posterior cerebelli

Abb. 8.12 Arterien des Gehirns; nach teilweiser Abtragung des Temporallappens von unten. [S007-3-23]

der Stammganglien (hier verlaufen u. a. die motorischen Leitungsbahnen) und einen schmalen mittleren Teil der Mantelkante (Hirnabschnitt direkt neben dem Mittellinienspalt). Sie ist über eine A. communicans anterior mit der A. cerebri anterior der Gegenseite verbunden
• A. cerebri media (mittlere Schlagader): sie besitzt das größte Versorgungsgebiet; versorgt einen Teil des Stirnlappens, die konvexe Fläche der Großhirnhemisphäre bis auf die schmale Mantelkante im Versorgungsgebiet der A. cerebri anterior und die Seitenkante des Lobus temporalis, sowie einen Teil der Stammganglien und des Lobus occipitalis und die motorischen Rindenfelder und die Sprach- und Gehörzentren
• A. communicans posterior: bildet eine Verbindung zur A. cerebri posterior des hinteren Kreislaufs.

Hinterer Kreislauf

Die A. vertebralis entspringt der A. subclavia und verläuft vom 6. Halswirbel durch die Foramina transversaria der Halswirbel bis zum Atlas. Auf dem

Atlas bildet sie einen bogenförmigen Verlauf, die sog. Atlasschleife und zieht von dort aus durch die hintere Schädelbasis ins Gehirn. An der Basis des Gehirns vereinigen sich die linke und die rechte A. vertebralis zur unpaaren A. basilaris. Die Endsegmente der Vertebralarterien und die A. basilaris geben Äste zur Versorgung des Kleinhirns und des Hirnstammes ab. An ihrem Ende teilt sich die A. basilaris in eine rechte und linke A. cerebri posterior. Diese versorgt den Occipitallappen mit der Sehrinde und einen Teil des Temporallappens. Über die A. communicans posterior ist die A. cerebri posterior mit der A. carotis interna des vorderen Kreislaufs verbunden.

Circulus arteriosus Willisii

Wie bereits erwähnt, ist der vordere und der hintere Kreislauf über die beiden Aa. communicantes posteri-

8

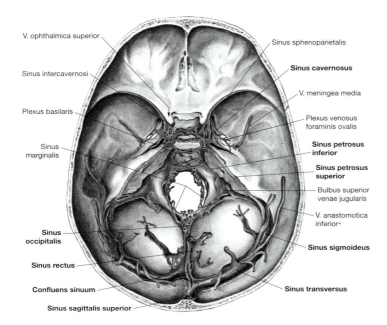

V. ophthalmica superior

Sinus intercavernosi

Plexus basilaris

Sinus
marginalis

Sinus
occipitalis

Sinus rectus

Confluens sinuum

Sinus sagittalis superior

Sinus sphenoparietalis

Sinus cavernosus

V. meningea media

Plexus venosus
foraminis ovalis

**Sinus petrosus
inferior**

**Sinus petrosus
superior**

Bulbus superior
venae jugularis

V. anastomotica
inferior*

Sinus sigmoideus

Sinus transversus

Abb. 8.13 Sinus durae matris, nach Abtragung des Schädeldaches, von oben. [M663]

ores und die rechte und linke Hemisphäre über die A. communicans anterior zu einem Arterienring (Circulus arteriosus Willisii) miteinander verbunden.

Klinische Bedeutung

Die Verbindungen stellen theoretisch die Möglichkeit dar, im Falle eines Gefäßverschlusses über diese **Kurzschlussverbindungen** den Ausfall des Blutflusses zu kompensieren und einen Schlaganfall zu verhindern. Jedoch sind die Anlagevarianten vielfältig, bisweilen sind bei manchen Menschen gar keine Communicansarterien angelegt oder diese sind sehr kaliberschwach, sodass trotz der Verbindungen häufig keine Kompensation möglich ist und im Falle eines Gefäßverschlusses trotzdem ein Schlaganfall folgt.

Venöse Drainage

Die venösen Gefäße des Gehirns werden in drei Gruppen eingeteilt:

Äußere Hirnvenen
Die äußeren Hirnvenen sammeln das venöse Blut aus den oberflächlichen Hirnanteilen und transportieren es in einen der Sinus.

Innere Hirnvenen
Die inneren Hirnvenen sammeln das venöse Blut aus den zentralen Gehirnanteilen. Sie münden alle in die V. cerebri magna, welche in einen der Sinus mündet.

Sinus durae matris
Der bei weitem größte Anteil des venösen Blutes des Gehirns wird über die **Sinus durae matris** (➤ Abb. 8.13) transportiert. Diese bestehen aus einer Duplikatur der Dura mater und stehen mit den Kopfvenen in Verbindung.

Das über die verschiedenen Sinus gesammelte Blut gelangt zuletzt in den auf beiden Seiten verlaufenden Sinus sigmoideus, welcher in die V. jugularis interna mündet.

8.2 Der Hirndruck

Als **Hirndruck (Intracranial Pressure, ICP)** wird der im Schädelinneren herrschende Gehirnflüssigkeitsdruck bezeichnet.

Nach der **Monro-Kellie-Doktrin** verteilt sich das intrakranielle Volumen ohne Anwesenheit einer raumfordernden Läsion auf folgende Kompartimente:
- Hirnmasse 80 %
- Intravasales Blut (zerebrales Blutvolumen, CBV) 5 %
- Liquor 15 %

Jede zusätzliche Raumforderung oder Veränderung in einem der Teilvolumina hat Auswirkungen auf die übrigen Volumina und damit auf den Hirndruck.

Die Konstanthaltung des Hirndrucks beruht auf einem sehr komplexen Zusammenspiel verschiedener Regulationsmechanismen, der sog. zerebralen Homöostase. Dabei besteht ein enger Zusammenhang zwischen dem Sauerstoffbedarf des Gehirns ($CMRO_2$), dem zerebralen Blutfluss und damit auch dem zerebralen Blutvolumen.

Damit das zerebrale Perfusionsgleichgewicht regelrecht funktionieren kann, ist es notwendig, den Hirnkreislauf vor extremen Schwankungen im Gesamtkreislauf zu schützen.

Der zerebrale Perfusionsdruck (CPP) ist definiert als Differenz von arteriellem Mitteldruck (MAP) und Hirndruck und sollte über 60 mmHg liegen.

Für den **zerebralen Blutfluss (CBF)** gilt nun unter den Bedingungen einer funktionierenden Autoregulation:

$$CBF = \frac{CPP}{CVR}$$

CVR steht für den Widerstand des zerebralen Gefäßbettes. Die Autoregulation funktioniert in weiten CPP-Grenzen von 50–150 mmHg. Ein erhöhter Perfusionsdruck führt demnach bei intakter Autoregulation zu einer Zunahme des zerebralen Gefäßwiderstands und umgekehrt und hält somit den zerebralen Blutfluss konstant.

Ober- und unterhalb dieser Regulationsgrenzen erfolgt die Angleichung des zerebralen Blutflusses druckpassiv, sodass die Gefahr der Ischämie und der Hyperämie mit Hirnödembildung besteht.

M E R K E

Eine Störung der Autoregulation findet sich häufig bei:
- Akuten Ischämien
- Entzündlichen Gehirnläsionen
- Neoplasien (z. B. Metastasen, Gliom)
- Schädel-Hirn-Trauma.

Eine weitere Formel, die von großer klinischer Bedeutung ist, betrifft den zerebralen Perfusionsdruck (CPP). Sie lautet:

$$CPP = MAP - ICP$$

- ICP = Intrazerebraler Druck
- MAP = Mittlerer arterieller Druck
- CPP = Zerebraler Perfusionsdruck.

Beispiel

Frau S., eine 45 Jahre alte, körperlich gesunde und agile Frau, verspürt bei der Gartenarbeit ein plötzlich einsetzendes akutes Kopfschmerzereignis und äußert dies ihrem Ehemann gegenüber. Kurz darauf kollabiert Frau S. Der hinzugerufene Notarzt findet Frau S. mit Strecksynergismen und einem GCS von 3 Punkten vor. Es besteht eine Pupillendifferenz mit fehlender Lichtreaktion. In der Klinik erfolgt die CT-Diagnostik, die eine ausgeprägte Subarachnoidalblutung, ausgehend von einem Aneurysma der Arteria communicans anterior, diagnostiziert. Es erfolgt umgehend die operative Versorgung mit Anlage einer externen Ventrikeldrainage und mikrochirurgischem Clipping. Sie betreuen Frau S. als Pflegende postoperativ und erhalten folgende Richtwerte: ICP < 20 mmHg, MAP > 65 mmHg, CPP > 60 mmHg.

Zielwerte sind: ICP < 20 mmHg, MAP > 65 mmHg und ein CPP von > 60 mmHg.

1. Möglichkeit

Aktuelle Werte:
- ICP: 27 mmHg
- MAP: 50 mmHg
- CPP= 23 mmHg

Lösung:

Wenn möglich Hirndruck senken, durch Öffnen der einliegenden Drainage (externe Ventrikeldrainage).

Durch Senkung des ICP-Wertes steigt der MAP und somit der CPP-Wert in den Zielbereich.

Merke: Lässt sich der ICP nicht durch Öffnen der Drainage senken oder es liegt nur eine parenchymale Sonde ein, über die nur der Hirndruck gemessen, aber Liquor nicht abtrainiert werden kann, müssen alternative Methoden zur Hirndrucksenkung durchgeführt werden. (➤ 8.4.2) Wie reagieren Sie auf folgende Werte bei Frau S.?

2. Möglichkeit

Aktuelle Werte:
- ICP: 18 mmHg
- MAP: 50 mmHg
- CPP= 32 mmHg

8

Lösung:
In diesem Fall muss der MAP angehoben werden. Dies geschieht entweder durch eine adäquate Volumensubstitution oder durch den Einsatz von Katecholaminen.
Die richtige Einstellung der angestrebten Parameter ist von entscheidender Bedeutung. Je mehr Zeit vergeht, desto größer ist die Gefahr, dass Hirngewebe untergeht!
Alarmeinstellung werden sinnvoll nach Rücksprache bzw. auf Anordnung des betreuenden Arztes vorgenommen. Auf eine Alarmsituation muss zeitnah reagiert werden!

8.2.1 Hirnödem und Hirndruckerhöhung

Physiologische ICP-Werte:
- Erwachsene: 7–15 mmHg
- Kinder < 5 mmHg

MERKE
Zu einer Hirndruckerhöhung kann es durch eine Zunahme des zerebralen Blutvolumens, durch eine Zunahme des Liquorvolumens oder durch Zunahme der Hirnmasse im Rahmen eines Hirnödems kommen.

Zunahme des CBV:
- Venöse Abflussbehinderung, z. B. Sinusvenenthrombose
- Arterielle Vasodilatation, z. B. ausgeprägte Hypotonie im Rahmen eines Schocks.

Zunahme des Liquorvolumens:
- Liquorabflussstörung, z. B. nach Meningitis durch Verklebung der Resorptionsstellen, Verlegung der Abflusswege durch einen Tumor
- Eröhte Liquorproduktion (sehr selten), z. B. bei Plexuspapillom.

Formen des Hirnödems

Das Hirnödem kann in drei Formen eingeteilt werden:
Vasogenes Hirnödem. Es ist die häufigste Form und entsteht durch eine Störung der Blut-Hirn-Schranke mit daraus resultierender extrazellulärer Flüssigkeitsansammlung, z. B. bei Tumoren oder Entzündungen. Es spricht sehr gut auf die Applikation von Glucocorticoiden an, z. B. Dexamethason.

Zytotoxisches Hirnödem. Die Blut-Hirn-Schranke ist in diesem Fall intakt. Es kommt zu einer Zellschwellung und graue und weiße Substanz sind gleichermaßen betroffen. Es entsteht z. B. nach Schädel-Hirn-Trauma und spricht nicht auf Glucocorticoide an. Die Therapie richtet sich nach der auslösenden Ursache.

Ischämisches Hirnödem. Es handelt sich um eine Kombination aus den beiden zuvor genannten Formen. Initial ist die Blut-Hirn-Schranke intakt, kann jedoch im Verlauf permeabel werden. Es kommt ebenfalls zu einer Zellschwellung. Diese beschränkt sich jedoch weitestgehend auf die graue Substanz. Das ischämische Hirnödem entsteht z. B. nach zerebraler Ischämie oder intrazerebraler Blutung.

Klinische Zeichen einer Hirndruckerhöhung

Warnzeichen, die an einen erhöhten Hirndruck denken lassen, sind u. a.
- Kopfschmerzen
- Übelkeit mit Erbrechen
- Änderung der Bewusstseinslage bis hin zum Koma.
Durch Druck auf den N. oculomotorius kann es zu einer Mydriasis mit lichtstarrer Pupille kommen. Des Weiteren kann es zu einer vegetativen Symptomatik, dem sog. „Cushing-Reflex" kommen, der durch Bradykardie und Hypertonie gekennzeichnet ist.

8.2.2 Indikationen zum Hirndruck-Monitoring

Eine Indikation zur ICP-Messung ist grundsätzlich bei Verdacht auf eine Hirndruck-Erhöhung zu erwägen. Hierzu gehören:
- Patienten mit initialem GCS < 8 und pathologischem CT-Befund
- Patienten mit initialem GCS < 8 und unauffälligem CT-Befund, aber zwei der folgenden Risikofaktoren:
  - Alter > 40 Jahre
  - Systolischer Blutdruck < 90 mmHg
  - Beuge-/Strecksynergismen
  - Zustand nach Entfernung von intrakraniellen traumabedingten Blutungen.

Arten von Hirndrucksonden

Intraventrikuläre Katheter

Intraventrikuläre Katheter (externe Ventrikeldrainagen, EVD) werden in einen Seitenventrikel eingelegt und an einen externen Druckaufnehmer angeschlossen und können daher nachkalibriert werden (➤ Abb. 8.14). Sie gelten im Sinne einer globalen Information über den Druck im gesamten Kopf als **„Goldstandard"**
Vorteile:
- Kostengünstig
- Erlauben neben der ICP-Messung immer auch die therapeutische Liquor-Drainage.

Nachteile:
- Intraventrikuläre Platzierung kann bei komprimierten oder verlagerten Ventrikeln erschwert bis unmöglich sein
- Der Druckaufnehmer muss sich ständig an einem fixen Referenzpunkt in Bezug auf den Patientenkopf befinden (➤ Abb. 8.15); Änderungen dieser Lage führen zu falsch hohen oder zu falsch niedrigen ICP-Messungen.
Neurologischer Check-up ➤ 8.4.1

Intraparenchymatöse Drucksonden

Intraparenchymatöse Drucksonden werden über eine Bohrlochtrepanation ca. 3–4 cm in das Gehirnparenchym vorgeschoben.
Vorteil: Zuverlässige Messergebnisse.

Nachteile:
- Keine therapeutische Liquordrainage möglich
- Eine Nachkalibrierung ist nach der Anlage nicht möglich.

Es stehen als **weitere Messtechniken** noch subdurale, epidurale und subarachnoidale Messsonden zur Verfügung. Diese sind in ihren Messergebnissen jedoch wesentlich ungenauer und sollten nur noch in Ausnahmefällen Anwendung finden.

8.3 Das Schädel-Hirn-Trauma

8.3.1 Allgemeine Grundlagen

Ein Schädel-Hirn-Trauma (SHT) ist Folge einer Gewalteinwirkung auf den Kopf, die zu einer Funktionsstörung und/oder Verletzung des Gehirns geführt hat. Sie kann verbunden sein mit einer Verletzung der Kopfschwarte, des knöchernen Schädels oder der Gefäße. Hiervon unterscheidet man die Schädelprellung, d. h. die Verletzung des Kopfes ohne Gehirnverletzung Kommt es gleichzeitig zu einer Eröffnung der Dura mater, so liegt ein offenes Schädel-Hirn-Trauma vor.

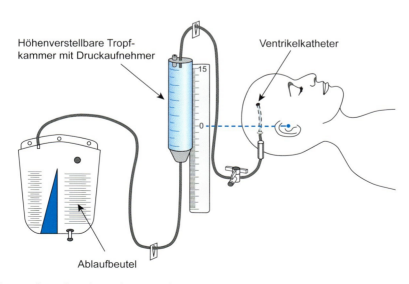

Abb. 8.14 Schematischer Aufbau der Druckmessung über eine externe Ventrikeldrainage. [L143]

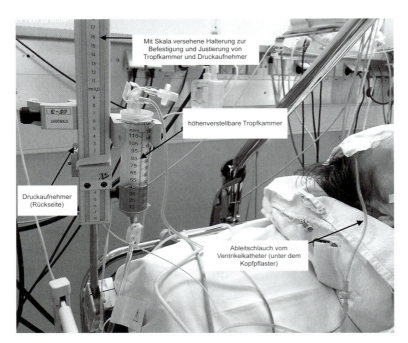

Mit Skala versehene Halterung zur Befestigung und Justierung von Tropfkammer und Druckaufnehmer

höhenverstellbare Tropfkammer

Druckaufnehmer (Rückseite)

Ableitschlauch vom Ventrikelkatheter (unter dem Kopfpflaster)

Abb. 8.15 Aufbau der Druckmessung am Patientenbett. [M663]

Glasgow Coma Scale (GCS)

1974 wurde von zwei Neurochirurgen eine Skala zur Beurteilung des Bewusstseinszustands von Patienten, insbesondere nach Schädel-Hirn-Trauma, entwickelt (➤ Tab. 8.2), die sog. **Glasgow Coma Scale (GCS).** Sie ist Bestandteil des Notarztprotokolls und beurteilt standardisiert Augen öffnen, verbale Antwort und motorische Reaktion auf Aufforderung bzw. auf Schmerzreiz. Neben der Patientenbeurteilung am Notfall- bzw. Unfallort durch den Notarzt dient sie auch der klinischen Verlaufskontrolle zwischen Prähospitalphase und Eintreffen im Krankenhaus sowie zur Beurteilung des Verlaufs während des Klinikaufenthalts. Ebenso ist sie ein wesentlicher und unverzichtbarer Bestandteil der regelmäßigen Überprüfung der Bewusstseinslage von Patienten auf der Intensivstation ➤ 8.4.1.

Klinische Bedeutung

Die Einteilung eines Schädel-Hirn-Traumas erfolgt in Abhängigkeit des initialen GCS (Glasgow-Coma-Scale) in drei Schweregraden:
• Leichtes SHT: GCS 13–15
• Mittelschweres SHT: GCS 9–12
• Schweres SHT: ≤ 8

Tab. 8.2 Glasgow Coma Scale (GCS).

	Funktion	GCS-Wert
Augen öffnen	Spontan	4
	Auf Ansprache	3
	Auf Schmerzreiz	2
	Keine Reaktion	1
Beste verbale Reaktion	Orientiert	5
	Desorientiert	4
	Inadäquat	3
	Unverständlich	2
	Keine Antwort	1
Beste motorische Antwort	Befolgt Aufforderungen	6
	Gezielte Schmerzabwehr	5
	Ungezielte Schmerzabwehr	4
	Beugereaktion	3
	Strecksynergismen	2
	Keine Reaktion	1
Gesamtpunktzahl (3–15)		

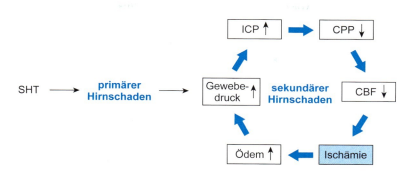

Abb. 8.16 Circulus vitiosus bei der Entstehung des sekundären Hirnschadens. [L143]

Zahlen, Daten, Fakten

Bezogen auf alle Schweregrade erleiden in Deutschland pro Jahr 332 Menschen auf 100.000 Einwohner ein SHT. Von diesen entfallen 91 % auf ein leichtes, 4 % auf ein mittelschweres und 5 % auf ein schweres SHT. Von den betroffenen Patienten versterben ca. 2.750 infolge ihrer Verletzungen (📖 [1]).

8.3.2 Pathophysiologie

Die Folgen eines Schädel-Hirn-Traumas können vielfältig sein. Zunächst unterscheidet man den primären und den sekundären Hirnschaden. Als primären Hirnschaden bezeichnet man die im Augenblick der Gewalteinwirkung entstehende Schädigung des Hirngewebes. Sie ist Ausgangspunkt für eine Kaskade von Reaktionen, die die primäre Verletzungsfolge verstärkt. Diese Folgen bezeichnet man als sekundären Hirnschaden, der das eigentliche Ziel der medizinischen Therapie ist (➤ Abb. 8.16).

Die wichtigsten und häufigsten intrakraniellen Verletzungsfolgen nach Schädel-Hirn-Trauma sind das epidurale Hämatom (EDH), das akute und chronische subdurale Hämatom (aSDH und cSDH), die Hirnkontusion und der diffuse axonale Schaden (DAI).

Epidurales Hämatom

Ursache eines epiduralen Hämatoms (➤ Abb. 8.17) ist in 80 % der Fälle eine Ruptur der A. meningea media oder eines ihrer Äste, seltener eine Ruptur von Venen, venösen Sinus oder Blutungen aus einem Frakturspalt.

Therapie
Das epidurale Hämatom wird fast immer operiert und nur in Ausnahmefällen konservativ behandelt.

Die operative Therapie besteht in der Regel aus einer osteoplastischen Trepanation mit Hämatomentfernung und Wiedereinsetzen des Knochendeckels.

Klinische Bedeutung

Bei einem epiduralem Hämatom kann es zu einem „symptomfreien" Intervall kommen, welches akut in einen komatösen Zustand übergehen kann.
Die zu betreuenden Patienten erfordern die höchste Aufmerksamkeit, da sich ihr Zustand binnen von Sekunden von wach und adäquat zu einem komatösen Zustand verschlechtern kann.
Eine sich entwickelnde Anisokorie, eine verminderte Vigilanz, sowie eine neu auftretende Störung der Motorik oder der Sprache können Hinweise auf eine intrakranielle Blutung sein.

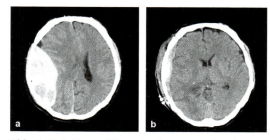

Abb. 8.17 Epidurales Hämatom präoperativ und nach osteoplastischer Trepanation. [M663]

8

Akutes subdurales Hämatom

Das akute subdurale Hämatom (➤ Abb. 8.18) entsteht durch Verletzung von Brückenvenen, kortikalen Venen bzw. Arterien oder durch Scherverletzung kleinerer Gefäße. Die Gewalteinwirkung ist meist höher als beim epiduralen Hämatom. Daher kommt es wesentlich häufiger zu einer begleitenden Hirnschwellung. Die Prognose beim subduralen Hämatom ist wesentlich ungünstiger als beim epiduralen Hämatom.

Klinische Bedeutung

Die Entscheidung, ob eine Operation notwendig bzw. sinnvoll ist, fällt im Rahmen der Beurteilung verschiedener Faktoren:
- Alter des Patienten
- Bildbefund (Größe des Hämatoms, Mittellinienverlagerung, Einklemmungszeichen)
- Klinischer Zustand des Patienten (GCS, Pupillenfunktion)
- Begleiterkrankungen, z. B. Herzerkrankungen, Tumorerkrankungen.

Therapie
Die operative Therapie besteht aufgrund der begleitenden Hirnschwellung in den meisten Fällen aus einer osteoklastischen Entlastungstrepanation (➤ Abb. 8.19) mit Hämatomentlastung und Entfernung des Knochendeckels. In Ausnahmefällen genügt auch eine osteoplastische Trepanation mit Hämatomentlastung und Wiedereinsetzen des Knochendeckels, z. B. bei vorbestehender Hirnatrophie.

Chronisches subdurales Hämatom

Das chronische subdurale Hämatom entsteht meist beim älteren Menschen, typischerweise verzögert nach einem Bagatelltrauma durch venöse Blutungen aus Brückenvenen. Das Hämatom ist umgeben von einer inneren und äußeren Membran. Die innere Membran enthält sehr vulnerable pathologische Gefäße, aus denen rezidivierend Mikroblutungen auftreten und damit zur fortschreitenden Hämatomvergrößerung führen. Begünstigend für diesen Vorgang sind eine antikoagulative Therapie, z. B. Phenprocumon, ASS.

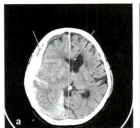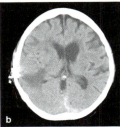

Abb. 8.18 Akutes Subduralhämatom mit Mittellinienverlagerung vor OP (links) und nach osteoplastischer Trepanation (rechts). [M663]

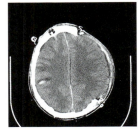

Abb. 8.19 Beispiel für eine osteoklastische Entlastungstrepanation. [M663]

Klinische Bedeutung

Typische Symptome bestehen in psychischen Auffälligkeiten wie:
- Verwirrtheit
- Konzentrationsstörungen
- Einer progredienten oder akuten Hemiparese.

Daher werden diese Patienten meist unter der Verdachtsdiagnose eines Schlaganfalls in die Klinik eingewiesen, bevor ein kraniales CT das chronische Subduralhämatom nachweist.

Therapie
Die operative Therapie besteht in einer Bohrlochtrepanation mit Einlage von subduralen Drainagen (➤ Abb. 8.20).

Hirnkontusion

Bei der Hirnkontusion (➤ Abb. 8.21) handelt es sich um perivaskuläre Hämorrhagien, welche durch Be- und Entschleunigung oder Rotation von Hirnparenchym und Anprallen gegen knöcherne Schädelteile entstehen. Man unterscheidet Coup und Contrecoup.

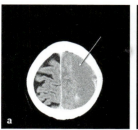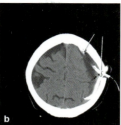

Abb. 8.20 Chronisches Subduralhämatom vor OP (links) und nach Bohrlochtrepanation mit einliegenden Drainagen (rechts). [M663]

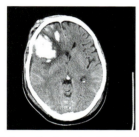

Abb. 8.21 Hirnkontusion frontal rechts. [M663]

D E F I N I T I O N
Der **Coup** entsteht im Bereich der Gewalteinwirkung durch Quetschung des darunterliegenden Gehirns, der **Contrecoup** liegt dem Anprallbereich gegenüber und entsteht durch Zerrung des Gehirns.

Therapie
Kontusionen werden in Abhängigkeit der Lokalisation, der Größe und der raumfordernden Wirkung über eine osteoplastische Trepanation entlastet.

Diffuser axonaler Schaden

Hierbei handelt es sich um ein Trauma durch Be- und Entschleunigung meist in Kombination mit Rotation. Die Läsionen finden sich häufig im Balken, im Pons, im dorsolateralen Hirnstamm, im Thalamus und in den Stammganglien.

Die Patienten zeigen in aller Regel schwerste Bewusstseinsstörung, wogegen im CT nur geringe Veränderungen nachweisbar sind, z. B. kleine, stippchenförmige Blutungen periventrikulär, perimesencephal oder im Balken.

Die Prognose hängt ab von Anzahl, Größe und Lokalisation der Blutungen und reicht vom apallischen Syndrom bis zur vollständigen Erholung.

8.4 Pflegerische Aufgaben

8.4.1 Neurologischer Check-up

Pflegerische Schwerpunkte in der Überwachung umfassen die stündliche Kontrolle der Bewusstseinslage und der Motorik, hinzu kommen Pupillenkontrolle, Hirndruckkontrolle (Steuerung ggf. über Ventrikeldrainagen) und das Basismonitoring (➤ unten).

Bewusstsein und Motorik

Zur Beurteilung der Bewusstseinslage wird der GCS (➤ Tab. 8.2) eingesetzt und eine Einteilung in unterschiedliche Formen der Wachheit vorgenommen:
- **Wach:** orientierter Patient, adäquate und zeitnahe Reaktion auf Ansprache, auf Fragen antwortet der Patient inhaltlich korrekt und orientiert
- **Somnolent:** Patient ist schläfrig, aber erweckbar durch pflegerische Manipulation, befolgt Aufforderungen dann auch folgerichtig
- **Stuporös:** Patient ist körperlich und geistig völlig regungslos, reagiert nur auf max. externe Stimulation
- **Komatös:** keine Reaktion auf jegliche Stimulation.

Kontrolle des Bewusstseins

Patienten mindestens stündlich testen. Mögliche Fragen an den Patienten lauten:
- Wie heißen Sie?
- Wo wohnen Sie?
- Wann sind Sie geboren?
- Wissen Sie was passiert ist?
- Wie war nochmal der Name Ihres ... (z. B. Mann, Kind)?
- Wo sind Sie gerade?
- Welches Datum haben wir?

8

Bei der Kontrolle des Bewusstseins, sind folgende Durchführungsgrundsätze zu beachten:
- Fragen in das laufende Gespräch einbauen
- Fragen mischen und wechseln, sonst besteht die Gefahr, dass diese schon gekannt werden
- Beobachtung der Aussprache
  - Aussprache klar und deutlich
  - Aussprache plötzlich verwaschen
  - Wortfindungsstörungen.

V O R S I C H T

Auffälligkeiten in diesem Bereich können Zeichen einer erneuten Blutung, von Minderdurchblutungen oder steigendem Hirndruck sein.
Sofortige Information an den betreuenden Arzt und Dokumentation der Ereignisse und Beobachtungen.

Neben der Kontrolle des Bewusstseins werden auch die motorischen Fähigkeiten stündlich überwacht und beobachtet.

Kontrolle der Motorik

Stündliche Kontrolle der motorischen Fähigkeiten mithilfe folgender Tests und Beobachtungen:
- Armvorhalte/hebe-Übung mit geschlossenen Augen
- Händedrücken lassen mit überkreuzten Armen und Händen
- Bewegung der Extremitäten insgesamt kontrollieren, z.B.
  - Keine motorische Reaktion
  - Strecksynergismen
  - Beugeabwehr
  - Gezielte Abwehr auf Schmerzreiz
  - Bewegung nach Aufforderung
  - Erhöhter Muskeltonus
  - Paresen.

Diese Kontrollen sind äußerst wichtig wenn beurteilt werden soll, ob diese motorischen Fähigkeiten seitengleich und kräftig ablaufen, oder ob eine dezente Schwäche einer Extremität vorliegt:

Zum Beispiel das Absinken eines Armes bei dem Armvorhalteversuch oder eine Kraftminderung beim Händedrücken.

Beobachtung der Atmung

Bei der Beobachtung bzw. Überwachung der Atmung sollten die Atemfrequenz, der Rhythmus, die Qualität sowie die Atemgeräusche kontrolliert werden. Insbesondere in diesem Bereich ist die Krankenbeobachtung von sehr hoher Bedeutung. Die genaue Beobachtung und Beurteilung der Haut und der Schleimhäute auf Zyanose-Zeichen ist die wichtigste Grundlage für die weiteren Maßnahmen. Nicht selten kann man pathologische Atemmuster beobachten.

Pathologische Atemmuster

Cheyne-Stokes-Atmung:
Regelmäßig wechselnde Atemtiefe und eine regelmäßige Änderung des Abstandes der Atemzüge. Flacht die Atmung periodisch ab, so besteht die Gefahr, dass es zu einem kurzen Atemstillstand kommt, der jedoch zeitnah durchbrochen wird und sich wieder tiefere Atemzüge einstellen. Ursachen können eine unzureichende zerebrale Blutversorgung (Apoplex), Meningitis und Enzephalitis sein.

Biot-Atmung:
Bei dieser Form der Störung werden tiefe, in der Regel gleichmäßige Atemzüge durch längere, wiederkehrende Atempausen, z. T. auch Apnoen unterbrochen. Hier liegt eine schwerwiegende Störung des Atemzentrums vor. Die Ursache liegt darin, dass das beschädigte Atemzentrum nicht wie bei einem gesunden Menschen auf eine Erhöhung des CO_2-Partialdrucks reagiert, sondern nur noch auf den erniedrigten Sauerstoffgehalt im Blut. Die Gefahr ist hier, dass die Atemtätigkeit nur bei einem erniedrigten Sauerstoffgehalt ausgelöst wird, die Atmung allerdings bei normalem Sauerstoffgehalt nicht angeregt wird. Auslösende Faktoren sind unter anderem ein erhöhter ICP und Hirnverletzungen.

Zusätzliche Hilfe zur Überwachung bietet das Monitoring (Pulsoxymeter, Kapnometrie) und die regelmäßige Kontrolle der paO_2 und pCO_2 Werte mittels der arteriellen BGA (Blutgasanalyse). (➤ Kap. 4).

Klinische Bedeutung

Bei den pCO_2 Werten strebt man eine therapeutische Hyperventilation an. Leicht erniedrigte Werte ($pCO_2 < 33$) bzw. eine Normventilation (pCO_2 33–38 mmHg) sind hier das anzustrebende Ziel.
Diese Zielwerte sind anzustreben, da ein zu stark erniedrigtes pCO_2 eine Vasokonstriktion hervorrufen kann und somit neue Infarkte durch die Minderdurchblutung entstehen können. Dem gegenüber steht die Erhöhung der pCO_2 Werte, die eine Vasodilatation bewirkt und somit eine Hirnschwellung oder eine Blutungszunahme zur Folge haben kann.
Neben dem pCO_2 spielt auch das paO_2 eine wichtige Rolle, da ein zu niedriges paO_2 ($paO_2 < 90$ mmHg) zu einer zerebralen Hypoxie und somit zu einer Hirnschwellung und Hirndruckerhöhung führen kann. In der Praxis strebt man in der Regel paO_2 Werte von > 100 mmHg an.

Pupillenkontrolle

Die **Pupillenkontrolle** ist ein wichtiger Bestandteil des neurologischen Check-up. Sie wird mindestens **stündlich** durchgeführt. Bei kritischen Hirndruck-

Werten und bei Auffälligkeiten, wie z. B. eine plötzlich aufgetretene Hypertonie, findet die Kontrolle in kürzeren Intervallen statt. Wie jede Maßnahme ist auch diese immer an die individuelle Situation des Patienten anzupassen.

Pupillenveränderungen

Pupillenerweiterung (Mydriasis)
- Bei Dunkelheit (physiologisch)
- Lähmung des N. oculomotorius (bei Hirnverletzung/ Blutungen/Einklemmung)
- Beidseitig bei erhöhtem Sympathikotonus
- Nach Gabe von Atropin.

Pupillenverengung (Miosis)
- Bei Lichteinfall (physiologisch)
- Medikamente (Morphin, Heroin)
- Lähmung der sympathischen Versorgung des Auges.

Pupillenentrundung
- Augenkrankheiten/Verletzungen
- Angeboren
- Hirndrucksteigerung
- Nach Eintritt des Todes.

Umgang mit Hirndrucksonden

Im Wesentlichen unterscheidet sich der Umgang mit Ventrikeldrainagen kaum von dem mit anderen gängigen Drainagen. Der Verbandswechsel findet immer unter aseptischen Bedingungen statt.

M E R K E

Normalwerte des Hirndrucks

0–15: Norm
15–19: Leicht erhöht
20–29: Deutlich pathologisch
30–39: Hochgradig pathologisch
> 40: Vital bedrohlich

Besonderheiten in der Überwachung von Hirndrucksonden

- Beobachtung des Liquors auf Farbe, Menge, Ablaufgeschwindigkeit
- Höhe der Drainage und des Druckaufnehmers regelmäßig überprüfen und ggf. korrigieren (immer nach Mobilisation und Positionierungen)
- Der Nullpunkt: der obere Rand der Liquorkammer gibt den Nullpunkt an. Die Sekrete (Blut/Liquor) fließen nach Erreichen dieser Druckhöhe über einen Überlauf in einen Sekretbeutel ab

---

- Drainagesystem muss durchgängig, dicht und frei von Luft sein. Eine verstopfte Drainage kann evtl. zur Einklemmung des Gehirns führen
- Wundbeobachtung (Beobachtung auf Liquoraustritt oder Nachblutungen)
- Einstichstelle auf Infektzeichen, ggf. Liquoraustritt aus der Wunde.

Generell wird der Druckaufnehmer immer auf Höhe des Foramen monroi angebracht. Um die Höhe genau bestimmen zu können, bieten manche Hersteller eine Messleiste an. Ist diese nicht vorhanden, sollte die Höhe so genau wie möglich (Klinik-Standard beachten) bestimmt werden. Der Druckaufnehmer liegt auf Höhe des äußeren Gehörgangs, da dies in der gängigen Praxis den äußeren Referenzpunkt des Foramen Monroi darstellt.

Bei Schichtende findet ein Nullabgleich statt, um die genaue Messung zu gewährleisten. Die Entscheidung, bei welchem Hirndruck-Wert die Drainage zu öffnen ist, obliegt alleine dem zuständigen Arzt. In der Regel werden die externen Ventrikeldrainagen bei tief sedierten Patienten bei einem ICP von > 20 mmHg und bei einem wachen Patienten bei ICP-Werten von > 25 mmHg geöffnet. Dies erfolgt immer im Beisein der zuständigen Pflegekraft und unter einer engmaschigen Pupillenkontrolle.

In einigen Fällen sieht man auch, dass die EVD auf Dauerablauf gestellt ist. Dies ist bei Patienten mit Liquoraufstau/Abflussstörung häufig der Fall, entweder als passagere Lösung bis sich das Liquorgleichgewicht wieder normalisiert hat oder bis zur notwendigen Shunt-OP. Ist die EVD auf Dauerablauf, so wird dennoch stündlich der Hirndruck gemessen, um Veränderungen und/ oder steigende ICP-Werte frühzeitig erkennen zu können.

Apparatives Monitoring

Bei Übernahme eines neurochirurgischen/neurologischen Patienten sind wie bei jedem Intensivpatienten die Alarmgrenzen an der Monitoranlage einzustellen und zu überprüfen.

8

Die Blutdruckgrenzen und die dazugehörigen Therapien sind vom Arzt festzulegen und ein genaues Regime bei einer Hyper- bzw. Hypotonie anzuordnen. Dies ist von großer Bedeutung, da die Blutdrucktherapie einen der Grundpfeiler der neurochirurgischen Therapie darstellt.

8.4.2 Pflegerische Maßnahmen bei erhöhtem Hirndruck

Im Rahmen der Betreuung von Patienten mit erhöhtem Hirndruck stehen verschiedene Möglichkeiten und pflegetherapeutische Maßnahmen zu einer konservativen Hirndrucksenkung zur Verfügung.

Optimierung des venösen Abflusses

Der Kopf des Patienten wird immer so gelagert, dass dieser in Mittelstellung liegt, ein Abknicken nach rechts oder links, sowie eine Überstreckung nach hinten sollte unbedingt vermieden werden. Dies ist nach jeder Manipulation erneut zu kontrollieren und ggf. zu optimieren. Während der Positionierungs- und Lagerungsmaßnahmen wird der Kopf ebenfalls in Mittelstellung gehalten, wenn möglich durch eine zusätzliche Pflegekraft, um dieses auch zu gewährleisten. Bei jeglichen Maßnahmen ist die Kopf-Körper-Achse unbedingt zu erhalten.

M E R K E
Die 30° Oberkörperhochlagerung ist anzustreben.

Bei massiv erhöhten ICP-Werten, sollte der Patient weder husten noch pressen, da der Druck, der dabei im Thorax bzw. im Abdomen aufgebaut wird, stets nach oben steigt und so eine weitere Erhöhung des Hirndrucks hervorruft.

Bei der Tubusfixierung kann es bei zirkulären Befestigungen zu einer Behinderung des venösen Abflusses kommen; eine Alternative sind Klebevariationen, die keinen Einfluss auf den venösen Abfluss haben.

Auszug aus der Leitlinie der Deutschen Gesellschaft für Neurologie:

Der venöse Abstrom sollte nicht durch Abknicken des Kopfes behindert werden. Aus dem gleichen Grund wird eine leichte Oberkörperhochlagerung um ca. 30° empfohlen.
Diese Empfehlung gilt nicht im Falle eines lebensbedrohlich hohen ICP (> 30 mmHg) und/oder niedrigen Blutdrucks unter der Vorstellung einer dann kritischen Absenkung des CPP. Unter solchen Bedingungen sollte der Oberkörper flach gelagert werden. (www.dgn.org)

Temperatur stabilisieren

Ein wesentlicher Bestandteil in der Hirndrucktherapie ist die Stabilisierung der Temperatur.

Bei neurochriurgischen Patienten sind häufig hypo- und hypertherme Reaktionen zu beobachten. Die Überwachung der Temperatur erfolgt kontinuierlich über den Blasenkatheter oder eine rektale Temperatursonde. Eine Normothermie ist anzustreben (Temp. 37°–37,5°), dies sollte unbedingt eingehalten werden. Kommt es im Verlauf zu starken Schwankungen der Körperkerntemperatur folgt daraus eine Steigerung des Energiebedarfs. Der O_2-Verbrauch stiegt, dem gegenüber steht ein erhöhter CO_2-Spiegel, dieser wiederum führt zu einer Vasodilatation der zerebralen Gfäße und somit auch zum Anstieg des Hirndrucks. Eine physikalische Kühlung wird vorsichtig durchgeführt, da dies bei wachen Patienten zu Stress führen kann. In Fällen einer Hypothermie sind erwärmende Maßnahmen durchzuführen (warme Infusionen, Einsatz von Wärmesystemen).

O_2-Bedarf senken/pCO_2 stabilisieren

Um den O_2-Bedarf zu senken und um die Hirnaktivität zu reduzieren, wird eine Analgosedierung mit ausreichender Sedierungstiefe in die Therapie, nach Arztanordnung, aufgenommen.

Die Stabilisierung des pCO_2 ist anzustreben, da eine Hypokapnie, die durch eine Hyperventilation hervorgerufen wurde, eine Vasokonstriktion bewirkt und somit zur Abnahme des Blutvolumens führt. Die Wirkungsdauer beläuft sich auf 4–6 Stunden. Eine Reduktion des pCO_2 hat also kurzfristig eine Senkung des Hirndrucks aber auch des zerebralen Perfusionsdrucks und des zerebralen Blutvolumens zur Folge.

8.4.3 Erweiterte Therapie bei Hirndruck

Besteht trotz der vorgenannten Maßnahmen ein pathologisch erhöhter Hirndruck, erfolgt eine Erweiterung der Therapie.

Die Osmotherapie

Eine wichtige Voraussetzung für die Wirksamkeit dieser Therapie ist eine intakte Blut-Hirn-Schranke.

Es findet eine Dehydration des Hirngewebes durch Volumenentzug statt. Allerdings sollte auch immer daran gedacht werden, dass intakte/gesunde Hirnabschnitte stärker als geschädigte dehydriert werden! Dies führt ggf. zu einer Verschiebung der Hirnmasse. Die Gabe von Osmodiuretika verbessern die Rheologie und führen zu einen Abnahme des zerebralen Blutvolumens und zur Senkung des Hirndrucks.

Nach Gabe von Osmodiurektika (z.B. Mannitol) ist eine Zunahme der Urinstundenportion zu beobachten. Dieser erhöhte Verlust wird möglichst sofort ausgeglichen, der Patient darf nicht „trocken gefahren" werden. Regelmäßige Kontrollen des Säure-Basen-Status, der Elektrolyte sowie die Kontrolle der Serumosmolarität sind engmaschig durchzuführen, da eine Serum Osomlarität von > 320 mmol/kg die Gefahr einer Niereninsuffizienz birgt.

Das in der Praxis am häufigsten eingesetzte Osmodiuretikum ist Mannitol. Um den Hirndruck wirkungsvoll mit Mannitol zu senken ist eine Dosis von 0,25–1 g/kg empfehlenswert. Maximal dürfen 2 g/kg Mannitol in 30 Minuten verabreicht werden. Mannitol wird in wässriger Lösung verwendet und unverändert im Urin ausgeschieden.

Optional: NaCl 7,5 % senkt den erhöhten Hirndruck mindestens so effektiv wie Mannitol (2 ml/kg KG).

Minimal Handling

Das Konzept des „Minimal Handling" stammt ursprünglich aus der Pflege Frühgeborener und beschreibt die Beschränkung pflegerischer und ärztlicher Maßnahmen, besonders schmerzhafter und belastender Eingriffe, auf das für eine sichere Behandlung unerlässliche Maß (Informationen z.B. unter www.uke.de/kliniken/kinderklinik/downloads/klinik-kinder-jugendmedizin/st-Minimal_Handling.pdf).

Ziel von Minimal Handling ist es, pflegerische Abläufe zu optimieren, Stress beim Patienten zu reduzieren und so Komplikationen wie z.B. Hirnduckspitzen zu vermeiden.

> **Pflegerische Schwerpunkte**
> - Pflegerische Tätigkeiten genau planen und an die individuelle Patientensituation anpassen
> - So wenig wie möglich – so viel wie nötig
> - Gute Koordination mit den anderen Berufsgruppen (ärztliche Interventionen, Physiotherapie, Transporte abklären und pflegerische Tätigkeiten gebündelt durchführen)
> - Lagerungsmaßnahmen mit mehreren Pflegekräften durchführen
> - Mikrolagerungen durchführen (Kinästhetic und Basale Stimulation) → keine Lagerung: Dekubitusgefahr und Pneumoniegefahr erhöht
> - Angehörige informieren und mit in die Pflege einbeziehen
> - Außengeräusche wie laute Gespräche, Musik reduzieren, Patienten reagieren auf solche Reize sehr sensibel auch sedierte Patienten zeigen Stresssymptomatik z.B. mit Anstieg des Blutdrucks oder Hirndrucks.

Entlastungskraniektomie

Die neurochirurgische Entlastung (Entlastungskraniektomie) ist die Ultima Ratio bei nicht therapierbarem ICP.

Folgende Aufgaben gehören zur allgemeinen Pflege bei der Entlastungstrepanation:
- Stündliche Kontrolle des Bewusstseins und der Motorik
- Stündliche Kontrolle der Pupillen

8

- Engmaschige Blutdruckkontrolle (strikte Einhaltung der Grenzen, CPP- und MAP-Grenzen eng einstellen)
- Kontinuierliche Temperaturüberwachung
- Kontrolle der Blutzuckerwerte nach hausinternem Standard
- Regelmäßige Blutgasanalysen
- Kontrolle der Ventrikeldrainagen
- Kontrolle des Liquors.

VORSICHT

Speziell bei Hirndrucksyptomatik

- Venösen Abfluss durch entsprechende Positionierungsmaßnahmen gewährleisten (Kopf in Mittelstellung, Kopf-Körper-Achse einhalten)
- Temperaturkontrolle (37°–37,5°)
- O_2 Verbrauch senken (Sedierung vertiefen)
- pCO2 stabilisieren (pCO_2 erhöht → Vasodilatation, pCO_2 erniedrigt → Vasokonstriktion)
- Bedienen der EVD
- Blutdruckeinstellungen streng einhalten.

LITERATUR
1 Rickels, E.; von Wild, K.; Wenzlaff, P.; Bock, W. J. (Hrsg). Schädel-Hirn-Verletzung. Epidemiologie und Versorgung. Ergebnisse einer prospektiven Studie. München, Wien, New York: Zuckschwerdt-Verlag, 2006.
www.dgn.org
www. uke.de

KAPITEL

Christina Bauer, Moritz Bausch, Tobias Becker, Michael Eulenberg, Maximilian Kemper, Ruth Köhler und Julia Pongratz

9 Spezielle Intensivmedizin und -pflege

9.1 Akutes Lungenversagen

Moritz Bausch

9.1.1 Definition und Ätiologie

Das akute Lungenversagen (Acute Respiratory Distress Syndrom) wurde erstmals 1967 von Ashbaugh, Bigelow, Petty und Levine, anhand von elf erwachsenen und jugendlichen Patienten, beschrieben. Alle Patienten entwickelten im Zusammenhang mit einer schweren Erkrankung oder eines Traumas eine Dyspnoe, Tachypnoe und Zyanose, die sich durch Sauerstoffzufuhr nicht besserte. Außerdem zeigten sich beidseitig diffuse Infiltrate in der Röntgenaufnahme des Thorax.

Ashbaugh verwendetet den Begriff **Acute Respiratory Distress Syndrom (ARDS).** Inzwischen spricht man in Abgrenzung zum Lungenversagen bei Neugeborenen auch von Adult Respiratory Distress Syndrom.

Die Kriterien zur Diagnosestellung wurden 1992 auf der *American-European Consensus Conference on ARDS (AECC)* festgelegt. Seitdem gilt folgende Unterteilung, die das sogenannte Acute Lung Injury (ALI) vom schweren ARDS abgrenzt.

> **DEFINITION**
> **Acute Lung Injury:**
> - Akute Entwicklung
> - $PaO_2/FiO_2 < 300$ (unabhängig vom PEEP-Niveau)
> - Beidseitige pulmonale Infiltrate in der Röntgen-Thorax-Aufnahme
> - Pulmonal-käpillärer Verschlussdruck < 18 mmHg oder keine Zeichen einer linksatrialen Hypertonie.
>
> **Acute Respiratory Distress Syndrom:**
> - Akute Entwicklung
> - $PaO_2/FiO_2 < 200$ (unabhängig vom PEEP-Niveau)
> - Beidseitige pulmonale Infiltrate in der Röntgen-Thorax-Aufnahme
> - Pulmonal-käpillärer Verschlussdruck < 18 mmHg oder keine Zeichen einer linksatrialen Hypertonie.
>
> *(Definitionen der AECC)*

Die AECC-Kriterien spiegeln den Schweregrad der Erkrankung jedoch nur unzureichenden wider, da die wichtigen Parameter der Beatmung, PEEP und FiO$_2$, nicht ausreichend berücksichtigt werden.

Diesem Defizit trägt die im Jahr 2012 verabschiedete *Berlin-Definition* Rechnung. Diese unterscheidet nun drei Schweregrade und erfasst zusätzlich den PEEP.

> **DEFINITION**
> **Berlin-Definition des ARDS**
>
> - **Mildes ARDS:** $PaO_2/FIO_2 \leq 300–200$ mmHg, bei PEEP ≥ 5 cm H$_2$O
> - **Moderates ARDS:** $PaO_2/FIO_2 \leq 200–100$ mmHg, bei PEEP ≥ 5 cm H$_2$O
> - **Schweres ARDS:** $PaO_2/FIO_2 \leq 100$ mmHg, PEEP ≥ 5 cm H$_2$O
>
> Die Kriterien
> - Akuter Beginn (innerhalb einer Woche) und
> - Beidseitige Infiltrate gelten weiterhin unverändert.
>
> Zum Ausschluss eines kardial bedingten Lungenödems wird nun die Echokardiografie empfohlen.

Der Begriff „Lungenversagen" beschreibt kein eigenständiges Krankheitsbild, sondern ein Syndrom von charakteristischen Symptomen und pathologischen Veränderungen, das durch unterschiedlichste Noxen ausgelöst werden kann.

Dies können sowohl direkte Lungenschädigungen als auch indirekte Auslöser, z. B. durch hämatogene Streuung bei Sepsis, sein. Am häufigsten ist eine Pneumonie ursächlich (➤ Tab. 9.1).

> **Zahlen, Daten, Fakten**
>
> In Deutschland erkranken jährlich ungefähr 2–5 von 100.000 Einwohnern an einem ARDS. Etwa 40–60 % der Erkrankten versterben trotz optimierter Therapien. (📖 [1])

9.1.2 Pathogenese und -physiologie

Ausgelöst durch die initiale direkte oder indirekte pulmonale Schädigung beginnt in der Lunge eine

Tab. 9.1 Häufige Ursachen des Lungenversagens.

Direkte/pulmonale Ursachen	Indirekte/extrapulmonale Ursachen
Pneumonie (33 %)	SIRS/Sepsis (18 %)
Aspiration (12 %)	Polytrauma (11 %)
Lungenkontusion	Schock
Beinahe Ertrinken	Pankreatitis

diffuse Entzündungsreaktion, die typischerweise in drei Phasen verläuft.

Die **exsudative Phase** dauert über die ersten Stunden und Tage an. Durch eine erhöhte alveolär-kapilläre Permeabilität kommt es zu einem zell-, ei-weiß- und fibrinreichen, nichtkardialen, interstitiellen und alveolären Lungenödem.

Man spricht hier von einem Capilary Leak Syndrom, bei dem das Lungengewicht auf das Vielfache des Normalgewichts ansteigen kann, was sich auch in einer Zunahme des extravasalen Lungenwassers bei der Messung mit dem PiCCO-System zeigt. Auch die Dehnbarkeit der ödematösen Lunge, und damit die funktionelle Residualkapazität, nimmt ab. Man kann diese schwere und nasse Lunge gut mit einem vollgesogenen Schwamm vergleichen, der sich in den unteren Bereichen durch das hohe Eigengewicht selbst komprimiert. Die Röntgen-Thorax-Aufnahme (➤ Abb. 9.1) zeigt das Bild der *Weißen Lunge*.

Durch die Überflutung der Alveolen kommt es zu einer Inaktivierung von Surfactant, was zum Alveolarkollaps und damit zur Atelektasenbildung führt. Die anhaltende Durchblutung der durch Kollaps oder Überflutung nicht belüfteten Alveolen ist die Ursache für den beim ARDS ausgeprägten intrapulmonalen Rechts-Links-Shunt.

> **Rechts-Links-Shunt**
>
> Bei einem Rechts-Links-Shunt fließt Blut vom rechten zum linken Herzen, ohne ausreichend mit Sauerstoff versorgt zu werden.

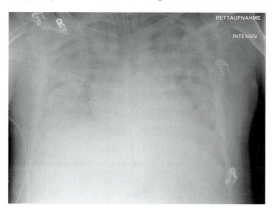

Abb. 9.1 Typische beidseitig weiß infiltrierte Lunge in der Röntgen-Thoraxaufnahme, ausgelöst durch das massive Lungenödem. [M661]

Das erklärt auch, warum eine Erhöhung der inspiratorischen Sauerstoffkonzentration die Oxygenierung des Patienten nur unzureichend verbessert: Der Sauerstoff hat keine Möglichkeit in das kapilläre Blut zu diffundieren!

In der Kapillare führen die inflammatorischen Prozesse zu einer Schwellung des Endothels, zur Bildung von Mikro-Thromben und zur Aggregation von Thrombozyten. Hierdurch wird das Ventilations-Perfusions-Verhältnis weiter gestört, da noch belüftete Lungenareale nicht adäquat durchblutet werden (Totraumventilation ➤ Abb. 9.2).

Als Folge von Shuntdurchblutung und Totraumventilation kommt es zur Hypoxämie, dem zentralen Leitsymptom des Lungenversagens. Durch den

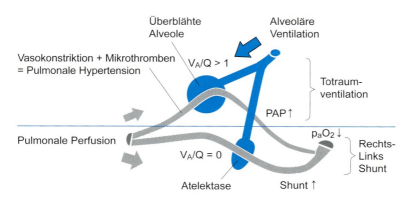

Abb. 9.2 Pathophysiologische Mechanismen bei Lungenversagen: Totraumventilation durch gestörte Perfusion und Überblähung, sowie Shuntdurchblutung durch Atelektasen. [L143]

Verschluss von Lungenkapillaren sowie die physiologische pulmonal hypoxische Vasokonstriktion entsteht eine pulmonalarterielle Hypertension, die die Ausbildung des Lungenödems noch weiter begünstigt.

In den folgenden 7–10 Tagen verläuft die **frühe proliferative Phase,** die ohne Remission in die späte proliferative oder fibrotische Phase übergeht.

In den Alveolen bildet sich eine hyaline Membran; auch das interstitielle Ödem wird organisiert und umgebaut, was zu einer wesentlichen Verdickung der alveolär-kapillären Wandstärke führt und damit die Diffusion der Atemgase behindert. Die Mikrothrombosierung in den Kapillaren nimmt zu, was zur vermehrten Totraumventilation führt und der Patient entwickelt letztlich eine Hyperkapnie.

In der **Spätphase** kommt es zu einer Fibrosierung der Lunge, die häufig tödlich endet, bei manchen Patienten aber auch reversibel verläuft.

Diese pathologischen Veränderungen treten in der geschädigten Lunge nicht gleichmäßig auf. Bei einem liegenden Patienten sind, der Schwerkraft folgend, die dorso-basalen „abhängigen" Lungenbezirke meist stärker betroffen.

Die inhomogen geschädigte Lunge lässt sich in drei Bereiche einteilen ([2]):

- **Zone D „Diseased":** wesentlich betroffene Areale, die nicht mehr ventiliert werden
- **Zone R „Recruitable":** geschädigte Bereiche, die durch adäquate Beatmungstherapie wieder in Zone H überführt werden können, und dann wieder am Gasaustausch teilnehmen
- **Zone H „Healthy":** Hierbei handelt es sich um den gesunden Rest der Lunge, von dem oft nur noch ein Drittel vorhanden ist. Gattinoni ([2]) bezeichnet diesen kleinen verbliebenen Bereich als „Baby Lung".

9.1.3 Therapie

Da die aus dem Lungenversagen resultierende Gasaustauschstörung nur symptomatisch therapiert werden kann, stellt die wichtigste therapeutische Maßnahme eine adäquate **Behandlung der auslösenden Grunderkrankung** dar, z. B. Antibiotikatherapie bei Lungenentzündung bzw. Herdsanierung bei Sepsis.

Bei der symptomatischen Therapie der Hypoxämie steht eine Aufrechterhaltung der Oxygenierung im Vordergrund. Hierbei gilt es, sich nicht an den physiologischen Normwerten zu orientieren, sondern – v. a. bei schweren Verlaufsformen – nur einen minimal nötigen Gasaustausch aufrecht zu erhalten, um beatmungsiduzierte Lungenschäden zu vermeiden.

In den allermeisten Fällen ist hierzu eine invasive Beatmung des Patienten nötig. Wie oben beschrieben ist der am Gasaustausch teilnehmende Bereich der Lunge nur noch sehr klein, hier gilt es zum einen die Lunge nicht noch weiter zu schädigen (Zone H) und zum anderen möglicht viel Restlunge für den Gasaustausch zu rekrutieren (Zone R).

Beatmungsinduzierte Lungenschäden

Eine Beatmung mit konventioneller Einstellung für einen lungengesunden Patienten, mit einem eher niedrigen positiven endexspiratorischen Druck und relativ hohem Tidalvolumen, würde zu einer weiteren iatrogenen Schädigung der Lunge führen, die unter dem Begriff **„Ventilator Assosiated Lung Injury" (VALI)** zusammengefasst wird.

Gesunde Lungenareale, mit relativ hoher Compliance, werden überdehnt und erleiden dadurch ein Volutrauma, das sich im progredienten Verlauf mit dem Zerreißen von Lungengewebe zum **Barotrauma** entwickeln kann. Atelektatische Bezirke werden während der Inspiration zyklisch eröffnet und kollabieren während der Exspiration wieder, es entsteht sogenanntes „Alveolar Cycling". Die hierbei entstehenden hohen Scherkräfte schädigen ebenfalls das Lungengewebe, hier spricht man von **Atelekttrauma.**

In ihrer Gesamtheit führen die oben beschriebenen physikalischen Schädigungen zu einer Triggerung der Entzündungskaskade, welche eine systemische Ausschüttung von inflammatorischen Substanzen zur Folge hat, die mit dem Begriff **„Biotrauma"** bezeichnet wird.

Auch hohe inspiratorische Sauerstoffkonzentrationen können über die vermehrte Bildung von Sauerstoff-Radikalen die Lunge weiter schädigen; des Weiteren können sich Resorptionsatelektasen bilden. Enthält eine Alveole nur reinen Sauerstoff und keinen Stickstoff mehr, so kollabiert sie nachdem der Sauerstoff in die Blutbahn diffundiert ist.

9.1.4 Lungenprotektive Beatmung

Mit dem Wissen um beatmungsinduzierte Lungenschäden entstand das Konzept der „lungenprotektiven Beatmung", das die Besonderheiten der inhomogen geschädigten Lunge berücksichtigt.

Tidalvolumen und Druckbegrenzung

Im Vordergrund der lungenprotektiven Beatmung stehen die Verminderung des Tidalvolumens und die Begrenzung des Spitzendrucks zur Verhinderung von sekundären Schäden durch Überdehnung der Restlunge.

Eine große Studie des amerikanischen ARDS Netzwerks zeigte, dass diese Maßnahmen die Mortalität des Lungenversagens deutlich senken (📖 [3]). Das Tidalvolumen sollte auf 6 ml/kg Idealgewicht (ideal body weight, IBW) und der Spitzendruck auf unter 30 cmH$_2$O begrenzt werden.

Das Idealgewicht kann anhand der folgenden Formel ermittelt werden:

- Männer: 50 + 0,91 × (Größe in cm – 152,4)
- Frauen: 45,5 + 0,91 × (Größe in cm – 152,4)

Positiver endexspiratorischer Druck und Rekrutierung

Mit der Anwendung eines positiven endexspiratorischen Drucks können zwei wichtige Ziele erreicht werden:

- Vermeidung von Alveolar-Cycling
- Die Wiedereröffnung von atelektatischen Alveolen der Zone R und damit eine Erhöhung der

funktionellen Residualkapazität und eine Verbesserung der Oxygenierung.

In der Praxis kann die Höhe des PEEP entweder anhand der Tabelle des amerikanischen ARDS Netzwerks (➤ Tab. 9.2), die die jeweils nötige FiO$_2$ mit einem bestimmten PEEP-Bereich koppelt, oder mithilfe eines PEEP-Trials festgelegt werden.

Für einen PEEP-Trial wird der PEEP-Wert, bei ansonsten unveränderter Respiratoreinstellung schrittweise erhöht und dabei kontinuierlich die Blutgase analysiert.

Der Anstieg des PaO$_2$ spricht für eine erfolgreiche Rekrutierung und der PEEP kann noch weiter erhöht werden. Sinkt der PaO$_2$ wieder oder erhöht sich auch der PaCO$_2$, kann von einer Überblähung der Lunge und damit einer Zunahme der Totraumventilation ausgegangen werden und der PEEP muss wieder reduziert werden.

Für die erstmalige Eröffnung oder Rekrutierung von Lungenbereichen sind z. T. sehr viel höhere Drücke als zur Verhinderung von Alveolar Cycling nötig. Im Einzelfall kann ein sogenanntes Recruitment-Manöver angewendet werden: Hierbei wird für einige Sekunden ein relativ hoher statischer Druck, von 40–80 cmH$_2$O, in die Lunge appliziert, um eine möglichst hohe Rekrutierung zu erreichen und erst danach das PEEP-Niveau eingestellt oder ermittelt.

Permissive Hyperkapnie

Da mit der Begrenzung von Tidalvolumen und Spitzendruck in den meisten Fällen keine Normokapnie mehr erreicht werden kann, wird der dabei in Kauf genommene Anstieg des arteriellen pCO$_2$ als *permissive Hyperkapnie* bezeichnet. Die Einstellung der Ventilation erfolgt nicht mehr nach dem PaCO$_2$, sondern nach dem pH-Wert des arteriellen Blutes. Als Grenzwert kann hier ein pH-Wert von 7,3 – bei intakter Nierenfunktion – angesehen werden.

Tab. 9.2 Empfohlene Werte für den PEEP nach ARDS Network Protokoll

PEEP-Werte in Abhängigkeit des benötigten FiO$_2$ nach ARDS*							
FiO$_2$	0,3	0,4	0,5	0,6	0,7	0,8	0,9	1,0
PEEP in mbar	5	5–8	8–10	10	10–14	14	14–18	18–24

Beatmungsmodus und Spontanatmung

Im europäischen Raum wird zur Beatmung von Patienten mit ARDS mehrheitlich ein druckkontrollierter Beatmungsmodus genutzt, während in den USA hauptsächlich eine volumenkontrollierte Beatmung genutzt wird (📖 [4]). Dies beruht hauptsächlich auf der theoretischen Annahme, dass der dezelerierende Flow der druckkontrollierten Beatmung durch den langsameren Einstrom in die diffus geschädigte Lunge zu einer besseren Verteilung der Atemgase führt, sodass eine Überblähung der schwer geschädigten Aveolarbezirke verhindert wird.

Jedoch konnte bisher, bei der Beatmung mit kleinen Tidalvolumen und einem begrenzten Spitzendruck, kein eindeutiger Vorteil für die Wahl eines druckkontrollierten Modus nachgewiesen werden.

Hingegen ist unstrittig, dass die möglicht frühe Etablierung eines Beatmungs-Modus, der dem Patienten eine Spontanatmung ermöglicht, von Vorteil ist, da die aktive Kontraktion des Zwerchfells bei einem Spontanatemzug zu einer Rekrutierung in den basalen Lungenabschitten führt. Gleichzeitig kann über die (Re-)Aktivierung des Zwerchfells die Beatmungsdauer verkürzt werden.

Im klinischen Alltag bietet der BIPAP-Modus alle gewünschten Vorzüge.

Atemzeitverhältnis

Bei schweren Oxygenierungsstörungen kann die Umkehrung des Atemzeitverhältnisses (Inversed Ratio Ventilation, IRV) von bis zu 3 : 1 erwogen werden. Dies hat vor allem eine Verlängerung der Kontaktzeit von Atemgas und Kapillare zur Folge, wodurch sich die Oxygenierung verbessern lässt. Gleichzeitig nimmt die Ventilation ab und es kann zur Ausbildung einer permissiven Hyperkapnie kommen. Außerdem kann die IRV über die Bildung eines intrinsischen PEEP zu einer Rekrutierung führen.

Atemfrequenz/Beatmungsfrequenz

Die Beatmungsfrequenz spielt bei Patienten mit Lungenversagen keine besondere Rolle. In der Regel muss aufgrund der niedrigen Tidalvolumen jedoch eine etwas höhere Frequenz gewählt werden, um ein ausreichendes Minutenvolumen zu gewährleisten.

Als Zielgröße gilt auch hier der pH-Wert des arteriellen Blutes (➤ permissive Hyperkapnie).

Inspiratorische Sauerstoffkonzentration

Die FiO_2 sollte grundsätzlich so niedrig wie möglich und so hoch wie nötig gewählt werden; auf Dauer gilt eine Konzentration von unter 60 % als unbedenklich.

Der Zielwert für die Einstellung ist die Oxygenierung des Patienten, im schweren Lungenversagen kann ein PaO_2 >60 mmHg bzw. SpO_2 > 85 % als ausreichend angesehen werden.

> **Zusammenfassung: Lungenprotektive Beatmung**
> - Niedrige Tidalvolumen von 6 ml/kg KG
> - Spitzendruck < 30 cmH$_2$O
> - Adäquates PEEP-Niveau
> - Permissive Hyperkapnie
> - Frühe Spontanatmung.

9.1.5 Unterstützende Therapiemaßnahmen

Volumentherapie

Eine restriktive Volumentherapie und/oder eine Forcierung der Diurese kann das Lungenödem reduzieren. So wird eine Verbesserung der Oxygenierung erreicht. Jedoch muss beachtet werden, dass dies nicht zu Lasten der Organperfusion geschehen darf. Daher sollte auch bei negativer Bilanzierung ein ausreichender arterieller Mitteldruck gewährleistet sein.

Die Steuerung der Bilanz kann mithilfe eines PiCCO-Katheters erfolgen, mit dem gleichzeitig das extravasale Lungenwasser als Verlaufskontrolle gemessen wird.

Relaxierung

Neuere Untersuchungen zeigen, dass sich bei Patienten mit einem schweren Lungenversagen eine Relaxierung mit Cisatracurium während der ersten 48 Beatmungsstunden positiv auf die Überlebensrate auswirkt. Möglicherweise geschieht dies durch die Verminderung von Lungenschäden in der frühen Phase der Beatmung (📖 [5]).

Bauchlagerung

Eine 6–12-stündige komplette Bauchlagerung (➤ Abb. 9.3) kann beim schweren Lungenversagen als Rescue-Therapie eingesetzt werden, wenn trotz optimierter lungenprotektiver Beatmung und hohen inspiratorischen Sauerstoffkonzentrationen kein ausreichender Gasaustausch sichergestellt werden kann.

In Bauchlage führt die Umkehr des Schwerkraftverhältnisses zu einer Wiedereröffnung der dorsobasalen Lungenbezirke, die häufig den pulmonalen Shunt relevant reduziert. Als absolute Kontraindikationen der Bauchlagerung gelten eine instabile Wirbelsäule oder Sternum sowie eine nicht beherrschbare Kreislaufinstabilität.

Eine Bauchlage (➤ 1.5) lässt sich mit einfachen Hilfsmitteln in den allermeisten Intensivbetten problemlos durchführen. Nötig sind 4–5 Helfer, sowie etliche (mindestens 4–6) zusätzliche Kissen zur Lagerung. Für die Lagerung des Kopfes sollte idealerweise ein Gelkissen oder -Ring vorhanden sein.

Vorbereitung des Patienten

- Augen abkleben und gegen Austrocknung schützen (z. B. mit einem Urglasverband)
- Ernährung pausieren, Magen absaugen, Magensonde ableiten (kann nach dem Lagerungsmanöver wieder fortgesetzt werden)
- Kurzzeitig verzichtbare Zu- und Ableitungen entfernen, EKG-Elektroden seitlich an Brust und Schultern befestigen
- Bei Bedarf den Kreislauf stabilisieren und die FiO$_2$ etwas erhöhen
- Festlegen über welche Seite der Patient gedreht werden soll.

Verteilung der Helfer

- Helfer in Position A: Hält den Kopf, sichert Tubus und Venenkatheter, gibt Kommandos (während der gesamten Prozedur!)
- Helfer in Position B und C: Stehen links und rechts am Patientenbett, halten den Patienten
- Helfer in Position D: Reicht Lagerungsmaterial an
- Helfer in Position E: Springer.

Durchführung

- Zuerst wird der Patient an den rechten oder linken seitlichenMatratzenrand bewegt, sodass er nach der Lagerung wieder mittig aufliegt. Soll die Drehung in Bauchlage über den rechten Arm erfolgen wird der Patient an den linken Rand bewegt
- Nun den Arm über den gedreht wird, gestreckt und mit der Handinnenfläche nach oben, unter das Gesäß anlagern
- Auf Kommando von Helfer A beginnen die Helfer in Position B und C mit der langsamen Drehung über den angelagerten Arm. Liegt der Patient auf dem Bauch sollten kurz alle wesentlichen Leitungen überprüft werden
- Jetzt heben die Helfer in Position B und C zuerst den Schultergürtel und anschließend das Becken leicht an, damit Helfer D hier jeweils mit etwa zwei gefalteten Kissen unterpolstern kann, der Springer (Position E) unterstützt bei Bedarf. Bauch und Thorax sollten möglichst frei liegen und Platz für die Atemexkursion haben
- Liegt der Körperstamm des Patienten soweit stabil, erfolgt die Lagerung des Kopfes; hier gilt es, besonders auf eventuelle Druckschäden an Stirn, Augenlidern und Ohren zu achten
- Nun können die Extremitäten in Neutralstellung gelagert werden
- Wichtig ist, eine Überstreckung des Schultergürtels zu vermeiden, und an Knien und Füßen eine Druckentlastung zu erreichen. Auch die Lage des Genitales sollte überprüft werden
- Abschließend werden die Zu- und Ableitungen wieder komplettiert.

Es sollte mit einer leichten Kreislaufdepression und einer kurzfristigen Verschlechterung des Gasaustausches gerechnet werden, die durch die physikalischen Effekte der Bauchlage bedingt sind. Ist der Patient stabil positioniert, kann ein erneutes Recruitment-Manöver und ein PEEP-Trial sinnvoll sein. Die regelmäßige Mikrobewegung von Kopf und Extremitäten ist auch in Bauchlage möglich.

9

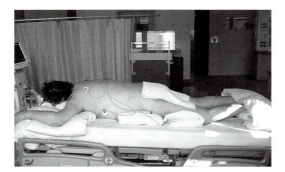

Abb. 9.3 Patient in Bauchlage. [M661]

9.1.6 Erweiterte Therapie und Lungenersatzverfahren

Für den Fall, dass die Oxygenierung des Patienten, unter Anwendung lungenprotektiver Beatmung und unterstützender Therapiemaßnahmen, nicht sichergestellt werden kann, existieren an speziellen ARDS-Zentren noch eine Reihe anderer Therapieoptionen, die hier im Überblick vorgestellt werden sollen.

Grundsätzlich dienen diese Optionen dazu, die Invasivität der Beatmung zu reduzieren und der Lunge Zeit zu verschaffen, sich selbst zu regenerieren.

- **Inhalation von Stickstoffmonoxid (iNO)**
  Inhalation von NO führt zu einer lokalen Vasodilatation an den gut belüfteten Alveolen, wodurch es zu einer Verbesserung des Ventilations-Perfusions-Verhältnisses und zu einer verbesserten Oxygenierung kommt
- **Hochfrequenz Oszillations Ventilation (HFOV)**
  Im Gegensatz zu einer konventionellen Beatmung kann bei HFOV nicht zwischen In- und Exspiration unterschieden werden. Stattdessen wird die Lunge mittels eines Frischgasflusses kontinuierlich gebläht und so ein relativ hoher Mitteldruck (vergleichbar mit dem PEEP), aber kein atemzugabhängiger Spitzendruck erzeugt. Dadurch findet eine Oxygenierung des Patienten statt. Das Frischgas wird durch eine Membran in Schwingung von 3–10 Hertz (vergleichbar mit einer Atemfrequenz von 180–600/Min) versetzt, wodurch eine minimale Ventilation erreicht wird. Zur CO_2-Elimination kann zusätzlich eine PECLA eingesetzt werden

- **Pumpless Extracorporal Lung Assist (PECLA)**
  siehe unten
- **Extracorporal Membran Oxygenation (ECMO)**
  siehe unten

Deutsche Behandlungszentren, die erweiterte Therapieverfahren anbieten: http://www.ardsnetwork.de/Kapazit%C3%A4ten%20im%20Netzwerk.html [11.10.2013]

Extrakorporale Lungenersatzverfahren

Im Folgenden wird ausschließlich auf extrakorporale Verfahren und deren Einsatz im Rahmen des schweren Lungenversagens eingegangen (➤ Abb. 9.4).

Zahlen, Daten, Fakten

Schon zu Beginn der 1970er Jahre wurden modifizierte Herz-Lungen-Maschinen zur Therapie der Hypoxie bei Lungenversagen genutzt.

Die damals eingesetzte Technik, Rollerpumpen, die die Blutzellen mechanisch schädigten und die notwendige massive Antikoagulation, führten jedoch zu hohen Komplikationsraten von bis zu 50 %. Dadurch bedingt konnte sich das Verfahren nur an wenigen spezialisierten Zentren etablieren.

Heutzutage werden in der Therapie des ARDS zwei verschiedene extrakorporale Verfahren eingesetzt, deren Komplikationsrate durch den technischen Fortschritt deutlich gesunken ist.

Pumpless Extracorporal Lung Assist (PECLA)

Bei diesem System erfolgt der extrakorporale Blutfluss mittels eines arteriovenösen Shunts. Da der Blutfluss so direkt vom Herzzeitvolumen des Patienten abhängt und nur etwa 1 l/Min. beträgt, verbessert PECLA die Oxygenierung kaum, weil der Anteil des extrakorporal oxygenierten Blutes im Verhältnis zum HZV des Patienten zu gering ist. CO_2 wird hingegen sehr effektiv entfernt, sodass die typische PECLA-Indikation die nicht kompensierbare Azidose im Rahmen der permissiven Hyperkapnie darstellt.

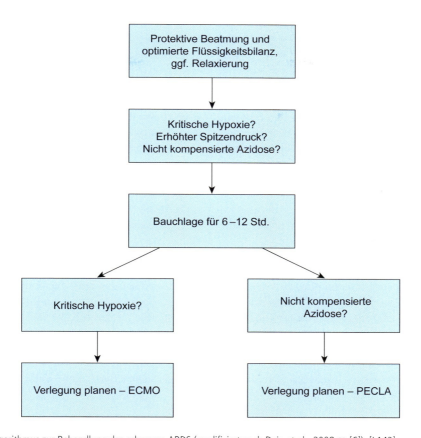

Abb. 9.4 Algorithmus zur Behandlung des schweren ARDS (modifiziert nach Deja et al., 2008 📖 [6]). [L143]

Extracorporal Membran Oxygenation (ECMO)

Im Gegensatz zur PECLA wird bei der extracorporal membran oxygenation zusätzlich eine Pumpe eingesetzt und so der extrakorporale Blutfluss auf 4–6 l/Min. gesteigert (➤ Abb. 9.5).

Der Gefäßzugang erfolgt in der Regel venovenös (vvECMO), weshalb keine Auswirkungen auf das Kardiozirkulatorische-System entstehen, da das der Vorlast entnommene Volumen für die extrakorporale Zirkulation (EKZ) 1:1 der Vorlast zurückgeführt wird.

Nur in Einzelfällen kommt im Rahmen des ARDS eine venoarterielle ECMO (vaECMO), zur Verminderung der pulmonalen Hypertension bei Rechtsherzversagen zum Einsatz. Hierbei wird das Volumen der extrakorporalen Zirkulation venös entnommen (die Vorlast sinkt) und arteriell zurückgeführt (die Nachlast wird erhöht, es kommt zu einer gewissen kardialen Unterstützung).

ECMO dient als kompletter Lungenersatz, sowohl Oxygenierung also auch Dekarboxygenierung erfolgen extrakorporal.

Technik und Funktionsprinzip PECLA und ECMO

Herzstück beider Systeme ist der sogenannte Oxygenator. Über die große Oberfläche, der in diese künstliche Lunge eingebauten semipermeablen Hohlfasern, erfolgt der eigentliche Gasaustausch. Auf einer Seite der Membran fließt das Patientenblut, die andere Seite wird von einem kontinuierlichen Sauerstofffluss durchströmt. Durch das herrschende Konzentrationsgefälle erfolgt der Austausch der Atemgase.

Der Grad der CO_2-Auswaschung lässt sich über den Sauerstofffluss regeln, ein erhöhter O_2-Fluss, bis

9

etwa 15 l/Min., führt zu einem höheren Konzentrationsgefälle und es wird mehr CO_2 ausgewaschen.

Hingegen führt schon ein geringer O_2-Fluss von etwa 1–2 l/Min. zu einer fast vollständigen Aufsättigung der Erythrozyten mit Sauerstoff. Um den Patienten komplett extrakorporal zu oxygenieren, muss allerdings das komplette Herzzeitvolumen über den Oxygenator geführt werden, d. h. die Oxygenierung wird über den extrakorporalen Blutfluss geregelt. Aus diesem Grund ist PECLA nicht zur Oxygenierung geeignet!

Als ECMO-Antrieb kommen heute hauptsächlich magnetisch angetriebene Impellerpumpen zum Einsatz, die im Betrieb deutlich weniger mechanische Belastung auf die Erythrozyten ausüben.

Die Steuerung des extrakorporalen Blutflusses erfolgt durch die Regelung der Pumpendrehzahl. Dabei ist zu beachten, dass der Blutfluss auch noch von Vor- und Nachlast der Pumpe abhängig ist: Eine verringerte Vorlast (= negativer Ansaugdruck) oder eine erhöhte Nachlast (= erhöhter Rückflussdruck) führen bei gleicher Drehzahl zu einem verringerten Blutfluss. Umgekehrt kommt es bei erhöhter Vorlast bzw. verringerter Nachlast bei gleicher Drehzahl zu einer Erhöhung des Blutflusses.

Zur Überwachung des Blutflusses steht ein Ultraschallfluss-Sensor zur Verfügung, der gleichzeitig Luftblasen detektiert. Manche Systeme messen zusätzlich verschiedene Drücke im extrakorporalen Kreislauf. Dies ist in der Praxis jedoch nicht zwingend notwendig.

Alle blutführenden Komponenten sind üblicherweise heparinbeschichtet, was die Gerinnungsaktivierung vermindert und den systemischen Antikoagulationsbedarf senkt.

Gefäßzugänge

Die Anlage eines Pumpless Extracorporal Lung Assists (PECLA) erfolgt über die Punktion von je einer Femoralvene und -arterie. Die Punktion erfolgt in der Regel perkutan mit Seldinger Technik. Die Größe, vor allem des arteriellen Katheters, ist abhängig vom Durchmesser der Femoralarterie, der zuvor per Ultraschall ermittelt wird.

Die Standardzugänge für eine venovenöse ECMO bestehen aus einer relativ langen 21–23 French Drainage-Kanüle, die über eine femorale Punktion in die V. cava inferior bis etwa auf Höhe des Zwerchfells vorgeschoben wird, und aus einer kürzeren 17–21 French Rückführungs-Kanüle, deren Spitze über eine juguläre Punktion in der V. cava superior kurz vor dem rechten Vorhof zu liegen kommt. Diese Konfiguration zeichnet sich durch eine niedrige Rezirkulationsrate (Absaugen von extrakorporal oxygeniertem Blut über die Drainagekanüle) aus. Die Lage der Kanülen kann mittels Röntgen-Thorax-Aufnahme oder transösophagealer Echokardiografie verifiziert werden. Aufgrund der anatomischen Vorteile erfolgen beide Punktionen meist rechtsseitig, eine größere Drainagekanüle hat den Vorteil des geringeren Ansaugdrucks und der geringeren Traumatisierung des Blutes.

Seit kurzem stehen als weitere Zugangsmöglichkeit bicavale Doppellumenkanülen zur Verfügung. Die Punktion erfolgt über die rechte V. jugularis, die Drainage erfolgt über proximale und distale Öffnungen aus den beiden Hohlvenen, die Rückführung über eine laterale Öffnung auf Höhe des Vorhofs. Bei dieser Methode stehen den Vorteilen der extrem niedrigen Rezirkulation und der einzelnen Gefäßpunktion das deutliche höhere Dislokations-Risiko gegenüber.

Indikation und Kontraindikationen

Da beide Therapien nur als Heilversuch oder Rettungsmanöver zum Einsatz kommen und nur sehr wenige evidente Studien existieren, sind sowohl Indikationen als auch Kontraindikationen nicht abschließend definiert und hängen immer vom jeweiligen Zentrum ab.

Als ECMO-Indikation gilt im Allgemeinen eine schwere Hypoxie trotz lungenprotektiver Ventilation und hohem FiO_2.

Die PECLA kommt bei einer nicht kompensierbaren Azidose durch protektive Ventilation zum Einsatz.

Kann der Atemwegsspitzendruck durch eine Verminderung des Tidalvolumen nicht adäquat gesenkt werden, gilt es abzuwägen, welches Verfahren zum Einsatz kommt.

MERKE

Der Einsatz von PECLA bzw. ECMO ist nur bei reversibler Schädigung der Lunge sinnvoll!

Kann keine kontinuierliche Antikoagulation durchgeführt werden, so gilt dies als absolute Kontraindikation für beide Verfahren. Für den Einsatz der PE-CLA ist ein schwerer Schock mit einhergehendem Kreislaufversagen zusätzliche Kontraindikation.

Zahlen, Daten, Fakten

Die Komplikationsraten der ECMO-Therapie sind – bedingt durch die modernere Technik – deutlich gesunken. Bei 8–17 % der Patienten kommt es zu technischen Problemen mit Kanülen, Oxygenator oder Gerinnseln im System. Bis zu 17 % der Patienten erleiden Blutungskomplikationen, die Rate der mitunter tödlichen intrakraniellen Blutungen beträgt etwa 4 %. Bei ca. 7 % kommt es durch mechanische Schädigung der Erythrozyten zur Hämolyse und 4 % entwickeln eine disseminierte intravasale Gerinnung (🕮 [7]).

Praktisches Management des extrakorporalen Kreislaufs

Antikoagulation
Üblicherweise wird zur Gefäßpunktion ein Bolus von ca. 5.000 IE Heparin verabreicht. Danach erfolgt eine kontinuierliche Heparininfusion bis zu einer Ziel-PTT von 50–60 s. Mindestens dreimal täglich erfolgt eine Kontrolle der PTT. Alternativ kann auch bettseitig die Activated Clotting Time (ACT, Ziel 160–180 s) gemessen werden.

Um Gerinnselbildungen zu verhindern, muss im extrakorporalen Kreislauf stets ein Blutfluss von ca. 1–2 l/Min. herrschen. Mittels einer Lichtquelle kann der Kreislauf auf Gerinnsel untersucht werden, die sich als unbewegliche, dunkle Ablagerungen zeigen. Koagel bis etwa 5 mm Größe sind meist unbedenklich, bei größeren Koageln, v. a. auf der rückführenden Seite des Systems, sollte der betreffende Teil der extrakorporalen Zirkulation (EKZ) ausgetauscht werden.

Luftembolie
Um zu verhindern, dass im Oxygenator Frischgas in die Blutphase übertritt, ist dieser stets unterhalb des Herzniveaus zu befestigen. Ebenfalls sollte 1- bis 3-mal täglich das Kondenswasser durch Erhöhen des O_2-Flows auf das zulässige Maximum ausgeblasen werden.

Sollte vor dem Oxygenator Luft in das System eindringen, so wird diese in der Regel im Oxygenator abgefangen und kann über eine Entlüftungsöffnung entfernt werden. Befindet sich Luft im rückführenden Teil des Systems, so muss die extrakorporale Zirkulation abgeklemmt werden und die Luft entfernt werden. Für diesen Fall sollten immer mindestens vier Schlauchklemmen griffbereit liegen.

Blutfluss, Hämolyse, Leckage im System
Um einen optimalen Blutfluss zu gewährleisten, dürfen sich keine harten Knicke im Schlauchsystem

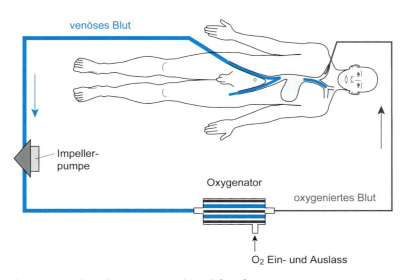

venöses Blut

Impeller-pumpe

Oxygenator

oxygeniertes Blut

O_2 Ein- und Auslass

Abb. 9.5 Prinzip der Extracorporal Membran Oxygenation (ECMO). [L143]

befinden. Die Kanülen sollten mit zwei Nähten gegen Dislokation und Abknicken gesichert werden.

Kommt es zu einem plötzlichen Abfall des Blutflusses, so ist die Drehzahl der Pumpe zu reduzieren, um ein Ansaugen der Kanüle an der Gefäßwand zu verhindern. Anschließend kann die Ursache gesucht werden: Typisch sind Knicke im Schlauchsystem oder eine relative Hypovolämie, z. B. durch Volumenverschiebung nach Lagerungsmaßnahmen. In diesem Fall sollte zur Aufrechterhaltung des extrakorporalen Blutflusses rasch Volumen infundiert werden.

Zur Hämolyse kann es durch einen hohen Ansaugdruck (Hypovolämie), Koagel in der Pumpe oder durch einen erhöhten Widerstand bei der Rückführung (Knick, Verschluss durch Koagel) kommen. Die Hämolyseparameter sollten unter extrakorporaler Zirkulation regelmäßig überwacht werden.

Bei Blut-Leckagen im System ist der betreffende Teil abzuklemmen und auszutauschen. Es kann sinnvoll sein, für den Patienten ausgekreuzte Erythrozytenkonzentrate zu bevorraten.

Patientenmanagement

Respiratoreinstellung

Während der **PECLA** wird der Patient mit den üblichen protektiven Einstellungen beatmet (> Kap. 4). Kommt es zu einem Anstieg des pCO_2, so wird der O_2-Fluss am Oxygenator bis zum Erreichen des Ziel-pH-Werts von 7,3 erhöht. Die Oxygenierung muss mittels PEEP und FiO_2 gesteuert werden.

Unter **ECMO**-Therapie ist die Lunge nicht mehr für den Gasaustausch zuständig. Die Beatmung dient nur noch dem möglichst schonenden Offenhalten der Alveolen, man könnte auch sagen die Lunge wird „geschient". Dazu sind keine Tidalvolumen nötig, FiO_2 und Spitzenduck sind so niedrig wie möglich zu halten. Eine mögliche Einstellung wäre z. B.: BIPAP, F 4–6/Min., Verhältnis I zu E von 4:1, PEEP ca. 15 mbar, P_{insp} 5 mbar, $FiO < 0,3$.

Hämodynamik und Volumenstatus

Die Steuerung der Hämodynamik kann wie bei anderen Patienten mit Vasopressoren, Inotropika und Volumen erfolgen. Hypovolämie kann die extrakorporale Zirkulation beeinträchtigen, optimal ist die Beurteilung der zentralvenösen Füllung mittels Echokardiografie.

Zu beachten ist, dass die gemischtvenöse O_2-Sättigung (SvO_2) unter ECMO-Therapie keine Aussagekraft hat.

Sedierung

Für die ersten 24–48 Stunden nach Therapiebeginn erfolgt i. d. R. eine Analgosedierung, die dann aber rasch reduziert wird, um dem Patienten die Spontanatmung zu ermöglichen.

Temperatur

PECLA beeinträchtigt die Körpertemperatur des Patienten nur in geringem Maße. Unter ECMO kommt es, durch die Größe der EKZ und den hohen Blutfluss, regelmäßig zum Auskühlen des Patienten. Aus diesem Grund haben moderne Oxygenatoren Anschlüsse für Wärmetauscher, über die das Blut erwärmt oder bei Bedarf gekühlt werden kann.

Kanülen und Blutungen

Bei Lagerungsmaßnahmen ist darauf zu achten, dass die Kanülen nicht geknickt oder unter Zug gesetzt werden. Dies ist vor allen bei femoralen Zugängen im Rahmen der Oberkörper-Hochlagerung ein Problem. Am arteriellen Zugang der PECLA ist in regelmäßigen Abständen (nach klinischer Einschätzung) die Durchblutung der betroffenen Extremität zu prüfen.

Regelmäßig kommt es bei Patienten unter extrakorporaler Zirkulation zu Blutungen, hauptsächlich aus Schleimhäuten und Kathetereinstichstellen. Ist dies der Fall, so gilt: Weniger ist mehr! Pflegemaßnahmen in den betroffenen Gebieten sollten auf das notwendige Minimum reduziert bzw. wegen des Blutungsrisikos (Rasur!) ausgelassen werden. Auch ist es sinnvoll, notwendige Katheterwechsel und Neuanlagen vor der extrakorporalen Zirkulation durchzuführen.

LITERATUR
1. Lewandowski, K. Definition, Pathophysiologie, Pathogenese und Epidemiologie des akuten Lungenversagens. In: Eckart, J., Forst, H., Burchardi, H. (Hrsg.). Intensivmedizin. Landsberg: Ecomed 2002; 1–26.
2. Gattinoni, L. The concept of „baby lung". Intensive Care Med (2005) 31
3. The Acute Respiratory Distress Syndrome Network. Ventilation with Lower Tidal Volumes as Compared with Traditional Tidal Volumes for Acute Lung Injury and the Acute Respiratory Distress Syndrome. The New England Journal of Medicine 4/2000; 342 (18); 1.301–1.308.

4. Quintel, M. Beatmungsstrategien bei ARDS. In: Eckart, J., Forst, H., Burchardi, H. (Hrsg.). Intensivmedizin. Landsberg: Ecomed 2002
5. Papazian, L.; Forel, J.M.; Gacouin, A.; Penot-Ragon, C.; Perrin, G.; Loundou, A. et al. Neuromuscular blockers in early acute respiratory distress syndrome. The New England Journal of Medicine 9/2010; 363 (12); 1.107–1.116.
6. Deja, M.; Hommel, M.; Weber-Carstens, S.; Moss, M.; von Dossow, V.; Sander, M. et al. Evidence-based therapy on severe acute respiratory distress syndrome: an algorithm-guided approach. The Journal of international medical research 3/4/2008; 36 (2); 211–221.
7. Brodie, D.; Bacchetta, M. Extracorporeal Membrane Oxygenation for ARDS in Adults. The New England Journal of Medicine 11/2011; 365 (20); 1.905–1.914.

WEITERFÜHRENDE LITERATUR
Ashbough, D.G.; Bigelow, D.B.; Petty, T.L.; Levine, B.E. Actute respiratory distress in adults. Lancet 1967; 2 (7511); 319–321.

9.2 Sepsis

Christina Bauer

Die Sepsis ist eine komplexe systemische Entzündungsreaktion des Körpers auf eine oftmals bakterielle Infektion.

Die Diagnose Sepsis lässt sich nicht durch einen einzelnen Parameter stellen. Der Wunsch der Kliniker, durch eine einfache und zuverlässige Untersuchung eine Sepsis nachzuweisen ist bis heute unerfüllt. Sepsis, schwere Sepsis und septischer Schock bezeichnen Ausprägungen eines Krankheitsbilds, das über eine Kombination aus Vitalparametern, Laborwerten, hämodynamischen Daten und Organfunktionen abgrenzt wird.

Sie ist eine seit Jahrhunderten gefürchtete Infektionskrankheit, da die auftretenden Komplikationen in vielen Fällen zum Tod führen.

Zahlen, Daten, Fakten

Studienergebnisse des Kompetenznetzwerks Sepsis (SepNet) ermittelten eine Prävalenz der schweren Sepsis und des septischen Schocks von 11 % und eine 90-Tage-Sterblichkeit von 54 %. Die Sepsis stellt die siebthäufigste Krankenhausentlassungsdiagnose unter den lebensbedrohlichen Erkrankungen dar.

9.2.1 Definition

Zur Krankheitsdefinition legte die Konsensuskonferenz des American College of Chest Physicians (ACCP) und der Society of Critical Care Medicine (SCCM) im Jahr 1992 Kriterien fest, die auch heute noch als Grundlage dienen:

SIRS (systemic inflammatory response syndrome)

Das SIRS ist eine Reaktion des Körpers auf eine vorliegende Schädigung, z.B. Pankreatitis, schweres Trauma, Ischämie, hämorrhagischer Schock, jedoch ohne Nachweis einer Infektion.

Mindestens zwei der folgenden vier Kriterien müssen erfüllt sein, um die Definition SIRS zu erfüllen:
- Fieber (≥38 °C) oder Hypothermie (≤36 °C) bestätigt durch eine rektale oder intravasale oder -vesikale Messung
- Tachykardie mit einer Herzfrequenz ≥90/Min.
- Tachypnoe (Atemfrequenz ≥20/Min.) oder Hyperventilation ($PaCO_2$ ≤4.3 kPa/≤33 mmHg)
- Leukozytose (≥12.000/mm³) oder Leukopenie (≤4.000/mm³) oder ≥10 % unreife Neutrophile im Differenzialblutbild.

Sepsis

Die Sepsis wird charakterisiert durch das Vorliegen von mindestens zwei SIRS-Kriterien und dem Nachweis einer Infektion durch Mikroorganismen.

$$\text{Sepsis} = \text{Infektion} + \text{SIRS}$$

Schwere Sepsis

Von einer schweren Sepsis wird gesprochen, wenn die Kriterien einer Sepsis erfüllt sind und zusätzlich eine Organfunktionsstörung vorliegt: Nach den Diagnosekriterien entsprechend der Konsensuskonferenz können dies sein:
- **Akute Enzephalopathie:** eingeschränkte Vigilanz, Desorientiertheit, Unruhe, Delirium

- **Relative oder absolute Thrombozytopenie:** Abfall der Thrombozyten um mehr als 30 % innerhalb von 24 Stunden oder Thrombozytenzahl $\leq 100.000/mm^3$. Eine Thrombozytopenie durch akute Blutung oder immunologische Ursachen muss ausgeschlossen sein
- **Arterielle Hypoxämie:** $PaO_2 \leq 10$ kPa (≤ 75 mmHg) unter Raumluft oder ein PaO_2/FiO_2-Verhältnis von ≤ 33 kPa (≤ 250 mmHg) unter Sauerstoffapplikation. Eine manifeste Herz- oder Lungenerkrankung muss als Ursache der Hypoxämie ausgeschlossen sein
- **Renale Dysfunktion:** Eine Diurese von $\leq 0,5$ ml/kg/h für wenigstens zwei Stunden trotz ausreichender Volumensubstitution und/oder ein Anstieg des Serumkreatinins auf mehr als das 2-Fache oberhalb des lokal üblichen Referenzbereichs
- **Metabolische Azidose:** Base Excess ≤ -5 mmol/l oder eine Laktatkonzentration mehr als das 1,5-Fache über dem lokal üblichen Referenzbereich.

Zahlen, Daten, Fakten

Sterblichkeitsrate:
Pro Jahr versterben in Deutschland ca. 60.000 Patienten an einer schweren Sepsis.
Mit 162 Todesfällen täglich steht die Sepsis nach dem „Herzinfarkt" an dritter Stelle der Todesursachen in Deutschland. Auf den Intensivstationen ist die schwere Sepsis die häufigste Todesursache. ([1])

MERKE

Schwere Sepsis = Infektion + SIRS
+ Organdysfunktion

Eine schwere Sepsis kann sich relativ rasch aus einer einfach erscheinenden Infektion entwickeln. Aus diesem Grund ist eine exakte und ausgeprägte Krankenbeobachtung wesentlich.

Bei der Entstehung der schweren Sepsis ist häufig eine initial **hyperdyname Phase** zu beobachten, die mit Tachykardie und überwärmter, trockener Haut einhergeht.

Flüssigkeitsansammlungen im Gewebe sind möglich. Die Ursache hierzu ist die erhöhte Durchlässigkeit der Kapillargefäße durch Entzündungsmediatoren. In der Peripherie ist die Sauerstoffausschöpfung erschwert. Aus dieser Phase kann sich rasch die hypodyname Phase mit plötzlichem Kreislaufversagen – dem septischen Schock entwickeln.

Septischer Schock

Von septischem Schock wird gesprochen, wenn die Zeichen der Sepsis erfüllt sind und eine arterielle Hypotension von > 1 Stunde vorliegt. Hierbei liegt der systolische Blutdruck bei ≤ 90 mmHg bzw. der mittlere arterielle Blutdruck bei ≤ 65 mmHg. Oder es ist der Einsatz von Vasopressoren notwendig, um den systolischen und mittleren arteriellen Blutdruck zu halten. Die Hypotonie besteht trotz adäquater Volumengabe und ist auch nicht durch andere Ursachen erklärbar.

MERKE

Septischer Schock = Sepsis + therapierefraktäre
Hypotonie und Hypoperfusion trotz
adäquater Flüssigkeitstherapie

9.2.2 Ätiologie

Die Sepsis entsteht meist aufgrund von bakteriellen Infektionen mit besonders schwerem Verlauf (➤ Abb. 9.6). Ursachen hierfür können Faktoren des Erregers in Form von Toxinproduktionen sein oder auch Risikofaktoren auf Patientenseite wie Immunschwäche oder schwere Grunderkrankung.

Pulmonale Infekte gehen häufig der Sepsis voraus. Am zweithäufigsten sind Bakteriämien von Harn- oder Gallenwegen oder von einem Venenkatheter ausgehende Infektionen ([2]). Schwere Haut- bzw. Weichteilgewebeinfektionen mit tief reichenden Nekrosen stellen auch ein Risiko für die Entstehung einer Sepsis dar. Die Infektionserreger lassen sich nicht immer nachweisen. Ein Direktnachweis mittels Blutkultur oder Punktat gelingt in ca. 50 % der Fälle.

Aber auch Viren und Pilze können Auslöser einer schweren Sepsis sein.

Das Zusammenwirken von Infektion und Immunantwort spielt in der Entstehung der Sepsis die entscheidende Rolle. Dabei ist es unerheblich welche Erreger die Infektion auslösen, denn alle Erreger sind hierzu in der Lage.

9.2.3 Pathophysiologie

Pathophysiologisch kommt es bei einer Sepsis zu einer Gewebeschädigung im Rahmen einer zunächst überschießenden, später unzureichenden allgemeinen Immunreaktion mit in der Folge schwersten Mikrozirkulationsstörungen und im Extremfall der Ausbildung von Nekrosen.

Inflammatorische Mediatoren wie der Tumornekrosefaktor α (TNFα) und Interleukin I können dazu beitragen, dass es zu einer sofortigen Produktion von Stickstoffmonoxid (NO = Nitric Oxide), einem potenten Vasodilatator kommt. Durch die Einwirkung von Stickstoffmonoxid kann es im Rahmen der Sepsis zu einer unbehinderten arteriellen Vasodilatation und zur Hypotonie kommen. Des Weiteren bewirkt Stickstoffmonoxid eine Dilatation venöser Gefäße mit daraus folgendem venösen Pooling von intravaskulärer Flüssigkeit. Während der Sepsis kommt es aber auch zur Freisetzung von vasokonstriktiv wirkender endothelialen Stoffen. Neben der Veränderung des Gefäßlumens wird mediatorbedingt auch die Endothelpermeabilität deutlich höher. Dieser Zustand wird als „capillary leak syndrom" bezeichnet. Es kommt zu einer erheblichen Flüssigkeitseinlagerung in das Interstitium. Die übermäßige Vasodilatation mit venösem Pooling und der Verlust von Flüssigkeit aus dem Intravasalraum münden in einem erheblichen intravasalem Volumenmangel, der mehre Liter betragen kann. Diese Flüssigkeit fehlt bei der Versorgung der Organe → die Organe werden nicht adäquat durchblutet.

9.2.4 Klinik

Patienten mit einem septischen Krankheitsbild zeigen in der Regel folgende Symptome:
- Fieber oder Hypothermie
- Schüttelfrost (klassisches Symptom bei Bakteriämie)
- Hypoxämie
- Hypotonie
- Unklare Tachykardie
- Tachypnoe
- Oligurie
- Änderung des mentalen Status (Verwirrtheit, Vigilanzstörungen).

9.2.5 Diagnose

Die wichtigsten diagnostischen Maßnahmen sind die Überwachung der Organfunktionen und die Fokus- und Erregersuche.

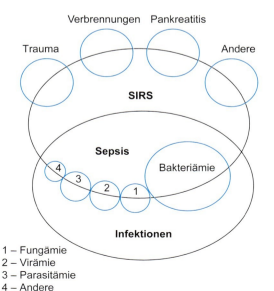

Abb. 9.6 Ätiologie der Sepsis.
[L143]

Bei Verdacht auf eine Sepsis ist schnelles Handeln geboten, denn jede Stunde ohne Therapie erhöht die Letalität.

Für die Fokussuche dienen die klinische Untersuchung des Patienten, Laboranalysen und ergänzende bildgebende Verfahren (Sonografie, Röntgen, Szintigrafie, CT, MRT).

- Genaue Inspektion des Patienten, ggf. aller Wunden und Kathetereinstichstellen. Körpersekrete (Urin, Trachealsekret, Drainageflüssigkeiten, Wundflüssigkeiten) werden begutachtet und bei Auffälligkeiten zur mikrobiologischen Untersuchung zeitnah weitergeleitet
- Blutkultur
- Bei klinischem Verdacht auf eine Sepsis muss zum Nachweis der Infektion und der Erregerresistenz vor Beginn der Antibiotikatherapie eine Blutkultur abgenommen werden

MERKE

Die Blutentnahme für die Blutkultur erfolgt nach adäquater Hautdesinfektion über eine periphere Venenpunktion. Bei der Entnahme über einen zentralen Venenkatheter oder einen arteriellen Katheter wird ein 2-fach erhöhtes Kontaminationsrisiko beschrieben und sollte deshalb die Ausnahme sein.

- Laborchemische Veränderungen:
  - Leukozytose/-penie
  - CRP-Anstieg
  - Procalcitonin-Anstieg (speziell für infektiöse Ursache)
  - Linksverschiebung im Differenzialblutbild
  - Thrombozytopenie
  - AT-III-Mangel
  - Laktatazidose.

9.2.6 Therapie

Die Therapie der Sepsis baut auf den drei Säulen der kausalen, der supportiven und der adjunktiven Therapie auf (> Abb. 9.7).

Kausale Therapie

Die Bekämpfung der Sepsis-Ursache steht in der Therapie an erster Stelle. Hierzu zählt die Sanierung der Infektionsquelle und eine unverzügliche antimikrobielle Therapie.

Fokussanierung

Eine erfolgreiche Sepsisbehandlung bedingt die vollständige Sanierung der septischen Infektionsquellen. Die operative Entfernung des Krankheitsherdes kann durch eine oder mehrere Interventionen erfolgen. Hierzu gehören z. B. die Entfernung von Implantaten, Inzision bzw. CT gestützte Drainage von Abszessen, Wunderöffnung und Nekrektomie, Amputation und Fasziotomie, Peritoneallavage, Drainage oder Enterostomie bei Peritonitis, Anastomoseninsuffizienz und Ileus.

Die Fachgesellschaften empfehlen eine frühzeitige Fokussanierung, da diese mit einer Reduktion der Letalität verbunden ist.

Antimikrobielle Therapie

Die antimikrobielle Therapie wird unverzüglich (innerhalb der ersten Stunde nach Diagnosestellung der Sepsis) nach Abnahme der Blutkultur begonnen.

Bei der Auswahl der Antibiotika wird die „Tarragona-Strategie" beachtet (siehe unten).

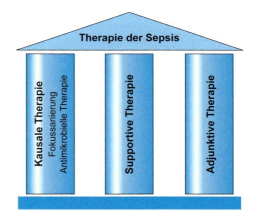

Abb. 9.7 Säulen der Sepsistherapie. [L143]

Tarragona-Strategie

- **Look at your patient:** individuelle Risikofaktoren beachten
- **Listen to your hospital:** Antibiotikastategie an krankenhausspezifische Erreger angepasst
- **Hit hard:** früher Einsatz von Breitspektrum- und Hochdosistherapie
- **Get to the point:** effektive Gewebespiegel erreichen
- **Focus, focus, focus:** wenn möglich Deeskalation und kurze Behandlungsdauer anstreben.

Supportive Therapie

Unter supportiver Therapie werden alle intensivmedizinischen Maßnahmen verstanden, die zu einer Verbesserung bzw. Wiederherstellung gestörter Organfunktionen führen.

Hämodynamische Stabilisierung

Primäres Ziel der hämodynamischen Stabilisierung ist eine adäquate Sauerstoffversorgung auf zellulärer Ebene unmittelbar nach Diagnosestellung der schweren Sepsis bzw. des septischen Schocks.

Volumengabe
Folgende Werte werden zur frühen hämodynamischen Stabilisierung angestrebt:

- ZVD ≥ 8 bzw. ≥ 12 mmHg unter mechanischer Beatmung
- MAP ≥ 65 mmHg
- Diurese $\geq 0,5$ ml/kg/h
- Zentalvenöse Sauerstoffsättigung ($SzvO_2$) $\geq 70\%$
- Laktat $\leq 1,5$ mmol/l bzw. zumindest rückläufige Werte.

Klinische Bedeutung

Aufgrund der Volumentherapie entwickeln Patienten mit Sepsis häufig massive Ödeme über den gesamten Körper. Diese provozieren oftmals oberflächliche, nässende Hautdefekte. Die Versorgung dieser Wunden ist sehr anspruchsvoll, da durch einfache Pflasterverbände häufig neue Wunden entstehen. Schaumverbände haben sich bei der Versorgung stark nässender Wunden bei septischen Patienten bewährt.

Inotropika und Vasopressoren
Bleibt trotz Volumengabe ein eingeschränktes Herzzeitvolumen bestehen, wird Dobutamin als Katecholamin der ersten Wahl empfohlen. Eine Therapie mit Adrenalin kann bei fehlender Besserung der linksventrikulären Pumpfunktion erwogen werden.

Nierenersatzverfahren
Erleiden Patienten im Rahmen einer schweren Sepsis oder eines septischen Schocks ein akutes Nierenversagen, so ist ein Nierenersatzverfahren angezeigt. Die Art der Verfahren – kontinuierliches, konvektives venovenöses Nierenersatzverfahren oder intermittierendes diffusives Verfahren (IHD) sind nach aktueller Studienlage als gleichwertig zu empfehlen.

Die Gabe von Diuretika im Rahmen des Nierenversagens führt zu keiner Verbesserung der Nierenfunktion, es gibt auch keine Evidenz, dass diese das Outcome günstig beeinflussen. Um die Reaktion der Niere nach adäquater Volumentherapie zu testen, kann die Gabe von Diuretika allerdings erwogen werden.

Airwaymanagement und Beatmung

Im Rahmen der schweren Sepsis oder des septischen Schocks tritt in ca. 25–42 % der Fälle ein akutes Lungenversagen auf.

Vor diesem Hintergrund sollte die Indikation zur Intubation und mechanischen Beatmung früh gestellt werden.

Indikationen:

- Tachypnoe (AF > 35)
- Muskuläre Erschöpfung/Einsatz der Atemhilfsmuskulatur
- Verminderte Vigilanz
- Sauerstoffsättigungsabfall $\leq 90\%$ trotz Sauerstoffgabe.

Die Beatmung des septischen Patienten orientiert sich an den Empfehlungen des ARDSNET:

- Atemzugvolumen 6 ml/kg KG (Standardkörpergewicht des Patienten)
- Plateaudruck < 30 cm H_2O
- Tidalvolumen auf bis zu 4 ml/kg Sollgewicht reduzieren, um den Plataudruck unter 30 cmH_2O zu halten
- S_aO_2 bzw. S_pO_2 zwischen 90 und 95 % halten
- PEEP (individuell) in Abhängigkeit von der inspiratorischen Sauerstofffraktion (F_iO_2).

9

> **Standardkörpergewicht**
>
> Berechnung des Standardkörpergewichts:
> - Gewicht Männer [kg] = 50 + 0,91 (Größe [cm] − 152,4)
> - Gewicht Frauen [kg] = 45,5 + 0,91 (Größe [cm] − 152,4)

Adjunktive Therapie

Unter einer adjunktiven Therapie wird die Behandlung gemeinsam mit und zusätzlich zur kausalen und supportiven Therapie der Sepsis verstanden.

Glukokortikoide

Die Behandlung sowohl mit hochdosierten Glukokortikoiden als auch mit niedrigdosiertem i. v. verabreichtem Hydrokortison wird bei Patienten mit septischem Schock **nicht mehr** empfohlen. Eine Ausnahme bilden Patienten mit therapiefraktärem septischen Schock, die trotz Volumen und Vasopressorentherapie in hohen Dosen nicht zu stabilisieren sind. Bei diesen kann eine niedrigdosierte Hydrokortisontherapie erwogen werden.

Insulintherapie

Eine intensivierte intravenöse Insulintherapie zur Senkung erhöhter Glukosespiegel mit einem Schwellenwert von > 110 mg/dl (> 6,1 mmol/l) wird bei Patienten mit schwerer Sepsis oder septischem Schock nach aktueller Studienlage **nicht empfohlen.** Die Leitlinie der deutschen Sepsisgesellschaft führt aus, dass bei einem erhöhten Blutzuckerspiegel von > 150 mg/dl (> 8,3 mmol/l) die parenteral zugeführte Glukosemenge evaluiert und ggf. reduziert werden sollte. Bleibt die Hyperglykämie weiterhin bestehen, kann eine intravenöse Insulintherapie bei Patienten mit schwerer Sepsis oder septischem Schock in Betracht gezogen werden.

> **Klinische Bedeutung**
>
> Eine intensivierte Insulintherapie bedarf eine sehr engen (1–2-stündlichen) Blutzuckerkontrolle.
> Die Blutzuckerwerte sollten immer nach der gleichen Methode, z. B. BGA-Gerät, Blutzuckergerät oder Labor, ermittelt werden. Dies gibt Sicherheit über Korrektheit des Werts und über den Verlauf.

Ernährung

Der septische Patient befindet sich in einer massiven Stresssituation, welche die Ausbildung eines Postaggessionsstoffwechsels nach sich zieht. Die Ernährung des septischen Patienten ist als komplexes und schwieriges Thema anzusehen.

Alle Patienten, die nicht innerhalb von drei Tagen vollständig mit normaler Kost ernährt werden können, sollen künstlich ernährt werden. Die enterale Ernährung ist die bevorzugte Form bei kritisch Kranken. Eine parenterale Ernährung wird nicht durchgeführt, solange eine ausreichende orale und/oder enterale Ernährung realisierbar ist. Nach den aktuellen Leitlinien sollte der septische Patient von Anbeginn der Intensivtherapie parenteral ernährt werden, wenn dieser voraussichtlich auch nach einem Zeitraum von 5–7 Tagen nicht ausreichend oral oder enteral ernährt werden kann. Diesen kritisch Kranken sollte zusätzlich zur parenteralen Aminosäurenzufuhr parenteral Glutamindipeptid zugeführt werden, da dies zu einer Verbesserung der Glukosetoleranz und Insulinsensitivität führt.

Eine kombinierte enterale/parenterale Ernährung ist immer dann durchzuführen, wenn eine künstliche Ernährung indiziert ist und der Kalorienbedarf durch eingeschränkte enterale Toleranz nicht hinreichend gedeckt werden kann.

9.2.7 Pflegerische Aufgaben

Die Aufgaben von Gesundheits- und Krankenpfleger/innen bestehen insbesondere darin, präventive Tätigkeiten durchzuführen und zu überwachen. Schulungsprogramme und Präventionsprotokolle werden empfohlen, da hierdurch nachweislich die Rate an Ventilator-assoziierten Pneumonien (VAP) und Katheterinfektionen verringert werden können.

Die wichtigste Maßnahme zur Prävention einer Sepsis ist, die penible Einhaltung der **Standardhygienemaßnahmen:**
- Hygienische Händedesinfektion vor und nach jedem Patientenkontakt
- Aseptische Technik bei der Anlage des zentralen Venenkatheters (ZVK) oder anderen zentralen intravasalen Kathetern

- Indikation des ZVK oder Harnwegskatheters täglich evaluieren
- Mundpflege und Zähneputzen mit oralen Antiseptika, z. B. 0,12 %–0,2 % Chlorhexidin.

Personalausstattung und Sepsisinzidenz

Die Personalausstattung zeigt auch Auswirkungen auf die Sepsisinzidenz. So konnte gezeigt werden, dass Personalmangel mit einer hohen Sepsisindzidenz assoziiert war. (Sepsis Leitlinie)

Pflege in Bezug zur antimikrobiellen Theapie

Bei der Gabe der antimikrobiellen Medikamente ist auf die exakte Einhaltung der Verabreichungszeiten zu achten, um einen korrekten Medikamentenspiegel zu erreichen. Nebenwirkungen oder allergischer Reaktionen, wie z. B. Urtikaria oder Atemnot sollten sofort erkannt werden, um fachgerecht handeln zu können. Falls Zeichen einer allergischen Reaktion beobachtet werden, muss die Zufuhr des Antibiotikas sofort gestoppt und der Arzt informiert werden. Des Weiteren werden entsprechende Notfallmedikamente zur Behandlung der allergischen Reaktion bereitgestellt, um ein schnelles Handeln zu ermöglichen.

Die physiologische Flora des Gastrointestinaltrakts wird durch die Gabe von Antibiotika beeinträchtigt. Ein besonderes Augenmerk liegt daher auf einer evtl. auftretenden Sekundärinfektion wie z. B. einer Pilzinfektion.

Pflege in Bezug zur Hämodynamik

Die kontinuierliche Beobachtung und Dokumentation der Vitalparameter und der Diurese in Bezug zu den angeordneten Zielgrößen ist obligat. Abweichungen sind zeitnah an den ärztlichen Dienst weiterzuleiten und evtl. entsprechende regulierende Maßnahmen einzuleiten.
Zu den pflegerischen Aufgaben gehören:
- Abnahme und Analyse der zentralvenösen Sauerstoffsättigung

- Regelmäßige ZVD-Messung nach Stationsstandard
- Hygienisch korrekter Verbandswechsel an den Kathetersystemen, Beobachtung auf Infektionszeichen und Kontrolle der Funktionalität der Kathetersysteme.

Pflege in Bezug zur Beatmung

Intubierte Patienten werden so häufig wie möglich mit erhöhtem Oberkörper (mindestens 45°) gelagert, um eine Ventilator-assoziierte Pneumonie zu vermeiden.

Eine Bauchlagerung bzw. 135°-Seitenlagerung (➤ 1.5) wird bei schweren Oxygenierungsstörungen ($PaO_2/FiO_2 \leq 88\,mmHg$) empfohlen.

Um die Möglichkeit einer Extubation zu überprüfen, wird der hämodynamisch stabile Patient, der ausreichend oxygeniert ist, einem täglichen Spontanatemversuch unterzogen. Durch Studien konnte belegt werden, dass durch die Anwendung von Sedierungs-, Analgesie und Beatmungsprotokollen die Beatmungsdauer, Liegedauer und die Tracheotomiehäufigkeit gesenkt werden konnte. Die Pflegekraft überprüft alle acht Stunden, sowie nach jeder Therapieänderung, Ziel und Grad der Analgesie, Sedierung und antidelirante Therapie und dokumentiert die Ergebnisse. Hierbei wird der Einsatz von validen Scoringsystemen (RASS, BPS) zur Therapiesteuerung und Überwachung empfohlen.

Pflege in Bezug zur Ernährung

Wird der Patient über eine Magensonde ernährt, so ist vor jeder Sondenkostgabe die Lage der Magensonde durch Luftinsufflation und Auskultation zu kontrollieren.

Die Menge der zugeführten Ernährung richtet sich nach der Toleranz des Patienten, der Kostaufbau erfolgt immer patientenorientiert. Das Aspirationsvolumen, welches in der Regel alle vier Stunden kontrolliert wird, spielt hierbei eine entscheidende Rolle. Die pflegerische Tätigkeit besteht neben der korrekten Durchführung auch in der genauen Dokumentation.

Im Allgemeinen ist aus pflegerischer Sicht darauf zu achten, dass die ersten 100 ml des Aspirats komplett, über die einliegende Ernährungssonde zurückgegeben werden, da dieses wichtige Enzyme und Nährstoffe enthält. Neben der Bestimmung des Volumens wird der Magen-pH-Wert mittels Indikatorstreifens gemessen. Magensäure weist einen pH-Wert von etwa 1–1,5 bei nüchternem Magen auf und einen von 2–4, wenn keine Nüchternheit vorliegt.

Kann aufgrund eines pathologisch zu hohen Aspirationsvolumens die enterale Ernährung nicht gesteigert werden, genügen meist schon geringe Mengen von Nahrungs- bzw. Flüssigkeitszufuhr, um eine Verbesserung des Verlaufs zu erzielen. Um eine Aspiration zu vermeiden ist darauf zu achten, dass die Patienten mit erhöhtem Oberkörpter (30–45°) positioniert werden.

Auf ein regelmäßiges Abführen ist zu achten. Bei Bedarf müssen frühzeitig Abführmaßnahmen eingeleitet werden, da es über den Darm zur Translokation von Bakterien kommen kann. Aus diesem Grund gilt der Darm auch als „Motor der Sepsis bzw. des Multiorganversagens".

M E R K E
- Umfassende Patientenbetreuung
- Zeitnahes und zeitkritisches Arbeiten
- 1-mal/Schicht eine zentral-venöse Sättigung abnehmen, um den Verlauf zu kontrollieren
- Regelmäßige Blutgasanalyse (respiratorische und metabloische Überwachung)
- Pflegerische Prioritäten setzen.

LITERATUR
Moerer, O; Quintel, M. Definition, Epidemiologie und ökonomische Aspekte der Sepsis bei Erwachsenen. Der Internist, 2009: 788–798.
Kern, W. V.: Sepsis. In: Suerbaum, S. et. al. (Hrsg.). Medizinische Mikrobiologie und Infektiologie. Heidelberg: Springer Verlag, 2012: 783–788.
Deutsche Sepsis-Gesellschaft e. V.: www.sepsis-gesellschaft.de
Dugimont, A.: Pflege eines Sepsispatienten. Eine Herausforderung für die moderne Intensivpflege. Facharbeit im Rahmen der Fachweiterbildung Anästhesie und Intensivpflege am Universitätsklinikum Heidelberg (unveröffentlicht) 2012.
Fresenius, M.; Heck, M.: SIRS, Sepsis und Multiorganversagen. In: Fresenius, M.; Heck, M.: Repetitorium Intensivmedizin, 2011: 426–451.
Hagel, S.; Brunkhorst, F.: Sepsis. In: Intensivmedizin und Notfallmedizin 2011 48: 57–73.
Kaulen, H. (2012): Infektion außer Kontrolle. In: http://www.faz.net/aktuell/wissen/medizin/sepsis-therapie-infektion-außer-kontrolle-11590484.html [3.1.2013].
Kochanek, M., et. al.: Sepsis Update 2012. Deutsche medizinische Wochenschrift 2012; 137: 1.565–1.567.
Marx, G.; Schürholz, T.: Sepsis und Multiorganversagen. In: Burchardi, H. et. al. (Hrsg.): Information und Menschenbild. Berlin Heidelberg: Springer Verlag, 2011: 356–359.
Meier-Hellmann, A.; Burgard, G.: Sepsis und Multiorganversagen. In: Schwab, S. (Hrsg.): NeuroIntensiv, Berlin Heidelberg: Springer Verlag, 2012: 231–244.

9.3 Polytrauma
Michael Eulenberg

Der schwerstverletzte Mensch stellt den täglichen Klinikablauf vor eine besondere Aufgabe. Vom Beginn der Versorgung über die gesamte Zeit der Akutversorgung hinweg, ist eine angemessen hohe Personaldichte und ein optimales Prozessmanagement eine elementare Voraussetzung, um ein möglichst positives Behandlungsergebnis zu erreichen.

Neben den Personalressourcen für den Verletzten sind noch Ressourcen für die Begleitung der Angehörigen, die speziell in dieser Phase eine besondere Form der Hilflosigkeit und Machtlosigkeit erleben, bereitzustellen.

Je nach Region finden sich Häufungen des Unfallmechanismus. So sind beispielsweise in Deutschland, im Unterschied zu den USA, stumpfe Traumen weit häufiger als penetrierende Traumen.

D E F I N I T I O N
Definition Polytrauma nach Prof. Dr. med. Harald Tscherne (1997):
Ein Polytrauma ist definiert durch gleichzeitig entstandene Verletzungen mindestens zweier unterschiedlicher Körperregionen, die einzeln für sich oder in ihrer Kombination lebensbedrohlich sind. (📖 [1])

In der national verwendeten Einschätzung Schwerstverletzter findet der **Injury Severity Score (ISS)** zur Definition eines Polytraumas Anwendung. Beurteilt wird im weitesten Sinn die Schwere von Verletzungen an unterschiedlichen Körperregionen. Bei dem ermittelten Wert gilt ein Patient ab einem Wert von

ISS ≥ 16 als polytraumatisiert. Die Deutsche Gesellschaft für Unfallchirurgie bietet im Rahmen ihrer Zertifizierungsverfahren die auswertbare Erfassung der schwerstverletzen Patienten anhand ihres nationalen Traumaregisters (www.traumaregister.de) an. Die ermittelten Daten bieten der jeweiligen Klinik die Möglichkeit, die eigene Auslastung und Versorgungsergebnisse mit Polytraumatisierten in Relation zu den übrigen zertifizierten Kliniken zu vergleichen.

Das Überleben eines Schwerstverletzten sagt allerdings noch nichts über die wiedererreichte Lebensqualität aus. Selbst nach zwei Jahren kann erst die Hälfte der polytraumatisierten Patienten die Arbeit wieder aufnehmen. Ebenso bleiben bei einem erheblichen Anteil Behinderungen und posttraumatische Störungen zurück. Langfristig werden etwa zwei Drittel der Betroffenen wieder arbeitsfähig (📖 [2]).

Daraus lässt sich der hohe Anspruch an die gesamte Versorgungsqualität der Klinik ableiten.

9.3.1 Anmeldung des Patienten

In Deutschland erfolgt in der Regel die Anmeldung eines Schwerstverletzten über die integrierten Leitstellen, die für die Vermittlung von Einsätzen des Rettungsdienstes und der Feuerwehr zuständig sind. Bei der Anmeldung werden alle relevanten Daten eines Patienten von der Unfallstelle durch den Disponenten der Leitstelle an die Aufnahmeeinheit der Klinik übermittelt. Der Ansprechpartner der Klinik entscheidet über die hausübliche Alarmierung des Traumateams. Bei zertifizierten Kliniken werden die Alarmierungskriterien der S3-Leitlinie Polytrauma-Schwerstverletztenbehandlung verwendet (📖 [3]):

MERKE

Alarmierungskriterien

- Systolischer Blutdruck unter 90 mmHg nach Trauma
- GCS unter 9 nach Trauma
- Atemstörung/Intubationspflicht nach Trauma
- Vorliegen von penetrierenden Verletzungen der Rumpf-/Halsregion
- Vorliegen von Schussverletzungen der Rumpf-/Halsregion
- Frakturen von mehr als zwei proximalen Knochen
- Instabiler Thorax
- Beckenfrakturen
- Amputationsverletzung proximal der Hände/Füße

- Querschnittsverletzungen
- Offene Schädelverletzungen
- Verbrennung > 20 % von Grad ≥ 2a

Unfallbezogene Kriterien:
- Sturz aus über 3 m Höhe
- Verkehrsunfall (VU) mit:
  - Frontalaufprall mit Intrusion von mehr als 50–75 cm
  - Geschwindigkeitsveränderung von Delta > 30 km/h
  - Fußgänger-/Zweiradkollision
  - Tod eines Insassen
  - Ejektion eines Insassen.

9.3.2 Teamvorbereitung und -training

Zur adäquaten Versorgung Schwerstverletzter ist es notwendig das Personal auf die zu erwartende Situation vorzubereiten. Hierzu gehört:

- Die theoretische und praktische Schulung der beteiligten Personengruppen (Fachliteratur, theoretischen Unterrichtseinheiten spezielle Trainingseinheiten)
- Sozial-kommunikatives Training (zwischenmenschliches Zusammenspiel)
- Klare Aufgabenbenennung und Strukturplanung im Vorfeld der Versorgung schwerstverletzter Patienten
- Die Aufgabenverteilung ist dabei abhängig von der primären Versorgungsaufgabe (lokales, regionales und überregionales Traumazentrum) und den zur Verfügung stehenden Ressourcen. Die Leitlinie in Form des Weißbuches der DGU gibt Auskunft über die benötigten materiellen, strukturellen und personellen Ressourcen in der Klinik.

9.3.3 Erstversorgung

Pflegerische Aufgaben bei der Aufnahme eines Schwerstverletzten

Im Vorfeld der Aufnahme müssen die folgenden Voraussetzungen geschaffen werden:

- Das Traumateam ist bei Eintreffen des Patienten vollständig anwesend

9

- Der Raum ist entsprechend dem Verletzungsmuster vorbereitet, z. B. Temperatur, Beatmungszubehör, Schienungs- und Lagerungsmaterial, Infusions- und Transfusionsmöglichkeiten usw.
- Ein sog. Traumaleader koordiniert den Versorgungsprozess beginnend mit der Übergabe. Die Rolle des Traumaleaders wird in der Klinik anhand der Funktion, z. B. Oberarzt Unfallchirurgie bestimmt
- Alle an der Versorgung beteiligten haben die Möglichkeit, die Informationen der Notarztübergabe mitzuhören
- Die Arbeitsaufteilung ist klinikintern im Vorfeld geregelt.

Die Versorgung im Schockraum ist gekennzeichnet durch prioritätenorientiertes Herangehen. Der zeitliche Faktor ist wesentlich für die Versorgung schwerstverletzter Patienten.

Der im Folgenden beschriebene ATLS-Algorithmus (📖 [4], [5]) sieht für die Versorgung zwei wesentliche Einheiten vor, den **Primary und Secondary Survey.**

Primary Survey – Erste Untersuchung

Es findet eine prioritätenorientierte Untersuchung des Patienten statt. Für diese Phase des Schockraums ist ein möglichst schnelles und effizientes Vorgehen (ca. 5 Minuten) anzustreben.

> **MERKE**
> **Algorithmus**
>
> **A: Airway and C-Spine Control**
> - Atemweg des Patienten untersuchen (Verlegungen und Beeinträchtigungen)
> - Sauerstoff verabreichen (hochdosiert)
> - Hilfsmittel zur Überbrückung der Zeit bis zur definitiven Atemwegssicherung (Guedel- oder Wendeltubus)
> - Atemweg bei Beeinträchtigung definitiv sichern (endotracheale Intubation)
> - Alternative Mittel zur vorübergehenden Sicherung des Atemwegs bei schwieriger Intubation bereitstellen (z. B. Larynxmaske, Combitubus usw.)
> - Halswirbelsäule kontinuierlich durch einen steifen Halskragen oder manuell stabilisieren. Die steife Halskrause bleibt bis zum Ausschluss einer HWS-Verletzung am Patienten. Die Jugularvenen werden beim Übergang zu B auf Stauungszeichen inspiziert.

> **B: Breathing**
> - Ventilation und Oxygenierung überprüfen (Einschränkungen z. B. bei massivem Hämatothorax, Rippenserienfrakturen, Reduktion der Atemfrequenz oder Einschränkungen der Atemmechanik)
> - Bei Schwerstverletzten mit Thoraxtrauma Gefahr eines Spannungspneumothorax (➤ Kap. 4)
> - Die Beurteilung der SpO_2 kann aufgrund zirkulatorischer Störungen oder Hypothermie erschwert sein
> - Prellmarken, Abschürfungen und ein subkutanes Emphysem geben Hinweis auf entsprechende Verletzungen
> - Im weiteren Verlauf ist nach der Erstversorgung auf die hohe Letalität bei Schwerstverletzten mit Thoraxtrauma durch Lungenkontusionen im Besonderen zu achten.
>
> **C: Circulation**
> Es folgt die Suche nach großen Blutungsquellen. Es werden fünf große Quellen abgeklärt:
> - Thorax
> - Abdomen
> - Becken
> - Stammnahe lange Röhrenknochen (Femur, Humerus)
> - Fußboden – nach außen blutende Wunden mit hohem Blutverlust.
>
> Es folgt die Anlage geeigneter großlumiger Venenzugänge mit angepasstem Infusions- und Transfusionsregime, die monitorgestützte Kreislaufüberwachung (nichtblutige Druckmessung und EKG), körperliche Untersuchung auf oben genannte Blutungsquellen und die Durchführung eines Focussed Assessment with Sonography in Trauma (FAST).
>
> **D: Disability**
> Eine fokussierte neurologische Untersuchung mit Pupillenkontrolle und Erhebung der Glasgow Coma Scale (GCS ➤ Tab. 8.2) findet statt. Bei einem GCS von ≤ 8 ist an den unsicheren Atemweg wegen reduzierter Schutzreflexe zu denken.
>
> **E: Exposure and Environment**
> Entkleidung des Patienten und Wärmeerhalt durch geeignete Hilfsmittel.

Secondary Survey

Die Zweituntersuchung, der Secondary Survey, folgt dem gleichen Algorithmus. Im Unterschied zum Primary Survey findet eine vollständige Untersuchung von Kopf bis Fuß zur Detektion aller Verletzungen statt. Hier kommen auch alle notwendigen technischen Untersuchungen zum Einsatz, z. B. CT, MRT.

Bei vorherrschenden schweren, unmittelbar operativ zu versorgenden Verletzungen, ist diese Form der Untersuchung im Schockraum noch nicht durchführbar und verschiebt sich aufgrund der prioritätenorientierten Patientenversorgung häufig auf die Intensivstation.

MERKE

Jede ergriffene Maßnahme wird auf Erfolg evaluiert. Bei längerer Unterbrechung der Sichtung lässt sich durch ein erneutes Herangehen (Reassessment) anhand des verwendeten Algorithmus die aktuelle Situation des Patienten schnell einschätzen.

9.3.4 Definitive Versorgung des Patienten

Entsprechend der erkannten Prioritäten werden die erkannten Störungen oder Verletzungen unmittelbar versorgt. Als Beispiel die Intubation vor dem CCT, oder die Blutstillung vor der vollständigen Entkleidung. So einleuchtend diese Auflistung klingt, so schwer ist die Entscheidung in der Einzelsituation und abhängig von der versorgenden Fachrichtung z. T. zu treffen. Als Beispiel sei die Versorgung einer Milzruptur bei gleichzeitig ausgedehntem Epiduralhämatom genannt. Eine gezielte und sinnvolle Versorgung wird durch den Dialog der Fachärzte mit dem Traumaleader erreicht. Ist der Patient nicht in der eigenen Klinik zu versorgen, ist an die frühestmögliche Verlegung in eine geeignete Klinik zu denken.

9.3.5 Aufgabenverteilung im Schockraum

Im Folgenden ein Beispiel zur Aufgabenverteilung im Schockraum (➤ Tab. 9.3), das je nach Verletzungsgrad und Ressourcen der Klinik variieren kann.

Der Traumaleader begleitet und überwacht den Prozess kontinuierlich und führt die notwendigen Absprachen durch. Die Aufgaben der Pflege resultieren aus der hausüblichen Delegation der Tätigkeiten. In folgender Tabelle sind die Handlungen berufsgruppenunspezifisch aufgeführt. Tätigkeiten wie z. B. die Anlage einer Thoraxdrainage durch den Arzt erfolgen natürlich nur bei entsprechendem Bedarf.

Ergänzende Maßnahmen, wie Blutgasanalysen, Blasendauerkatheter (bei Beckenfrakturen nur nach entsprechender Diagnostik), Magensonde, können

Tab. 9.3 Exemplarische Aufgabenverteilung im Schockraum

	Anästhesie	Chirurgie	Weitere Abteilungen
Schockraumphase			
Übergabe vom Rettungsdienst	Annahme der Übergabe	Annahme der Übergabe	Verwaltung: Aufnahme des Patienten ins Krankenhausinformationssystem, Bereitstellung personeller Ressourcen: Radiologie, Labor, Blutdepot, zusätzlich benötigte Fachabteilungen, z. B. Neuro-, Thorax-, Abdominal- und Gefäßchirurgie
Primary Survey			
Airway and C-Spine Control	Sicherung des Atemwegs	Anlage einer HWS-Stabilisierung, Manuelle Stabilisierung bei Bedarf	
Breathing	Auskultation des Thorax Punktionsentlastung eines Spannungspneumothorax Anlage SpO$_2$-Messung	Beurteilung der Jugularvenen und der Trachea, Entkleiden Thorax, Bodycheck Thorax Anlage einer Thoraxdrainage	

9

Tab. 9.3 Exemplarische Aufgabenverteilung im Schockraum (Forts.)

	Anästhesie	Chirurgie	Weitere Abteilungen
Circulation	Anlage Kreislaufüberwachung NIBP, EKG und ausreichende (2 großlumige) i. v. Zugänge, Substitution Kristalloide, Blutprodukte, i. v. Medikation	FAST, Blutentnahme, Bodycheck Abdomen, Becken, Oberschenkel und Oberarme, Suche nach großen externen Blutungen, Schienung und Stabilisierung von Frakturen, Anlage von Druckverbänden oder Blutsperren. Ziel ist die Blutstillung	Labor: Versorgung des Probenmaterials, Austesten von Blutgruppe und Kreuzblut
Disability	Anhaltende Überwachung von GCS, Pupillenform und Reaktion, Einstellung des Blutdrucks in Rücksprache mit dem Traumaleader, Ausgiebige Ventilation und Oxygenierung zur Vermeidung von Sekundärschäden sichern		Neurochirurgie: Fokussierte neurologische Kontrollen: GCS, Pupillenform und -reaktion
Exposure and Environment	Mithilfe bei Entkleidung und Wärmeerhalt (Wärmematten, warme Decken, Steuerung der Raumtemperatur, Anwärmen der Kristalloide usw.)	Entkleidung, Beurteilung des Patienten rückseitig jetzt oder nach radiologischer Diagnostik, Wärmeerhalt	Radiologie: Vorbereitung einer Traumaspirale im CT

nach der radiologischen Diagnostik stattfinden, sofern sie nicht unmittelbar für den Primary Survey relevant sind.

Steht kein CT zur Verfügung, findet ein konventionelles Röntgen des Thorax und Beckens statt. Die Immobilisation der Wirbelsäule muss dann bis zur weiteren Abklärung erhalten bleiben.

9.3.6 Intrahospitaltransfer

Tobias Becker

Der Intrahospitaltransport kritisch kranker Patienten stellt eine zusätzliche erhebliche Gefährdung der Patienten dar. Daher ist vor jedem Transport der Nutzen der Maßnahme, die den Transport bedingt, gegen das Risiko des Intrahospitaltransportes abzuwägen (□ [6])

Aufgrund der reduzierten Personalbetreuung und eingeschränkten apparativen Überwachung bzw. medikamentösen Versorgung birgt der Intrahospitaltransport polytraumatisierter Patienten hohe Risiken.

Neben der erhöhten Patientengefährdung können auch Materialbeschädigungen auftreten. Das Risiko einer Verschlechterung des Gesundheitszustands und Gefährdung des Patienten mit Erhöhung von Morbidität und Mortalität lässt sich durch sorgfältige Planung reduzieren.

Vor jedem innerklinischen Transport gilt abzuklären, ob der Patient am Transportziel durch ein therapeutisches Team übernommen wird, welches die begonnene Therapie übernehmen und weiter fortführen kann.

Bei einem Intrahospitaltransport zur Diagnostik ist meist die weitere Anwesenheit des durchführenden Transportteams notwendig. Im Gegensatz zum Transportziel OP bei dem ein Anästhesieteam den Patienten im Regelfall übernimmt.

Die Durchführung des Intrahospitaltransportes ist je nach Klinik unterschiedlich strukturiert. Von hauseigenen Transportteams über die Transportversorgung der versorgenden Einheit, sind im Regelfall drei therapeutische Teammitglieder notwendig. Dies differiert nach der Schwere der Erkrankung des Patienten und der mitgeführten Gerätschaften.

Die Qualifikation der transportierenden therapeutischen Teammitglieder sollte ltd. DIVI mindestens ein intensivmedizinischer Erfahrener und in Transportbegleitung trainierter Arzt und eine intensivmedizinisch erfahrene Pflegekraft sein. Telekommunikationseinrichtungen (z. B. Handy) sollten mitgeführt werden, um im Bedarfsfall zusätzliche Kräfte zu alarmieren.

Als Hauptkomplikationen während eines Intrahospitaltransportes kritisch kranker Patienten sind medizinische und medizintechnische Zwischenfälle zu erwähnen.

Medizinische Transportkomplikationen

- Ventilationsstörungen
- Hämodynamische Störungen
- Maligne Herzrhythmusstörungen
- Hirndruckkrisen
- Lagerungsschäden.

Medizintechnische Transportkomplikationen

- EKG
  - Diskonnektion der Ableitung
  - Ablösen von Elektroden
  - Bewegungsartefakte
- Pulsoxymetrie
  - Verrutschter Sensor-Clip
  - Bewegungsartefakte
- NIBP
  - Erschütterungsprobleme
- Invasive Drücke
  - Fehlmessung
  - Diskonnektion Mess-/Spülsystem
  - Katheterabknickung/-dislokation
- Allgemein
  - Geräteausfall (z. B. Akkuladezustand)
  - Luft-/Sauerstoffmangel
  - Überwachungslücken (System-/Ableitungstausch).

Ursachen der Patientengefährdung

- Fehlende Kontinuität der Beatmung, z. B. durch Respiratorwechsel
- Medizintechnische Probleme der Beatmung
- Unzureichendes/lückenhaftes Monitoring
- Medizintechnische Probleme des Monitoring
- Fehlende apparative Therapie, z. B. Hämofiltration
- Fehlende Kontinuität der medikamentösen Therapie
- Veränderte Lagerung
- Mangelhafte Übergabe an das Transportteam.

MERKE
Bestimmung des Sauerstoffbedarfs

Berechnung des Restvolumens druckgefüllter Sauerstoff- und Druckluftflaschen:
Nominelles Flaschenvolumen in Liter × bestehender Fülldruck in Bar = Zur Verfügung stehendes Gasvolumen unter normobaren Bedingungen.

Beispiel: Flasche 5 Liter × 70 Bar = 350 Liter

Berechnung der maximalen Transportzeit unter gleichbleibendem Gasverbrauch:
Errechnetes Volumen in Litern/Gasverbrauch in Litern/Min. = Verbleibende Betriebszeit in Minuten.

Beispiel: 350 Liter Sauerstoff : 5 Liter Gasverbrauch in der Minute = 70 Minuten verbleibende Zeit.
Ein entsprechendes Sicherheitsvolumen ist zu berücksichtigen.

Aus medizintechnischen Zwischenfällen können sich jederzeit medizinische Zwischenfälle entwickeln. Deswegen gilt es auch bei einem erhöhten Aufkommen von Intrahospitaltransporten kritisch kranker Patienten, die hausinterne Logistik und Abläufe kritisch zu beleuchten.

Letztendlich kann ein polytraumatisierter Patient nur von den stark erweiterten diagnostischen und therapeutischen Maßnahmen profitieren wenn:

- Er während des Intrahospitaltransportes keine Beeinträchtigung seiner Vitalparameter erleidet
- Die begonnene Therapie weiter durchgeführt wird.

9

9.3.7 Operative Versorgung
Ruth Köhler

Nach der Sicherung der Vitalparameter im Schockraum erfolgt die weitere operative Versorgung der Verletzungen:
- Thorakale/abdominale Blutungen
- Intrakranielle Blutungen, Anlage von Hirndrucksonden
- Verletzungen der großen Stammgefäße
- Frakturen der langen Röhrenknochen
- Instabile Beckenringverletzungen etc.

Der verletzte Patient wird so schnell wie möglich in den OP gebracht.

Besonderer Wert wird auf den Wärmeerhalt gelegt, um eine Normothermie, die für die Blutgerinnung wichtig ist, zu erreichen.

Im Vordergrund steht die stabile Kreislaufsituation des Verletzten. Es werden alle noch benötigten invasiven Zugänge, z. B. arterieller Katheter, ausreichend großlumige i. v.-Zugänge und im weiteren Verlauf zentraler Venenkatheter, gelegt.

Im OP werden wie im Schockraum Geräte zur Massivtransfusion (Druckinfusion) und im Besonderen zur maschinellen Autotransfusion bereitgestellt.

In regelmäßigen Abständen werden die Laborparameter kontrolliert und in enger Zusammenarbeit mit dem Labor die benötigten Blut- und Gerinnungsprodukte bereitgestellt und verabreicht. Die Kreislaufsituation wird lückenlos überwacht, um unmittelbar auf Veränderungen reagieren zu können. Um adäquat und schnell auf Probleme reagieren zu können, werden alle Beteiligten sofort über Veränderungen des Kreislaufzustands und relevante Beobachtungen informiert.

Sobald die Operation beendet ist wird der Patient auf die Intensivstation verlegt. Eine lückenlose Überwachung des Patienten wird sichergestellt. Die Übergabe erfolgt an die weiterbehandelnden Kollegen.

9.3.8 Auf der Intensivstation
Tobias Becker

Um eine adäquate Weiterversorgung des polytraumatisierten Patienten gewährleisten zu können, sollte eine frühestmögliche Alarmierung der Intensivstation erfolgen. Idealerweise erfolgt dies durch den Ansprechpartner der Klinik, direkt nach der Alarmierung durch die integrierte Leitstelle.

Somit können alle notwendigen Vorbereitungen zur Aufnahme des kritisch kranken Patienten zeitnah erfolgen und bei Bedarf Ressourcen (personell wie auch materiell) für die Übernahme bereitgestellt werden.

Auf der Intensivstation muss im frühen Verlauf eine suffiziente Reevaluation der klinischen apparativen Befunde in einem geschulten interdisziplinären Team, mit Durchführung des Secondary Survey, falls noch nicht im Schockraum geschehen, erfolgen. Somit können die Folgen von in der Erstdiagnostik im Schockraum übersehenen Verletzungen verhindert werden.

Während des Intensivstationsaufenthalts des polytraumatisierten Patienten, im Mittel 10,3 Tage (ltd. TraumaRegister DGU Jahresbericht 2011), muss eine Therapiestrategie gewählt werden, die neben einer qualitativ hochwertigen allgemeinen Intensivmedizin insbesondere die Spezifika des individuell vorliegenden Verletzungsmusters berücksichtigt. Die Intensivstation ist häufig der Dreh- und Angelpunkt zwischen der operativen Erstversorgung und frühelektiven Eingriffen. Somit ist eine enge Abstimmung zwischen dem verantwortlichen Arzt der Intensivstation und den beteiligten operativen Disziplinen unabdingbar.

Eine mögliche operative Versorgungsstrategie stellt das „Damage Control Surgery" gegenüber dem „Missed Injury" (in der Primärdiagnostik übersehene Verletzungen) dar.

> **MERKE**
> Idealen Operationszeitpunkt nicht verpassen!
> Kardinalfragen der klinischen Praxis:
> - Profitiert der Patient vom Konzept?
> - Zu welchem Zeitpunkt sind frühelektive Eingriffe (wie z. B. Verfahrenswechsel) angezeigt?
>
> Folgende Parameter geben eine Hilfestellung zur Auswahl der operativen Strategie bei polytraumatisierten Patienten
> - Injury Severity Score ≥ 16 Punkte und/oder
> - Schweres Schädel-Hirn-Trauma
> - Schweres Thoraxtrauma
> - Instabile Beckenfraktur
> - Multiple Frakturen langer Röhrenknochen
> - Persistierend instabiler Kreislauf

Für eine frühelektive operative Versorgung sollten pathophysiologische Folgen des Polytraumata (z. B. SIRS) weitgehend überwunden sein und Organdysfunktionen sollten kompensiert sein. Hierbei sind vor allem traumaassoziierte infektiöse Komplikationen zu erwähnen (z. B. ventilatorassoziierte Pneumonie, Sepsis, Multiorganversagen).

Hierfür ist die schon erwähnte enge Abstimmung zwischen den Intensivmedizinern und operativen Disziplinen täglich notwendig. Eine Entscheidung für oder gegen den frühelektiven operativen Eingriff sollte anhand der klinischen Befunde und durch die Laborparameter gestützt werden.

Bei Ankunft auf der Intensivstation erfolgt die Aufnahme durch die betreuende Intensivpflegekraft und den diensthabenden Intensivarzt mit anschließender klinischer Untersuchung.

Bei vitalen Verletzungen die einen Secondary Survey im Schockraum nicht ermöglichten, ist dieser nun in enger Zusammenarbeit mit dem Unfallchirurgen durchzuführen. Diese Beurteilung und Behandlung erfolgt ebenfalls nach dem ABCDE-Schema. Somit gilt es auch, den mit der Versorgung polytraumatisierter Patienten beauftragten Intensivpflegekräften, spezielle Qualifizierungsmaßnahmen zu ermöglichen.

Monitoring und Therapie

- Apparatives Monitoring: SpO_2, EKG, arterielle Blutdruckmessung, Temperatur
- Erweitertes hämodynamisches Monitoring (z. B. PiCCO®)
- Neurologisches Monitoring (z. B. Messung des intrakraniellen Drucks, EEG)
- Ausführliche Laboruntersuchung
- Adäquate Schmerztherapie
- Die Analgosedierung für beatmete polytraumatisierte Patienten (S3-Leitlinien „Analgesie, Sedierung und Delirmanagement in der Intensivmedizin")
- „Lungenprotektiven Beatmung"
- Frühestmöglich Spontanatmung
- Entsprechenden Lagerungen des Patienten
- Frühestmögliche Tracheotomie
- Frühzeitige enterale Ernährung.

Das oberste Ziel der Behandlung Polytraumatisierter ist die rasche Rehabilitation und Eingliederung des betroffenen Patienten in sein privates sowie berufliches Sozialleben zu erreichen. Qualifikation der Mitarbeiter und eine enge Verzahnung der Behandlungseinheiten ist eine Grundvoraussetzung für die optimale Versorgung Schwerstverletzter.

Die Behandlung auf der Intensivstation verlangt den Pflegekräften in der Akutphase einen hohen Anteil medizinischer Versorgung ab. Die pflegespezifischen Tätigkeiten nehmen mit Genesung des Patienten, bis zur Verlegung auf die Folgestation kontinuierlich zu.

Das soziale Umfeld
Michael Eulenberg

Zur Begleitung der Patienten und deren Angehörigen stehen je nach Klinik unterschiedliche Möglichkeiten zur Verfügung. Über den Dienst der Seelsorger der Klinik, psychologischen Dienst und Katastropheninterventionsteams ist vor allem den Angehörigen Beistand zu leisten. In der Akutphase stehen diese Mittel häufig nicht unmittelbar zur Verfügung. Das Aufklärungsgespräch durch den Arzt ist in der Regel frühestens nach Abschluss der Diagnostik möglich. In der Zwischenzeit begleitet häufig das Pflegepersonal die Angehörigen.

Ein angemessenes räumliches Umfeld, wie ein Angehörigenbesprechungs- oder Aufenthaltsraum, stellt eine wichtige Voraussetzung zur Begleitung der Angehörigen dar. Es bietet die Möglichkeit für ungestörte Gespräche mit anderen Angehörigen oder dem Arzt, und Raum für Erholungsphasen während des Intensivaufenthalts.

Zunehmend nehmen Kliniken einen ehrenamtlichen Besuchsdienst in Anspruch. Er hilft den Angehörigen in organisatorischen Fragen zum Umgang mit den klinischen Abläufen und ist Ansprechpartner auf menschlicher Ebene während der entstehenden Wartezeiten.

Nach abgeschlossener Akutversorgung ist bereits in der Intensivstation eine frühestmögliche Integration der Angehörigen in den Pflegeprozess anzustreben.

Im Verlauf der Wiedereingliederung steht ein großer Teil der Patienten folgenden Erschwernissen gegenüber ([7]):

9

- Erschwerte berufliche Wiedereingliederung durch verbliebene Behinderung
- Etwa die Hälfte der Patienten kann nicht an ihren Arbeitsplatz zurückkehren
- Permanente Schmerzen
- Posttraumatische Belastungsstörungen bei einem hohen Anteil der Betroffen.

Aufgrund der beschriebenen Faktoren scheint eine frühe professionelle Begleitung sinnvoll.

Die unterstützende Arbeit der Sozialdienste bei der Wiedereingliederung ins Berufsleben hilft, die soziale Isolation der Betroffenen aufzuheben.

LITERATUR
1. Tscherne, H.; Regel, G. Unfallchirurgie Traumamanagement. Berlin, Heidelberg: 1997.
2. Simmel, S.; Bühren, V. Unfallfolgen nach schweren Verletzungen. Chirurg 2013, 84:764–770.
3. S3 Leitlinie Polytrauma/Schwerverletztenbehandlung, Deutsche Gesellschaft für Unfallchirurgie, Berlin, AWMF online, das Portal der wissenschaftlichen Medizin, AWMF-Register Nr. 012/019.
4. Advanced Trauma life Support® for doctors, ATLS® Student Course Manual, Eigth Edition, Chicago: American College of Surgeons® 2008.
5. Advanced Trauma Care for Nurses®, Student Manual, Society of Trauma Nurses, 2008.
6. Deutsche Interdisziplinäre Vereinigung für Intensiv- und Notfallmedizin (Divi). Empfehlungen zum Interdisziplinären Transport. www.divi.de/empfehlungen/intensivtransport.html [26.7.2013].
7. Weißbuch Schwerverletztenversorgung, Deutsche Gesellschaft für Unfallchirurgie e. V. Berlin, unter www.dgu-online.de, 2. erweiterte Aufl., Stuttgart: Thieme Verlag, 2012.

9.4 Schock

Julia Pongratz

DEFINITION

Der Schock ist eine generalisierte Kreislaufstörung mit einem akuten Missverhältnis zwischen Sauerstoffangebot und Sauerstoffbedarf im Gewebe. Die mangelhafte Durchblutung der terminalen Strombahn lebenswichtiger Organe und die damit fortschreitende Gewebehypoxie führen zu einer Störung des Zellmetabolismus und Energiestoffwechsels der Zelle.

9.4.1 Pathophysiologie

Das Sauerstoffangebot, das tatsächlich die Zelle erreicht, wird durch folgende Größen beeinflusst: Herzzeitvolumen (Herzfrequenz × Herzschlagvolumen), Hämoglobinwert, Sauerstoffsättigung des Hämoglobins, Wert des physikalisch gelösten Sauerstoffs im Blut. Über eine sympathoadrenerge Reaktion mit endogener Katecholaminfreisetzung erfolgt zunächst ein Kompensationsversuch:

- Erhöhung der Herzfrequenz und Steigerung des Herzschlagvolumens
- Vasokonstriktion
- Erhöhte Sauerstoffausschöpfung im Zielgewebe.

Die darauffolgende Zentralisierung führt jedoch zu einer Gewebehypoxie und einem Zusammenbruch des effektiven sauerstoffabhängigen Energiestoffwechsels. Hierdurch kommt es zu einer Zellschwellung, Verlangsamung des Blutflusses und zu einem anaeroben Stoffwechsel mit intrazellulärer Lactatbildung. Folge ist eine Aktivierung des Gerinnungs- und Komplementsystems, wodurch es zu einer generalisierten Entzündungsreaktion und Gerinnungsstörung kommt. Dies führt schließlich zu Organnekrosen und einem Multiorganversagen.

9.4.2 Ursachen des Schocks/Schockformen

Es lassen sich folgende Ursachen der generalisierten Kreislaufstörung beim Schock unterscheiden:

- Unzureichendes Blutvolumen (hypovolämischer/hämorrhagischer Schock)
- Unzureichende Pumpleistung des Herzens (kardiogener Schock)
- Fehlerhafte Verteilung des Blutvolumens → distributiver Schock (neurogener Schock, anaphylaktischer Schock, septisch-toxischer Schock)
- Toxische Schädigung der Mikrozirkulation (septisch-toxischer Schock, anaphylaktischer Schock).

Tab. 9.4 Beurteilung der Haut in der Schocksituation

Schockform	Hautzustand
Hypovolämischer/hämorrhagischer Schock	Kalte, blassgraue, feuchte Haut
Kardiogener Schock	Kalte, blassgraue, feuchte Haut
Distributive Schockformen	Warme, trockene, z. T. rosige Haut

9.4.3 Symptomatik und Diagnostik

Zur Primär-Diagnostik des Schocks eignet sich das „notfallmedizinische ABC" und zusätzlich die Beurteilung der Haut bezüglich Temperatur–Farbe–Feuchtigkeit.

Das notfallmedizinische ABC

- **A** Atmung und Atemfrequenz
- **B** Bewusstseinszustand: Kontaktfähigkeit und Orientierung
- **C** Zirkulation:
  - Mikrozirkulation: Beurteilung des Kapillarpulses und einer peripheren Zyanose
  - Makrozirkulation: Herzfrequenz, Blutdruck.

Allen Schockformen gemeinsam sind folgende Symptome:

- Tachypnoe/Dyspnoe
- Bewusstseinsstörung (qualitativ oder quantitativ: Angst, Unruhe, Apathie, Somnolenz, Koma)
- Arterielle Hypotonie (RR unter 90 mmHg)
- Tachykardie.

Die Tachykardie kann u. U. beim kardiogenen Schock fehlen! Das am einfachsten zu beurteilende und damit wichtigste Organ zur Beurteilung der Schocksituation ist die Haut (➤ Tab. 9.4). Auf einen Blick lässt sich das Maß der Zentralisierung, auch anhand der Rekapillarisierung, abschätzen und im Verlauf der Behandlung beurteilen.

Beim hypovolämischen/hämorrhagischen Schock sowie beim kardiogenen Schock liegt eine Zentralisation mit kalter, blassgrauer, feuchter Haut vor. Bei einer Zentralisation ist eine Ableitung der peripheren Sauerstoffsättigung mit dem Fingerclip des Pulsoxymeters oftmals nicht möglich. Die Möglichkeit einer Ableitung der Sauerstoffsättigung kann jedoch als Erfolgsparameter der Schocktherapie verwendet

werden, da bei erfolgreicher Therapie oft wieder ein Signal ableitbar ist. Die distributiven Schockformen zeigen eine warme, trockene, z. T. rosige Haut. Es wird immer eine komplette Erhebung aller Vitalparameter (Blutdruck, Herzfrequenz, Bewusstseinslage und Atemfrequenz) zur Diagnostik des Schocks durchgeführt. Temperatur und Blutzuckerspiegel sollten insbesondere zum Ausschluss relevanter Differenzialdiagnosen, wie z. B. einer Hypothermie oder Hypoglykämie, ebenfalls bestimmt werden. Der Schockindex gibt einen groben Anhaltspunkt über die Kreislaufsituation, kann aber nicht als starrer Parameter verwendet werden. Normalerweise sollte der Wert des Schockindex bei ca. 0,5 liegen, ein Wert über 1 deutet auf einen Schock hin.

Schockindex

$$\text{Schockindex} = \frac{\text{Herzfrequenz}}{\text{RR systolisch}}$$

Der Normwert des Schockindex liegt bei ca. 0,5. Ein Wert über 1 deutet auf einen Schock hin!

Die Ausprägung der klinischen Symptomatik wird bestimmt von der Dauer und der Progredienz der Zirkulationsstörung, von Vorerkrankungen und der Vormedikation sowie der Fähigkeit zur Kompensation (➤ Abb. 9.8).

9.4.4 Therapie

Je eher die Therapie begonnen wird, desto besser lässt sich die Schockkaskade (➤ Abb. 9.8) mit möglichen schwerwiegenden Folgen wie Organversagen unterbrechen. Ziel der Therapie ist, eine Normalisierung der Mikrozirkulation zu erreichen. Die Therapie des Schocks basiert auf drei Säulen:

- Verbesserung des Volumenstatus,
- Verbesserung des Sauerstoffverbrauchs und
- Verbesserung der Kontraktilität des Herzmuskels.

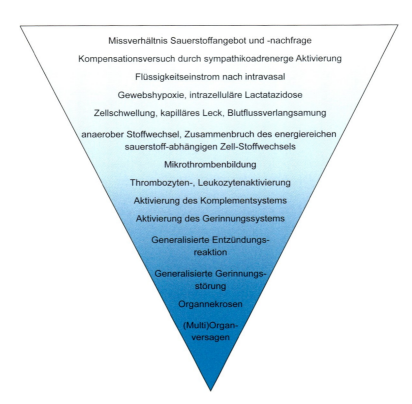

Abb. 9.8 Schockkaskade. [L143]

Volumentherapie

Als **Sofortmaßnahme** kann eine Schocklagerung mit Anheben der Beine über das Niveau des Körperstamms durchgeführt werden. Dies führt zu einem sofort verfügbaren Blutvolumen von mind. 600 ml. Hierbei müssen selbstverständlich eventuelle Verletzungen berücksichtigt werden. **Ausnahme** bildet die Therapie des kardiogenen Schocks: hier darf keine Schocklagerung angewandt werden. Um eine suffiziente, rasche Volumentherapie zu ermöglichen, sollten mehrere (2–3) großlumige venöse Zugänge angelegt werden. Hierzu eignen sich i. v. Kanülen ab 14G oder ein Shaldon-Katheter (großlumiger ZVK). Die Infusionen können bedarfsweise als Druckinfusion verabreicht werden und sollten in lactatfreien Kristalloiden (NaCl 0,9 %), Kolloiden (HAES 10 %) oder hyperton-hyperonkotischen Lösungen (Hyper-HAES) bestehen. Liegt ein Blutverlust vor, sollte dieser baldmöglichst mit Erythrozytenkonzentraten sowie Plasma (FFPs) adäquat ersetzt werden. In der Therapie des kardiogenen Schocks sollte die Flüssigkeitsgabe vorsichtig mit kontinuierlichem Monitoring des Kreislaufs und einer laufenden Bewertung der Schocksymptome erfolgen.

Sauerstoffgabe

Da eine Gewebehypoxie vorliegt, erhält ein Patient mit einem Schock **immer und viel Sauerstoff.** Dies ist über die Gabe von 100 % O_2 über eine Maske mit Reservoir oder auch ggf. mittels Intubation und Beatmung mit 100 % O_2 zu erreichen. Ziel ist eine vollständige Sättigung des vorhandenen Hämoglobins sowie eine Erhöhung der physikalisch gelösten Sauerstoffmenge im Blut. Eine Senkung des Sauerstoffbedarfs kann z. B. über eine Sedierung bei Unruhe und Agitation erfolgen.

9

Erhöhung der Kontraktilität, Kreislauftherapie

Bei unzureichender Wirkung einer Volumen- und Sauerstofftherapie wird eine Gabe von Katecholaminen in Erwägung gezogen. Hierdurch erhöht sich die Kontraktilität des Herzmuskels, die Gefäßstrombahn verengt sich, sodass es zu einem Anstieg des Blutdrucks kommt. Für eine längerfristige Katecholamingabe (alles außer Erstversorgung) sollte ein kontinuierliches Blutdruckmonitoring vorliegen, die Katecholamine werden möglichst über einen zentralen Venenkatheter verabreicht.

9.4.5 Spezielle Therapie der verschiedenen Schockarten

Hypovolämischer/Hämorrhagischer Schock

Neben der Volumentherapie mit ggf. Ersatz des Blutverlustes ist als Grundversorgung stets auf eine Stillung einer Blutung mittels z. B. Kompressionsverband oder Anlage eines Tourniquet zu achten. Liegt eine unstillbare Blutung (innere Blutungen wie z. B. ein rupturiertes Aortenaneurysma oder eine gastrointestinale Blutung) vor, sollte der Patient schnellstmöglich einer definitiven Therapie (chirurgisch etc.) zugeführt werden. In diesem Fall sollte ein Blutdruck von ca. 90 mmHg systolisch, eine permissive Hypotonie, belassen werden, um einen größeren Blutverlust zu vermeiden.

> **Tourniquet**
> Um eine zeitlich begrenzte oder eine absolute Abbindung des Blutflusses in den Venen und Arterien vorzunehmen, wird in der Notfallmedizin ggf. ein Abbindesystem **(Tourniquet)** verwendet.

Septisch-toxischer Schock

In der Therapie des septischen Schocks können anfangs große Volumenmengen erforderlich sein. Die schnellstmögliche Gabe eines passenden Antibiotikums, zunächst kalkuliert, dann nach Identifikation der Erreger testgerecht angepasst, verbessert die Prognose des septisch-toxischen Schocks erheblich.

Anaphylaktischer Schock

Beim anaphylaktischen Schock liegt eine Fehlverteilung des Volumens aufgrund einer allergischen Reaktion des Organismus auf unterschiedlichste Allergene (Medikamente wie Penicilline, Nahrungsmittel wie Nüsse, Insektengift wie Bienen- oder Wespengift) vor. Therapeutisch ist zunächst für eine Unterbrechung der Allergenzufuhr zu sorgen (z. B. Abbruch der Antibiotikum-Infusion), dann erfolgt möglichst rasch die Gabe

- Eines Glukokortikoids (z. B. 250 mg Soludecortin) und
- Von Antihistaminika (H_1- und H_2-Blocker).

Bei Schwellungen der Atemwege kann ein Betamimetikum, auch Suprarenin, inhalativ vernebelt werden, bei rascher Progredienz sollte frühzeitig eine Intubation in Erwägung gezogen werden. Die Schocksymptomatik der Anaphylaxie mit Hypotonie spricht regelhaft auf die fraktionierte i. v. Gabe von 1 : 10 verdünnt aufgezogenem Suprarenin an.

Kardiogener Schock

Dem kardiogenen Schock liegt ein Pumpversagen des Herzens zugrunde. Dies kann aufgrund eines insuffizienten Rhythmus oder einer insuffizienten Pumpleistung, wie z. B. bei einem Herzinfarkt, auftreten. Liegt ein primäres Problem des Herzrhythmus (Bradykardie, Tachykardie) vor, sollte auch bereits präklinisch versucht werden, die zugrunde liegende Rhythmusstörung zu behandeln. Meist kommt hier eine elektrische Therapie wie eine Kardioversion bei Tachykardie oder wie ein Pacing bei Bradykardie zum Einsatz. Ein primäres Pumpversagen kann mit Katecholaminen therapiert werden. In diesem Fall erfolgt eine Flüssigkeitszufuhr lediglich vorsichtig.

Schockspirale

Kommt es zur verminderten Organdurchblutung, so reagiert der Organismus mit der Ausschüttung von

9

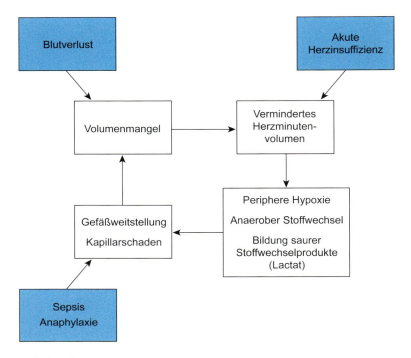

Abb. 9.9 Schockspirale. [L143]

Katecholaminen wie Adrenalin und Noradrenalin. Die peripheren Gefäße werden enggestellt, der Körper befindet sich im Stadium der Kompensation. Besteht die Ursache weiter, so folgt eine ausgeprägtere Kreislaufzentralisation. Die ungenügende Durchblutung der Peripherie verursacht eine Gewebshypoxie mit anaerobem Stoffwechsel, die Funktion lebenswichtiger Organe wird noch mehr beeinträchtigt. Der Organismus gerät in das Stadium der Dekompensation (Circulus vitiosus) mit Multiorganversagen (➤ Abb. 9.9). Diese „Schockspirale" kann an verschiedenen Stellen beginnen; hat sich der Circulus vitiosus einmal geschlossen, schreitet das Geschehen auch unabhängig von der auslösenden Ursache kontinuierlich weiter.

9.4.6 Pflegerische Aufgaben

Patienten benötigen in der Schocksituation eine kontinuierliche Überwachung von Hämodynamik, Atmung, Diurese und Körpertemperatur.

Das hämodynamische Monitoring umfasst:

Tab. 9.5 Schockbedingte Immobilisation verursacht Pflegeprobleme

Problem	Pflegeintervention
Orthostase mit Gefahr von Thromboembolien Ursache: Verminderte Hämodynamik	Thromboseprophylaxe (➤ 1.4.3)
Harnstau mit nachfolgend erhöhter Infektanfälligkeit Ursache: Immobilität und minimierte Hämodynamik	Infektionsprophylaxe
Obstipation, ggf. paralytischer Ileus Ursache: Abnahme der Darmmotilität und verminderte Resorption	Obstipationsprophylaxe (➤ 1.4.7)
Muskelatrophie, Kontrakturen, Dekubitusgefahr ↑ Ursache: Abbau der Muskulatur und verminderte Durchblutung der Haut	Dekubitus- und Kontrakturenprophylaxe (➤ 1.4.1; ➤ 1.4.2)
Trockene (Mund-)Schleimhäute und Durstgefühl Ursache: Volumenmangel, fehlende orale Ernährung	Spezielle Mundpflege Soor- und Parotitisprophylaxe (➤ 1.6.5)

- 12-Kanal-EKG zur Erfassung von Herzfrequenz und um Herzrhythmusstörungen sowie Myokardischämien frühzeitig zu erkennen
- Arterielle Blutdruckwerte
- Herzzeitvolumen
- Zentralen Venendruck.

Des Weiteren wird ein respiratorisches Monitoring durchgeführt:

- Regelmäßige Blutgasanalysen zur Beurteilung des Säure-Basen-Haushalts
- Gemischt-venöse Blutgasanalyse zur Berechnung der arterio-venösen Sauerstoffdifferenz und des Gesamtsauerstoffverbrauchs
- Laktatbestimmung, um Gewebehypoxie und anaerobe Energiegewinnung zu beurteilen
- Pulsoxymetrie zur Kontrolle der Oxygenierung.

Neben der Überwachung sind prophylaktische Maßnahmen sowie individuelle Haut- und Körperpflege elementare Aufgaben der Pflegenden (➤ Tab. 9.5).

9.5 Das Gerinnungssystem

Max Kemper

Das blutstillende System des Körpers wird als Gerinnungssystem bezeichnet. Seine grundlegende Bedeutung ist offensichtlich. Ohne Gerinnung würden schon kleinere Verletzungen zum Verbluten und somit zum Tod führen. Damit ist auch klar wie wichtig eine regelrechte Funktionsweise des Gerinnungssystems im Alltag ist. Umgekehrt gibt es auch Situationen in denen eine Einschränkung der Gerinnungsfähigkeit des Blutes große Vorteile hat. Ist die Fließgeschwindigkeit des Blutes aus bestimmten Gründen eingeschränkt, droht eine Gerinnselbildung (Thrombus). Insbesondere wenn der Thrombus nicht an Ort und Stelle bleibt, sondern im Gefäßsystem mitgerissen wird, drohen schwerwiegende, oft lebensbedrohliche Komplikationen (z.B. Lungenembolie, Schlaganfall). Liegt eine erhöhte Gefahr für eine Thrombusbildung vor ist daher eine medikamentöse Hemmung der Gerinnung notwendig. Im Folgenden soll zunächst die prinzipielle Funktionsweise des Gerinnungssystems dargestellt werden. Im Weiteren werden die am häufigsten in der Praxis genutzten Möglichkeiten der medikamentösen Gerinnungshemmung besprochen. Zum Abschluss des Kapitels werden typische Gerinnungsprobleme auf einer Intensivstation dargestellt.

9.5.1 Aufbau und Funktionsweise des Gerinnungssystems

Das Gerinnungssystem ist ein komplexes System (➤ Abb. 9.10) zum Zweck der Blutstillung (Hämostase). Es hat die Aufgabe, ein übermäßiges Austreten von Blut bei Verletzungen der Blutgefäße effektiv zu verhindern und eine Blutung rasch zu beenden. Das menschliche Gerinnungssystem besteht aus den **Thrombozyten** (zelluläre Bestandteile) und den **Gerinnungsfaktoren** (plasmatische Bestandteile).

Kommt es nun zu einer Verletzung der Gefäßwand ziehen sich zunächst die Gefäße reflektorisch zusammen (Vasokonstriktion). Hierdurch wird die Blutzufuhr zum verletzten Gebiet verringert. Im nächsten Schritt bildet sich ein Pfropf aus Thrombozyten (Blutplättchen). Hierbei lagern sich Thrombozyten an die Wundränder an. Durch diese Anlagerung werden die Thrombozyten zudem aktiviert. Diese Aktivierung führt wiederum zur Ausschüttung von Botenstoffen und dadurch zur Vernetzung mit weiteren Blutplättchen. Das Resultat dieser Ansammlung von Blutplättchen ist ein weißer Thrombus, der die verletzte Stelle zunächst provisorisch abdichtet. Dieser Vorgang wird auch als **primäre Hämostase** bezeichnet.

Im weiteren Verlauf kommt es zur endgültigen Blutgerinnung durch die sogenannten Gerinnungsfaktoren **(sekundäre Hämostase).** Als Gerinnungsfaktoren bezeichnet man eine Gruppe von 13 Proteinen, welche an der Blutgerinnung beteiligt sind. Sie finden sich in nicht aktivierter Form im Blutplasma und werden im Gerinnungsverlauf durch Spaltung aktiviert. Diese Aktivierung erfolgt in festgelegter Reihenfolge im Dominoeffekt. Dabei gibt es zwei Wege zum Ziel:

- Das extrinsische Gerinnungssystem, welches über große Gewebeschädigungen aktiviert wird
- Das intrinsische Gerinnungssystem, welches bereits bei kleineren Schädigungen der inneren Gefäßwand, des Endothels, aktiviert wird.

Am Ende des Wegs steht jeweils die Bildung von Fibrin, welches sich mit dem weißen Thrombus zum endgültigen Thrombus vernetzt.

9

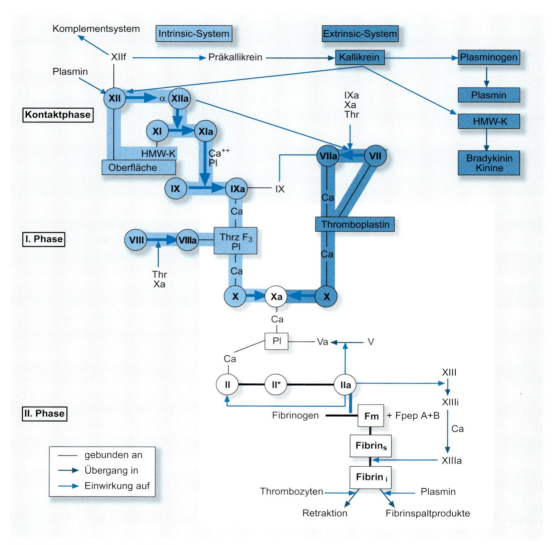

Abb. 9.10 Gerinnungskaskade [L126]

Das plasmatische Gerinnungssystem besteht jedoch nicht nur aus den Gerinnungsfaktoren, die zur Blutgerinnung beitragen, sondern auch aus Gegenspielern, die die Blutgerinnung hemmen, um so eine überschießende Gerinnung zu verhindern (z. B. Antithrombin III, Protein C und Protein S).

Aufgrund der vielen Einflussfaktoren auf das Gerinnungssystem und dessen Komplexität sind Störungen an den verschiedensten Stellen des Gerinnungsablaufs möglich. So gibt es ganze Krankheitsbilder, die lediglich auf dem Mangel bestimmter Ge-

rinnungsfaktoren basieren. Bei einer Hämophilie A (Bluterkrankheit) handelt es sich um einen angeborenen Mangel an Gerinnungsfaktor VIII, bei Hämophilie B um einen ebenfalls angeborenen Mangel an Gerinnungsfaktor IX. Beides führt zu leichter auftretenden und länger anhaltenden Blutungen. Beide Formen der Hämophilie sind bis heute nur durch regelmäßige Substitution der fehlenden Gerinnungsfaktoren zu behandeln.

Allerdings bieten sich aufgrund der vielen Einflussfaktoren auf die Gerinnung auch einige Angriffspunkte, um die Blutgerinnung medikamentös zu beeinflussen.

9.5.2 Medikamentöse Beeinflussung der Gerinnung

Es gibt eine Reihe von Möglichkeiten die Blutgerinnung zu verzögern. Im Bereich der zellulären Gerinnung geht es vornehmlich um eine Hemmung der Thrombozytenaggregation, also der Fähigkeit von Blutplättchen sich aneinander zu lagern. Der wichtigste und am häufigsten eingesetzte **Thrombozytenaggregationshemmer (TAH)** ist Acetylsalicylsäure (Aspirin, ASS 100 mg). Dieser TAH ist bei vielen, insbesondere kardiologischen Patienten, Bestandteil der Dauermedikation. Zweck der Thrombozytenaggregationshemmer ist es, ein Fortschreiten atherosklerotischer Gefäßveränderungen zu verzögern. Zudem werden sie auch eingesetzt, um eine Thrombusbildung in Fremdmaterial (z. B. Gefäßstents) zu verhindern. Hierzu wurden in den letzten Jahren neuartige, stärker wirkende TAH entwickelt, welche in der Praxis zunehmend an Bedeutung gewinnen: die sogenannten **ADP-Rezeptorenblocker.** Derzeit ist Clopidogrel (Plavix® 75 mg, Iscover® 75 mg) noch das am häufigsten verordnete Produkt dieser Arzneimittelgruppe. In den kommenden Jahren ist mit einer stärkeren Verbreitung von Prasugrel (Efient® 10 mg) und Ticagrelor (Brilique® 2 × 90 mg) zu rechnen. Diese Medikamente werden in aller Regel bei speziellen Indikationen (z. B. nach Stenttherapie) in Ergänzung zu ASS eingesetzt oder bei ASS-Unverträglichkeit als Ersatz.

M E R K E

Da ihre Wirkung von ADP-Rezeptorenblockern zumeist irreversibel (bis auf Ticagrelor) ist, kann lediglich die Gabe von Thrombozytenkonzentraten ihre Wirkung abschwächen.

In ihrer gerinnungshemmenden Wirkung wesentlich ausgeprägter sind diejenigen Medikamente, die die **plasmatische Gerinnung** beeinflussen. Phenprocoumon (Marcumar®) hemmt alle Gerinnungsfaktoren zu deren Produktion Vitamin K benötigt wird. Daher wird Marcumar auch als Vitamin-K-Antagonist bezeichnet. Betroffen sind die Gerinnungsfaktoren II, VII, IX und X. Die Wirkstärke von Marcumar schwankt sehr stark und ist nicht zuletzt abhängig von der Menge an mit der Nahrung zugeführtem Vitamin K und der Leberfunktion. Daher kann es sehr leicht zu Über- oder Unterdosierungen kommen. Schwere Blutungen können die Folge einer Überdosierung sein. Gemessen wird die Wirkung von Marcumar über den sogenannten Quick-Wert (veraltet) oder die International Normatized Ratio (INR). Um die Wirkung von Marcumar zu reduzieren, kann Vitamin K (Konakion®) verabreicht werden.

Eine weitere Medikamentengruppe, die auf die Gerinnungsfaktoren Einfluss nimmt, sind die sogenannten **Heparine.** Hier muss zwischen unfraktioniertem Heparin und fraktioniertem Heparin (auch niedermolekulares Heparin) unterschieden werden. Heparin beschleunigt die Inaktivierung von aktivierten Gerinnungsfaktoren. Die Wirkstärke von unfraktioniertem Heparin kann über die partielle Thromboplastinzeit (PTT) kontrolliert werden. Die fraktionierten Heparine, z. B. Enoxaparin (Clexane®) oder Nadroparin (Fraxiparin®), werden gewichtsadaptiert verabreicht und müssen daher nicht kontrolliert werden. Die Wirkung von unfraktioniertem Heparin kann durch Protamingabe aufgehoben werden. Bei niedermolekularen Heparinen gelingt dies nur zu einem geringen Teil.

Zusätzlich zu den Heparinen drängen seit einigen Jahren neue gerinnungshemmende Wirkstoffe auf den Markt, die das Ziel haben bei mindestens gleichbleibend hoher Wirksamkeit eine bessere Steuerbarkeit und weniger Blutungskomplikationen zu erreichen. Hierzu zählen z. B. Dabigatran (Pradaxa®), Fondaparinux (Arixtra®) oder Rivaroxaban (Xarelto®).

9.5.3 Typische Gerinnungsprobleme auf der Intensivstation

Störungen der Blutgerinnung finden sich auf Intensivstation im Wesentlichen in Zusammenhang mit Blutungskomplikation bei gerinnungsgehemmten Patienten sowie bei den Krankheitsbildern einer heparininduzierten Thrombozytopenie (HIT) und einer Verbrauchskoagulopathie bzw. einer disseminierten intravasalen Gerinnung (DIC).

Kommt es bei einem Patienten zu Blutungen unter der Therapie mit Gerinnungshemmern, ist zunächst in Abhängigkeit von der Schwere der Blutung eine

9

Unterbrechung oder Beendigung der gerinnungshemmenden Therapie zu diskutieren. Bei schweren Blutungen mit Abfall des Hämoglobins bis hin zum blutungsbedingten Kreislaufschock wird zudem meist eine Normalisierung der Blutgerinnung angestrebt. Diese kann in Abhängigkeit von den eingesetzten Gerinnungshemmern und der Dringlichkeit auf unterschiedliche Art und Weise erreicht werden.

M E R K E

Das Pausieren der Medikation sowie – im Fall von Marcumar – eine ergänzende Vitamin-K-Gabe führen z. T. erst nach mehreren Tagen zu einer Gerinnungsnormalisierung. Ist eine sofortige Normalisierung wünschenswert, werden daher Antagonisten mit Sofortwirkung

(Protamin bei unfraktioniertem Heparin) oder sogenannte Konzentrate eingesetzt.

Konzentrate:
- Thrombozytenkonzentrat erhöht die Zahl der Thrombozyten im Blut und wirkt der Aggregationshemmung durch TAH entgegen
- Prothrombinkonzentrat (PPSB) enthält die Gerinnungsfaktoren II, VII, IX und X und wird eingesetzt, um die Wirkung von Marcumar und auch neuerer Gerinnungshemmer wie Dabigatran oder Rivaroxaban aufzuheben
- Zudem kann Fresh Frozen Plasma eingesetzt werden. Dieses enthält sowohl Gerinnungsfaktoren als auch Fibrinolysefaktoren in physiologischer Konzentration.

Zum Abschluss des Kapitels wird nun noch auf zwei typische Krankheitsbilder im Zusammenhang mit dem Gerinnungssystem eingegangen – die heparininduzierte Thrombozytopenie und die disseminierte intravasale Gerinnung.

Heparininduzierte Thrombozytopenie

Bei der heparininduzierten Thrombozytopenie (HIT) lassen sich zwei Formen unterscheiden. Bei der **HIT Typ I** kommt es zu einem mäßigen Abfall der Thrombozytenzahl innerhalb der ersten Tage nach Beginn der Heparingabe. Eine spezifische Therapie ist nicht notwendig.

In der Praxis wichtiger, weil folgenreicher ist die **HIT Typ II.** Auch bei ihr kommt es zu einem Abfall der Thrombozyten, allerdings erst nach etwa fünf Tagen der Heparintherapie (bei Erstkontakt, bei bereits vorher erfolgter Heparintherapie auch schneller) und deutlich ausgeprägter als im Fall der HIT Typ I. So fallen die Thrombozyten auf mindestens die Hälfte ihres Ausgangswerts ab. Diesem Phänomen liegt die Bildung von Antikörpern gegen Heparin-Protein-Komplexe zugrunde. Da diese Antikörper zudem auch mit Thrombozyten reagieren, kommt es zur Bildung von Thromben mit den entsprechenden Komplikationen wie z. B. Gefäßverschlüssen, Lungenembolie. Aufgrund der mitunter schwerwiegenden Komplikationen muss Heparin daher bei Verdacht auf eine HIT Typ II sofort abgesetzt werden und durch einen anderen Gerinnungshemmer, z. B. Argatroban (Argatra®), ersetzt werden. Letzteres sowohl zur Behandlung der Grunderkrankung als auch zur Vermeidung der Komplikationen der HIT Typ II.

Verbrauchskoagulopathie

Bei der disseminierten intravasalen Gerinnung (DIC = Disseminated Intravascular Coagulation, auch Verbrauchskoagulopathie) kommt es zu einer unregulierten, systemischen Gerinnung. Ausgelöst wird sie durch eine Reihe unterschiedlicher Krankheitsbilder. So können etwa eine *Sepsis, Polytraumata, Verbrennungen* und *Schocksituationen* zu einer DIC führen. Letztlich sind diese und andere Erkrankungen für eine pathologische Gerinnungsaktivierung verantwortlich, welche zur Bildung von Mikrothromben führt. Diese beeinträchtigen die Funktion verschiedener Organsysteme, z. B. Herz, Niere, Leber. Aufgrund des hohen Verbrauchs von Gerinnungsfaktoren durch die pathologische Gerinnungsaktivierung erhöht sich zudem die Blutungsgefahr. Der Patient ist somit nicht nur durch Organversagen aufgrund der Mikrothromben, sondern auch durch eine erhöhte Blutungsneigung akut bedroht. Die Behandlung ist schwierig und richtet sich nach der Symptomatik. Solange es zu keinen Blutungen kommt wird Heparin eingesetzt. Treten Blutungen auf, erfolgt die Gabe von Gerinnungsfaktoren.

10

Dietmar Stolecki

Reanimation

Seit 2010 existieren neue Leitlinien zur Reanimation, wobei ein wichtiger Grundsatz zur Entwicklung darin bestand, dass die Maßnahmen einfach zu vermitteln, zu erlernen und zu merken sind. Diese Reanimationsleitlinien fassen den aktuellen wissenschaftlichen Kenntnisstand zusammen, sind (zumeist) evidenzbasiert und sollen vor allem zum unverzüglichen und standardisierten Handeln beitragen.

Ursachen eines Herz-Kreislaufstillstands

Zumeist verantwortlich für einen akuten Kreislaufstillstand sind ischämisch-kardiologische Ursachen, die in 40 % aller Fälle zum Tod führen. An erster Stelle steht dabei die koronare Herzkrankheit (KHK). Die Inzidenz für einen Kreislaustillstand beträgt laut Braunecker et. al. 35–40 im Jahr pro 100.000 Einwohner. Die Ursachen eines Herz-Kreislaufstillstands lassen sich insgesamt in zwei Kategorien einteilen (➤ Tab. 10.1).

Während im Erwachsenenalter zumeist kardiale und hämodynamische Ereignisse als Ursache der Reanimation im Vordergrund stehen, ist im Kindesalter oftmals die respiratorische Insuffizienz primär verantwortlich.

Alle aufgezeigten Ursachen führen schließlich zum Herz-Kreislaufstillstand, womit die Sauerstoffversorgung des zentralen Nervensystems (ZNS) unterbrochen wird. In der weiteren Folge tritt mit dem Erlöschen des Funktionsstoffwechsels nach einigen Sekunden die Bewusstlosigkeit ein.

Nach einer weiteren Zeitspanne von 3–5 Minuten folgen mit dem Erlöschen des Strukturstoffwechsels des ZNS Hirnschaden und Tod.

DEFINITION
- Funktionsstoffwechsel – alle höheren neuronalen Funktionen wie die Generierung von elektischen Signalen
- Strukturstoffwechsel – die zelluläre Integrität des Gehirns.

Aufgrund dieser sehr geringen Hypoxietoleranz des Gehirns muss nach Feststellung der Situation gezielt und schnell gehandelt werden.

Maßgebend für das Überleben ist
- Das frühzeitige Erkennen eines Kreislaufstillstands,
- Das rechtzeitige Einleiten der Basismaßnahmen,
- Die schnelle Ergänzung durch erweiterte Maßnahmen,
- Die sich anschließende Postreanimationstherapie sowie
- Regelmäßige Schulungen des gesamten Personals mit Fallbesprechungen zur Optimierung der Reanimationsabläufe.

Intensivpflegende können klinisch mit zwei unterschiedlichen Situationen konfrontiert werden:
- Der Reanimation unmittelbar auf der Intensivstation oder
- Der Reanimation außerhalb der Abteilung.

Während auf der Intensivstation ein vollständiges Equipment zur Verfügung steht, muss bei einer Reanimation auf einer peripheren Station das komplette Material vom Team mitgenommen werden. In jedem Fall muss die Diagnose schnell gestellt und notwendige Maßnahmen müssen zügig eingeleitet werden. Die von de Vos (1997) und Andreasson (1998) angegebenen geringen Überlebensraten nach CPR von 5–20 % werden insbesondere durch die Dauer des Kreislaufstillstandes beeinflusst.

MERKE
Die Überlebenschance der Patienten erhöht sich um bis zu 75 %, wenn
- Innerhalb von 4 Min. Basismaßnahmen mit Thoraxkompression und Beatmung und
- Innerhalb von 8 Min. v. a. die Defibrillation als erweiterte Maßnahme durchgeführt werden.

Je früher also die Reanimation eingeleitet wird und je eher eine Defibrillation erfolgt, desto größer sind die Überlebenschancen.

Tab. 10.1 Mögliche Ursachen eines Herz-Kreislaufstillstands

Die 4 Hs	Die vier „HITS"
Hypoxie	**H**erzbeuteltamponade, -infarkt
Hypovolämie	**I**ntoxikation
Hypothermie	**T**hromboembolie
Hypo-, Hyperkaliämie, Hypokalzämie	**S**pannungspneumothorax

10.1 Basismaßnahmen – Basic Life Support

Zu den Basismaßnahmen gehören die Prüfung der Vitalfunktionen, die Beatmung und die Thoraxkompression. Parallel sollte so früh wie möglich zusätzliche Hilfe hinzugezogen werden.

10.1.1 Diagnostik

Bewusstsein überprüfen
- Nach Auffinden wird der Patient – falls notwendig – auf den Rücken gedreht und das Bewusstsein durch lautes und deutliches Ansprechen sowie Schütteln an Armen und Schultern kontrolliert
- Reagiert der Patient, wird er zur weiteren Überwachung auf eine Intensivstation gebracht
- Ist keine Reaktion festzustellen, aber der Patient atmet, so werden die Atemwege gesichert, der Patient in die stabile Seitenlage gebracht und der Transport zur Intensivstation organisiert
- Reagiert der Patient nicht und die Atmung des Patienten ist zweifelhaft, ist unmittelbar mit der Reanimation zu beginnen
- Parallel erfolgt der **Notruf** so schnell wie möglich, um rechtzeitig weitere professionelle Helfer und entsprechendes Equipment hinzuzuziehen. Hierbei gilt:
  - **Phone first** – Ist der Patient älter als 8 Jahre geht man primär von einem kardialem Ereignis aus. Deswegen früh weitere Hilfe mit der Option zur frühen Defibrillation herbeiholen
  - **Phone fast** – Ist der Patient jünger als 8 Jahre geht man primär von einem respiratorischen Versagen aus.

MERKE

Die Kontrolle der Herz-Kreislauffunktion bleibt professionellen Helfern vorbehalten. Sie sollte nicht mehr als 10 Sek. Zeit in Anspruch nehmen. Der Ort der Kontrolle ist die A. carotis. Bei nicht sicherem Befund ist von Pulslosigkeit auszugehen und mit der Thoraxkompression zu starten.

10.1.2 Thoraxkompressionen

Mit der Leitlinie 2010 wird die Kompression des Thorax noch mehr betont, da mit der Herzdruckmassage die Wiederherstellung eines Minimalkreislaufs zur Sicherung der Oxygenierung lebenswichtiger Organe gelingt. Dabei sollte der MAP (mittlerer arterieller Blutdruck) > 60 mmHg betragen.

Durchführung

- Patienten flach auf harte Unterlage lagern:
  - Bei Notfällen außerhalb der Intensivstation Patienten ggf. auf dem Boden reanimieren
  - Bei zu weichen Matratzen Reanimationsbrett oder Bettbrett verwenden
  - Bei Luftkissenbetten Umschalten auf CPR
- Der Druckpunkt beim Erwachsenen wird von der Mitte des Sternums gebildet
- Der Helfer befindet sich seitlich neben dem Patienten und legt zur Kompression beide Handballen übereinander
- Das Sternum wird mit gestreckten Armen 5–6 cm nach unten in Richtung Wirbelsäule gedrückt
- Ausgeführt werden 5 Zyklen zu 30 Kompressionen (2 Min. lang), womit deutlich höhere arterielle Mitteldrücke und enddiastolische Drücke erzielt werden
- Helferwechsel (nach 5 Zyklen) durchführen
- Die Kompressionsfrequenz beträgt 100 bis max. 120/Min.
- Die Relation von Kompression zu Dekompression ist 1 : 1
- Hände auf dem Thorax belassen.

Selbst bei einer korrekt durchgeführten Thoraxkompression wird nur maximal 30 % des physiologischen Herzzeitvolumens erreicht. Das bedeutet für das Reanimationsteam:

MERKE

- Die Druckmassage wird so wenig wie möglich unterbrochen (geringe No-flow-Zeit erzielen), da jede Unterbrechung der Thoraxkompression die Wahrscheinlichkeit des Überlebens reduziert
- Nach jeder Kompression muss eine ausreichende Entlastung des Thorax gewährleistet werden, da sonst der erhöhte intrathorakale Druck den venösen Rückfluss

10

des Blutes zum Herzen vermindert und damit das Schlagvolumen und die koronare Perfusion noch weiter reduziert werden.

10.1.3 Beatmung

Unmittelbar nach den 30 Thoraxkompressionen schließen sich 2 Beatmungen an. Die Atemfrequenz bei laufender Reanimation soll bei 10/Minute liegen.

Das **Freimachen der Atemwege** ist nur erforderlich, wenn sich während der Beatmung Probleme ergeben. Professionelle Helfer können bereits während der Bewusstseinskontrolle die Atmung kontrollieren und

- Beachten das Hautkolorit (Zyanose vor allem an den Akren)
- Sehen Thoraxexkursionen und
- Hören Atemgeräusche.

Wenn keine suffiziente Beatmung möglich ist, muss der Mund-Rachen-Raum inspiziert werden. Dazu Esmarch-Handgriff durchführen:

- Kopf reklinieren und Kinn anheben
- Digitale Ausräumung des Hypopharynx, z. B. Zahnprothese, dabei auf Eigenschutz achten: der eben noch bewusstlose Patient mit Atemstillstand könnte plötzlich beißen → Beißschutz einlegen
- Absaugen von Blut oder Erbrochenem
- Sind die Atemwege von möglichen Fremdkörpern befreit, werden sie mittels Guedel- oder Wendl-Tubus gesichert.

Beatmet werden kann mittels folgender Techniken:

- Mund zu Mund, Mund zu Nase
- Beatmungsbeutel mit Maske zu Mund/Nase
- Beatmungsbeutel zu Tubus.

Beatmung Mund-zu-Mund/Nase

Ohne Hilfsmittel gelten die Beatmungsmethoden Mund zu Mund, Mund zu Nase als Mittel der Wahl und stehen gleichwertig nebeneinander. Sie erfordern eine Reklination des Kopfes (Esmarch-Handgriff). Dazu Hand auf die Stirn des Patienten legen und Kopf leicht überstrecken. Parallel die Fingerspitzen der anderen Hand unterhalb des Kinns platzieren und Kinn anheben.

Bei der Mund-zu-Mund-Beatmung verschließt der Helfer mit 2 Fingern die Nase des Patienten und öffnet parallel den Mund mit der anderen Hand. Es ist hier darauf zu achten, dass durch das Öffnen des Mundes der Unterkiefer nicht nach unten gedrückt und damit der Zugang zur Trachea blockiert wird.

Bei der Mund-zu-Nasen-Beatmung wird der Mund des Patienten verschlossen und über die Nase beatmet. Wird der Mund nicht ausreichend verschlossen besteht die Gefahr, dass das applizierte Tidalvolumen nicht vollständig den Patienten erreicht.

- Zur Kontrolle einer suffizienten Beatmung wird auf ausreichende Thoraxexkursionen geachtet
- Professionelle Helfer können – falls nicht schon eingelegt – zusätzlich Oro- oder Nasopharyngealtuben nutzen (Guedel- bzw. Wendeltubus).

Beatmung mit Atembeutel und Maske

Der Einsatz eines Handbeatmungsbeutels erhöht die Effektivität, da nun ein Schlauch angeschlossen und zusätzlich Sauerstoff appliziert werden kann.

- Bei einer Maskenbeatmung wird mit dem Einsatz von Sauerstoff eine FiO_2 von ca. 0,5 (50 %) erreicht. Folglich sollte so früh wie möglich ein hoher Flow von 10 l mit 100 % Sauerstoff angeboten werden
- Ein zusätzlicher Reservoirbeutel erhöht die FiO_2 auf bis zu 0,85. Beides zusammen erhöht die Erfolgsaussichten
- Maskenwahl (Faustregel): Für Frauen 2er-Maske, für Männer 3er-Maske wählen
- Maske mit C-Griff (Daumen und Zeigefinger ➤ Abb. 10.1) dicht auf das Gesicht drücken, mit den anderen Fingern den Unterkiefer hochziehen
- Das Tidalvolumen beträgt 500–600 ml bzw. 6–7 ml/kg Körpergewicht. Die Effektivität wird

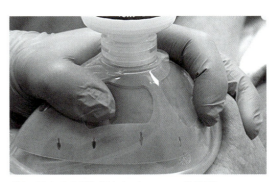

Abb. 10.1 C-Griff bei Maskenbeatmung. [M660]

anhand von ausreichenden Thoraxbewegungen des Patienten kontrolliert

- Die Inspirationszeit beträgt 1 Sek.
- Für die Oxygenierung gilt ein Zielwert der SaO_2 von 94–98 %.

MERKE
- Bei Undichtigkeit ggf. 2. Helfer hinzuziehen und doppelten C-Griff durchführen, um eine effektive Beatmung zu gewährleisten
- Es müssen minimale Beatmungsdrücke erzielt werden, da bei Drücken > 20 mbar die Gefahr der Regurgitation bzw. der Aspiration besteht.

10.1.4 Wechselrhythmus Kompression – Beatmung

Thoraxkompressionen und Beatmung werden kontinuierlich in einem Wechselrhythmus von 30 : 2 fortgeführt. Das gilt sowohl für die Ein- als auch die Zweihelfermethode.

Stehen 3 Personen zur Verfügung können 3 Aufgaben parallel wahrgenommen werden:
- Die 1. Person befindet sich am Kopf und ist zuständig für Beatmung und Koordination
- Die 2. Person befindet sich seitlich neben dem Patienten und führt Herzdruckmassage und spätere Defibrillation durch
- Die 3. Person kümmert sich um die Anlage von i. v.-Zugang und Applikation von Medikamenten.

Solange der Patient noch nicht intubiert ist, muss eine Synchronisation von Herzdruckmassage und Beatmung erfolgen, also eine minimale Unterbrechung für die Beatmungszeit eingeräumt werden.

10.2 Erweiterte Maßnahmen – Advanced Life Support

10.2.1 Intubation

Sobald das technische Equipment zur Verfügung steht, wird die Intubation durchgeführt. Sie gilt weiterhin als „Goldstandard", da einige Vorteile gegeben sind. Die Intubation wird allerdings nur von geübten Helfern durchgeführt, um die No-flow-Zeit so gering wie möglich zu halten (< 10 sec.), da sonst eine zu lange Unterbrechung der Perfusion erfolgt.

Vorteile der Intubation

- Der Atemweg ist gesichert
- Die Beatmung wird bei reduzierter Gefahr von Regurgitation und Aspiration optimiert
- Die Herzdruckmassage kann ohne Unterbrechung durchgeführt werden, womit deutlich höhere koronare und zerebrale Perfusionsdrücke erzielt werden
- Ein endobronchiales Absaugen wird ermöglicht.

Durchführung

- Materialien vollständig und funktionstüchtig bereitlegen:
  - Laryngoskop mit Spateln (Gerade Spatel nach Miller oder Forreger, gebogene nach McIntosh)
  - Magilltubus mit Führungsstab
  - Blockerspritze, Cuffdruckmesser
  - Fixierungsmaterial, Guedeltubus
- Vor der Intubation werden die Sichtverhältnisse optimiert, dazu ggf. den Kopf in eine Schnüffelposition bringen
- Laryngoskop und Tubus anreichen, ggf. mit BURP-Manöver Sicht optimieren (Kehlkopf mit leichten Druck zur Seite, nach oben/unten bewegen)
- Sobald der Tubus platziert ist (wenn möglich) Anschluss einer Kapnografie – eine entsprechende CO_2-Kurve ist das sicherste Zeichen einer erfolgreichen Intubation! Ansonsten auskultieren und Tubus fixieren.

Wenn die Intubation nicht sofort gelingt immer an Alternativen denken:
1. Die Maskenbeatmung kann fortgesetzt werden
2. Anstelle eines Magilltubus kann ein Kombi- oder Larynxtubus (➤ Abb. 10.2) genutzt werden, womit immer eine Oxygenierung gelingt. Beide Tuben sind der Maskenbeatmung bezüglich Oxygenierung und Aspirationsschutz überlegen
3. Statt McIntosh- oder Forregerspatel kann ein McCoy-Spatel (➤ Abb. 10.3) bei einer schwierigen

10

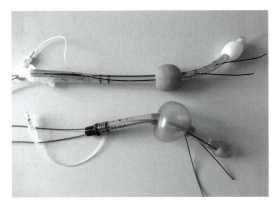

Abb. 10.2 Kombi-, Larynxtubus. [M660]

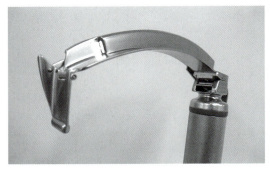

Abb. 10.3 McCoy-Spatel. [M660]

Intubation sehr nützlich sein, da mit der abknick-baren Spitze die Epiglottis angehoben und damit die Sicht auf die Glottis optimiert werden kann. Auch eine Videoassistierte Intubation (➤ Abb. 10.4) bietet sich an. Das Laryngoskop ist mit einem kleinen tragbaren Monitor verbunden, über den eine optimale Sicht ermöglicht und die Intubation erleichtert wird.

10.2.2 EKG-Diagnostik und Frühdefibrillation

Um weitere Ursachen für den bestehenden Herz-Kreis-laufstillstand zu generieren, ist eine Rhythmusanalyse notwendig, die mit Defibrillatoren durchgeführt wer-den kann. In rund 50 % aller reanimationspflichtigen Situationen handelt es sich um defibrillierbare Herz-rhythmusstörungen, also um einen hyperdynamen Kreislaufstillstand. Hier besteht das Ziel einerseits dar-in, den hohen Energie- und Sauerstoffverbrauch zu stoppen und andererseits, diese für das Outcome prog-nostisch günstige Phase zu erkennen.

Formen des Kreislaufstillstands und Indikationen zur Defibrillation

Mit dem Anschluss eines Defibrillators über Klebe-elektroden können **defibrillierbare Rhythmen** un-terschieden werden:
- **Ventrikuläres Flimmern (VF)** ist gekennzeichnet durch eine unkoordinierte und ineffektive Kam-mertätigkeit mit einer Frequenz von > 300/Min.

- **Pulslose ventrikuläre Tachykardie (pVT)** ist charakterisiert durch schnelle regelmäßige Rhythmen ohne Auswurfleistung.
→ Die Defibrillation sollte so schnell wie möglich erfolgen.

> **Klinische Bedeutung**
>
> Nicht erkanntes Kammerflimmern/-flattern bzw. jede Minute, um die die Defibrillation bei bestehendem Kam-merflimmern verzögert wird, reduziert die Chance des Überlebens um ca. 10 %!

Nicht defibrillierbare Rhythmen
Unter dem Begriff des hypodynamen Kreislaufstill-stands werden Rhythmen ohne Kontraktionen des Herzens zusammengefasst:
- **Asystolie.** Im EKG fehlen die typischen Kammer-komplexe, jedoch können evtl. einzelne P-Wellen vorhanden sein. Die Erfolgsaussichten der CPR sind bei einer primären Asystolie geringer als bei Kammerflimmern oder pulsloser ventrikulärer Tachykardie
- **Pulslose elektrische Aktivität (PEA).** Im EKG ist eine elektrische Aktion erkennbar, jedoch fehlt eine Auswurfleistung. Diese Rhythmusstörung wurde bisher auch als elektromechanische Ent-koppelung (EME) bezeichnet.

> **Präkordialer Faustschlag**
>
> Der präkordiale Faustschlag wird nach den Leitlinien von 2010 nur noch empfohlen, wenn am Monitor ein Wech-sel zu einem defibrillierbaren Rhythmus beobachtet wur-de und kein Defibrillator zur Verfügung steht.

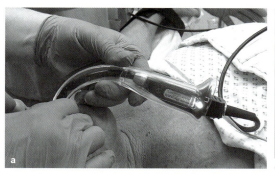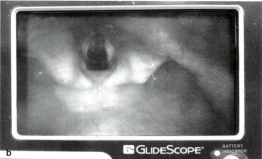

Abb. 10.4 Videoassistierte Intubation. [M660]

Vorbereiten zur Defibrillation

- Für die Defibrillation stehen manuell zu bedienende und automatisch funktionierende Geräte (AED: automatische externe Defibrillatoren) zur Verfügung, die monophasische oder biphasische Energie abgeben
- Die meisten Geräte arbeiten heute mit biphasischer Energie. Das bedeutet, dass der Strom zwischen den Elektroden erst in positiver, dann in negativer Richtung fließt, was für den Patienten aufgrund der erforderlichen niedrigeren Energie schonender ist
- Monophasisch bedeutet, dass der Stromfluss zwischen den Elektroden nur in eine Richtung geleitet wird
- Sobald ein Defibrillator/AED zur Verfügung steht, erfolgt die Rhythmusanalyse
- Zur Senkung des transthorakalen Widerstands und zur Vermeidung von Verbrennungen werden idealerweise selbstklebende Defibrillationselektroden auf die trockene Haut des Patienten geklebt. Stehen diese nicht zur Verfügung werden die Defi-Paddles unter Einsatz von Gel-Pads verwendet. Eine Elektrode (Defipad) wird rechts parasternal unterhalb der Clavicula, die andere links lateral zur Herzspitze fixiert.

Durchführung der Defibrillation

- Gerät einschalten und gewünschte Energie laden
- Sollte der Patient bereits an einen Monitor angeschlossen sein, müssen die EKG-Elektroden in ausreichender Entfernung zu den Defi-Paddeln angebracht werden, z. B. obere Extremitäten
- Bei Patienten mit implantiertem Schrittmacher werden die Paddel mit einem Abstand von > 10 cm zum Implantat platziert
  - Bei einem AED wird der Anwender via Display durch das Menü sowie sprachgesteuert geführt. Nach Anlage der Elektroden erfolgt eine automatische Analyse des EKG mit Darstellung, ob ein defibrillierbarer Rhythmus vorliegt
  - Falls positiv erscheint Anzeige: „Defibrillation" – Auslösen der Defibrillation
  - Defibrillation erfolgt immer biphasisch
- Laden des Defibrillators:
  - Monophasisch betriebene Geräte: 360 Joule
  - Biphasisch betriebene Geräte: 150–200 Joule
- Defi-Paddel fest auf Thoraxwand drücken (11 kg Anpressdruck)
- Schock auslösen: zugunsten der Herzdruckmassage wird jeweils nur noch ein Schock ausgelöst!

In Studien konnte aufgezeigt werden, dass die Überlebenschance bei nur einer Defibrillation im Vergleich zu einer 3-Schock-Sequenz wesentlich höher ist, wenn danach sofort die Thoraxkompression wieder aufgenommen wird.

MERKE

- Es muss sichergestellt sein, dass keine Beteiligten während der Defibrillation Kontakt mit dem Patienten haben! Anweisung: „Achtung, weg vom Patienten, Defibrillation"
- Es ist darauf zu achten, dass sich weder der Patient noch ein Helfer in einem feuchten Milieu befindet →Verbrennungsgefahr für Patient, Schockgefahr für Helfer!

- Nach der Defibrillation erfolgt die sofortige Aufnahme der kardiopulmonalen Reanimation mit 5 weiteren Zyklen von Thoraxkompression und Beatmung ohne eine Analyse des Defibrillationsergebnisses vorzunehmen
- Nach 2 Min. erfolgt eine zweite Rhythmusanalyse. Besteht weiterhin Kammerflimmern wird ein 2. Schock abgeben, danach für weitere 2 Min. die CPR durchführen
- Nun erfolgt der 3. Schock mit nachfolgender CPR
- Das Aufladen des Defibrillators erfolgt parallel zur Thoraxkompression, um die No-Flow-Phase kurz zu halten.

MERKE

Die Bedienung eines Defibrillators erfordert eine vorangegangene Einweisung des Anwenders im Sinne des Medizinproduktegesetzes.

Medikamentöse Therapie

Sauerstoff ist das wichtigste Medikament und wird so früh wie möglich angeboten. Zusätzlich ist nach der 3. Defibrillation der Einsatz von weiteren Medikamenten zu erwägen.

Applikationswege

Für die Gabe der Pharmaka sind die Applikationswege im Rahmen der neuen Richtlinien priorisiert worden:
- An erster Stelle steht unverändert **der venöse Zugang,** wozu eine periphere Venenverweilkanüle ausreichend ist. Nach Anlage des venösen Zugangs sollte sofort eine Infusion angeschlossen werden, um den Transport des Medikaments zum Herzen zu fördern
- Als erste Alternative ist **die intraossäre Applikation** in den Vordergrund gerückt. Nach Applikation von Medikamenten ist die Plasmakonzentration ähnlich wie bei einer zentralvenösen Injektion. Punktiert werden können die Medialseite der Tibia oder der proximale Humerus. Nach der intraossären Injektion wird ein nachfolgender Flüssigkeitsbolus von 5–10 ml 0,9-prozentige Kochsalzlösung empfohlen

- Die endobronchiale Applikation von Adrenalin wird *nicht* mehr empfohlen, da die Plasmakonzentrationen unzuverlässig sind und bessere Möglichkeiten zur Verfügung stehen.

Adrenalin

Auch wenn bisher keine Studie die Effektivität von Adrenalin während einer CPR belegen kann, wird der Einsatz des Katecholamins unverändert empfohlen.
- Adrenalin wirkt an α- und β-Rezeptoren. Durch die Stimulation der α-Rezeptoren kommt es zur peripheren Vasokonstriktion und damit zur Zunahme des zentralen Blutvolumens
- Durch die Stimulation der β-Rezeptoren wirkt Adrenalin direkt am Herz:
  - Positiv inotrop und steigert die Kontraktionskraft
  - Positiv chronotrop und erhöht die Herzfrequenz
  - Positiv bathmotrop und setzt die Reizschwelle herab
  - Positiv dromotrop und steigert die Reizleitung
- Die höhere koronare Perfusion optimiert durch die Erhöhung der Flimmerfrequenz die Ansprechbarkeit auf die Defibrillation
- Adrenalin ist damit für jede Form des Kreislaufstillstands indiziert. Wird Adrenalin bei laufender Infusion intravenös appliziert, so ist **keine** Verdünnung auf 1:10 mit NaCl 0,9 % notwendig!

Dosierung/Applikation

Bei vorliegendem **hyperdynamen Kreislaufstillstand** wird Adrenalin nach 3-facher erfolgloser Defibrillation empfohlen. Dosierung:
- Initial: 1 mg i. v. oder intraossär
- Repetitionsdosen: alle 3–5 Min. je 1 mg

Bei einem **hypodynamen Kreislaufstillstand** wird Adrenalin sofort und in gleicher Dosierung gegeben.

MERKE

Auf ausreichende Spülung nach Applikation von Adrenalin achten → Infusion anschließen oder 20 ml NaCl 0,9 % nachinjizieren!

10

Antiarrhythmika

Wegen ursächlicher oder eintretender Herzrhythmusstörungen ist der Einsatz von Antiarrhythmika (> 3.3.6) erforderlich.

- **Amiodaron** ist ein Antiarrhythmikum der Klasse III (Kalium-Kanal-Blocker) und das Medikament der 1. Wahl. Seine membranstabilisierenden Wirkungen bestehen darin, dass Ektopien und Reentry-Mechanismen unterdrückt werden. Gleichzeitig wird die Refraktärzeit verlängert, die Leitungsgeschwindigkeit reduziert und die Automatie im Schrittmachergewebe unterdrückt, sodass es zu einer Reduktion der Herzfrequenz kommt
- Empfohlen wird die Substanz bei refraktären ventrikulären Flimmern (VF) bzw. bei pulsloser ventrikulärer Tachykardie (pVT) und der 3. erfolglosen Defibrillation (trotz fehlender Beweise für die Wirksamkeit unter diesen Bedingungen).

Dosierung
- 300 mg werden in 20 ml Glukose 5 % gelöst (auch als Fertigspritze verfügbar) und intravenös als Bolus appliziert (auch peripher venös möglich)
- Nach erfolgreicher Reanimation und weiterhin bestehenden therapiepflichtigen Herzrhythmusstörungen wird eine weitere Applikation von 150 mg Amiodaron in 20 ml Glukose 5 % über einen Zeitraum von 10 Min. empfohlen
- Zur weiteren Stabilisierung auf der Intensivstation sollen nochmals 900 mg/24 h via Infusion appliziert werden.

Lidocain

Als Natriumantagonist wird Lidocain nur als Ersatz empfohlen, wenn kein Amiodaron vorhanden ist. Die Dosierung liegt bei 1–1,5 mg/kg KG (Maximaldosis: 3 mg/kg KG). Lidocain sollte nach dem Einsatz von Amiodaron nicht mehr appliziert werden.

Magnesium

Magnesium gilt als Kalziumantagonist und hat eine antiarrhythmische Wirkung durch Unterdrückung der neuromuskulären Erregbarkeit. Bei Verdacht auf einen bestehenden Magnesiummangel oder dem Vorliegen einer Torsade-de-pointes-Tachykardie,

kann Magnesium in einer Dosierung von 2 g über 1–2 Min. verabreicht werden.

Natriumbikarbonat 8,4 % ($NaHCO_3$)

- Durch eine Asystolie kommt es zu einer kombinierten metabolischen und respiratorischen Azidose, die zu einer Erniedrigung der Flimmerschwelle und zu verminderter Kontraktilität des Herzens führt
- Dennoch wird die Routineapplikation von Natriumbikarbonat während oder nach der CPR nicht empfohlen, da während des Kreislaufstillstands einerseits die arteriellen Blutgaswerte nicht den tatsächlichen Säure-Basen-Status der Gewebe widerspiegeln (in der Regel ist der pH-Wert im Gewebe niedriger als im arteriellen Blut). Andererseits produziert Natriumbikarbonat CO_2, das schnell in die Zellen diffundiert und
  - zu einer Steigerung der intrazellulären Azidose führt
  - negativ inotrop auf das ischämische Myokard wirkt
- Zu beachten ist auch, dass sich durch eine nicht durch BGA gesteuerte Pufferung mit $NaHCO_3$ eine Alkalose ergibt, woraus eine Linksverschiebung der Sauerstoffbindungskurve resultiert und Sauerstoff schlechter ins Gewebe freigesetzt werden kann.

M E R K E

Da diese ausgeprägte metabolische Alkalose schwer zu therapieren ist, wird eine initiale Pufferung während einer CPR nicht mehr empfohlen.

- Indiziert ist $NaHCO_3$ nur bei
  - Hyperkaliämie
  - Metabolischer Azidose (nach Blutgasanalyse)
  - Intoxikation mit trizyklischen Antidepressiva.

Die empfohlene Dosierung beträgt 50 ml 8,4 %.

Klinische Bedeutung

Soll $NaHCO_3$ gegeben werden, ist zu beachten, dass es *nicht* mit Adrenalin über den gleichen venösen Zugang appliziert wird, da durch das saure Milieu die Wirkung des Adrenalins beeinträchtigt werden kann. Sonst auf ausreichende Spülung zwischen beiden Applikationen achten.

10

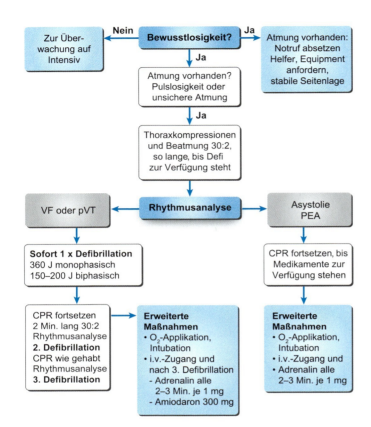

Abb. 10.5 Algorithmus der Reanimation. [L157]

Atropin

Wegen fehlender wissenschaftliche Evidenz und mangelnden Vorteilen wird auf den Routineeinsatz von Atropin bei einer Asystolie oder PEA verzichtet. Demnach wird der Einsatz von Atropin bei der CPR nicht mehr empfohlen.

10.2.3 Ende der Reanimation

Abbruchkriterien

Trotz aller Professionalität verläuft nicht jede Reanimation erfolgreich, sodass sie irgendwann beendet werden muss. Als Orientierungshilfe dienen zwei Fragen:
- Beträgt die Zeit zwischen Asystolie und Reanimationsbeginn mehr als 30 Min.? → Abbruch
- Konnte nach 20–30 Min. optimaler CPR eine elektromechanische Aktivität erzielt werden?

Wenn nicht → Abbruch
Ausnahme: Bei Patienten mit Hypothermie besteht die Möglichkeit, dass aufgrund des reduzierten Stoffwechsels und Sauerstoffverbrauchs eine Reanimation auch noch nach der Zeit von 30 Min. Leben zurückbringt.
- Die Entscheidung zum Abbruch einer Reanimation obliegt ausschließlich einem Arzt!

Nachbereiten

- Unmittelbare Dokumentation der Reanimationsmaßnahmen durchführen
- Auffüllen des gebrauchten Notfallzubehörs, um für einen evtl. nächsten Notfall bereit zu sein
- Benachrichtigung von Angehörigen sowie evtl. Einbindung eines Geistlichen
- Nachbesprechung des Ablaufs → Prozessoptimierung und Fehlermanagement.

10.2.4 Postreanimationsphase nach der ABCDE-Methode

Durch die während der Reanimation aufgekommene Ischämie können schwerwiegende Komplikationen resultieren, die allesamt unter dem Begriff Postcardiac-arrest-Syndrom zusammengefasst sind. Hämodynamische Instabilität, Herzinsuffizienz sowie SIRS und Multiorganversagen können Folge sein und müssen rechtzeitig erkannt werden.

Grundsätzlich gilt: in Reanimationsbereitschaft bleiben, Notfallzubehör in Reichweite halten.

A = Atemweg, B = Beatmung

Kehrt nach der Reanimation wieder ein Spontankreislauf (ROSC = return of spontaneous circulation) zurück, der Patient wird wach und ist neurologisch intakt, so sollte er frühzeitig extubiert werden. Ist dies nicht der Fall, wird er lungenprotektiv mit einem Atemzugvolumen von 6 ml/kg KG beatmet. Dabei ist unbedingt eine Hyperventilation (Hypokapnie) zu vermeiden, die mit einem schlechten Outcome assoziiert ist (führt zu einer zerebralen Vasokonstriktion mit reduziertem zerebralen Blutfluss).

Parallel sollte die Applikation von Sauerstoff begrenzt werden, sodass eine Sauerstoffsättigung von 94 bis max. 98 Prozent erreicht wird. Studien haben gezeigt, dass durch Drosselung der FiO_2 ein besseres neurologisches Outcome erzielt wird als bei einer Beatmung mit 100 % Sauerstoff.

C = Behandlung des Kreislaufs (Circulation)

Mit dem ROSC unter Reanimation bleibt häufig die Antwort für die eigentliche Ursache des Herz-Kreislauf-Stillstands aus. Aus diesem Grund sollte die weitere Analyse zur Vermeidung eines erneuten Herz-Kreislauf-Stillstands die Einbindung eines 12-Kanal-EKG vorsehen. Damit ist die Identifikation eines ST-Strecken-Hebungsinfarkt (STEMI) möglich. Sollte das die Ursache sein, könnte eine Lyse oder eine perkutane koronare Intervention (PCI) zur Revaskularisierung angeschlossen werden.

- Engmaschige Kontrollen von RR (systolisch, diastolisch, MAP) mittels invasiver arterieller Blutdruckmessung sind nach Anlage einer invasiven Blutdruckmessung obligat
- Fall notwendig schließen sich weitere den Kreislauf unterstützende Therapien mit Katecholaminen, Volumen und Vasopressoren an. Ebenso kann die Anlage einer intraaortalen Ballonpumpe (IABP) in Erwägung gezogen werden.

D = neurologische Behandlung (Disability)

Trotz einer erfolgreichen Reanimation erleidet das Gehirn eine direkte hypoxische Hirnschädigung von unbekanntem Ausmaß. Darüber hinaus kommt es durch die nachfolgende Reperfusionsphase zu einem sogenannten Postreanimationssyndrom. Darunter versteht man eine Schädigung des Gehirns, für das vier verschiedene Ursachen bekannt sind:

- Zerebrale Perfusionsstörungen
- Schäden durch Reoxygenierung
- Störungen der Bluthomöostase
- Organstörungen.

Die direkte hypoxische Schädigung sowie das Postreanimationssyndrom wirken sich ungünstig auf das zerebrale Outcome des Patienten aus, sodass neuroprotektive Maßnahmen notwendig sind. Für Patienten, die nach erfolgreicher Reanimation komatös sind, besteht die Empfehlung, für einen Zeitrahmen von 12–24 Stunden eine Hypothermie durchzuführen. Diese gliedert sich in 3 Phasen: Induktion, Erhalt und Wiedererwärmung.

Die Zieltemperatur von 32 °C–34 °C Körperkerntemperatur wird so früh wie möglich eingeleitet und erreicht (< 4 h). Durch die Kühlung gelingt es, den Zelltod zu verlangsamen und der Apoptose entgegenzuwirken. Dann wird die Temperatur über 12–24 h aufrechterhalten. Dadurch wird die zerebrale Stoffwechselrate für Sauerstoff bei jedem Grad der Temperatursenkung um etwa 6 % gesenkt. Danach folgt eine langsame kontrollierte Wiedererwärmung mit 0,25–0,5 °C/h. Je früher nach Rückkehr der spontanen Kreislaufzirkulation (ROSC) begonnen wird, desto besser ist das neurologische Outcome.

Einschlusskriterien für die Therapie mit milder Hypothermie:

10

- Kammerflimmern oder Kreislaufstillstand in Gegenwart von Zeugen
- Glaubhafter Beginn der Reanimation max. 15 Minuten nach Eintritt der Bewusstlosigkeit bzw. des Kreislaufstillstands
- Maximale Reanimationsdauer von 60 Minuten
- Vor Beginn der Hypothermie muss der Patient hämodynamisch stabil sein (RR syst. > 90 mmHg bzw. MAD > 60 mmHg).

Zur weiteren neurologischen Überwachung gehört die Kontrolle von Krampfpotenzialen: Krämpfe und/oder Myoklonien sind bei 5–15 % der reanimierten Patienten nach Stabilisierung des Kreislaufs zu beobachten. Da Krämpfe den zerebralen Metabolismus erhöhen und Hirnschäden verursachen können, müssen zur Protektion Antikonvulsiva (Benzodiazepine, Barbiturate) griffbereit liegen.

Die Überwachung anhand der Glasgow-Koma-Skala mit Kontrolle von motorischer Reaktion, verbaler Kommunikation und Augenöffnung ist obligat.

E = vollständige körperliche Untersuchung und Anamneseerhebung (Exposure)

Um sonstige Ursachen (4 Hs, 4 HITS) der Reanimation und evtl. Probleme nach der Reanimation auszuschließen erfolgt eine komplette ärztliche Diagnostik.

10.2.5 Anbahnende Reanimation erkennen

Da Vorbeugen immer besser als heilen ist, wird ein Frühwarnsystem zur Erkennung kritisch Erkrankter empfohlen. Mit dem „Early Warning Score-System" (> Tab. 10.2) werden definierte Vitalparameter (Herzfrequenz, Blutdruck, O_2-Sättigung, Temperatur und Bewusstseinslage) bei einem Patienten erfasst und durch Pflegende bepunktet. Erreicht der Patient einen spezifischen Wert, so ist er reanimationsgefährdet, womit das medizinische Notfallteam gerufen werden soll. Das für Allgemeinpflegestationen entwickelte Scoresystem kann ebenso auf einer Intensivstation oder einer IMC Anwendung finden.

LITERATUR

Adams H. A. Kardiopulmonale Reanimation 2010. Anästh Intensivmed 2011;52: 9–19 Aktiv Druck & Verlag GmbH.

Andreasson, A-C.; Herlitz, J.; Bång, A.; Ekström, L.; Lindqvist, J.; Lundström, G.; Holmberg, S. Characteristics and outcome among patients with a suspected in-hospital cardiac arrest. Resuscitation 1998; 39: 23.

Bieker, C.; Preckel, B. Intensivmedizinische Versorgung von Patienten mit Erkrankungen des Herz-Kreislauf-Systems, In: Ullrich, L.; Stolecki, D.; Grünewald, M. (Hrsg.): Intensivpflege und Anästhesie, Stuttgart: Thieme Verlag, 2010.

Braunecker, S; Baubin, M; Böttiger B. W. Die neuen Leitlinien zur kardiopulmonalen Reanimation. Up2date 7; 1–2.011: 45–60.

Hazinski, M. F. et al. Zusammenfassung der American Heart Association Leitlinien 2010 für Herz-Lungen-Wiederbelebung und kardiovaskuläre Notfallmedizin. American Heart Association 2010. http://www.american-heart.at/startseite/neue_guidelines_2010/ [26.5.2013].

Sefrin, P. Die neuen Leitlinien der Wiederbelebung bei Erwachsenen. New Guidelines for the Resuscitation of Adults. Notarzt 2011;27: 73–86.

Tab. 10.2 Early warning score

	3	2	1	0	1	2	3
Puls/Min.		< 40	< 41–45	51–100	101–110	111–130	>130
Syst. RR mmHg	< 70	<71–80	81–100	101–199		>200	
Atemfrequenz/Min.		< 8		9–14	15–20	21–29	>30
Temperatur Grad C°		< 35	35,1–36,5	36,6–37,4	>37,5		
ZNS				Wach	Reaktion auf Ansprache	Reaktion auf Schmerzreize	Koma
Bei einem Wert > 4 erfolgt eine ärztliche Untersuchung							

11

Andrea Brock und Björn Schuster

Anästhesie und Aufwachraum

DEFINITION

Die beiden Begriffe „Narkose" und „Anästhesie" werden in der Praxis oft synonym gebraucht und bedeuten Empfindungslosigkeit bzw. eine Unempfindlichkeit des Nervensystems gegen bestimmte Reize und das Fehlen von Schmerzempfindung. Narkose ermöglicht chirurgische, diagnostische oder therapeutische Eingriffe ohne Schmerzempfindung bzw. Abwehrreaktionen durch den Patienten.

Ziel der Narkose ist das temporäre Ausschalten der Wahrnehmungen und Reaktionen des Patienten durch

- Bewusstlosigkeit (Hypnose)
- Schmerzfreiheit (Analgesie)
- Dämpfung vegetativer Reaktionen
- Relaxation.

Zahlen, Daten, Fakten

Die Ursprünge der Anästhesie entwickelten sich erst im 19. Jahrhundert:
- 1846 erste Ethernarkose (William T. G. Morton)
- 1880 Erstbeschreibung der orotrachealen Intubation (William MacEven)
- 1890 Schimmelbuschmaske zur Etherverabreichung durch Curt Schimmelbusch
- 1953 Einführung der Facharztausbildung Anästhesie.

Durch weitere medizinische Fortschritte konnte das noch recht junge Fach Anästhesie in den folgenden Jahren wachsen und somit auch die operativen Möglichkeiten der chirurgischen Fachgebiete deutlich verbessern.

In der modernen Medizin besteht der Fachbereich Anästhesie aus vier Säulen:

- Anästhesie
- Intensivmedizin
- Notfallmedizin
- Schmerztherapie.

Pflegerische Aufgaben in der Anästhesie

- Bereitstellung und Vorbereitung der benötigten Medikamente, Materialien und Gerätschaften
- Assistenz bei ärztlichen Tätigkeiten (Narkoseführung, Regionalanästhesien, ZVK, CPR etc.)
- Fachgemäße Wartung bzw. Reinigung und Funktionsprüfung der Anästhesiegeräte (z. B. Narkosegerät, Absaugung, Narkosewagen)

- Ggf. Übernahme delegierbarer ärztlicher Tätigkeiten unter Überwachung durch den Anästhesisten (z. B. Anlage eines i. v.-Zugangs)
- Pflegerische Tätigkeiten und Betreuung des Patienten vor, während und nach der Narkose.

11.1 Die Narkose

Prämedikation

Die Vorbereitung zu einer Narkose beinhaltet eine Prämedikationsvisite durch einen Narkosearzt, um organische Erkrankungen (Herz, Lunge, Magen-Darm-Trakt, Leber, Nieren, ZNS, Stoffwechsel, Blutungsanamnese, Allergien) möglichst auszuschließen oder vorliegende Krankheiten sowie Medikamentenanamnese und ggf. vorhandenes Suchtverhalten zu erfassen. Das präoperative Gespräch beinhaltet eine Einstufung des Narkoserisikos nach ASA-Klassifikation (➤ Tab. 11.1) sowie die Erfassung des körperlichen und psychischen Zustands des Patienten.

Die Aufklärung über das für den jeweiligen Patienten geeigneten Narkoseverfahren und die Reduktion der Ängste durch ein individuelles patientenadaptiertes Gespräch, sowie die entsprechende Verordnung einer Prämedikation zur Anxiolyse und Sedierung (meist Benzodiazepine, z. B. Midazolam) sollten daraus resultieren. Weiterhin muss der Pati-

Tab. 11.1 Einstufung des Narkoserisikos nach ASA-Klassifikation

ASA	Kurzbeschreibung
I	Keine Erkrankung
II	Leichte Systemerkrankung (z. B. essenzielle Hypertonie, Adipositas)
III	Schwere Systemerkrankung mit Leistungseinschränkung (chronische Lungenerkrankung, Angina pectoris)
IV	Systemerkrankung mit schwerer Leistungsbeeinträchtigung, die mit oder ohne Operation lebensbedrohlich ist (fortgeschrittene Organschädigung)
V	Moribunder Patient, Tod mit oder ohne Operation innerhalb von 24h (z. B. rupturiertes Aortenaneurysma)
VI	Hirntod (zur Explantation)

11

ent darüber informiert werden, welche seiner Dauermedikamente er weiter einnehmen soll und welche Nüchternzeiten einzuhalten sind.

Während des Gesprächs werden das aktuelle Körpergewicht und die Körpergröße eruiert und eine Auskultation von Herz und Lunge vorgenommen. Anatomische Gegebenheiten, wie die Weite der Mundöffnung nach Mallampati (➤ Abb. 11.1), Reklinationsfähigkeit, Zahnstatus, werden ebenfalls dokumentiert, um anästhesiologische Probleme beim Atemwegsmanagement abzuschätzen.

Die grundsätzliche Entscheidung über das Narkoseverfahren wird im gemeinsamen Gespräch mit dem Patienten getroffen.

Als mögliche **Narkoseverfahren** kommen infrage:
- Vollnarkose
  - Inhalationsanästhesie
  - TIVA (Total IntraVenöse Anästhesie)
- Regionalanästhesien
- Stand-by (z. B. Analgosedierung).

Klinische Bedeutung

Eine Kombination mehrerer Verfahren ist unter Umständen sinnvoll (z. B. Anlage einer Regionalanästhesie vor der Vollnarkose). Somit kann der intraoperative Bedarf an Narkosemittel mittels einer Regionalanästhesie gesenkt werden und postoperativ kann der Patient von einer suffizienten postoperativen Schmerztherapie (z. B. durch eine Schmerzpumpe) profitieren.
Die Vollnarkose kann ggf. durch weitere Maßnahmen unterstützt werden, z. B. Zentralvenöser Katheter, invasive Blutdruckmessung, Wärmemanagement, Neuromonitoring.

Die Notwendigkeit zur erweiterten Anästhesie werden durch Vorerkrankungen des Patienten, sowie durch die Art und Schwere des operativen Eingriffs bestimmt.

Einteilung nach Mallampati und Samsoon

Die präoperative Beurteilung der Mundöffnung nach Mallampati und Samsoon kann auf mögliche Intubationsprobleme hinweisen.

11.1.1 Grundlagen, Physiologie

Rezeptortheorie

Die aktuelle Lehrmeinung zur Wirkung der Narkosemedikamente geht von einer Beeinflussung verschiedener Proteinbindungsstellen, wie Ionenkanäle, Rezeptoren und Proteine zur Informationsübertragung (z. B. Acetylcholin im synaptischen Spalt) aus.

Durch Bindung eines oder mehrerer Moleküle eines Medikaments an eine solche Eiweißbindungsstelle, kommt es zu einer Verstärkung oder Hemmung der Signale in oder an der Zelle. Man unterscheidet eine Verstärkung dämpfender (inhibitorischer) Reize oder eine Hemmung erregender (exzitatorischer) Reize.

Der GABA-Rezeptor bindet den Neurotransmitter γ-Aminobuttersäure. Er ist einer der wichtigsten Rezeptoren im zentralen Nervensystem (ZNS) zur Hemmung der Informationsweitergabe im Gehirn, hier wirken die meisten Anästhetika (Benzodiazepine, Narkosegase) zentral dämpfend.

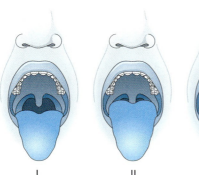
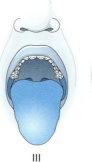
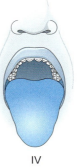

I   II   III   IV

Abb. 11.1 Einteilung nach Mallampati und Samsoon. [L106]

Die Opioid-Rezeptoren (μ1, μ2, δ, κ) sind die primären Wirkstellen der Opioide. Jeder Rezeptortyp vermittelt eine spezielle Wirkung und wird von den verschiedenen Opioiden unterschiedlich stark beeinflusst, womit auch die unterschiedliche Wirkung der einzelnen Opioide erklärt wird (➤ Tab. 11.2).
Ein weiterer komplexer Ionenkanalrezeptor ist der NMDA-Rezeptorkanal (ionotrope Glutamatrezeptoren, bindet N-Methyl-D-Aspartat), welcher komplexere Funktionen wie Wahrnehmung, Bewusstsein und Gedächtnis steuert. Somit können z. B. Ketamine oder Narkosegase exzitatorische (erregende) Signale blockieren und führen nachfolgend zu einer reversiblen Beeinflussung der Funktionen.

Wichtige beeinflussbare Rezeptoren sind die Katecholamin-Rezeptoren (α, β, Dopa). Durch eine Beeinflussung dieser Rezeptoren werden vegetative Funktionen des Körpers gelenkt.

Eine Konstriktion wird durch die α-Rezeptoren an den Gefäßen, am Uterus, im Gastrointestinaltrakt und am Bronchialsystem vermittelt. Die β-Rezeptoren wirken am Herz positiv chronotrop (frequenzsteigernd), dromotrop (beschleunigte Erregungsleitung) und inotrop (Kontraktilitätssteigerung). An den Gefäßen und den Bronchien kommt es zur Dilatation. Die Gruppe der Dopaminrezeptoren beeinflusst die Gefäßweite am Herzen, an Niere und Leber.

Gaswirkung

Um seinen Wirkort im ZNS zu erreichen, muss ein Narkosegas sich durch drei Kompartimente (Alveolen – Blut – Gewebe) verteilen: Bei Narkosebeginn über die Alveolen ins Blut und von dort ins Gewebe.

Tab. 11.2 Wirkort und Wirkungsweise von Opioiden

Rezeptor	Wirkungsweise
μ1, μ2 (mü)	Supraspinale, spinale und periphere Analgesie, Bradykardie, Hypotonie, Miosis, Atemdepression, antitussive Wirkung, Thoraxrigidität, Obstipation, Sedierung, Atemdepression, Euphorie und Abhängigkeit
δ (delta)	Beeinflusst die μ-Rezeptoren, stressinduzierte Analgesie, endokrine Regulation
κ (kappa)	Supraspinale und spinale Analgesie, Dysphorie, Sedierung

Dabei folgt die Verteilung dem Prinzip der Diffusion vom Ort höherer zum Ort niedrigerer Konzentration.

Am Zielort (ZNS) werden verschiedene Rezeptoren an der Zellmembran (z. B. GABA, NMDA) in ihrer Wirkung reversiebel beeinflußt. Im Gehirn entfalten die Narkosegase ihre hypnotische Wirkung. Im Rückenmark wird lediglich die Beeinflussung der motorischen Reaktion aufgrund von Rezeptorenbeeinflussung beschrieben.

Um eine Narkose auszuleiten, wird die Zufuhr von Narkosegasen beendet und dieses durch einen hohen Frischgasfluss (100 % Sauerstoff, O_2) aus den Lungen „ausgewaschen". Somit kehrt sich das Konzentrationsgleichgewicht wieder um. In den Alveolen herrscht eine relativ geringe Konzentration, im Blut und Gehirn ist die Konzentration noch erhöht. Somit diffundiert das Narkosegas aus dem Gewebe in das Blut und schließlich in die Alveolen, um dann abgeatmet zu werden.

Diese Vorgänge werden durch eine Reihe an Faktoren beeinflusst:

- Herzminutenvolumen
- Partialdruckdifferenz
- Verteilungskoeffizient
- Konzentration des Gases
- Durchblutung des Gewebes.

11.1.2 Anästhesiearbeitsplatz und Vorbereitung

Allgemeine Vorbereitungen für die Narkoseeinleitung

Standardzubehör
- Narkosegerät mit Absaugeinheit
- Überwachungsgeräte (EKG, Blutdruckmessung, Pulsoxymetrie, Kapnografie)
- Intubationsbesteck mit Endotrachealtubus, Guedel-Tubus, Stethoskop, ggf. Führungsstab und Gleitmittel
- Spritzentablett mit entsprechend aufgezogenen Medikamenten (zuvor mit dem Arzt abklären), Standards beachten und Standard-Notfallmedikamente (z. B. Atropin®, Akrinor®)
- Venenverweilkanüle, kristalloide Infusionslösung mit System.

Vorbereitung des Patienten

- Begrüßung, Identitätsprüfung und Nüchternheitskontrolle
- Kontrolle der Unterlagen auf Vollständigkeit (ggf. Checkliste), Allergiestatus prüfen
- Anschluss an die Vitalzeichen-Überwachung (EKG, Blutdruckmessung, Sauerstoffsättigung)
- Legen eines periphervenösen Zugangs.

Der Anästhesiearbeitsplatz

Der Anästhesiearbeitsplatz (Narkosearbeitsplatz) bezeichnet die Gesamtheit aller Geräte und Materialien, die zur Durchführung der verschiedenen Anästhesieverfahren benötigt werden. Ein wesentlicher Bestandteil jedes Anästhesiearbeitsplatzes ist das Narkosegerät. Als Narkosesystem wird der Teil des Narkosegeräts bezeichnet, welcher die Zufuhr des Inspirationsgasgemischs (Sauerstoff, Druckluft und Inhalationsanästhetika), sowie den Abtransport verbrauchter Atemgase regelt. Grundsätzlich werden dabei Systeme ohne Rückatmung (Nichtrückatemsysteme) von Systemen mit Rückatmung unterschieden.

Vor Inbetriebnahme des Narkosegeräts muss zwingend eine vollständige Funktionsprüfung des Systems sowie nach jeder Narkose eine Überprüfung der Dichtigkeit vorgenommen und entsprechend dokumentiert werden.

Klinische Bedeutung

Offene Narkosesysteme:
Nicht mehr gebräuchliche Systeme ohne Rückatmung. Ein bekanntes Beispiel ist die Schimmelbusch-Maske (siebartige Gesichtsmaske, auf der Narkotika getränkte Mullkompressen liegen und somit das Gas vom Patienten eingeatmet wird).

Halboffene Narkosesysteme:
In- und Exspiration sind getrennt. Das Narkotikum wird dem Frischgas über ein spezielles Narkosegassystem zugesetzt. Die Rückatmung von Narkosegasen (Exspirationsluft) entweicht über ein Nicht-Rückatemventil. Beispiele: Beatmungsbeutel, Kuhn-System, Ayre-T-Stück.

Halbgeschlossene Narkosesysteme:
Rückatemsysteme, bei denen die Exspirationsluft nach Elimination des Kohlendioxids im CO_2-Absorber dem Patienten teilweise wieder zugeführt wird. Beispiele: Narkosegeräte Primus oder Cicero (Firma Dräger). Abhängig von der Einstellung des Frischgasflows wird unterschieden in:

- High-Flow: > 1 l/Min. Frischgasfluss
- Low-Flow: 0,5 bis max. 1 l/Min. Frischgasfluss
- Minimal-Flow: bis 0,5 l/Min. Frischgasfluss.

Geschlossene Narkosesysteme:
Rückatemsysteme, bei denen die Exspirationsluft nach Elimination des Kohlendioxids im CO_2-Absorber dem Patienten komplett wieder zugeführt wird. Verbrauchter Sauerstoff und Inhalationsanästhetika werden in der Inspirationsluft erneuert.

Je nach Einstellung und Bauart können einige Narkosegeräte als halbgeschlossenes oder geschlossenes Narkosesystem betrieben werden, z. B. die Narkosegeräte Zeus (Fa. Dräger). **In der Regel werden in der Praxis halbgeschlossene Systeme verwendet.**

Überprüfung des Anästhesiearbeitsplatzes

Narkosegerät

- Selbsttest durchführen (verläuft in mehreren Schritten, Anwender wird durch den Testzyklus automatisch geführt und zu notwendigen Maßnahmen aufgefordert, danach sind die Testergebnisse zu prüfen)
- Manuelle Funktionsprüfung (Vorgaben vom Gerätehersteller bei Narkosegeräten ohne Selbsttest)
- Absaugeinheit (Funktionskontrolle, ausreichende Menge verschiedener Absaugkatheter)
- Narkosegasabsaugung einstecken; ggf. Reserveflaschen (O_2) überprüfen; Beatmungsbeutel testen
- Gesichtsmasken und HME-Filter (ausreichende Anzahl verschiedener Größen).

Narkosewagen

- Auf Vollständigkeit prüfen (nach Standard)
- Notfall- und Standardmedikamente, Infusionslösungen (ausreichende Menge, Kontrolle Verfalldaten)
- Intubationszubehör auf Vollständigkeit/Funktion testen (Laryngoskop, Tuben, Intubationshilfen, Magill-Zange, Gleitmittel, Blockerspritze)
- Infusionszubehör, Spritzen und Kanülen (ausreichende Menge)
- Labormaterial und Begleitscheine, Magensonden und Fixiermaterial
- Venenverweilkanülen und Stauschlauch
- Arterielle Kanülen und arterielles Drucksystem in Reichweite
- Desinfektionsmittel und Einmalhandschuhe.

11

Vorbereitung des Intubationsmaterials

Endotrachealtuben
- Magill-Tubus: Standard Tubus, aus PVC, formbar, oral/nasal einsetzbar, low-pressure-Cuff
- Woodbridge-Tubus: in die Tubuswand ist eine Metallspirale eingearbeitet, der Tubus kann nicht abknicken (wichtig, wenn der Tubus stark gebogen werden muss, z. B. Struma-OP), i. d. R. Führungsstab zur Intubation erforderlich, nasal/oral einsetzbar, v. a. für fiberoptische Intubation
- RAE-Tubus (Ring-Adair-Elwy-Tubus): speziell geformter Tubus (unterschiedliche Formen), der über das Kinn (oral) oder über die Stirn (nasal) abgeleitet wird
- Laser-Tubus: Eingriffe mit laserchirurgischen Intervention, aus Kunststoff/Metall, Cuff wird mit NaCl 0,9 % befüllt
- Doppellumentubus: Tubus mit zwei Lumen und zwei Cuffs, verschiedene Modelle für die rechts- oder linksseitige Intubation eines Hauptbronchus, ermöglichen seitengetrennte Beatmung, z. B. in der Thoraxchirurgie.

Intubationsspatel
- Gebogene Spatel (z. B. Macintosh- oder Siker-Spatel): Standard-Spatel in verschiedenen Längen, gebogene Form, nach Einführen liegt die Spatelspitze zwischen Zungengrund und Epiglottis
- Gerade Spatel (z. B. Miller- oder Foregger-Spatel): nur an der Spatelspitze leicht gebogen, verschiedene Längen, Spatelspitze hält die Epiglottis Richtung Zungengrund (Epiglottis wird aufgeladen), häufiger Einsatz bei Kindern
- McCoy-Spatel (➤ Abb. 10.3): gebogener Spatel mit beweglicher Spitze (um Epiglottis anzuheben).

Medikamente
Zur Durchführung einer Vollnarkose werden in der Regel folgende Medikamente (➤ Kap. 3) benötigt:
- Opioid
- i. v. Hypnotikum
- Muskelrelaxans
- Notfallmedikamente (Atropin).

Die Wirkungsweisen der gängigen Medikamente im Intensiv-Anästhesiebereich wurden bereits in ➤ Kap. 3 beschrieben. Daher werden an dieser Stelle lediglich die Muskelrelaxanzien beschrieben.

Muskelrelaxanzien wirken hemmend auf die Erregungsausbreitung an der motorischen Endplatte. Somit bewirken sie eine vollständige, reversible Lähmung der quergestreiften (willkürlichen) Muskulatur. Die Dauer der induzierten Lähmung wird durch die Wirkdauer des entsprechenden Relaxans und die Applikationshäufigkeit bestimmt. Sie kommen im Rahmen einer Allgemeinanästhesie zum Einsatz, um zum einen die Sicht auf den Larynx während der Intubation zu verbessern sowie das Risiko von Stimmbandschäden zu minimieren und zum anderen intraoperativ, um dem Operateur optimale Eingriffsbedingungen zu verschaffen.

Deshalb kommen sie vor allem in der Anästhesie und weniger im Intensivbereich zum Einsatz.

Neuromuskuläre Übertragung
Durch den Neurotransmitter Acetylcholin werden die Übertragungen von elektrischen Impulsen auf die Muskelfasern ermöglicht. Dabei diffundiert das im präsynaptischen Spalt freigesetzte Acetylcholin durch den synaptischen Spalt an die postsynaptischen nikotinergen-Acetylcholin-Rezeptoren, um die dort vorhandenen Natriumkanäle zu öffnen und somit ein Aktionspotenzial auszulösen. Anschließend wird das Acetylcholin in Millisekunden durch Acetylcholin-Esterase (postsynaptische Membran) wieder abgebaut.

Um eine ausreichende Relaxierung der Muskulatur zu erreichen, muss ein Relaxans mindestens 70–80 % der Rezeptoren besetzen.

Einteilung und Pharmakologie
Die derzeit gebräuchlichen Muskelrelaxanzien werden aufgrund ihres Wirkmechanismus in **depolarisierende und nichtdepolarisierende Muskelrelaxanzien** unterschieden.

Die Anschlagszeit, d. h. die Dauer bis zur maximalen Wirkung, ist stark dosisabhängig. Hohe Dosierungen führen nicht nur zu einer verkürzten Anschlagszeit, sondern auch zu einer verlängerten Wirkdauer. Eine wichtige Einheit, in Bezug auf Muskelrelaxanzien, ist die ED95. Diese erlaubt Aussagen darüber, welche Dosierung für eine 95-prozentige neuromuskulären Blockade benötigt wird. Zur Intubation werden häufig höhere Dosierungen als die ED95 verwendet. Das wiederholte Verabreichen von Muskelrelaxanzien bewirkt eine Kumulation, d. h.

eine Anhäufung der Substanz. Daher sollte bei repetitiver Gabe (wiederholter Gabe), eine geringere Dosierung erwogen werden. Wenn ein Muskelrelaxans zum Einsatz kommen soll, muss zuvor immer ein Hypnotikum verabreicht werden und die Möglichkeit zur Beatmung gegeben sein. Die muskuläre Erholung wird mittels Relaxometrie überwacht. Dabei werden über zwei Elektroden Ströme im Bereich von bis zu 70 mA, an einem peripheren Nerv (i. d. R. Nervus ulnaris) verabreicht, um eine Reizantwort (Muskelkontraktion) zu beobachten und nach Stärke der Reizantwort beurteilen zu können. Somit bietet sich die Möglichkeit, die Wirkung dieser Substanzen besser beurteilen und deren Dosierung entsprechend steuern zu können.

Muskelrelaxanzien sind aufgrund ihrer molekularen Eigenschaft kaum dazu in der Lage die Blut-Hirn- oder die Plazentaschranke zu überwinden.

Depolarisierende Muskelrelaxanzien lösen eine Depolarisation aus und verhindern eine erneute physiologische Erregungsübertragung durch Acetylcholin (ACh) am postsynaptischen Spalt. Die Depolarisation zeigt sich mehr oder weniger deutlich in Form von Muskelfaszikulationen. Die peripheren Muskelrelaxanzien werden durch die Plasmacholinesterase abgebaut und haben eine längere Wirkdauer als Acetylcholin.

Nichtdepolarisierende Muskelrelaxanzien (➤ Tab. 11.3) binden sich an die cholinergen Rezeptoren, ohne eine Depolarisation auszulösen. Das Acetylcholin kann nun aufgrund dieser kompetitiven Blockade nicht wirksam werden. Nach einiger Zeit diffundieren sie vom Rezeptor wieder ab und die ACh-Rezeptoren können nach und nach wieder an den ACh-Bindungsstellen besetzt und physiologische Reize wieder übertragen werden.

Klinische Bedeutung

Succinylcholin (z. B. Lysthenon®) ist das einzige, beim Menschen eingesetzte depolarisierende Muskelrelaxans. Durch seine extrem kurze Anschlagszeit (<1 Min.) und ultrakurze Wirkdauer (6–8 Min.) weist es einige Vorteile auf. Jedoch wird es aufgrund seiner Nebenwirkungen nur noch für die Rapid Sequence Induction (RSI) bei Erwachsenen eingesetzt. Allerdings gibt es auch dort mittlerweile bessere Alternativen, z. B. Rocuronium, welches in zweifacher ED95 eingesetzt werden kann und falls notwendig mit Sugammadex reversiert werden kann

(Enkapsulator). Bei Kindern sollte Succinylcholin nur in Ausnahmefällen eingesetzt werden. (Intubationsdosis: 1–1,5 mg/kg/KG)

Nebenwirkungen:
- Erhebliche Kaliumverschiebungen von intrazellulär nach extrazellulär möglich
- Durch Anstieg des Serumkaliumspiegel können lebensbedrohliche Hyperkaliämien mit Kammerflimmern und Asystolien auftreten (besonders gefährdet sind Patienten mit Nierenversagen und Patienten mit starken Verbrennungen oder Polytrauma)
- Parasympathomimetische Effekte wie Bradykardie bis Asystolie, Blutdruckabfall und Hypersalivation
- Repetitive Gaben (oder kontinuierliche Infusion) können die blockierenden Eigenschaften der Substanz verändern. Aus einem verlängerten Depolarisationsblock (Phase-I-Block) kann sich ein langanhaltender aber antangonisierbarer Nichtdepolarisationsblock (Phase-II- oder Dualblock) entwickeln
- Durch vorübergehende Muskelfaszikulationen kann es zu Muskelschmerzen bzw. Muskelkater kommen
- Verlängerung der Wirkdauer bei angeborenen oder erworbenen Plasmacholinesterasemangel (Relaxometrie anwenden)
- Triggersubstanz für Maligne Hyperthermie (MH, ➤ 11.1.6)
- Erhöhter Augeninnendruck
- Erhöhter intragastraler Druck
- Erhöhung des intrazerebralen Drucks.

MERKE

Nichtdepolarisierende Muskelrelaxanzien (NDMR) können durch die Gabe von Acetylcholin-Esterase-Inhibitoren (z. B. Neostigmin) antagonisiert werden.

Acetylcholin-Esterase-Inhibitoren: Durch die Hemmung der Cholinesterase sammelt sich zunehmend Acetylcholin im synaptischen Spalt an und sorgt für eine Verdrängung des Relaxans an den Rezeptoren (kompetitive Verdrängung).

Allerdings sollten Acetylcholin-Esterase-Inhibitoren immer mit einem Parasympathikolytikum (Atropin) kombiniert werden, um die Nebenwirkungen wie etwa Bradykardie, Bronchokonstriktionen und erhöhter Speichel- und Bronchialsekretion zu verringern.

Tab. 11.3 Nichtdepolarisierende Muskelrelaxanzien

Wirkstoff Handelsname	Intubationsdosis	Anschlagszeit (Min.)	Wirkdauer (Min.)	Nebenwirkungen	Elimination
Rocuronium (Esmeron)	0,6 mg/kg/KG (1 mg/kg/KG bei RSI)	1,5	30–40	Tachykardie	> 70 % hepatisch 10–30 % renal
Mivacurium (Mivacron)	0,15-max. 0,25 mg/kg/KG	3	15–20	Histaminfreisetzung, „Flush"	Pseudocholinesterase < 5 % renal
Cis-Atracurium (Nimbex)	0,2 mg/kg/KG	3–5	45	Bradykardie, Hypotonie	70–80 % Hoffmann-Elimination, unspezifische Plasmaesterasen

Seit einiger Zeit steht für die Reversierung von Rocuronium und Vecuronium der Wirkstoff Sugammadex (Brideon®) zur Verfügung. Dabei umschließt (enkapsuliert) ein Saccarid-Ring freie Relaxansmoleküle in der Blutbahn irreversibel. Durch das daraus entstandene Konzentrationsgefälle, werden die an den Rezeptoren anhaftenden Relaxansmoleküle freigesetzt und ebenfalls eingebunden. Wurde ein Patient mit Sugammadex antagonisiert, sollte er innerhalb der nächsten 24 Stunden, im Falle einer weiteren Allgemeinanästhesie, nicht erneut mit Rocuronium oder Vecuronium relaxiert werden.

11.1.3 Inhalationsanästhesie

Unter dem Begriff Inhalationsanästhetika oder auch volatile Anästhetika fasst man alle Narkosegase zusammen, die über die Atemluft verabreicht und somit über die Alveolen und das Blut in das Gehirn transportiert werden (**>** Tab. 11.4). Am Zielort angelangt, bewirken sie eine Unterdrückung bzw. Beeinflussung des Bewusstseins (über GABA-Rezeptoren).

Klinische Bedeutung

Das ideale Narkosegas ist durch folgende Merkmale charakterisiert:
- Schnelle An- und Abflutung
- Gute muskelrelaxierende Wirkung
- Gute Analgesie
- Bronchodilatation
- Hohes Wirkpotenzial
- Geringe Kreislaufdepression
- Keine Bildung von Metaboliten
- Kein Auslöser für postoperative Übelkeit/Erbrechen (PONV)
- Kein Trigger für maligne Hyperthermie (MH)
- Kostengünstig
- Umweltfreundlich.

Leider existiert derzeit kein volatiles Anästhetikum, welches all diese Komponenten vereinigt, lediglich Teilkomponenten werden von verschiedenen Narkosegasen erfüllt.

Aufgrund der geringen Kosten und der etablierten sicheren Handhabung, sind volatile Anästhetika (Narkosegase) derzeit immer noch das Standardnarkotikum. Sie unterscheiden sich hauptsächlich durch ihre Wirkdauer und ihre Eignung zur Narkoseeinleitung. Die meisten volatilen Anästhetika sind halogenierte/chlorierte Kohlenwasserstoffe, die sich äußerst schädlich auf die Ozonschicht auswirken und somit eine hohe Umweltbelastung darstellen.

Verabreichung
Narkosegase liegen bei Raumtemperatur in flüssiger Form vor und müssen mittels eines speziell konzipierten Verdampfers (Vapor) erhitzt bzw. verdampft werden. Diese Dämpfe werden dann dem vorbeiströmenden Frischgas beigefügt. Dieses Luft/Gasgemisch wird über die Einatemluft des Narkosekreisteils dem Patienten (inhalativ) verabreicht. Die Konzentration des Narkosegases kann mittels eines Handradmechanismus am Vapor feinjustiert werden. Der eingestellte Frischgasfluss entscheidet darüber, wie schnell und in welcher Menge das Gasgemisch dem Patienten verabreicht wird. Kurz gesagt: Je höher der Frischgasfluss umso schneller steigt die Narkosegaskonzentration in den Alveolen. Die Gaskonzentration der In- und Exspirationsluft wird kontinuierlich mittels Gasmonitoring am Narkosegerät überwacht. Die exspiratorischen Narkosegase werden über eine Narkosegasabsaugung am Narkosegerät, außerhalb der Operationssäle in die Atmo-

Tab. 11.4 Übersicht Inhalationsanästhetika

Inhalations-anästhetikum	Beschreibung	MAC bei 100 % O_2
Isofluran	• Kurze An- und Abflutzeit • Klare, farblose, nicht brennbare Flüssigkeit • Kein Stabilisator notwendig • Senkt den peripheren Gefäßtonus: direkte Vasodilatation; Blutdrucksenkung, HZV bleibt unverändert • Wirkt muskelrelaxierend • Geringe Steigerung der zerebralen Perfusion • Abnahme der Nierenperfusion und Urinproduktion, koronarer Steal-Effekt (Umverteilung der Koronararterien-Durchblutung zu Ungunsten stenosierter Herzkranzgefäße)	1,2 Vol. %
Desfluran	• Schnelle An- und Abflutzeit • Klare, farblose Flüssigkeit • Verdampft bereits bei Raumtemperatur (spezieller beheizbarer Vapor nötig) • Nicht geeignet zur Inhalationseinleitung (Hustenreiz) • Senkt den peripheren Gefäßtonus: direkte Vasodilatation, Blutdrucksenkung • Wirkt muskelrelaxierend und bronchodilatatorisch • Steigerung des intrakraniellen Drucks	6,0 Vol. %
Sevofluran	• Schnelle An- und Abflutzeit • Klare, farblose, nicht brennbare Flüssigkeit • Milder ätherartiger Geruch, zur Inhalationseinleitung geeignet • Senkt den peripheren Gefäßtonus: direkte Vasodilatation, mäßige Blutdrucksenkung • Wirkt muskelrelaxierend • Steigerung des Hirndrucks	2,05 Vol. %

sphäre abgeleitet, um eine Gesundheitsgefährdung des Krankenhauspersonals zu vermeiden. Bei Operationsende wird die Narkosegaszufuhr eingestellt und der Frischgasfluss auf 100 % Sauerstoff erhöht, um mittels Diffusion (Konzentrationsgefälle) das restliche Narkosegas aus dem Körper über die Alveolen abzuatmen.

Dosierung
Die Wirkstärke volatiler Anästhetika wird durch die **minimale alveoläre Konzentration (MAC)** beschrieben. Der MAC erlaubt Aussagen über die Menge eines volatilen Anästhetikums, bei der 50 % der Probanden nicht mehr auf einen chirurgischen Stimulus reagieren (MAC_{50}).

Löslichkeit
Der Wirkeintritt volatiler Anästhetika ist entscheidend abhängig vom jeweiligen Blut-Gas-Koeffizienten (BGK). Bei einem hohen Koeffizienten werden große Anteile des Narkosegases im Blut gelöst und

Klinische Bedeutung

Der MAC-Wert kann u. a. durch folgende Faktoren gesenkt werden:
• Schwangerschaft
• Hohes Alter
• Hypothermie
• Hypotonie
• Hypoxie
• Anämie
• Hyponatriämie
• Einsatz von Opiaten, Lachgas, Benzodiazepine, Barbiturate
• Alkoholintoxikation.
Der MAC-Wert wird unter folgenden Bedingungen gesteigert:
• Säuglinge und Kleinkinder (gesteigerte Stoffwechsellage)
• Hyperthermie
• Hypernatriämie
• Chronischer Alkohol- und Nikotinabusus
• Bei Einnahme von MAO-Hemmern (erhöhter Katecholaminspiegel).

11

nur sehr schwer an das Gehirn abgegeben. Somit wird das An- und Abfluten verzögert. Stark durchblutete Organe, wie etwa Niere, Leber, Herz, werden relativ schnell Muskel- und Fettgewebe hingegen nur langsam aufgesättigt. Nach längeren Narkosen besteht die Gefahr, dass die Abgabe von Anästhetika aus dem Fettgewebe mehrere Stunden anhalten kann.

Klinische Bedeutung

Nebenwirkungen (aller derzeit gängigen volatilen Anästhetika):
- Triggersubstanzen im Rahmen der malignen Hyperthermie (MH, ➤ 11.1.6)
- Kreislaufdepression
- Postoperative Übelkeit/Erbrechen (PONY)
- Atemdepression
- Postnarkotische Unruhe, Exzitationen (v. a. bei Kindern)
- Shivering (postoperativ).

Bei Einsatz von Sevofluran in Low-Flow-Anästhesie (Frischgaszufluss < 1 l/Min.) reagiert das Narkosegas mit dem Atemkalk und bildet das in höheren Dosierungen nephrotoxisch wirkende Compound A.

Lediglich Xenon weißt ein deutlich reduziertes Potenzial an Nebenwirkungen auf. Allerdings ist die klinische Erfahrung wegen seiner schlechten Verfügbarkeit und der hohen Kosten noch gering. Das Edelgas kommt z. Zt. nicht flächendeckend zum Einsatz.

11.1.4 Intravenöse Anästhesie

Die Einleitung und Weiterführung einer **Vollnarkose** kann auf verschiedenen Wegen erfolgen:
a. Narkoseeinleitung durch i. v. Hypnotikum, Weiterführung mittels volatiler Anästhetika (balancierte Anästhesie)
b. Narkoseeinleitung durch volatile Anästhetika, Weiterführung mittels volatiler Anästhetika
c. Narkoseeinleitung durch i. v. Hypnotikum, Weiterführung mittels i. v. Hypnotikum (totale intravenöse Anästhesie, TIVA).

Die Vorgehensweise der Narkoseeinleitung und Weiterführung mittels volatiler Anästhetika, findet mittlerweile seltener Anwendung. Die gebräuchlichen Narkosegase (mit Ausnahme von Sevofluran) bewirken bei spontaner Inhalation eine starke Reizung der Atemwege und werden daher von Patienten als sehr unangenehm empfunden.

Eine gute Alternative zu der häufig verwendeten balancierten Anästhesie stellt **die totale intravenöse Anästhesie (TIVA)** dar. Dabei werden Hypnotika zur intravenösen Narkoseeinleitung in Form von Bolusgaben verabreicht. Während einer intravenösen Anästhesie oder einer Analgosedierung werden diese dann kontinuierlich über eine Spritzenpumpe infundiert. Sie führen einen Bewusstseinsverlust herbei und verfügen, mit Ausnahme von Ketamin, über keinerlei analgetische Wirkung. Daher müssen diese Hypnotika bei schmerzbehafteten Interventionen mit Opioiden kombiniert werden. Hypnotika, mit Ausnahme von Ketamin, wirken direkt oder indirekt auf die GABA-Rezeptoren und beeinflussen somit das Gleichgewicht inhibitorischer und exzitatorischer Neurotransmitter.

Propofol

Propofol zählt mittlerweile zu den am häufigsten verwendeten Hypnotika und ist aufgrund seiner kurzen Wirkdauer und geringer Kumulationsneigung eine gut steuerbare Substanz. Die Wirkdauer wird auch bei bestehender Leber- oder Niereninsuffizienz nur gering beeinflusst. Propofol eignet sich daher als ideales i. v. Hypnotikum zur Durchführung einer total intravenösen Anästhesie (TIVA). Darüber hinaus wird bei einem angestrebten Einsatz einer Larynxmaske Propofol bevorzugt, da es im Vergleich zu anderen Hypnotika die Eigenschaft besitzt eine ausgeprägte Dämpfung pharyngealer Atemwegsreflexe herbeizuführen. Bei erhöhtem PONV-Risiko (postoperative Übelkeit und Erbrechen) ist die Anwendung von Propofol wegen seines antiemetischen Effekts zu präferieren. Das in Wasser unlösliche Propofol wird in Sojabohnenöl (Triglyzeride) emulgiert, dadurch besteht ein erhöhtes Kontaminationsrisiko, was eine besonders zeitnahe Verwendung oder ggf. Entsorgung (hausinterne Richtlinien und Herstellerhinweise beachten) nach dem Öffnen der Ampulle bedingt. Zur Einleitung und Unterhaltung einer Narkose, wird in der Regel die 1-prozentige Präparation (10 mg/ml) verwendet. Die 2-prozentige

Präparation wird meist im Rahmen von längeren Sedierungen (z. B. auf der Intensivstation, bei Nachbeatmungen) eingesetzt, um die durch die Anwendung entstehende Triglyzeridzufuhr zu minimieren. Als nachteilig erscheint der häufig auftretende Injektionsschmerz, insbesondere bei der Injektion über kleinlumige Venen sowie die (dosisabhängig) auftretende Hypotonie. Des Weiteren wurde bei längeren Sedierungen kritisch Kranker, mit einer Applikationsgeschwindigkeit von mehr als 4 mg/kg KG/h, das Auftreten eines Propofolinfusionssyndroms (PRIS) beobachtet. Unter diesem Syndrom subsummiert man: Laktatazidose, Rhabdomyolyse, akutes Nierenversagen, bradykarde Herzrhythmusstörungen und Kreislaufversagen. Die konkreten Ursachen für dieses letal gefährdende Syndrom sind derzeit noch unklar.

11.1.5 Rapid Sequence Induction (RSI)

Eine Rapid Sequence Induction (RSI oder auch als Ileuseinleitung, Blitzeinleitung, Crush-Einleitung bezeichnet) stellt eine Sonderform der Narkoseeinleitung bzw. der Intubation dar. Hierbei werden nach der Präoxygenierung die Einleitungsmedikamente in einer raschen Abfolge nacheinander appliziert. Zwischen den einzelnen Medikamentengaben erfolgt, im Gegensatz zur klassischen Narkoseeinleitung, keine (Zwischen-)Beatmung über eine Gesichtsmaske. Um eine tiefe Bewusstlosigkeit und Muskelrelaxation sicherzustellen sollten zur Narkoseeinleitung die Medikamente in ausreichender Dosierung verabreicht werden. Die **Indikation zur RSI** ist bei nicht-nüchternen Patienten bzw. bei erhöhtem Aspirationsrisiko indiziert, um die Atemwege nach der Injektion des Hypnotikums schnellstmöglich mittels Intubation zu sichern. Eine gefürchtete Komplikation bei der Intubation eines nicht-nüchternen Patienten, ist das Zurücklaufen von Mageninhalt und das pulmonale Eindringen des Aspirats. Wird saurer Magensaft aspiriert, droht die Gefahr eines Mendelson-Syndroms (akutes toxisches Lungenödem). Daher kann die prophylaktische präoperative Gabe von Natriumzitrat oder H_2-Rezeptorantagonisten in Erwägung gezogen werden.

> **Klinische Bedeutung**
>
> **Als „nicht-nüchtern" im anästhesiologischen Sinn gelten:**
> - Notfallpatienten (unabhängig von der letzten Nahrungsaufnahme)
> - Nahrungsaufnahme in den vergangenen 6 Stunden
> - Patienten mit oberen GI-Blutungen
> - Patienten mit Erkrankungen, die mit erhöhter Nüchternsekretion oder verlängerter Entleerungszeit des Magens einhergehen, z. B. Ileus oder Magenausgangsstenose
> - Schwangere im letzten Trimenon (je nach Klinikstandard bereits ab der 12. SSW).

Vorbereitung

Damit auf eventuelle Komplikationen im Rahmen einer RSI adäquat reagiert werden kann, erfolgt im Vorfeld eine optimale Vorbereitung erfolgen. Alle notwendigen Medikamente inkl. der Notfallmedikamente sind aufgezogen, die zur Intubation notwendigen Materialen in unmittelbarer Nähe griffbereit vorbereitet. Der endotracheale Tubus muss mit einem Führungsstab und einer Blockerspritze versehen werden. Außerdem wird das Narkosegerät und die Absaugeinheit vorher überprüft und zum sofortigen Einsatz vorbereitet (Absauger vor RSI anschalten). Der intravenöse Zugang wird gut fixiert (sichere intravasale Lage). Vor Narkoseeinleitung kann eine Magensonde gelegt werden, damit überschüssiger Mageninhalt abgesaugt werden kann. Um einen Reflux von Mageninhalt an der Magensonde (Leitschiene) zu reduzieren, wird diese für den Intubationsvorgang entfernt und erst nach erfolgreicher Intubation erneut platziert.

Lagerung

In Bezug auf die richtige Lagerung der Patienten zur RSI gibt es zwei Lehraussagen:
- Anti-Trendelenburg-Lagerung: Der Operationstisch wird fußwärts gekippt, um die passive Regurgitation von Mageninhalt zu vermeiden
- Trendelenburg-Lagerung: Der Operationstisch wird kopfwärts gekippt, um den Mageninhalt im Pharynx zu sammeln und so das Eindringen in die Lunge zu verhindern
- Der Kopf des Patienten wird in die verbesserte Jackson-Position gebracht.

11

Präoxygenierung

Dabei wird dem Patienten für mindestens drei Minuten über eine dicht sitzende Gesichtsmaske 100-prozentiger Sauerstoff zugeführt werden. Mit dem Ziel eine ausreichende Sauerstoffreserve für den Fall der schwierigen Intubation zu schaffen. Die Maske bleibt bis zur Intubation dicht auf dem Gesicht platziert und es erfolgt in der Regel keine Zwischenbeatmung.

Medikamente

Der Einsatz von **Opioiden** zur RSI ist umstritten. Opioid-Gegner führen das Risiko des Hustenreizes nach Verabreichung an. Opioid-Befürworter argumentieren, dass die Kombination aus Opioid und Hypnotikum eine tiefe Narkose garantieren kann.

Als mögliches **Hypnotikum** kann prinzipiell jedes schnellwirksame Präparat eingesetzt werden (z. B. Thiopental 5 mg/kg KG oder Propofol 2–2,5 mg/kg KG).

Muskelrelaxans der ersten Wahl ist Succinylcholin (1–1,5 mg/kg/KG). Allerdings sollten keine Kontraindikationen bestehen. Derzeit existiert kein vergleichbar schnelles Muskelrelaxans. Eine gute Alternative stellt der Einsatz von Rocuronium dar (1,0 mg/kg/KG). Es handelt sich dabei um ein nichtdepolarisierendes Muskelrelaxans (NDMR) mit der kürzesten Anschlagszeit. Der Nachteil von ungewünscht längerer Paralyse, kann durch die Gabe von Sugammdex (Brideon®) ausgeglichen werden (siehe oben).

> **V O R S I C H T**
> Der klinische Nutzen des äußerst umstrittenen und meist ineffektiv durchgeführten Sellick-Handgriffs (Krikoiddruck = Druck auf den Ringknorpel), um den Ösophagus zu verschließen ist fragwürdig und meist ineffektiv, zudem kann eine Ruptur des Ösophagus herbeigeführt werden.

11.1.6 Narkosestadien und Narkosekomplikationen

Historische Narkosestadien nach Guedl

Analgesie-Stadium:
- Von Beginn der Anästhetikazufuhr bis zum Verlust des Bewusstseins
- Rauschähnlicher Zustand

- Desorientiertheit bis Bewusstseinsverlust
- Empfindungslosigkeit
- Reflexe noch vorhanden
- Atmung und Kreislauf normal
- Enge, lichtreagible Pupillen.

Exzitations-Stadium: liegt zwischen Bewusstseinsverlust und dem Beginn der maschinellen Beatmung im Toleranz-Stadium.
- Gesteigerte Reflexe
- Motorische Unruhe
- Erhöhter Muskeltonus
- Atmung unregelmäßig
- Pupillen weit und lichtreagibel
- Hin- und Herwandern der Augenbulbi
- Vermehrte Salivation
- Würgen, evtl. Erbrechen
- Anstieg von Blutdruck und Puls.

Besonders unerwünschtes Narkosestadium, keine Manipulationen am Patienten durchführen.

Toleranz-Stadium: vom Ende der Exzitation bis zum Verlust der Spontanatmung.
- Völlige Bewusstlosigkeit und Analgesie
- Die vegetativen Reflexe werden nacheinander aufgehoben.

Toxisches Stadium: vollständige Atemlähmung und nachfolgend Kreislaufstillstand.
- Maximal weite Pupillen
- Sofortige Beatmung mit 100 % Sauerstoff, ggf. kardiopulmonale Reanimation.

Aspiration

Die Aspiration beschreibt das Eindringen von Materialien in die Atemwege. Entweder durch feste Partikel (z. B. Magen-Darm-Inhalt, Spielzeugteile) oder flüssige Materialien (z. B. Blut, Magensaft oder andere Flüssigkeiten).
- Feste Partikel: Bronchusverlegung, Gefahr von Atelektasen, reflektorischer Bronchospasmus, Atemnot, Tachypnoe, Hypoxie oder Zyanose
- Nicht-saure Flüssigkeiten: reflektorischer Bronchospasmus, Lungenödem, Hypoxämie
- Saure Flüssigkeit (Magensaft): Epithelschädigung im Bronchial- und Alveolarsystem (Surfactant), Lungenödem, ARDS.

Maligne Hypertermie

Die maligne Hyperthermie (MH) ist eine seltene, lebensbedrohliche Komplikation einer Allgemeinanästhesie. Sie entsteht bei Patienten mit entsprechender Prädisposition (genetische Veranlagung), welche Triggersubstanzen zugeführt bekommen. Triggersubstanzen sind volatile Anästhetika (außer Lachgas) und depolarisierende Muskelrelaxanzien (Succinylcholin). Sie ist gekennzeichnet durch massive myoplasmatische Kalziumfreisetzung, einer enorm gesteigerten Stoffwechsellage mit massivem Sauerstoffverbrauch und sehr hoher Kohlendioxidproduktion. Die maligne Hyperthermie kann in einer abortiven (leichten) oder einer fulminanten (schwerverlaufenden) Form auftreten.

Symptome
- Sinustachykardie, Blutdruckschwankungen (Hypotension)
- Warme Haut (starker Temperaturanstieg), fleckige Rötung, starkes Schwitzen, Zyanose
- Massiver Anstieg der endexspiratorischen CO_2-Konzentration
- Generalisierter Muskelrigor, Masseterspasmus
- Metabolische und respiratorische Azidose
- Abfall der FiO2-Konzentration im Kreisteil, CO_2-Absorber wird heiß.

Soforttherapie
- Zufuhr der Triggersubstanzen sofort unterbrechen, zur Sicherheit Vapor vom Narkosegerät trennen, OP unterbrechen oder zügig beenden
- Hilfe dazurufen
- FiO_2 auf 100 % erhöhen bei Frischgasflow von ca. 10 l/Min., Hyperventilation (AMV auf das 3–4-fache des normalen AMV anheben)
- Narkoseführung auf TIVA umstellen (kein depolarisierendes Muskelrelaxans verwenden!)
- Laborchemische Untersuchung (Blutgasanalyse, Elektrolyte, BZ, CK, Transaminasen, Laktat und Myoglobin)
- Sofortige Zufuhr von Dantrolen i. v. 2,5 mg/kg KG (bis CO_2-Produktion sinkt)
- Postoperative Überwachung auf der Intensivstation, weiter Gabe von Dantrolen i. v. (5–10 mg/kg KG über 24 Stunden, je nach Initialdosis), ggf. Azidose ausgleichen.

Schwierige Intubation

Der Begriff schwierige Intubation wird im klinischen Sprachgebrauch nicht nur für Schwierigkeiten beim eigentlichen Intubationsvorgang benutzt, sondern auch für Schwierigkeiten im gesamten Ablauf, also z. B. auch bei der Maskenbeatmung oder der Einstellung der Glottis mit dem Laryngoskop. Als Überbegriff hat sich inzwischen der Begriff schwieriger Atemweg etabliert, bei dem es nach der Definition der ASA einem ausgebildeten Anästhesisten schwierig oder unmöglich ist, eine Maskenbeatmung durchzuführen oder den Patienten endotracheal zu intubieren, bzw. bei dem eine Kombination der genannten Schwierigkeiten vorliegt (📖 [1]).

MERKE

Primäres Ziel beim schwierigen Atemweg ist die Aufrechterhaltung einer ausreichenden Oxygenierung, nicht die Intubation!

Klinische Bedeutung

Wenn Maskenbeatmung möglich
- Narkosetiefe optimieren und erneuten Intubationsversuch (ggf. mit Intubationshilfsmitteln z. B. Videolaryngoskop und/oder speziellen Handgriffen, z. B. BURP **B**ackwart **U**pwart **R**ightwart **P**ressure) durchführen, gelingt die Intubation nicht, wird eine Larynxmaske, Larynxtubus/Combitubus, Fastrach™-Larynxmaske oder fiberoptische Intubation in Betracht gezogen
- Traumatische Intubationsversuche vermeiden (kann zu Verletzungen mit Blutungen und Schleimhautschwellungen führen. Wenn diese massiv sind, kann ggf. keine Maskenbeatmung mehr möglich sein: **cannot ventilate, cannot intubate Situation**)
- Ausreichende Oxygenierung sicherstellen (Sauerstoffsättigung kontinuierlich überwachen)
- Hilfe rechtzeitig rufen.

Wenn Maskenbeatmung nicht möglich
- Nicht relaxieren, Guedeltubus einsetzen, dann erneuter Versuch der Maskenbeatmung
- Wenn weiterhin keine Maskenbeatmung möglich Larynxmaske einsetzen
- Kann eine Larynxmaske platziert werden, evtl. nasale fiberoptische Intubation durchführen
- Kann eine Larynxmaske nicht platziert werden, sollten ein Larynxtubus/Combitubus oder eine orale fiberoptische Intubation eingesetzt werden.

Ultima Ratio: Koniotomie.

11

Perioperative Hypothermie

Die perioperative Hypothermie entsteht sowohl bei Allgemeinanästhesie als auch bei rückenmarksnaher Anästhesie vor allem intraoperativ. Mehrere Mechanismen führen hier zur **Unterkühlung des Patienten:**

- Verminderte Wärmebildung, z. B. durch Immobilität
- Wärmeverlust**,** z. B. Trauma, Witterungsverhältnisse
- Störung bzw. Aufhebung thermoregulatorischer Mechanismen durch Anästhetika (Aufhebung der Vasokonstriktion und direkte vasodilatative Effekte)
- Wärmeabgabe im OP-Gebiet (besonders bei Eröffnung großer Körperhöhlen)
- Zufuhr kalter Infusionslösungen, Klimatisierung des OP-Saals.

Die Risiken der perioperativen Hypothermie können insbesondere für Patienten mit eingeschränkter pulmonaler bzw. kardialer Kompensationsfähigkeit lebensbedrohlich sein. Das Temperaturmonitoring und das Wärmemanagement erfolgen abhängig vom gewählten Operationsverfahren und der mutmaßlichen OP-Dauer. Grundsätzlich gilt: Je umfangreicher die Operation, desto wichtiger ist die Überwachung und Konstanthaltung der Temperatur des Patienten. Besonders wichtig ist das Wärmemanagement bei Kindern, die vergleichsweise schneller auskühlen als Erwachsene. Die Temperaturkontrolle erfolgt meist über eine Temperatursonde oder, falls entsprechende Systeme verwendet werden, über den transurethralen Blasenkatheter.

Wesentliche Maßnahmen zur Vermeidung eines Wärmeverlusts sind Wärmesysteme (spezielle Abdeckungen, die mit warmer Luft durchströmt werden; sind in unterschiedlichen Ausführungen für die verschiedenen OP-Lagerungen erhältlich) und Infusionswärmer.

Awareness

Eine unzureichende Narkosetiefe kann eine intraoperative Wachheit (awareness) des Patienten während der Operation hervorrufen. Intraoperative Wachheitszustände sind nicht nur bestimmten Eingriffen, bestimmten operativen Teilgebieten oder bestimmten Patientengruppen zuzuschreiben, sondern können bei allen Operationen und Anästhesieverfahren auftreten.

Man kann unterschiedliche Einteilungen vornehmen:

- Intraoperative Wachheit mit bewusster Erinnerung des Patienten
- Intraoperative Wachheit mit anschließender Amnesie
- Unbewusste intraoperative Wachheit mit anschließender unbewusster Erinnerung
- Keine Wachheit.

Laryngospasmus

Der Laryngospasmus stellt sich als krampfartige reflektorische Kontraktion der Kehlkopfmuskulatur dar. Der Larynx verengt sich dabei und die Stimmritze wird verschlossen. Die daraus resultierende Atemwegsobstruktion bewirkt eine deutlich erschwerte Beatmung oder macht diese sogar unmöglich → Hypoxiegefahr**.**

Ursachen:

- Mechanische Reize (z. B. In- und Extubation, Absaugen, Sekret)
- Chemische Reize (Inhalationsanästhetika, Aerosole, ätherische Öle).

Therapie:

- Beseitigung der Noxen
- Hochdosierte Sauerstoffgabe
- Rapid Sequence Induction (RSI **>** 11.1.6); ggf. Notkoniotomie.

Bronchospasmus

Der Bronchospasmus beschreibt einen Krampf (Spasmus) der glatten Bronchialmuskulatur, vergleichbar mit einem akuten Asthmaanfall.

Klinische Zeichen:

- Erhöhte Beatmungsdrücke
- Ein verlängertes Exspirium
- Auskultatorisches Brummen und Giemen
- Verringertes Atemzug- und Atemminutenvolumen.

Ursachen:

- Manipulationen in/an den Atemwegen (zu tiefe Intubation)
- Zu flache Narkose
- Anaphylaxie

- Medikamente: Opiate, Muskelrelaxanzien, (Inhalationsanästhetika).

Therapie:
- Handbeatmung mit 100 % Sauerstoff
- Vertiefen der Narkose (mit i. v. Hypnotikum)
- Absaugen von Bronchialsekret
- β_2-Mimetika i. v. (Bronchospasmin) oder per Inhalationem (Berotec)
- Prednisolon 2 mg/kg/KG i. v.
- Adrenalin 10 μg/kg i. m.
- Theophyllin 5–6 mg/kg i. v. über 30 Min.
- Ketamin i. v. 1–2 mg/kg/KG.

Postoperative Übelkeit und Erbrechen (PONV)

Als PONV bezeichnet man das Phänomen der postoperativen Übelkeit und Erbrechen (Postoperative Nausea and Vomiting). Das PONV-Risiko, kann vor der Narkose mithilfe eines Assessments (Apfel-Score ➤ Tab. 11.5) bestimmt werden. Je nach Score sind gezielte Maßnahmen angezeigt.

Apfel-Score (je ein Punkt für):
- Weibliches Geschlecht
- Nichtraucher
- Zu erwartender hoher Opioidbedarf
- Bekannte PONV oder Reisekrankheit.

Tab. 11.5 Schema zur Einleitung gezielter Maßnahmen bei PONV

Punktzahl	Maßnahme
0–1 Punkte	Keine Prophylaxe notwendig
2 Punkte	Dexamethason 4 mg i. v.
3–4 Punkte	Dexamethason 4 mg i. v. und 4 mg Ondansetron i. v. (ca. 30 Min. vor Ausleitung)

V O R S I C H T

Der Gebrauch von Inhalationsanästhetika erhöht das Risiko für postoperative Übelkeit und Erbrechen, ebenso wie die postoperative Verabreichung von Opioiden. Bei einem bekannten PONV in der Vorgeschichte oder einem erhöhten Score wird i. d. R. eine TIVA im Rahmen der Allgemeinanästhesie in Betracht gezogen.

11.2 Die Regionalanästhesie

Unter dem Begriff „Regionalanästhesie" fasst man Anästhesieverfahren zusammen, die eine Schmerzausschaltung ohne Bewusstseinsbeeinträchtigung zum Ziel haben. Durch Verabreichen von Lokalanästhetika wird die Schmerzweiterleitung der blockierten Nerven reversibel gehemmt und Empfindungen (z. B. Schmerzen) des Körpers unterdrückt.

Die anästhetische Wirkung wird durch eine reversible Hemmung des Natriumeinstroms (= Hemmung der Depolarisation) erreicht. Als Folge daraus wird kein Aktionspotenzial weitergeleitet.

Die Nervenblockade ist abhängig von Nervendicke, Nervenfaser (myelinisiert/unmyelinisierte) und der Konzentration des Lokalanästhetikums (➤ Tab. 11.6). In entsprechender Reihenfolge wird die Weiterleitung von Empfindungen unterbrochen:

1. Sympathikusblockade (Wärmegefühl, Vasodilatation)
2. Hemmung der Schmerz- und Temperaturempfindung
3. Hemmung von Berührung und Druckempfinden
4. Verlust der Motorik.

Man unterscheidet die Blockade einzelner Nerven, eines Nervengeflechts (Plexus) oder einer Region (Spinal- oder Periduralanästhesie).

Eine Regionalanästhesie sollte nicht durchgeführt werden, wenn der Patient dies ablehnt oder Allergien auf Lokalanästhetika bzw. deren Inhaltsstoffe bekannt sind. Eine vorliegende Hypovolämie oder Schockzustände, Gerinnungsstörungen bzw. Antikoagulanzientherapie, neurologische Erkrankungen oder lokale Entzündung sind ebenfalls Kontraindikationen.

Schwerwiegende Komplikationen bis zur Reanimation oder Epilepsien sind bei Regionalanästhesien sehr selten. Reversible neurologische Schäden bei peripheren Verfahren werden in der Literatur beschrieben. Durch die größere Menge an Lokalanästhetika und die anatomische Nähe zu größeren Blutgefäßen ist das Risiko einer systemischen Toxizität bei den peripheren Nervenblockaden erhöht.

11

Tab. 11.6 Nervenfasern und ihre Funktion

Faser	Myelin	Dicke [µm]	Leitungsgeschwindigkeit [m/s]	Empfindlichkeit auf LA	Funktion
A-α	Ja	15	70–120	+	Motorik, Propriozeption
A-β	Ja	8	50	++	Motorik, Druck, Berührung
A-γ	Ja	5	20	+++	Muskeltonus, Propriozeption
A-δ	Ja	1–4	10–25	++++	Schmerz[1], Temperatur
B	Ja	3	7	++++	Präganglionär sympathisch[2]
C	nein	<1,5	0,5–2	++++	Schmerz[3], Temperatur

[1] stechende, gut lokalisierbare Schmerzen,
[2] Gefäßtonus (B-Fasern werden am schnellsten geblockt),
[3] dumpfe, anhaltende, schlecht lokalisierbare Schmerzen.
Modifiziert nach: Karow, Lang-Roth, Allgemeine und Spezielle Pharmakologie und Toxikologie, 19. Auflage (2011)

Klinische Bedeutung

Klinische Symptome einer Intoxikation sind zunächst meist ZNS-Symptome:
• Müdigkeit (gähnen!)
• Metallgeschmack
• Periorale Taubheit
• Unruhe
• Doppelbilder
• Evtl. Krampfanfall
• Kardiale Symptome (Hypertension, Tachykardie, Extrasystolen, ventrikuläre Tachykardie und ST-Strecken-Veränderungen, Kreislaufstillstand mit Asystolie) mit einer Verzögerung von Sekunden bis 20 Minuten.
Im Falle einer Intoxikation wird aktuell die Vorgehensweise nach dem LipidResue®-Verfahren empfohlen.

11.2.1 Spinal- und Periduralanästhesie

Die Wirbelsäule besteht aus der Halswirbelsäule mit 7 Wirbeln, der Brustwirbelsäule mit 12 Wirbeln, der Lendenwirbelsäule mit 5 Wirbeln, dem Kreuzbein mit 5 Wirbeln und dem Steißbein (➤ Abb. 11.2). Jeder Wirbel besteht aus Wirbelkörper und Wirbelbogen. Die Nerven treten aus dem Spinalkanal durch ein Zwischenwirbelloch (Foramen intervertebrale) symmetrisch an beiden Seiten aus, um die entsprechende Körperseite segmental (Dermatome) zu versorgen. Der Wirbelkanal besteht aus dem Rückenmark, Rückenmarkshüllen (Dura mater, Arachnoidea und Pia mater), Spinalnervenpaaren und dem Liquor cerebrospinalis (➤ Kap. 8).

Spinalanästhesie (SPA)

Unter Spinalanästhesie versteht man das Verabreichen von Lokalanästhetika in den Subarachnoidalraum zwischen den Wirbeln L2/3 bis L4/5. Die Spinalanästhesie kann bei Operationen unterhalb des Bauchnabels eingesetzt werden (z. B. der unteren Extremitäten, Beckenoperationen, Unterbauchoperationen und in der Geburtshilfe).

Je nach Indikation der Operation gibt es verschiedene erwünschte Ausdehnungen der Spinalanästhesie:
• Hohe Spinale: bis Th4
• Mittelhohe Spinale: bis Th10
• Tiefe Spinalanästhesie: bis L1
• Sattelblock: bis S1

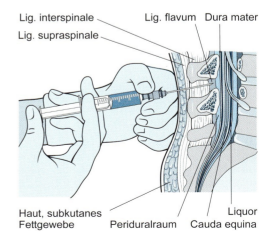

Abb. 11.2 Querschnitt durch die lumbale Wirbelsäule. [L126]

Lig. interspinale — Lig. flavum — Dura mater
Lig. supraspinale
Haut, subkutanes Fettgewebe — Periduralraum — Cauda equina — Liquor

Indikationen
- Chirurgische Eingriffe bis Bauchnabelhöhe (untere Extremitäten)
- Geburtshilfe (z. B. Sectio)
- Operation im Analbereich.

Kontraindikationen
- Patient lehnt das Regionalanästhesieverfahren ab
- Blutgerinnungsstörungen
- Gerinnungshemmende Medikamente wurden nicht rechtzeitig abgesetzt
- Entzündungen im Punktionsgebiet
- Sepsis
- Schock
- Schwere Herz-Kreislauferkrankungen
- Allergien (Lokalanästhetika).

Komplikationen
Häufig:
- Vasovagale Reaktion (schon bei der Punktion möglich) mit Übelkeit, Erbrechen, Bradykardie und Schwitzen
- Hypotonie.
Seltener:
- Totale Spinalanästhesie (das Lokalanästhetikum erreicht das Gehirn und Bewusstseinsverlust tritt ein)
- Intravasale Injektion mit Kreislaufreaktion (Patient äußert metallischen Geschmack, Bewusstseinseintrübung).
Spätkomplikationen:
- Blasenentleerungsstörungen
- Kopfschmerzen
- Rückenschmerzen
- Neurologische Komplikationen (z. B. Meningitis)
- Gefäß-Nervenschädigung
- Entzündungen, Hämatombildung.

Vorgehensweise
Durchzuführen ist die Spinalanästhesie in Seitenlage oder in sitzender Position. Dabei sollte der Patient sich an die Kante des Operationstisches setzen und die Beine abgewinkelt auf einen Hocker stellen, den Rücken abrunden (Katzenbuckel) und die Schultern fallen lassen. Dadurch wird der Zwischenraum der Wirbelkörper auf Punktionshöhe, bzw. der Abstand zwischen die Dornfortsätze vergrößert. Bei Anlage in Seitenlage muss der Patient mit dem Rücken an der Kante des OP-Tisches positioniert werden und die Beine anziehen, um so den Rücken abzurunden. Vorteil bei der Seitenlage ist die Vermeidung eines Sturzes bei Kollapsneigung oder gegebene Einschränkungen des Patienten im Sitzen (z. B. Schmerzen). Bei beiden Verfahren ist es wichtig, dass der Patient von einer Hilfsperson gestützt wird und seine Intimsphäre (z. B. OP-Hemd) gewahrt bleibt.

Nach Lagerung punktiert der Anästhesist nach einer Betäubung der Haut unter sterilen Bedingungen mit einer speziellen Spinalkanüle L3/L4 oder L4/L5 (gedachte Verbindungslinie zwischen den Beckenschaufeln bis zur Wirbelsäule). Die Punktionsstelle liegt unterhalb von L3, um die Gefahr einer Rückenmarksverletzung zu reduzieren.

Bei der Punktion werden folgende Strukturen durchdrungen:
- Haut
- Unterhautfettgewebe
- Ligamentum supraspinale
- Ligamentum interspinale
- Ligamentum flavum
- Dura mater.

Ein sicheres Zeichen für das korrekte Punktieren des Subarachnoidalraums ist der Rückfluss klaren und frei ablaufenden Liquors. Nach Durchdringen der Dura mater wird das Lokalanästhetikum verabreicht, welches sich binnen weniger Minuten ausbreitet. Der Patient verspürt nach kurzer Zeit ein Wärmegefühl in den Beinen und im Gesäß, welches durch eine Gefäßdilatation und daraus resultierender verstärkter Durchblutung der Peripherie erklärt wird. Nach wenigen Minuten setzt dann eine Empfindungs- und Schmerzlosigkeit ein. Je nach Lokalanästhetikum beträgt die Anschlagszeit zwischen 5 und 30 Minuten. Die adäquate Wirkhöhe und somit Schmerzausschaltung wird durch subjektive Temperaturunterscheidung des Patienten festgestellt. Durch ein Kältespray kann die Ausbreitung der SPA überprüft werden. Die genaue Ausdehnung des Lokalanästhetikums wird regelmäßig mittels Kältetest beurteilt und protokolliert.

Nach der Wichtung der Empfindungen des Körpers werden zunächst die Schmerzen, danach das Temperaturempfinden sowie anschließend Druck und Vibration ausgeschaltet. Tritt eine Störung im

11

Rahmen der Temperaturempfindung ein, ist also die Wahrnehmung von kalt-warm gestört ist die Schmerzempfindung an dieser Stelle reduziert, bzw. temporär ausgeschaltet.

Periduralanästhesie (PDA)

Unter Periduralanästhesie versteht man das Verabreichen eines Lokalanästhetikums in den Periduralraum, mithilfe einer Nadel oder eines Katheters. Der Periduralraum liegt zwischen Dura mater, Rückenmark und der Wirbelsäule (➤ Abb. 11.3). Die Blockadedauer der Periduralanästhesie ist abhängig von der Konzentration des Lokalanästhetikums, dem applizierten Volumen und der Ausdehnung über die einzelnen Segmente (Körperareale). Das Durchführen einer Periduralanästhesie ist auf jeder Höhe der Wirbelsäule möglich und wird in Abhängigkeit vom Operationsgebiet und der entsprechenden nervalen Versorgung bestimmt. Die häufigsten Punktionshöhen befinden sich im thorakalen bis lumbalen Wirbelsäulenabschnitt (Th 4/5 bis L2/L3).

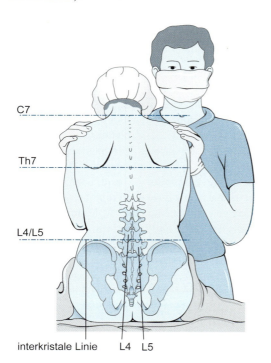

C7

Th7

L4/L5

interkristale Linie   L4   L5

Abb. 11.3 Anatomische Hilfslinien für die rückenmarksnahe Regionalanästhesie. [L141]

Indikationen
- Chirurgische Eingriffe (z. B. Lungenoperationen, abdominale Eingriffe)
- Geburtshilfe (z. B. Sectio)
- Schmerztherapie
- Konservative Therapie bei Bandscheibenvorfall.

Kontraindikationen
- Patient lehnt das Regionalanästhesieverfahren ab
- Blutgerinnungsstörungen
- Gerinnungshemmende Medikamente wurden nicht rechtzeitig abgesetzt
- Entzündungen im Punktionsgebiet
- Sepsis
- Schock
- Schwere Herz-Kreislauferkrankungen
- Allergien (Lokalanästhetika).

Komplikationen
- Kreislaufbelastung
- Verletzung der Dura mater mit eventueller Spinalanästhesie
- Ungenügende Blockade oder eine unzureichende Ausbreitung.

Spätkomplikationen
- Blasenentleerungsstörungen
- Kopfschmerzen
- Neurologische Komplikationen (z. B. epidurales Hämatom, Abszess)
- Intravasale Injektion (Patient äußert metallischen Geschmack, Bewusstseinseintrübung)
- Gefäß- und/oder Nervenschädigung
- Hämatombildung (erhöhte Inzidenz bei lumbalen PDK, weiblich, BMI > 30 kg/m², älter als 60 Jahre bei Knie-Totalendoprothese-OP)
- Entzündungen.

Vorgehensweise
Die Periduralanästhesie kann ebenso wie die Spinalanästhesie in Seitenlage oder in sitzender Position durchgeführt werden. In der Regel wird jedoch die sitzende Position bevorzugt, da sich auch hier durch die Krümmung des Rückens der Abstand zwischen den Dornfortsätzen vergrößert. Wichtig ist, dass der Patient im Sitzen die Schultern entspannt fallen lässt und den Rücken so weit wie möglich krümmt.

11

Die Haut der Punktionsstelle wird mit einem Lokalanästhetikum betäubt. Dann wird unter sterilen Bedingungen eine spezielle Punktionsnadel (Tuohy-Nadel) in den Periduralraum vorgeschoben. Das Durchdringen der anatomischen Strukturen mit der Tuohy-Nadel ist mit einem gewissen Widerstand behaftet. Nach dem Durchtritt durch das Ligamentum flavum (gelbes Band) tritt ein Widerstandsverlust ein (loss of resistance). Dieser lässt sich dadurch erkennen, dass das Kochsalz in einer bereits zuvor aufgesetzten Spitze nach dem plötzlichen Widerstandsverlust sehr leicht appliziert werden kann. Dieser Widerstandsverlust dient als Indikator für die korrekte Lage/Tiefe der Tuohy-Nadel im Periduralraum. Durch Applikation einer Testdosis (geringe Menge niedrigkonzentriertes Lokalanästhetikum) kann eine Fehllage nahzu ausgeschlossen werden. Nun kann entweder das Lokalanästhetikum direkt über die Tuohy-Nadel verabreicht werden (Single-Shot) oder es wird zuvor ein Katheter über die Tuohy-Nadel in den Periduralraum eingeführt, um dann mittels Katheter das Anästhetikum intermittierend oder kontinuierlich zu verabreichen. Bei der Punktion werden folgende Strukturen durchdrungen:

- Haut
- Unterhautfettgewebe
- Ligamentum supraspinale
- Ligamentum interspinale
- Ligamentum flavum.

MERKE
- Wirkungsbeginn: ca. 2–6 Minuten
- Anschlagzeit: ca. 20–45 Minuten
- Wirkdauer: ca. 100–360 Minuten (Präparate abhängig).

Die genaue Ausdehnung des Lokalanästhetikums wird regelmäßig mittels Kältetest beurteilt und protokolliert. Eine Möglichkeit zur Beurteilung der motorischen Blockade bei verstärkter Wirkung der Medikamente ist die **Einteilung nach Bromage:**
- 0 = Keine motorische Blockade
- 1 = Beine können nicht gestreckt angehoben werden, aber Knie- und Fußgelenke beugen ist möglich
- 2 = Knie kann nicht gebeugt werden, Fuß kann gebeugt werden (fast vollständiger Block)

- 3 = Weder Knie- noch Fußgelenke können bewegt werden (vollständiger Block).

Kontinuierliche Periduralanästhesie
Durch das Verfahren der kontinuierlichen Periduralanästhesie kann eine dauerhafte Schmerztherapie über mehrere Tage gewährleistet werden. Dabei wird an den Periduralkatheter unmittelbar nach der Operation (z. B. im Aufwachraum) oder nach Anlage des Katheters eine Schmerzpumpe angeschlossen und somit kontinuierlich ein Schmerzmittel verabreicht. Bei Bedarf kann ein elektronisch kontrollierter und limitierter Schmerzmittelbolus als patientenkontrollierte Applikation durch Knopfdruck an einer speziellen Schmerzpumpe ausgelöst werden. Hierzu werden eine limitierte Bolusmenge, eine Maximaldosierung sowie eine Sperrzeit fix eingestellt. Die Vorteile der kontinuierlichen Periduralanästhesie bestehen in der patientengesteuerten Schmerzmittelgabe. Eine patientenadaptierte postoperative Schmerztherapie ist somit gut möglich. Die genaue Ausdehnung des Lokalanästhetikums, die Einstichstelle und die Wirksamkeit werden regelmäßig beurteilt und protokolliert.

Thorakale Periduralanästhesie
Bei der thorakalen Periduralanästhesie verabreicht man das Lokalanästhetikum im Bereich der Brustwirbelsäule. Dieses Verfahren kommt bei Operationen im Oberbauch und des Brustkorbs (Höhe Th4–Th12) zum Einsatz. Der Vorteil zur klassischen Periduralanästhesie (Lendenwirbelsäule) ist, das geringere Mengen des Lokalanästhetikums verwendet werden können. Die genaue Ausdehnung des Lokalanästhetikums wird regelmäßig (z. B. durch den Akutschmerzdienst) mittels Kältetest beurteilt und protokolliert.

MERKE
- SPA und PDA sind rückenmarksnahe Verfahren, keine Punktionen des Rückenmarks
- SPA unterhalb L2/3
- PDA auf jeder Höhe möglich
- SPA für operative Eingriffe unterhalb Bauchnabel
- PDA bei Lungen und Darmchirurgie (Fast track)
- Kombination aus SPA und PDA ist möglich: CSE (Combined Spinal and Epidural Anaesthesia)
- Regelmäßige Beurteilung und Dokumentation der Lokalanästhetika-Ausbreitung und der Einstichstelle.

11

11.2.2 Regionalanästhesieverfahren der oberen Extremitäten

Regionalanästhesieverfahren können nicht nur rückenmarksnah durchgeführt werden, sondern auch an peripheren Nervengeflechten, z. B. der oberen und unteren Extremitäten. Exemplarisch werden hier einige Regionalanästhesieverfahren der oberen Extremitäten vorgestellt.

Interskalinärer Plexus

Beide Arme werden durch ein Nervengeflecht, dem Plexus brachialis, innerviert (➤ Abb. 11.4). Bei der Durchführung einer interskalinären Plexusblockade wird das Lokalanästhetikum in die seitliche Muskellücke am Hals (Skalenuslücke) zwischen Musculus scalenus anterior und Musculus scalenus medius appliziert, um die Reizübertragung an diesem Plexus auszuschalten.

Indikationen
• Operationen am Oberarm
• Operationen im Schulterbereich
• Schmerztherapie.

Kontraindikationen
• Ablehnung durch den Patienten
• Blutgerinnungsstörungen
• Systemischen Nervenerkrankungen (z. B. Multiple Sklerose)
• Entzündungen im Punktionsbereich
• Kontralaterale Rekurrensparese
• Allergien (Lokalanästhetika).

Komplikationen
• Kreislaufinstabilität
• Pneumothorax (Eindringen von Luft in den Brustkorb)
• Hämatothorax (Eindringen von Blut in den Brustkorb)
• Hornersyndrom (auch Horner-Trias): Pupillenverengung (Miosis), Herabhängen des Oberlids (Ptosis), eingesunkenem Augapfel (Enophthalmus)
• Intravasale Injektion (Patient äußert metallischen Geschmack, Bewusstseinseintrübung)
• Gefäß- bzw. Nervenschädigung
• Entzündungen, Hämatombildung.

Vorgehensweise
Der Interskalinäre Plexus wird in Rückenlage durchgeführt. Der Nacken des Patienten ist dabei gerade, der Kopf leicht zur Seite gedreht und die Arme seitlich an den Körper angelehnt.

Zum Aufsuchen der richtigen Punktionsstelle kann ein Nervenstimulator oder ein Sonografiegerät hinzugezogen werden, bzw. die beiden Verfahren werden kombiniert (Dual Guidance). Bei richtiger Lagerung kann die Skalenuslücke als anatomische Leitstruktur einfach getastet und punktiert werden.

Axilläre Plexusblockade

Bei einer axillären Plexusblockade wird durch Injektion eines Lokalanästhetikums die Versorgung des Armnervengeflechts im Bereich der Achselhöhle unterbrochen.

Indikationen
• Operationen im Ellenbogenbereich
• Operationen am Unterarm
• Operationen an der Hand
• Schmerztherapie.

Kontraindikationen
• Ablehnung durch den Patienten
• Blutgerinnungsstörungen

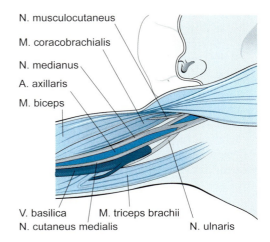

Abb. 11.4 Anatomie des Plexus brachialis im Bereich der Axilla. [L141]

- Systemischen Nervenerkrankungen (z. B. Multiple Sklerose)
- Entzündungen im Punktionsbereich
- Kontralaterale Rekurrensparese
- Allergien (Lokalanästhetika).

Komplikationen
- Herz-Kreislaufbelastungen
- Gefäß-Nervenschädigung
- Entzündungen, Hämatombildung
- Versehentliche intravasale Injektion (Patient äußert metallischen Geschmack, Bewusstseinseintrübung).

Vorgehensweise
Die axilläre Plexusblockade wird in Rückenlage durchgeführt. Der betroffene Arm sollte im Schultergelenk 90 bis 100 Grad von der Mittellinie aus nach außen bewegt werden. Der Ellenbogenbereich wird ca. 90 Grad gebeugt. Die Hand wird fixiert.

Die Kanüle wird in Richtung Arteria axillaris vorgeschoben. Beim Durchstoßen der Weichteile mit dem Durchstechen der Gefäß-Nerven-Scheide erfolgt ein Widerstandsverlust. Zum Aufsuchen der Punktionsstelle wird häufig ein Nervenstimulator oder Ultraschallgerät hinzugezogen (Dual Guidance). Nach korrekter Punktion kann dann das Lokalanästhetikum verabreicht werden.

11.2.3 Regionalanästhesieverfahren der unteren Extremitäten

Nervus-Femoralis-Katheter

Bei diesem peripheren Regionalanästhesieverfahren der unteren Extremität, wird die nervale Versorgung des Beins im Bereich der Leiste unterbrochen. Durch die Injektion des Lokalanästhetikums werden in der Regel drei Nerven blockiert (Nervus femoralis, Nervus obturatorius und Nervus femoralis lateralis).

Indikationen
- Operationen an den Füßen
- Operationen am Bein (z. B. Muskelbiopsien, Knochenbrüchen)
- Schmerztherapie.

Kontraindikationen
- Ablehnung durch den Patienten
- Blutgerinnungsstörungen
- Systemischen Nervenerkrankungen (z. B. Multiple Sklerose)
- Entzündungen im Punktionsbereich
- Allergien (Lokalanästhetika).

Komplikationen
- Herz-Kreislaufbelastungen
- Gefäß- bzw. Nervenschädigung
- Entzündungen, Hämatombildung
- Intravasale Injektion (Patient äußert metallischen Geschmack, Bewusstseinseintrübung).

Vorgehensweise
Die Lagerung erfolgt in Rückenlage, um die Punktionsstelle 2–3 cm unterhalb des Leistenbandes (Bereich der Leistenfalte) leicht zugänglich zu machen. Die Punktion wird durch Benutzung eines Nervenstimulators oder Sonografiegeräts bzw. Dual Guidance unterstützt. Bei korrekter Punktionsstelle zeigt sich das Bild der „tanzenden" Kniescheibe (Patella). Dies ist die bildliche Beschreibung der Bewegungen der Kniescheibe durch die vom Nervenstimulator ausgelösten Muskelzuckungen.

Regionalanästhesie

Aufgaben der Pflegenden bei allen Regionalanästhesieverfahren (rückenmarksnah oder peripher):
- Begrüßung und Identitätskontrolle des Patienten
- Unterlagen auf Vollständigkeit prüfen (Aufklärungsbogen, Einverständnis, Laborwerte)
- Nüchternheit und Allergien erfragen
- Patienten-Monitoring (Blutdruckmessung, Pulsmessung, Sauerstoffsättigung) anlegen
- Periphervenösen Zugang (mit laufender Infusion) legen
- Materialien für das Regionalanästhesieverfahren (Standards und Hygienerichtlinien bedenken) vorbereiten
- Vitalparameter, Patientenzustand, Regionalanästhesieverfahren, Medikamente, Schmerzpumpe dokumentieren
- Hilfestellung bei der Patientenpositionierung
- Assistenz bei der Durchführung des Regionalanästhesieverfahrens
- Materialien des Regionalanästhesieverfahrens nachbereiten (Stimulator, Sonogerät)
- Patient in eine angenehme, bequeme Lage bringen.

11

Die Wahrnehmung der Bedürfnisse und Ängste des Patienten bilden die Grundlage einer patientenorientierten Betreuung und Versorgung. Des Weiteren wird auf die kontinuierliche Wahrung der Intimsphäre geachtet.

11.3 Der Aufwachraum

Die postoperative Überwachung von Patienten wurde bereits 1863 von Florence Nightingale (1820–1910) zur Sicherheit des Patienten für erforderlich gehalten.

Heute wird ein Aufwachraum (AWR) neben der postoperativen Überwachung auch zur präoperativen Vorbereitung des Patienten genutzt, z. B. Anlage einer Regionalanästhesie, Anlage eines zentralvenösen Katheters, etc.

11.3.1 Aufbau und Ausstattung des AWR

Der durch die Anästhesieabteilung geführte Aufwachraum sollte in direkter räumlicher Nähe zum OP liegen. Die Größe des Aufwachraums richtet sich u. a. nach den Operationszahlen, der Anzahl der Operationssäle und der Art der Operationen.

Ausstattung im Aufwachraum:
- EKG, Blutdruckmessung, Pulsoxymetrie
- Funktionsbereites Absauggerät
- O_2-Anschlüsse
- Technische Voraussetzungen, um jederzeit den arteriellen Blutdruck bzw. zentralvenösen Druck messen zu können
- Intubations- und Beatmungsmöglichkeit (manuell und maschinell)
- Defibrillator zur Reanimation oder Kardioversion
- Blutgasanalysegerät (Hb-, pO_2- und pCO_2-Wert, Blutzucker, Elektrolyte)
- Sonografiegerät zur kurzfristig Notfalldiagnostik (CPR, akute Blutung).

Die Patienten werden primär durch entsprechend geschulte und erfahrene Pflegekräfte betreut. Wünschenswert ist eine Personalausstattung im Verhältnis von einer Pflegekraft pro drei Patienten. Werden Intensivpatienten im Aufwachraum mit betreut, so sollte das Verhältnis 1 Pflegekraft zu 2 Patienten betragen. Ein Arzt muss jederzeit abrufbar sein, im Idealfall ist er immer anwesend.

11.3.2 Leistungsspektrum des Aufwachraums

Übergabe des Patienten

Der narkosedurchführende Anästhesist berichtet der übernehmenden Pflegekraft bzw. dem Arzt im Aufwachraum über:
- Art der Operation
- Narkoseverfahren
- Besonderheiten während der Narkose und Operation (Kreislauf, Blutung, Medikamentenüberhang/Antagonisierung)
- Begleiterkrankungen, ggf. Hausmedikamente
- Allergien
- Besonderheiten (Schmerzmedikation, weitere Infusionen oder Transfusionen)
- Intraoperative Bilanz (Blutverluste, das infundierte bzw. transfundierte Volumen, Urinausscheidung).

Kontinuierliche Überwachung im Aufwachraum

- Wachheitsgrad
- Kreislaufsituation (Blutdruck, Puls, Sauerstoffsättigung, Temperatur)
- Atmung/Hautfarbe
- Verbände, Drainagen
- Schmerzen
- Sonstige Probleme (z. B. Übelkeit, Kältegefühl/Shivering).

Schmerztherapie

Grundlagen der Schmerztherapie ➤ Kap. 1.3
Schmerzentstehung und Schmerzleitung
Erst durch die Wahrnehmung eines Schmerzreizes entsteht Schmerz. Diese können durch physikalische Reizungen (z. B. Hitze, Druck) sowie durch Verletzungen oder Entzündungen entstehen. Unsere Schmerzrezeptoren nehmen diese Reize wahr und senden elektrische Signale über afferente Axone

(zum ZNS führende Axone) an das Rückenmark. Dort wird dann der eintreffende elektrische Impuls auf andere afferente Neurone umgeleitet, die direkt zum Gehirn (Thalamus und Cortex) führen (> Abb. 11.5).

Erst dann kann eine Schmerzempfindung verspürt werden. Das Gehirn entsendet dann, über das Rückenmark, an die vom Schmerzreiz betroffene Körperregion entsprechende efferente (vom ZNS wegführend) Befehle. Auch wenn das Gehirn nicht in der Lage ist Schmerzreize adäquat zu beantworten, z. B. während einer Narkose, finden trotzdem vegetative Reaktionen (Blutdruck- und Herzfrequenzanstieg, Mydriasis) statt. Dies beruht auf der Tatsache, dass Schmerzsignale bereits im Rückenmark (zu gewissen Anteilen) verarbeitet werden. Das Empfinden von Schmerz ist nicht nur ein unangenehmes Gefühl, sondern dient primär dem Schutz des Körpers. Allerdings können sich auch unsere Gefühlslagen hemmend oder begünstigend auf Schmerzzustände auswirken. Der Schmerz ist immer eine subjektive Wahrnehmung und sollte stets ernstgenommen werden.

Bezüglich der Schmerzverarbeitung können folgende Gruppen unterschieden werden:
- Nozizeptive Schmerzen
- Neuropathische Schmerzen.

Nozizeptive Schmerzen

Diese beschreiben die normale Verarbeitung schädigender Reizzustände an peripheren Geweben. Sie lassen sich weiter differenzieren in **somatische** Schmerzen (ausgehend von Knochen, Gelenke, Haut, Binde- oder Muskelgewebe) und **viszerale** Schmerzen (ausgehend von inneren Organen).

Nozizeptive Schmerzformen sind in der Regel mit Nicht-Opioiden, Opioiden oder der Kombination aus beiden gut behandelbar.

Neuropathische Schmerzen

Diese entstehen aufgrund einer abnormen Reizverarbeitung im zentralen Nervensystem (z. B. Sympathikusschmerz) oder peripheren Nervensystem (z. B. Polyneuropathien). Neuropathische Schmerzformen sind relativ schwierig zu behandeln. Der Einsatz von Co-Analgetika (z. B. Antidepressiva, Antikonvulsiva) hat sich dabei bewährt.

Schmerzqualitäten

Somatische Schmerzen sind meist spitz, stechend und gut lokalisierbar.
- Knochenschmerz: hell, gut lokalisierbar, meist unter Belastung oder bei speziellen Bewegungen.
- Weichteilschmerz: bohrend, drückender Dauerschmerz oder bewegungsbedingt stechend, im Bereich der Schleimhäute auch brennend
- Ischämieschmerz: Schmerzverstärkung bei Bewegung/Belastung (livide Verfärbung der Haut).

Viszerale Schmerzen stellen sich meist als dumpf, kolikartig und schlecht lokalisierbar dar.

Neuropathische Schmerzen äußern sich meist als plötzlich auftretend (lanzierend), spitz, hell, attackenartig, einschießend oder brennender Dauerschmerz. Oftmals sind sie dem auslösenden Areal nicht zuzuordnen.
- Dysästhesien (Empfindungsstörungen)
- Allodynien (Schmerzauslösung durch Reize die eigentlich keine Schmerzreize verursachen)
- Hyperästhesie (Überempfindlichkeit bei Berührungsreizen)
- Hyperalgesie (übermäßige Schmerzempfindlichkeit).

Zur objektiven Schmerzerfassung bzw. Operationalisierung, hat sich der Einsatz von Schmerzskalen (> 1.3.2) bewährt, z. B. NRS (Nummerische Rating Skala) oder VAS (Visuelle Analog Skala).

Bei der Nummerischen Rating Skala wird die Schmerzintensität in einer numerischen Skala von 0 (kein Schmerz) bis 10 (stärkster vorstellbarer Schmerz) eingeteilt. Die aktuelle Schmerzeinschätzung wird dabei von dem betroffenen Patienten, anhand dieser Skala, vorgenommen. Bei einem Wert > 3 (mehr als leichte Schmerzen) sollte eine Analgesieverfahren eingeleitet werden.

Auch bei der Visuellen Analog Skala (VAS) nimmt der Patient eine eigenständige Schmerzeinschätzung vor. Dabei verschiebt er, je nach Schmerzintensität, auf einer Skala einen Zeiger zwischen verschiedenen Smileys bzw. einem Balken, bis dieser seine Schmerzempfindung abbildet. Auf der Rückseite der Skala kann dann der entsprechende Zahlenwert abgelesen werden.

11

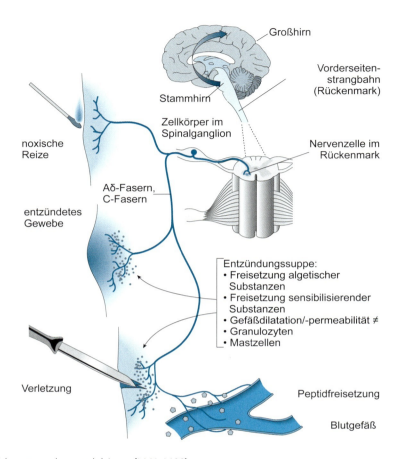

Großhirn

Vorderseiten-
strangbahn
(Rückenmark)

Stammhirn

Zellkörper im
Spinalganglion

noxische
Reize

Nervenzelle im
Rückenmark

Aδ-Fasern,
C-Fasern

entzündetes
Gewebe

Entzündungssuppe:
• Freisetzung algetischer
  Substanzen
• Freisetzung sensibilisierender
  Substanzen
• Gefäßdilatation/-permeabilität ≠
• Granulozyten
• Mastzellen

Verletzung

Peptidfreisetzung

Blutgefäß

Abb. 11.5 Schmerzentstehung und -leitung. [L141; L106]

Präoperative Analgesie

Aktuell existiert kein empirischer Beleg, dass eine präoperative Analgesie einen geringeren postoperativen Opiatbedarf begünstigt. Daher gibt es keine Empfehlungen für eine präoperative Analgesie. Allerdings wird vor elektiven Amputationen eine gute Analgesie angestrebt, um somit das Phantomschmerzrisiko signifikant zu senken.

Intraoperative Analgesie

Derzeit gilt die Empfehlung, neben der klassischen Analgesie in Form von Opioiden zusätzlich ein Regionalanästhesieverfahren anzuwenden. Entweder als Single-Shot (nur einmalige Verabreichung eines Lokalanästhetikums) oder Katheteranlage (mehrfache oder dauerhafte Verabreichung eines Lokalanästhetikums möglich).

Vorteile:

• Periphere- sowie rückenmarksnahe Regionalanästhesieverfahren bewirken nachweislich eine Senkung des perioperativen Analgetikabedarfs
• Frühere Mobilisationsfähigkeit
• Periduralanästhesie reduziert (durch Sympathikusblockade) die perioperative Stressreaktion (Vorteil bei kardial vorerkrankten Patienten)
• Darmmotilität und Minderperfusion abdominaler Organe wird durch den Einsatz einer Periduralanästhesie reduziert.

Des Weiteren kann die intraoperative Verabreichung von nicht-steroidalen Antirheumatika (NSAR) den postoperativen Analgetikabedarf verringern.

Tab. 11.7 Schmerz-Stufenschema der Weltgesundheitsorganisation (WHO)

Stufe I:	Einsatz von Nichtopioiden aus verschiedenen Stoffgruppen
Stufe 2:	Kombination der Nichtopiode mit einem niedrigpotenten Opioid (z. B. Tramadol, Tilidin)
Stufe 3:	Einsatz von hochpotenten Opioiden in Kombination mit Nichtopioiden, Reduktion weniger potenter Opioide

Postoperative Analgesie

Eine möglichst schnell eintretende postoperative Schmerzfreiheit bzw. eine geringe Schmerzintensität wird frühzeitig angestrebt. Dazu eignet sich primär die Verabreichung mittel- bis hochpotenter Opioide wie z. B. Piritramid. Im Idealfall wurde bereits intraoperativ an die postoperative Analgesie gedacht. Unter Beobachtung im Aufwachraum können 1–3 mg als Bolusgabe, ca. alle 5 Min. unter Kontrolle der Vitalparameter verabreicht werden. Zur weiteren postoperativen Analgesie im Bereich der stationären Betreuung, hat sich das WHO-Stufenschema zur Schmerztherapie bewährt (➤ Tab. 11.7). Im stationären Verlauf können präoperativ angelegte Schmerzkatheter über mehrere Tage belassen und kontinuierlich oder intermittierend bedient werden. Die Liegedauer richtet sich nach der Schwere des Operationstraumas. Außerdem werden Schmerzkatheter regelmäßig – im Idealfall im Rahmen eines Akutschmerzdienst-Teams (Anästhesist und Pain-Nurse) – einmal pro Tag durch den Anästhesisten, ein zweites Mal durch die Pflegekraft (mit Pain-Nurse-Ausbildung) begutachtet, um mögliche Komplikationen wie z. B. Infektionen oder Dislokationen frühzeitig zu erkennen.

Die patientenkontrollierte Analgesie (PCA) als i. v. Medikation oder die PCEA, also eine patientenkontrollierte epidurale Analgesie, ermöglicht es dem Patienten, seine Schmerztherapie eigenständig und nach Bedarf durchzuführen. Dabei werden im Vorfeld spezielle Pumpen mit einem Analgetikum versehen und feste, nur durch den Anästhesisten veränderbare Grenzen (z. B. Bolussperrzeit, Bolusdosierug, Laufgeschwindigkeit) eingestellt (➤ 11.2.1).

V O R S I C H T

Medikamente der Stufe 2 und 3 sollten nicht miteinander kombiniert werden.

Pflegerische Aufgaben im Aufwachraum

- Monitorüberwachung, Alarmgrenzen am Monitor immer individuell für den Patienten einstellen
- Sauerstoffgabe
- Kontrolle von Motorik/Sensibilität, Bewusstsein, Hautfarbe, Temperatur, Atmung
- Regelmäßige Kontrolle des OP-Gebiets (Verband, Zugänge, Katheter, Drainage)
- Erfassung von Schmerzen
- Verabreichung von Analgetika nach Arztanordnung
- Laborchemische Kontrollen (BZ, Gerinnung, Kreuzblut, Hb, BGA)
- Dokumentation und Optimierung der Ein- und Ausfuhr (Flüssigkeitsbilanz)
- Wärmemanagement
- Betten und Lagern der Patienten
- Urinausscheidung überwachen, ggf. Hilfestellung bei der Miktion
- Psychische Betreuung
- Planung und Organisation im Aufwachraum, Materialverwaltung, BTM-Kontrolle
- Funktionsprüfung von Geräten (z. B. Defibrillator), Materialien aufbereiten
- Überwachungsplätze vorbereiten und kontrollieren
- Überprüfung von Notfallwagen, Intubationsequipment und Absaugeinheit
- Dokumentation der gemessenen bzw. beobachteten Parameter (Vitalparameter, Schmerz, Blutverlust, Patientenzustand, Wundgebiet, Medikamente, Infusionen, Ausscheidung, Übelkeit/Erbrechen) sowie aller durchgeführten Maßnahmen im AWR-Protokoll
- Patientenübergabe.

Entlassungskriterien zur Verlegung auf Normalstation

- Wacher Patient, Schutzreflexe müssen wieder vorhanden sein
- Kreislaufstabilität
- Suffiziente Eigenatmung mit stabiler O2-Sättigung
- Schmerzarm bis schmerzfrei
- Gefährdung durch eine narkose- oder operationsbedingte Komplikationen unwahrscheinlich (z. B. keine starke Blutung).

11

LITERATUR

1. American Society of Anaesthesiologists (ASA). Practice guidelines for management of the difficult airway. Anaesthesiology 2003; 98: 1.269–1.277.

WEITERFÜHRENDE LITERATUR

Kany, A.; Brock, A. Lernkarten Intensivpflege. München: Elsevier Urban & Fischer Verlag, 2012.

Larsen, R. Praxisbuch Anästhesie, München: Elsevier Urban & Fischer Verlag, 2009.

Schwender, D.; Klasing, M.; Daunderer, S.; Madler, C.; Pöppel, E.; Peter, K. Wachzustände während Allgemeinanästhesie. Anaesthesist 1995;44: 743–754.

Striebel, H. W. Die Anästhesie Band 1 und 2. 2. Aufl. Stuttgart: Schattauer Verlag, 2010.

Vater, J.; Töpfer, L.; Boldte, M.; Keppeler, P. Basics – Anästhesie, Intensivmedizin und Schmerztherapie. München: Elsevier Urban & Fischer Verlag, 2011.

Anhang

Glossar

Akutes Koronarsyndrom (acute coronary syndrom, ACS): In erster Linie eine Primärdiagnose (Arbeitsdiagnose, Anfangsverdacht) bei noch unklarer, akuter und länger als 20 Minuten andauernden Herz-Symptomatik (v. a. Thoraxschmerzen, Dyspnoe, Kreislaufschwäche bis hin zum Schock). Entsprechend wird der Begriff insbesondere in der Notfallmedizin benutzt. Das akute Koronarsyndrom umfasst die Krankheitsbilder instabile Angina pectoris, Nicht-ST-Hebungsinfarkt (non-ST-elevated myocardial infarction, kurz NSTEMI) sowie ST-Hebungsinfarkt (ST-elevated myocardial infarction, kurz STEMI). Hauptursache für ein ACS ist i. d. R. die Minderperfusion des Myokards, bedingt durch (Plaques-) Stenosen oder Thromben.

Akutes Nierenversagen (ANV): Ist eine in kurzer Zeit (innerhalb von Stunden bis Tagen) einsetzende, massive, prinzipiell reversible Verschlechterung der glomerulären Filtration. Es ist gekennzeichnet durch einen schnellen Anstieg der harnpflichtigen Substanzen im Blut (urämischer Stoffwechsel) mit rückläufiger Diurese und Zunahme der Elektrolytkonzentration im Serum.

Alkalose: pH Wert > 7,45
Ist unterteilt in metabolische und respiratorische Alkalose. Metabolische Störungen sind stoffwechselbedingt, respiratorische Störungen haben ihre Ursache in vermehrter oder verminderter CO_2-Abatmung.

Metabolische Alkalose:
- Additionsalkalose: Anstieg der Bikarbonatkonzentration, z. B. durch vermehrte Zufuhr oder bei Leberinsuffizienz
- Subtraktionsalkalose: vermehrter Säureverlust, z. B. bei massivem Erbrechen

Respiratorische Alkalose: gesteigerte Abgabe von CO_2 (Hypokapnie), z. B. bei Hyperventilation infolge von Fieber, Sepsis oder Anämie.

Allgemeinanästhesie (Narkose): Bezeichnet eine kontrolliert herbeigeführte, reversible Bewusstlosigkeit, in der therapeutische oder diagnostische Interventionen ohne Schmerzempfindung oder Abwehrreaktion durchgeführt werden können. Dieser Zustand geht mit der Dämpfung von vegetativen Reflexen einher.

Alveolärer Gasaustausch: Findet an der alveolokapillären Membran statt. Die alveolokapilläre Membran ist die Grenzfläche zwischen den Lungenbläschen (Alveolen) und den Lungenkapillaren. Sie ist aufgebaut aus Alveolarendothel, Basalmembran und Kapillarendothel. Beim Lungengesunden ist sie mit ca. 1 µm sehr dünn. Sauerstoff diffundiert aus den Lungenbläschen ins Blut, Kohlendioxid umgekehrt aus dem Blut in die Lungenbläschen.

Anaphylaktischer Schock: Ursache ist eine Überempfindlichkeitsreaktion mit starker Histaminfreisetzung. Auslösenden Allergene sind meist Arzneimittel (v. a. Antibiotika), Transfusionen und Insektengifte.

Antiarrhythmika: Sind Arzneistoffe zur Behandlung von Herzrhythmusstörungen. Sie werden generell nach ihrer elektrophysiologischen Wirkung in die Klassen I–IV eingeteilt. Allerdings besitzen einige Antiarrhythmika mehrere elektrophysiologische Wirkungen, sodass die Zuordnung in Klassen oft schwierig ist. Grundsätzlich können Antiarrhythmika an Rezeptoren oder auf den Elektrolythaushalt der Herzmuskelzellen wirken.

Antidote (Gegengifte, Antitoxine): Sind Substanzen, die Gifte, Toxine oder Medikamente inaktivieren oder deren Wirkung minimieren können. Sie wirken entweder direkt an den entsprechenden Rezeptoren (Verdrängung) oder durch physikalische Effekte (Umwandlung/Bindung).

ARDS (acute/adult respiratory distress syndrom, akutes Lungenversagen, Schocklunge, Atemnotsyndrom des Erwachsenen): Ist eine entzündliche Reaktion des Lungengewebes auf pulmonale oder extrapulmonale Reize (Erkrankungen oder Verletzungen) mit schwerem progressivem Verlauf. Da ein akutes Lungenversagen immer die Komplikation prädisponierender Erkrankungen darstellt, ist es kein primär eigenständiges Krankheitsbild.

ASA-Klassifikation (American Society of Anesthesiologists): Teilt die Patienten präoperativ anhand ihres körperlichen Allgemeinzustands bzw. systemischer Erkrankungen in fünf Gruppen ein:
- ASA 1: Normaler, gesunder Patient
- ASA 2: Patient mit leichter Allgemeinerkrankung, keine Leistungseinschränkung
- ASA 3: Patient mit schwerer Allgemeinerkrankung, Leistungseinschränkung
- ASA 4: Patient mit schwerer Allgemeinerkrankung, die mit oder ohne Operation das Leben des Patienten gefährdet
- ASA 5: moribunder Patient, Tod innerhalb 24 Stunden mit oder ohne Operation zu erwarten.

Atemhubvolumen (Atemzugvolumen, AZV; Tidalvolumen, TV): Luftmenge, die pro Atemhub appliziert oder Volumen, das bei normaler Atmung eingeatmet wird.

Atemminutenvolumen: Luftmenge, die pro Minute verabreicht wird. Errechnet sich aus der Atemfrequenz multipliziert mit dem Atemzugvolumen.

Aufwachraum (AWR): Ist ein der Anästhesieabteilung zugehöriger Bereich, in dem Patienten unmittelbar postoperativ so lange behandelt werden, bis ihre Vitalfunktionen stabil sind. Schwerpunkte sind die kontinuierliche Patientenüberwachung und die postoperative Schmerztherapie.

Der Patient wird erst dann aus dem Aufwachraum auf die Allgemeinstation verlegt, wenn seine Vitalparameter stabil sind und er adäquate Reaktionen zeigt.

Azidose: pH Wert < 7,35
Unterteilt in metabolische und respiratorische Azidose
Metabolische Azidose ist unterteilt in

- Retentionsazidose: verminderte renale Säurenausscheidung bei akuter oder chronischer Niereninsuffizienz
- Subtraktionsazidose: enteraler Verlust von Bikarbonat, z. B. durch massive Diarrhoe, oder renaler Bikarbonatverlust
- Additionsazidose: vermehrte endogene Säurebildung, z. B. infolge vermehrter Fettverbrennung bei Insulinmangel (diabetische Ketoazidose) oder Laktatanstieg durch Gewebshypoxie (Laktatazidose), oder exogene Säurezufuhr (z. B. durch Methylalkohol)
- Verteilungsazidose: Verdünnung (Dilution) der Bikarbonatkonzentration (z. B. durch zu hohe Zufuhr neutraler Lösungen) oder Hyperkaliämie (dadurch Verdrängung der H^+-Ionen aus den Zellen).

Respiratorische Azidose: Anhäufung von CO_2 (Hyperkapnie) aufgrund unzureichender alveolärer Ventilation z. B. durch Pneumonie oder ARDS.

Beatmungsfrequenz: Anzahl der maschinellen Atemzüge pro Minute.

BIPAP (biphasic positive airway pressure):
Beatmung mit zeitgesteuertem Wechsel zwischen zwei Druckniveaus. Höhe und Dauer der Druckniveaus sind einstellbar. Auf beiden Druckniveaus ist Spontanatmung möglich.

Bispektraler Index (BIS): Dient zur Ermittlung der Sedierungs- bzw. Narkosetiefe. Dabei wird ein kontinuierliches EEG abgeleitet, analysiert und als Zahlenwert auf einer Skala von 0–100 dargestellt:

- 100–85: Patient ist wach, Erinnerung vorhanden
- 85–65: Sedierung
- 60–40: mäßig bis tiefe Hypnose (empfohlene Sedierungstiefe für die Allgemeinanästhesie)
- < 30: Koma
- 0: keinerlei Signale, EEG-Nulllinie.

CMV (continuous mandatory ventilation): Kontinuierliche, vollständig maschinelle Ventilation. Die In-und Exspiration sind maschinell ausgelöst, gesteuert und begrenzt. Die Verabreichung des Atemhubvolumens kann volumen- oder druckkontrolliert erfolgen.

Compliance: Volumenzuwachs der Lunge pro Einheit des Druckanstiegs in den Alveolen. Die Normalwerte der Compliance beim Erwachsenen betragen: 70–100 ml/mbar. Sie ist abhängig von der Dehnbarkeit der Lunge, von dem intrapulmonalen Flüssigkeitsstatus und der Surfactantaktivität. Eine Verminderung der Compliance wird als Restriktion bezeichnet, z. B. Lungenfibrose.
Formel: C = Volumen/Druck = Liter/mbar.

CPAP (continuous positive airway pressure): Ist eine Form der Spontanatmung, bei der der Atemwegsdruck kontinuierlich (während des gesamten Atemzyklus) im positiven Bereich liegt. Voraussetzung für den Einsatz von CPAP ist die erhaltene Spontanatmung und eine ausreichende Atemmechanik.

CVVH (kontinuierliche veno-venöse Hämofiltration): Konvektions- und Ultrafiltrationsprinzip mit Druckgradient zwischen Blut und Filtratseite.
Das Funktionsprinzip der kontinuierlichen veno-venösen Hämofiltration (CVVH) ist die Konvektion und Ultrafiltration. Das Blut wird durch einen großporigen, hochpermeablen Filter (Dialysator) gepumpt, Plasmawasser wird mit seinen gelösten Bestandteilen als Ultrafiltrat abgepresst und später verworfen. Im Rahmen des Flüssigkeitsentzuges muss ein Substituat zugeführt werden, welches in der Regel kaliumarm bzw. kaliumfrei ist, allerdings der physiologischen Zusammensetzung des Plasmawassers ähnelt. Den Substituatlösungen sind entweder direkt wirkende (Bikarbonat) oder indirekt wirkende (Laktat) Pufferlösungen beigefügt.

CVVHD (kontinuierliche veno-venöse Hämodialyse): Konzentrationsgradient zwischen den Flüssigkeiten, Diffusion über semipermeable Dialysatormembranen.

CVVHDF (kontinuierliche veno-venöse Hämodiafiltration): Kombination von kontinuierlicher veno-venöser Hämodialyse und Hämofiltration.

Dynamische Lungenvolumina: Dazu gehören das Atemminutenvolumen (AMV = AZV × Atemfrequenz), der Atemgrenzwert (Luftmenge, die bei maximaler Ein-und Ausatmung mit größtmöglichen Frequenz pro Minute ventiliert werden kann) und die Einsekundenkapazität (forciertes exspiratorisches Volumen, kurz FEV1), d. h. die Luftmenge, die bei forcierter Ausatmung in der ersten Sekunde ausgeatmet wird.

ECMO (extracorporeal membrane oxygenation): Das Blut des Patienten wird durch die extrakorporal gelegene Membranlunge gepumpt. Dort erfolgt die Oxygenierung des Blutes sowie ggf. die Elimination des Kohlendioxids. Die Zugangswege können entweder veno-venös oder veno-arteriell angelegt werden. Ein veno-arterieller Zugang ist nur bei Patienten mit kardiogenem Schock oder ausgeprägter Herzinsuffizienz indiziert. Häufig werden Femoral- und Jugulargefäße punktiert. Bei der ECMO kann der Gasaustausch vollständig extrakorporal erfolgen.

Einthoven-Ableitung: Die bipolare (gemessen wird zwischen zwei Polen) Extremitätenableitung nach Einthoven misst die Frontalebene des Herzens aus drei Blickwinkeln (Ableitung I–III). Dabei werden die Elektroden nach dem Ampelsystem (rot, gelb, grün), beginnend mit rot (re. Brust 3–4. ICR) über gelb (li. Brust 3–4. ICR) bis grün (5. ICR; vordere mittlere Axillarlinie li.) angelegt. Ableitung I misst die Strecke zwischen rot und gelb, Ableitung II zwischen rot und grün und Ableitung III zwischen gelb und grün.
Im Allgemeinen wird die Ableitung II (zwischen rot und grün) bevorzugt, da sie die querverlaufende, frontale Strecke des Herzens misst.

Endotracheale Intubation: Ein Tubus wird durch den Mund (orotracheal) oder durch die Nase (nasotracheal) durch die Stimmritze des Kehlkopfs in die Trachea vorgeschoben.
Der Endotrachealtubus hält die Atemwege offen und ermöglicht dadurch die (maschinelle) Beatmung. Gleichzeitig dient er (bei geblocktem Cuff) als Aspirationsschutz.

Euler-Liljestrand-Mechanismus (hypoxische pulmonale Vasokonstriktion), kurz HPV:
Minderventilierte Lungenareale werden vom Körper reflektorisch aufgrund einer pulmonalen Vasokonstriktion minderperfundiert. Dadurch wird das Blut in besser belüftete Lungenabschnitte umgeleitet.

Exspiratorisches Reservevolumen (ERV):
Volumen, das nach normaler Ausatmung zusätzlich ausgeatmet werden kann.

Fiberoptische (bronchoskopische) Intubation:
Ist eine Möglichkeit zur Sicherung der Atemwege, die insbesondere bei erwartet oder unerwartet schwieriger Intubation bzw. schwieriger Maskenbeatmung zum Einsatz kommt. Dabei wird der Endotrachealtubus auf das Intubations-Bronchoskop aufgefädelt. Dann wird das Intubations-Bronchoskop am wachen Patienten (leicht sediert, Spontanatmung bleibt erhalten) meist nasal, selten oral eingeführt und unter Sicht durch die Stimmritze in die Trachea vorgeschoben. Über das Intubations-Bronchoskop kann dann der Tubus platziert werden.

Frank-Starling-Mechanismus: Ist ein autonomer Regelkreislauf. Er beschreibt den Zusammenhang zwischen Füllung (Preload) und Auswurfleistung (Schlagvolumen) des Herzens, d. h. die intrakardiale Anpassungsfähigkeit des Herzens an die verschiedenen Druck- und Volumenbelastungen. Auf eine erhöhte Vordehnung (= erhöhtes intraventrikuläres Volumen = erhöhte Vorlast) reagiert das Herz mit einer erhöhten Druckentwicklung (größeres Schlagvolumen bei gleich bleibender ventrikulärer Nachlast). Dieser Mechanismus dient vor allem der exakten Abstimmung der Herzzeitvolumina der beiden Herzkammern. Er funktioniert jedoch nur innerhalb gewisser Grenzen: Sind die Herzmuskelfasern überdehnt, etwa bei chronischer Druck- oder Volumenüberlastung, wirkt er nicht mehr.
Der Frank-Starling-Mechanismus ermöglicht eine Steigerung des Schlagvolumens bis etwa auf das Doppelte.

Funktionelle Residualkapazität (FRC):   Volumen, das nach normaler Ausatmung in der Lunge verbleibt (RV + ERV).

HD (Hämodialyse):   Gegenstromprinzip mit Konzentrationsgradient zwischen den Flüssigkeiten (Diffusion).

Heparininduzierte Thrombozytopenie (HIT):   Der HIT Typ-I zeigt sich innerhalb der ersten Behandlungstage als ein mäßiger Abfall der Thrombozytenkonzentration mit einem milden klinischen Bild, welches außer einer engmaschigen Überwachung keiner besonderen Therapie bedarf.

Der aufgrund einer Antikörperbildung und immunologisch bedingte HIT Typ-II zeigt sich mit einem ausgeprägten Thrombozytenabfall innerhalb 5–10 Tage nach Behandlungsbeginn.
Dieser kann zu schweren thromboembolischen Komplikationen führen, welche letal verlaufen können. Äußert sich der klinische Verdacht, ist das Heparin sofort abzusetzen. Alternativ können bzw. müssen andere Antikoagulanzien verabreicht werden. Allerdings sollte auf andere Heparine oder Heparinoide wegen einer möglichen Kreuzreaktion verzichtet werden.

Herzfrequenz (HF):   Anzahl der Herzschläge pro Minute (Normwerte 60–90 Schläge/Min). Entspricht i. d. R., aber nicht immer der Pulsfrequenz (insbesondere bei ventrikulären Extrasystolen entsteht zwar eine Kammerkontraktion, diese ist aber i. d. R. so ineffektiv, dass sie keine spürbare Pulswelle erzeugt).

Herzminutenvolumen (HMV):   Ist das Blutvolumen, das vom Herz pro Minute in den Körperkreislauf gepumpt wird. Es errechnet sich aus dem Schlagvolumen (ca. 70 ml Auswurf) multipliziert mit der Herzfrequenz (Normwert 60–90 Schläge/Min).

Herzzeitvolumen (HZV):   Entspricht prinzipiell dem HMV, jedoch ist die Zeiteinheit nicht festgelegt. Im Englischen wie auch im Deutschen Fachterminus wird der Synonymbegriff Cardiac Output (CO) verwendet. Im klinischen Sprachgebrauch werden die Begriffe HMV und HZV meist synonym gebraucht.

Hirntod: Ist definiert als endgültiger (irreversibler) Ausfall aller Gehirnfunktionen eines Menschen, dessen Herz-Kreislauf- und Lungenfunktion durch intensivmedizinische Maßnahmen noch aufrechterhalten werden. Der Hirntod muss durch eine Reihe festgelegter Untersuchungen diagnostiziert werden (Hirntoddiagnostik). Bevor die Hirntoddiagnostik eingeleitet wird muss sichergestellt sein, dass
- das Gehirn akut primär oder sekundär geschädigt ist.
- andere (Mit)Ursachen für den (evtl. vorübergehenden) Ausfall der Hirnfunktionen ausgeschlossen sind.

Hüfnersche Zahl: Maximales Sauerstoffvolumen, welches an 1 g Hämoglobin gebunden werden kann. Beträgt in vivo (im lebenden Organismus) 1,34 ml, in vitro (im Reagenzglas) 1,39 ml.

Hyperkapnie: Erhöhung des Kohlendioxidpartialdrucks im arteriellen Blut ($paCO_2 > 45$ mmHg).

Hypertone Dehydratation: Erhöhung der Plasmaosmolarität bei Wassermangel im Intra- und Extrazellulärraum.

Hypertone Hyperhydratation: Erhöhte Plasmaosmolarität bei intrazellulärem Wasserentzug durch Wasserüberschuss.

Hypokapnie: Erniedrigung des Kohlendioxidpartialdrucks im arteriellen Blut ($paCO_2 < 35$ mmHg).

Hypotone Dehydratation: Verringerte Plasmaosmolarität, Verkleinerung des extrazellulären Raums durch Wasserverluste mit intrazellulärer Überwässerung.

Hypotone Hyperhydratation: „Wasserintoxikation", Abfall der Osmolarität bei (massivem) Wasserüberschuss.

Hypovolämischer Schock (hämorrhagischer Schock, Volumenmangelschock): Durch Verminderung des intravasalen Volumens, z. B. durch äußere und innere Blutungen, Erbrechen, Diarrhoe, Dehydration sowie Flüssigkeits- und Plasmaverluste bei Verbrennungen, Ileus oder Pankreatitis.

Hypoxämie: Erniedrigung des Sauerstoffpartialdrucks im arteriellen Blut ($paO_2 < 70$ mmHg).

Inhalationsanästhetika: Sind Narkotika, die über die Atmung (per Inhalation) aufgenommen werden und die der Einleitung und/oder Aufrechterhaltung einer Narkose dienen. Sie liegen entweder gasförmig (Lachgas) oder in flüssiger Form vor. Die flüssigen Inhalationsanästhetika (volatile Anästhetika) werden im Narkosemittelverdampfer in den gasförmigen Zustand überführt und dann der Einatemluft beigefügt. Zu den gebräuchlichen volatilen Anästhetika gehören Isofluran, Desfluran und Sevofluran.

Inspirations-Exspirationsverhältnis (I:E-Verhältnis, Atemzeitverhältnis): Verhältnis von Inspirationszeit zu Exspirationszeit. Physiologisch ist das I:E-Verhältnis 1:1,5–1:2.

Inspiratorische Sauerstoffkonzentration (FiO_2): Höhe des inspiratorischen Sauerstoffanteils.

Inspiratorisches Reservevolumen (IRV): Volumen, das nach normaler Einatmung zusätzlich eingeatmet werden kann.

Intraaortale Ballonpumpe (IABP): Ist ein an einem Katheter befestigter zylinderförmiger Ballon. Der Katheter wird in Seldingertechnik über die A. femoralis in die Aorta descendens eingeführt und dort zwischen der linken A. subclavia und den Nierenarterien platziert. Jeweils während der Diastole wird der Ballon aufgepumpt (intraaortale Ballongegenpulsation), dadurch kann das Blut nicht in die darunterliegenden Körperregionen abfließen. Dies soll den linken Ventrikel entlasten und unterstützen und damit eine insuffiziente Herztätigkeit ausgleichen.

Inversed-ratio-Ventilation (IRV): Beschreibt eine Umkehr des I:E, d. h. die Inspirationszeit ist genauso lang oder länger als die Exspirationszeit. Dementsprechend spricht man schon bei einem I:E von 1:1 von einem inversen Atemzeitverhältnis.

Isotone Dehydratation: Plasmaosmolarität normal (270–290 mosmol/l), im Extrazellulärraum Defizit an Wasser und Elektrolyten.

Isotone Hyperhydratation: Plasmaosmolarität normal (270–290 mosmol/l), (massive) Volumenzunahme des Extrazellulärraums durch isotone Flüssigkeiten.

Kardiogener Schock (myokardiales Pumpversagen): Infolge massiver Reduktion des HZV. Mögliche Ursachen sind Herzinfarkt, Herzrhythmusstörungen, Herzfehler, Myokarditis, Kardiomyopathie oder Erkrankungen, die mit einer Beeinträchtigung der diastolischen Füllung einhergehen (z. B. Herzbeuteltamponade, Lungenembolie, Pneumo- oder Hämatothorax).

Katecholamine: Sind körpereigene oder synthetisch hergestellte Substanzen, die an den α-Rezeptoren, β-Rezeptoren und Dopaminrezeptoren (DA 1 und DA 2) wirken. Körpereigene Katecholamine werden im Nebennierenmark gebildet und mittels Exozytose ausgeschüttet (Adrenalin zu 95 % und Noradrenalin zu 5 %).

Alle Katecholamine haben eine positiv inotrope und/oder vasokonstriktive Wirkung.

Katecholamine sollten grundsätzlich über einen ZVK verabreicht werden (kontinuierliche Zufuhr ist hier sicherer gewährleistet als bei peripherer Verweilkanüle, zudem Schonung peripherer Venen) und mittels kontinuierlicher arterieller Blutdruckmessung überwacht werden. Der Wechsel der Infusionsspritzen sollte überlappend erfolgen, d. h. es sollte keine Pause in der kontinuierlichen Verabreichung entstehen. Dies ist umso wichtiger, je höher die Katecholamine dosiert sind.

Larynxmaske (Kehlkopfmaske): Ist ein Hilfsmittel zur Atemwegssicherung. Sie wird meist im Rahmen kürzerer operativer Eingriffe genutzt und ist mittlerweile in den Algorithmus der schwierigen Intubation integriert (neben Larynx- oder Combitubus), wenn die Maskenbeatmung oder endotracheale Intubation nicht möglich ist.

Lazarus-Zeichen: Durch Enthemmung spinaler Reflexe kann es zu spontanen Bewegungen des hirntoten Patienten kommen, z. B. Hochheben der Arme. Dieses Phänomen spricht nicht gegen den Hirntod, da die Bewegungen spinalen Ursprungs sind. Um Angehörige nicht zu verunsichern ist evtl. die Gabe eines Muskelrelaxans indiziert.

Lokalanästhetika (LA): Sind Substanzen, die eine reversible Blockade der Erregungsleitung in Nervenenden, peripheren Nerven oder Spinalnerven bewirken.Ihre Wirkung ist i. d. R. lokal begrenzt, da sie nur lokal appliziert werden.

Lokalanästhetika wirken an der Zellmembran, wo sie die Natriumkanäle blockieren. Dadurch verhindern sie die Bildung eines Aktionspotentials.

Je nach Konzentration können Sensorik und Mobilität des Injektionsgebietes deaktiviert werden. Das Bewusstsein bleibt jedoch erhalten.

MAC(minimal alveolar concentration)-Wert: Maß für die Wirksamkeit der Inhalationsanästhetika. Der gebräuchliche MAC-Wert ist die minimale Konzentration des Inhalationsanästhetikums, bei der 50 % aller Patienten auf einen Hautschnitt nicht mehr reagieren (MAC50). Dieser Wert wird als 1 MAC des Inhalationsanästhetikums bezeichnet und in Volumen Prozent (Vol.-%) angegeben. Beispiel: 1 MAC Sevofluran = 1,2 Vol.-% bei 100 % O_2.

Maligne Hyperthermie (MH): Ist eine seltene, lebensbedrohliche Komplikation einer Allgemeinanästhesie. Sie entsteht, wenn Patienten mit entsprechender Prädisposition (genetische Veranlagung) Triggersubstanzen zugeführt bekommen. Triggersubstanzen sind volatile Anästhetika (außer Lachgas) und depolarisierende

Muskelrelaxanzien (Succinylcholin). Diese lösen eine massive myoplasmatische Kalziumfreisetzung aus, dadurch werden die Muskelfasern aktiviert. So kommt es zu einer insgesamt enorm gesteigerten Stoffwechsellage mit massivem Sauerstoffverbrauch und hoher Kohlendioxidproduktion.

Die maligne Hyperthermie kann in einer abortiven (leichten) oder einer fulminanten (schwer verlaufenden) Form auftreten. Antidot: Dantrolen®.

Monitoring: (monere = mahnen, ermahnen) Darunter versteht man im medizinischen Sinn die kontinuierliche Erfassung von Vitalparametern. Darüber hinaus dient es der Aufzeichnung, Verarbeitung und Speicherung der erhobenen Werte. Dabei ist zu bedenken, dass die apparativ erfassten Daten alleine nicht aussagekräftig genug sind, um die Gesamtsituation beurteilen zu können, sondern im Zusammenhang mit der klinischen Beobachtung (Krankenbeobachtung) zu sehen sind. Das Standard-Monitoring besteht i. d. R. aus der Pulsoxymetrie, der nichtinvasiven Blutdruckmessung (NIBP), der EKG-Überwachung mit Herzfrequenz und der Messung der Atemfrequenz.

Monro-Kellie-Doktrin: Beschreibt den Zusammenhang zwischen den in der Schädelhöhle enthaltenen Komponenten und dem Hirndruck.

Muskelrelaxanzien: Bewirken eine reversible (vorübergehende) Erschlaffung der Skelettmuskulatur, indem sie die Impulsweiterleitung an der motorischen Endplatte der Muskeln hemmen. Sie erleichtern die endotracheale Intubation und reduzieren den Muskeltonus bei chirurgischen Eingriffen. Deshalb kommen sie vor allem in der Anästhesie zum Einsatz. Differenziert werden depolarisierende und nicht-depolarisierende Muskelrelaxanzien.

Nachlast (Afterload): Beschreibt den Widerstand, den die Herzmuskulatur bei der Ventrikelentleerung (während der Systole) überwinden muss.

Narkosestadien: 1937 wurden vom amerikanischen Anästhesisten A. E. Guedel vier Narkosestadien einer Äthernarkose anhand von Reflexen, Bewegungen, Pupillenveränderungen, Atmung, Pulsstärke und Bewusstseinslage des Patienten definiert.

Bei den heutigen gebräuchlichen Kombinationsanästhesien sind die einzelnen klassischen Narkosestadien nicht mehr eindeutig erkennbar. Lediglich das Stadium der Exzitation ist bei Narkoseein- sowie Narkoseausleitung (v. a. bei Kindernarkosen) gelegentlich zu beobachten.

Neurogener Schock (spinaler Schock): Durch Schädigung am ZNS ist die Innervation der glatten Muskulatur der Blutgefäße unterbrochen. Diese werden dadurch in der betroffenen Körperregion (meist untere Extremitäten) maximal weit, das Blutvolumen „versackt" → relativer Volumenmangel. Häufigste Ursache sind Rückenmarksläsionen, selten hohe Spinalanästhesie oder SHT.

Nierenersatzverfahren: Alle Therapiemaßnahmen, die die Funktion der Nieren ganz oder teilweise, vorüber-

gehend oder dauerhaft ersetzen, um Anurie, schwere Elektrolytstörungen, metabolische Azidose und diuretikaresistente Flüssigkeitsüberladungen zu behandeln.

NIV (noninvasive ventilation, nichtinvasive Beatmung): Ist eine Beatmung ohne Endotrachealtubus oder Trachealkanüle. Das Atemgas wird dem Patienten bei NIV i. d. R. über eine dicht sitzende Maske (Nasen-, Mund oder Gesichtsmaske) verabreicht. Prinzipiell kann jeder Beatmungsmodus, der über einen Tubus oder eine Trachealkanüle appliziert werden kann, auch in nichtinvasiver Form angewendet werden.

PD (Peritonealdialyse): Unterschiedliche Verfahren nutzen das Bauchfell als Dialysemembran. Konzentrationsgradient zwischen den Flüssigkeiten (Diffusion).

PECLA (pumpless extracorporeal lung assist): Ist ein Verfahren zur Unterstützung der unzureichenden Lungenfunktion. Der Gasaustausch findet teilweise in einer extrakorporalen Membranlunge statt, die zwischen einem arteriellen und einem venösen Zugang platziert ist. Das Druckgefälle zwischen Arterie und Vene ermöglicht ein pumpenloses Verfahren. Der Blutfluss durch die Membran ist abhängig von der Höhe des arteriellen Blutdrucks.

PEEP (positive endexspiratory pressure): Beschreibt den positiven Druck am Ende der Ausatmung.

Periduralanästhesie (PDA, Epiduralanästhesie): Gehört wie auch die Spinalanästhesie zu den rückenmarknahen Regionalanästhesieverfahren.

Dabei wird über eine Kanüle (Singleshot) oder über einen zuvor in den Periduralraum eingeführten Katheter ein Lokalanästhetikum appliziert, das eine reversible Unterbrechung der neuralen Erregungsleitung bewirkt. Die Punktionshöhe richtet sich nach der Art der chirurgischen Intervention bzw. der gewünschten Anästhesieausbreitung und kann praktisch in jedem Abschnitt der Wirbelsäule durchgeführt werden. Die Kombination aus Spinal- und Periduralanästhesie wird als CSE (combined spinal and epidural anesthesia) bezeichnet.

PiCCO-Katheter (Pulse Contour Cardiac Output): Bedient sich der Methoden der Thermodilution und der Pulskontouranalyse. Dabei wird über einen herznahen Katheter (ZVK) ein definiertes gekühltes Volumen appliziert, welches den Körperkreislauf durchläuft. An dem arteriell platzierten PiCCO-Katheter wird die Temperatur des vorbeiströmenden (gekühlten) Blutes gemessen und somit die Thermodilutionskurve erstellt. Mittels der Pulskontouranalyse kann das HZV errechnet werden. Der PiCCO-Katheter kann auch zur arteriellen Blutdruckmessung genutzt werden.

Plateauphase (insp. No-Flow-Phase, inspiratorische Pause): Teil der Inspirationszeit, in der kein Gasfluss stattfindet. Wird in der Regel als inspiratorische N-Flow-Phase beschrieben, allerdings nicht bei Beatmungsformen mit dezelerierendem Flowprofil (z. B. druckkontrollierten Beatmungsmodi).

Präoxygenierung: Bezeichnet eine prophylaktische Verabreichung von Sauerstoff vor einer provozierten

Apnoe, meist im Rahmen einer Narkose. Durch die Zuführung von reinem Sauerstoff über eine dicht angelegte Gesichtsmaske wird der Sauerstoffspeicher in der Lunge (entspricht der FRC) gefüllt, wobei der Stickstoff ausgewaschen wird (Denitrogenisierung). Dadurch wird die Dauer der Apnoezeit, in der die Atemwegssicherung ohne Gefahr einer Hypoxie durchgeführt werden kann, verlängert.

PRVC (pressure regulated volume controlled, Synonyme: Autoflow®, IPPV-Autoflow®, adaptiv pressure ventilation [APV]):   Druckregulierte volumenkontrollierte Beatmung. Ein vorgegebenes Tidalvolumen wird mit geringstmöglichem Druckniveau verabreicht. Das Druckniveau wird nicht fix eingestellt, sondern aus den vorangegangenen Atemhüben berechnet. Es wird lediglich eine Drucklimitierung eingestellt.

PSV (pressure support ventilation, Synonyme ASB [assisted spontaneous breathing], Druckunterstützung [DU], inspiratorischer Hilfsdruck):   Spontanatmungsform unter Voraussetzung eines weitgehend intakten Atemantriebes des Patienten. Zur Erleichterung der Atemarbeit des Patienten wird eine fixe inspiratorische Druckunterstützung eingestellt. Wird in der Praxis häufig mit CPAP-Modus kombiniert.

Pulmonalarterieller Katheter (PAK, Swan-Ganz-Katheter):   Mit einem PAK kann der im rechten Herzen (rechter Vorhof und rechte Kammer) sowie in der Pulmonalarterie herrschende Druck gemessen und Rückschlüsse auf die linksventrikuläre Leistung und den Wasserhaushalt des Körpers gezogen werden.
Der Pulmonalarterien-Katheter wird über eine zentrale Vene (z. B. V. jugularis interna) durch den rechten Vorhof (Atrium) und die rechte Herzkammer (Ventrikel) in die A. pulmonalis vorgeschoben. Zur Ermittlung des Wedge-Drucks (Lungenkapillarverschlussdruck, pulmonal capillary wedge pressure, PCWP) muss der Ballon des PAK in der Pulmonalarterie geblockt werden („ to wedge" engl. einkeilen, festkeilen). Der Pulmonalarterienkatheter bietet außerdem die Möglichkeit, Blut für eine gemischtvenöse Blutgasanalyse zu entnehmen.

Pulsoxymetrie: Ist ein nichtinvasives Verfahren zur indirekten Bestimmung der Sauerstoffsättigung des arterialisierten Blutes (SpO_2, pulsoxymetrische/partielle Sauerstoffsättigung). Gemessen wird mit einem Sensor (Clip oder Klebesensor), der vorzugsweise an den Fingern, Zehen oder Ohrläppchen befestigt wird. Der Sensor hat zwei Seiten (Lichtquelle und gegenüberliegender Fotosensor). Gemessen wird, wie viel Licht durch das Oxyhämoglobin und Desoxyhämoglobin absorbiert wurde. Daraus wird der Anteil des gesättigten Hämoglobins errechnet und in Prozent angezeigt.

Pupillenkontrolle: Ermöglicht, neben der allgemeinen Krankenbeobachtung, Rückschlüsse auf das intrazerebrale Geschehen (z. B. erhöhter Hirndruck oder Hirnnervenschädigung), insbesondere im zeitlichen Verlauf und in Kombination mit anderen neurologischen Kontrollen bzw.

Veränderungen (z. B. zunehmende Bewusstseinseintrübung).
Die Untersuchung beinhaltet die Beurteilung von Größe, Bewegung und Lichtreaktion der Pupillen. Normalerweise sind beide Pupillen gleich groß (isocor). Wird eine Pupille belichtet, verengen sich beide Pupillen prompt auf die gleiche Endgröße (konsensuelle Reaktion).
Im Rahmen der Pupillenkontrolle erfolgt auch eine Beurteilung der Skleren, um z. B. eine Gelbfärbung (Ikterus) zu erkennen. Ergänzend kann der Kornealreflex getestet werden.

Rapid Sequence Induction (RSI, auch Blitzintubation, Crush-Intubation, Ileus-Einleitung, Nicht-Nüchtern-Einleitung, Schnelleinleitung oder Notfalleinleitung):   Ist eine Sonderform der Narkoseeinleitung bzw. der Intubation. Dabei werden nach der Präoxygenierung die Einleitungsmedikamente rasch nacheinander verabreicht, zwischen den einzelnen Medikamentengaben erfolgt keine Beatmung über die Maske, und die Intubation erfolgt mit einem Tubus, der mit einem Führungsstab versehen ist.

Rebound-Effekt: Hat ein Antidot eine geringere Wirkdauer als das Medikament, dessen Wirkung aufgehoben werden soll, kann es zum Rebound-Effekt kommen, d. h. die Medikamentenwirkungen, die bereits beseitigt waren, treten erneut auf.

Renin-Angiotensin-Aldosteron-System:
Die biologisch wirksamen Substanzen sind Angiotensin II und das direkt in der Nebennierenrinde freigesetzte Aldosteron. Angiotensin II ist die am stärksten vasokonstriktorisch wirkende (physiologische) Substanz (Vasokonstriktor) und führt somit unmittelbar zum Blutdruckanstieg. Aldosteron (Mineralokortikoid) verstärkt diesen Effekt zusätzlich durch die Rückresorption von Natrium, dem aus osmotischen Gründen Wasser folgt, woraus ein Anstieg des extrazellulären Volumens resultiert. Durch Minderperfusion bzw. Abnahme des zirkulierenden Plasmavolumens (Blutdruckabfall, Salzentzug sowie bei bestimmten Formen der Hypertonie) wird das Renin-Angiotensin-Aldosteron-System aktiviert.

Residualvolumen (RV):   Luftmenge, die nach maximaler Ausatmung in der Lunge verbleibt.

Resistance: Ist das Maß der Atemwegswiderstände, die während der In- und Exspiration überwunden werden müssen. Die Normalwerte der Resistance beim Erwachsenen betragen: 2–4 mbar/Liter/sec. Sie ist abhängig von der Weite des Bronchialsystems. Je enger das Bronchialsystem, umso höher ist die Resistance. Eine Erhöhung spricht für eine Obstruktion.
Formel: R = Druckzunahme/Volumenzunahme pro Zeit = mbar/l/sec.

Respiratorische Globalinsuffizienz: Hypoxämie (paO_2 < 70 mmHg) bei gleichzeitiger Hyperkapnie ($paCO_2$ > 45 mmHg).

Respiratorische Partialinsuffizienz: Hypoxämie (paO_2 < 70 mmHg) bei normalem oder (kompensatorisch) erniedrigtem $paCO_2$.

Sauerstoffsättigung (O_2-Sättigung, SaO_2): Gibt an, wie viel Prozent des Gesamthämoglobins oxygeniert (mit Sauerstoff beladen) sind. Sie ist abhängig vom Sauerstoffpartialdruck (paO_2, Normwert: 95–98 % bei Raumluftatmung). Bei einem paO_2 von 150 mmHg ist der Maximalwert der Sauerstoffsättigung erreicht (97–99 %). Eine Sauerstoffsättigung von 100 % ist aufgrund des physiologischen Rechts-Links-Shunts nicht möglich (eine geringe Blutmenge fließt an den Alveolen vorbei, ohne am pulmonalen Gasaustausch teilzunehmen; sie wird dem arteriellen Kreislauf als sogenanntes Shuntblut zugeführt).

Sauerstofftransportkapazität: Beschreibt die Sauerstoffmenge, die pro Zeiteinheit transportiert wird. Sie errechnet sich aus dem Gesamtsauerstoffgehalt des arteriellen Blutes (an Hämoglobin gebundener plus physikalisch gelöster Sauerstoff) und dem HZV. Daher gilt: Das Sauerstoffangebot wird im Wesentlichen von den drei Faktoren HZV, arterielle Sauerstoffsättigung und Hb-Konzentration bestimmt.

Schwierige Intubation: Der Begriff wird im klinischen Sprachgebrauch nicht nur für Schwierigkeiten beim eigentlichen Intubationsvorgang benutzt, sondern auch für Schwierigkeiten im gesamten Ablauf, also beispielsweise auch bei der Maskenbeatmung oder der Einstellung der Glottis mit dem Laryngoskop. Als Überbegriff hat sich inzwischen der Begriff schwieriger Atemweg etabliert, bei dem es nach der Definition der ASA einem ausgebildeten Anästhesisten schwierig oder unmöglich ist, eine Maskenbeatmung durchzuführen oder den Patienten endotracheal zu intubieren bzw. eine Kombination der genannten Schwierigkeiten vorliegt.
Quelle: American Society of Anaesthesiologists (ASA): Practice guidelines for management of the difficult airway. Anaesthesiology 2003;98:1.269–77.

Sepsis: Ist eine komplexe systemische Entzündungsreaktion des Organismus auf pathogene Keime bzw. deren Toxine, die aus einem Infektionsherd in die Blutbahn gelangen. In der Folge kommt es zu lebensbedrohlichen Störungen der Vitalfunktionen bis hin zum Organversagen. Die Sepsis zählt zu den häufigsten Todesursachen in Deutschland.
Auf Basis der SIRS werden die Schweregrade Sepsis, schwere Sepsis und septischer Schock unterschieden.

Septischer Schock: Schwerste Form einer Sepsis. Schwere Sepsis und Hypotonie für mindestens eine Stunde (syst. art. Blutdruck ≤ 90 mmHg bzw. mittlerer art. Blutdruck ≤ 65 mmHg oder Vasopressoreinsatz, um systolischen bzw. mittleren art. Blutdruck über den angegebenen Werten zu halten). Die Hypotonie besteht trotz angemessener Volumengabe und ist nur durch die Sepsis erklärbar.

Shaldon-Katheter: Wird ähnlich wie der ZVK in der Regel über die rechte V. jugularis interna oder V. subclavia in die V. cava superior eingeführt (ggf. Platzierung in der Femoralvene möglich). Wegen seiner deutlich geringeren Länge gelangt er nicht bis vor den rechten Vorhof. Daher ist eine ZVD-Messung nicht möglich. Er besitzt einen roten (arteriellen) und einen blauen (venösen) Schenkel und wird häufig für die Akutdialyse oder zur schnellen Volumenzufuhr (z. B. bei Massentransfusion) verwendet.

SIMV (synchronized intermittend mandatory ventilation): Ermöglicht Spontanatmung zwischen den maschinellen Atemhüben, die volumen- oder druckkontrolliert verabreicht werden können. Innerhalb eines fixen Erwartungszeitfensters kann der Patient den maschinellen Atemhub triggern (durch Einatembemühungen auslösen) und damit seinem eigenen Atemrhythmus anpassen (synchronisieren). Außerhalb des Erwartungszeitfensters kann der Patient spontan (in der Regel ohne Respiratorunterstützung) atmen.

SIRS (systemic inflammatory response syndrom): Systemische Entzündungsreaktion des Körpers ohne Nachweis einer Infektion mit mindestens zwei der folgenden SIRS-Kriterien:
- Hyperthermie ≥ 38,0 °C oder Hypothermie ≤ 36,0 °C
- Tachykardie ≥ 90/Min.
- Tachypnoe (AF ≥ 20/Min.) oder Hyperventilation $paCO_2$ ≤ 33 mmHg
- Leukozytose ≥ 12.000/µl oder Leukopenie ≤ 4.000/µl oder ≥ 10 % unreife neutrophile Leukozyten.

SLEDD (slow extended daily dialysis): Sonderform der intermittierenden Hämodialyse mit langen Dialyselaufzeiten (8–14 Stunden) bei niedrigerem Blut- und Dialysatfluss.

Spinalanästhesie (SPA, Lumbalanästhesie): Ist eine rückenmarknahe Regionalanästhesie, bei der durch Injektion von Lokalanästhetika in den Subarachnoidalraum die Erregungsleitung an den Spinalnervenwurzeln reversibel gehemmt wird. Vor Applikation des Lokalanästhetikums prüft der Anästhesist, ob Liquor über die Punktionsnadel aspiriert werden kann. Das Vermischen von Liquor und Lokalanästhetikum in der Injektionsspritze bezeichnet man als Barbotage. Die Anlage einer Spinalanästhesie erfolgt immer unter streng sterilen Kautelen.

Spitzendruck (Peak): Maximaler Inspirationsdruck, steht in Abhängigkeit zum gewünschten Atemhubvolumen.

Status epilepticus: Ist definiert als
- > 5 Minuten andauernder Grand-mal-Anfall oder
- > 20 Minuten andauernde Absenzen oder fokaler Anfall oder
- > 20 Minuten andauernde Serie von Anfällen ohne zwischenzeitliche vollständige Erholung.

Der Patient erlangt während des einzelnen verlängerten Anfalls bzw. zwischen den einzelnen Anfällen nicht wieder das Bewusstsein. Im EEG kann kein vollständiges Versiegen der Krampfaktivitäten beobachtet werden.

Subarachnoidalblutung (SAB): Ist eine arterielle Blutung in den Subarachnoidalraum, meist bedingt durch die Zerreißung (Ruptur) eines Hirnarterienaneurysmas, seltener durch ein Trauma. Die Ruptur kann spontan (ohne äußere Gewalteinwirkung), lediglich auf Grund starker körperlicher Belastung mit damit verbundenem Blutdruckanstieg, oder im Rahmen eines Traumas erfolgen. Das Risiko der Ruptur nimmt mit dem

Durchmesser des Aneurysmas zu. Die Schweregradeinteilung erfolgt anhand der Einteilung nach Hunt und Hess in fünf Stadien:

- Grad 1: asymptomatisch oder leichter Kopfschmerz
- Grad 2: mäßige bis schwere Kopfschmerzen, Meningismus
- Grad 3: starke Kopfschmerzen, Somnolenz, leichte neurologische Ausfälle
- Grad 4: Sopor, schwere neurologische Ausfälle, vegetative Störungen
- Grad 5: Koma, Strecksynergismen.

Surfactant (oberflächenaktive Substanz): In speziellen Lungenzellen gebildete Substanz aus Lipiden und Proteinen, welche die Alveolaroberfläche mit einem dünnen Film überzieht. Bewirkt eine Erhöhung der Compliance und verhindert den Kollaps der Alveolen am Ende der Exspiration.

TIVA (totale intravenöse Anästhesie): Sind Narkosen, bei denen auf Inhalationsanästhetika verzichtet werden. Inhalationsanästhesie sowie TIVA werden in der Regel mit Opiaten und anderen gebräuchlichen Adjuvanzien kombiniert (balancierte Anästhesie).

Totalkapazität (TC): Volumen, das sich bei maximaler Einatmung in der Lunge befindet (VC + RV).

Totraum: Anteil der eingeatmeten Luftmenge, die nicht am Gasaustausch teilnimmt. Besteht aus: anatomischem Totraum (Luftmenge, die in den Gastransportwegen bleibt, ca. 120–200 ml) und alveolärem Totraum (Luftmenge in Alveolen, die nicht durchblutet sind, z. B. bei Lungenembolie). Anatomischer und alveolärer Totraum bilden zusammen den funktionellen Totraum.

Vitalkapazität (VC): Volumendifferenz zwischen maximaler Ein-und Ausatmung (AZV + IRV + ERV).

Vorlast (Preload): Bezeichnet die Wandspannung am Ende der Kammerdiastole (wenn die Kammer max. mit Blut gefüllt ist). Sie ist somit ein Maß für den Füllungszustand des Ventrikels.

Literaturverzeichnis

Literatur zu Kapitel 1.1

Deutsche Interdisziplinäre Vereinigung für Intensiv- und Notfallmedizin (Divi). Empfehlungen zum Interdisziplinären Transport. www.divi.de/empfehlungen/intensivtransport.html [26.7.2013].

Kany, A.; Brock, A. Lernkarten Intensivpflege. München: Elsevier Urban & Fischer Verlag, 2012.

Knipfer, E.; Kochs, E. Klinikleitfaden-Intensivpflege. 5. Aufl. München: Elsevier Urban & Fischer Verlag, 2012.

Ullrich, L.; Stolecki, D.; Grünewald, M. (Hrsg.). Intensivpflege und Anästhesie. 2. Aufl. Stuttgart: Thieme Verlag, 2010.

Literatur zu Kapitel 1.4

Balzer, K.; Feuchtinger, J.; Tannen, A.; Kottner, J. Dekubituseinschätzung nach dem aktuellen Expertenstandard. Die klinische Einschätzung ist das Maß der Dinge. Pflegezeitschrift 2011;64 (3).

Bartoszek, G.; Blotenberg, B. Tiefe Beinvenenthrombose – Prophylaxe der Thromboembolie. PflegeIntensiv, Bibliomed, 01/2011.

Ewers, A. Den venösen Rückstrom fördern, Physikalische Maßnahmen zur Vermeidung einer Thrombose in der Pflegepraxis. Die Schwester Der Pfleger 2005;44: 430.

Gottschalk, T.; Dassen, T. Welche Mittel werden zur Behandlung von Mundproblemen in der Literatur beschrieben? Eine Analyse von deutsch- und englischsprachigen Veröffentlichungen zwischen 1990–2001. Pflege 2002;15: 137.

Gottschalk, T.; Dassen, T.; Zimmer, S. Untersuchung einiger häufig gebrauchter Mittel, Instrumente und Methoden zur Mundpflege hinsichtlich einer evidenz-basierten Anwendung. Pflege 2003;16: 91.

Heuwinkel-Otter, A.; Nümann-Dulke, A.; Matscheko, N. Menschen pflegen, Band 2, Heidelberg: Springer Verlag, 2006.

Hürlimann, B.; Bühlmann, J.; Trachsel, E.; Bana, M.; Frei, I. Dekubitusprophylaxe bei erwachsenen Patienten. Wissenschaftliche Grundlagen. Pflegewissenschaft 09/2011: 462–472.

Kamphausen, U. Prophylaxen in der Pflege, 6. Aufl., Stuttgart: Kohlhammer, 2010.

Kellnhauser, E. Thiemes Pflege, 10. Aufl., Stuttgart: Thieme Verlag, 2004.

Knipfer, E., Kochs, E. Klinikleitfaden Intensivpflege, 5.Aufl., München: Elsevier Urban & Fischer Verlag, 2012.

Knipfer, E. Maximum an Mundhygiene. Mund- und Zahnpflege – darauf kommt es an. Heilberufe 10/2009: 22–23.

Krüger, L. Richtiger Umgang mit den „Dritten". Pflegeintensiv 2006;3: 20–24.

Krüger L. Mundpflege up to date. Spezielle Mundpflege bei beatmeten Patienten. intensiv 2010;18: 148–152.

Krüger, K.; Diehm, C.; Moerchel, C. Medizinische Thromboseprophylaxestrümpfe – Gibt es eine Evidenz? Deutsche Medizinische Wochenschrift 2011;136: 276–279.

Larsen, R. Anästhesie und Intensivmedizin für Schwestern und Pfleger, 6. Aufl., Berlin: Springer Verlag, 2003.

Latasch, L., Knipfer, E. Anästhesie, Intensivmedizin, Intensivpflege, 2. Aufl., München: Elsevier Urban & Fischer Verlag, 2004.

Lauber, A.; Schmalstieg, P. Prävention und Rehabilitation, Stuttgart: Thieme Verlag, 2004.

Mattner, F.; Gastmeier, P. Empfehlungen zur Prävention nosokomialer Pneumonien nach den Guidelines der CDC und HICPAC. AINS 2005;40: 79–84.

NANDA international. Pflegediagnosen. Definition und Klassifikation 2009–2011. Kassel: Recom, 2010.

Neander, K.-D.: Anale Stimulation bei Abführproblemen. Pflegerische Intervention bei Stuhlverhalt nach Apoplex. Die Schwester/Der Pfleger 2000;39: 488.

Nydahl, P.; Rothaug, O. Ein Pflege-Beatmungskonzept Teil 3. Orientierung am Patientenleben. intensiv 2010;18: 191–197.

Panknin, T.; Kratz, C.: Lange liegende Dauerkatheter. Pro Care 11/2004.

Philbert-Hasucha, S. Pflegekompendium, Heidelberg: Springer Verlag, 2006.

Pschyrembel – Pflege, 2. Aufl., Berlin: de Gruyter, 2007.

Pschyrembel, Klinisches Wörterbuch, 258. Aufl., Berlin: de Gruyter, 2002.

Richtlinien Krankenhaushygiene (12/2003), Lieferung 21, München: Elsevier Urban & Fischer Verlag, 2003.

Robert-Koch Institut. Bundesgesundheitsblatt 43 (2000), Prävention der nosokomialen Pneumonie, S. 302–309.

Rothaug, O.; Kaltwasser, A. Atemtherapeutische Maßnahmen beim spontanatmenden Intensivpatienten. Intensiv 2007;15: 4–13.

Rothaug O.; Köberich S. Aspekte der Prophylaxe beatmungsassoziierter Pneumonie durch Mikroaspiration bei beatmeten Patienten. intensiv 2006;14: 56–62.

Ruß, A. Arzneimittel pocket 2002, Grünwald: Börm Bruckmeier, 2002.

Schmidt, M. Mundpflege als Pneumonieprophylaxe? PflegeIntensiv 2008 04/08.

Schröder, G. Gefahren die im Liegen lauern. Dekubitus vorbeugen. Heilberufe. Dossier: Betten in der Pflege 04/2011.

Strunk-Richter, G. Thrombosen verhindern. In: Heilberufe, 12/2010.

Ullrich, L.; Stolecki, D.; Grünewald, M. (Hrsg.): Thiemes Intensivpflege und Anästhesie, Stuttgart: Thieme Verlag, 2005.

Wegener, J. Pneumonie- und Atelektasenprophylaxe in der Praxis. Effizienz kommt von Engagement. Pflegezeitschrift 7/2003.

Literatur zu Kapitel 1.6

Abidia, R. Oral care in the Intensive Care Unit: A review. Journal of Contemporary Dental Practice 2007;8(1): 76–82.

Ames, N. J.; Sulima, P.; Yates, J. M.; McCullagh, L.; Gollins, S.; Soeken, K.; Wallen, G. R. Effects of Systematic Oral Care in Critically Ill Patients: A Multicenter Study. American Journal of Critical Care. 9/2011;20(5): e103–e114.

Bartholomeyczik, S. Pflegerisches Assessment/Fach- und Methodenkompetenz 01.2008; www.thieme.de/cne.

Chan, E.; Ruest, A.; Meade, M.; Cook, D. Oral decontamination for prevention of pneumonia in mechanically ventilated adults: systematic review and metaanalysis. BMJ 4/2007; 334 (7599): 889.

EBN – Evidence-based Nursing Alto Adige: Studie zur Aktualisierung der „Leitlinie Mundpflege", 2011 www.ebn.bz.it [12.11.2013].

Feider, L.; Mitchell, P.; Bridges, E. Oral Care Practices for Orally Intubated Critically Ill Adults. American Journal of Critical Care 3/2010;19(2): 175–183.

Fouché, N. Word of mouth goes a long way for critically ill patients. SAJCC 2009;25(2): 34–35.

Gottschalck, T.; Dassen, T.; Zimmer, S. Empfehlungen für eine evidenzbasierte Mundpflege bei Patienten in Gesundheits- und Pflegeeinrichtungen, Bern: Hans Huber, 2004.

Gottschalck, T.; Dassen, T.; Zimmer, S. Untersuchung einiger häufiger gebrauchter Mittel, Instrumente und Methoden zur Mundpflege hinsichtlich einer evidenz-basierten Anwendung, Bern: Hans Huber, 2003.

Gottschalck, T.; Dassen, T. Welche Mittel werden zur Behandlung von Mundproblemen in der Literatur beschrieben? – Eine Analyse von deutsch- und englischsprachigen Veröffentlichungen zwischen 1990 und 2001, Bern: Hans Huber, 2002.

Knipfer, E.; Behrens, J. Augenschäden sicher vermeiden. Die Augenpflege beim Intensivpatienten – basiert sie auf Erfahrungswissen oder beweisbaren Fakten? Eine Umfrage unter Pflegenden und eine Literaturstudie beleuchten die Pflegemaßnahmen aus einem neuen Blickwinkel. Pflegen-Intensiv 2005; 1.

Krüger, L. Mundpflege bei bewusstseinseingeschränkten Patienten in CNE Fortbildung 5/2012; www.thieme.de/cne.

Liberati, A.; D'Amico, R.; Pifferi, S.; Torri, V.; Brazzi, L.; Parmelli, E. Antibiotic prophylaxis to reduce respiratory tract infections and mortality in adults receiving intensive care. Systematic Review The Cochrane Collaboration 10/2009;7(4).

Munro, C.; Grap, M.; Jones, D.; McClish, D.; Sessler, C. Chlorhexidine, toothbrushing, and preventing ventilatorassociated pneumonia in critically ill adults. American Journal of Critical Care 9/2009;18(5): 428–438.

O'Keefe-McCarthy, S.; Santiago, C.; Lau, G. Ventilator-associated Pneumonia Bundled Strategies: An Evidence-Based Practice. Worldviews on Evidence-Based Nursing 12/2008;5(4): 193–204.

Sepsisleitlinie. 1. Revision 2010 der deutschen Sepsis-Gesellschaft und DIVI.

Trautmann, M.; Panknin, H. T. Prävention der Beatmungspneumonie: Die Rolle der Mundpflege 2011 www.anaesthesie-intensivmedizin.com [9.10.2013].

Literatur zu Kapitel 1.7

AWMF online. Stand 05/07; Leitlinie 073/018 Parenterale Ernährung der DGEM 05/07.

Caspary, F. W.; Mössner, J.; Stein, J. Therapie gastroenterologischer Krankheiten, Heidelberg: Springer Verlag, 2005.

Deutsche Gesellschaft für Ernährung (DGE), Österreichische Gesellschaft für Ernährung (ÖGE), Schweizerische Gesellschaft für Ernährung (SGE), Schweizerische Vereinigung für Ernährung (SVE): Referenzwerte für die Nährstoffzufuhr, 1. Aufl., 3. Nachdruck. Frankfurt: Umschau/Braus, 2008.

Deutsches Netzwerk für Qualität in der Pflege. DNQP. Expertenstandard „Ernährungsmanagement zur Sicherstellung und Förderung der oralen Ernährung in der Pflege" Osnabrück: DNQP, 2010.

Heuwinkel-Otter, A.; Nümann-Dulke, A.; Matscheko, N. Menschen pflegen. Band 2, Heidelberg: Springer Verlag, 2006.

Larsen, R. Anästhesie und Intensivmedizin für die Fachpflege, Berlin Heidelberg: Springer Verlag, 2012.

Pflegeleitfäden enterale Ernährung (2011) und parenterale Ernährung (2011) der Firma assist GmbH.

Scheck, A. Ernährungslehre kompakt. Sulzbach im Taunus: Umschau Zeitschriftenverlag GmbH, 2011.

Tortora, G. J.; Derrickson, B. H.; Principles of Anatomy and Physiology. Weinheim: Wiley, 2006.

Literatur zu Kapitel 1.8

Nusser, B.; Reusche, S. Chronische Wunden und phasengerechtes Wundmanagement. In: WundForum, PAUL HARTMANN AG, 1/2012, www.hartmann.de/images/PHW112_Supplement.pdf [20.12.2013].

Lang, F. Das Débridement bei chronischen Wunden. In: WundForum, PAUL HARTMANN AG, 2/2013 (20), http://nl.hartmann.info/images/PHW213.pdf [20.12.2013].

Vasel-Biergans, A.; Probst, W. Wundauflagen für die Kitteltasche, 2. Auflage, Stuttgart: Wissenschaftliche Verlagsgesellschaft, 2006.

Knipfer, E.; Kochs, E. Kliniklleitfaden Intensivpflege, 5. Auflage, München: Elsevier Urban & Fischer Verlag, 2012.

Register